U0267341

现代口腔颌面外科学规范诊疗手册

注 意

　　口腔医学领域的理论知识和临床实践日新月异，因此，口腔疾病的临床诊断、操作技术和用药等方面均不断改进。建议读者核实与口腔疾病诊疗相关的最新指南和相关信息，或者查阅每种医疗器械或药物生产厂家所提供的最新产品信息，以确定使用方法以及相关的适应证和禁忌证。口腔医师应根据对患者的了解和相关经验确立诊断，以此确认对每一位患者的最佳治疗方法，并采取适当的安全预防措施。不论是出版商还是著作者，对于在本出版物使用过程中引起的或与本出版物相关的所有个人损伤和（或）财产损失均不承担任何责任。

出版者

"十三五"国家重点出版物出版规划项目

北大医学口腔临床规范诊疗丛书

现代口腔颌面外科学规范诊疗手册

主　　编　郭传瑸

主　　审　孙勇刚　王　兴

副 主 编　李自力　彭　歆　王恩博

编　　者　（以姓名汉语拼音为序）

安金刚　陈霄迟　崔念晖　邸　萍

葛　娜　郭传瑸　何　伟　贺　洋

黄明伟　李　阳　李自力　刘树铭

刘筱菁　柳登高　孟娟红　彭　歆

单小峰　苏家增　王佃灿　王恩博

王晓霞　王　洋　杨旭东　杨　悦

翟新利　张　杰　张　雷　郑　磊

周治波　朱洪平

主编助理　苏家增

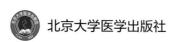

北京大学医学出版社

XIANDAI KOUQIANG HEMIAN WAIKEXUE GUIFAN
ZHENLIAO SHOUCE

图书在版编目（CIP）数据

现代口腔颌面外科学规范诊疗手册/郭传瑸主编. ——
北京：北京大学医学出版社，2022.12

ISBN 978-7-5659-2641-9

Ⅰ. ①现… Ⅱ. ①郭… Ⅲ. ①口腔颌面部疾病—
口腔外科学 Ⅳ. ①R782

中国版本图书馆CIP数据核字（2022）第070362号

现代口腔颌面外科学规范诊疗手册

主　　编： 郭传瑸
出版发行： 北京大学医学出版社
地　　址：（100191）北京市海淀区学院路38号　北京大学医学部院内
电　　话： 发行部 010-82802230；图书邮购 010-82802495
网　　址： http://www.pumpress.com.cn
E-mail： booksale@bjmu.edu.cn
印　　刷： 北京信彩瑞禾印刷厂
经　　销： 新华书店
策划编辑： 董采萱
责任编辑： 董采萱　**责任校对：** 靳新强　**责任印制：** 李　啸
开　　本： 889 mm×1194 mm　1/32　**印张：** 22.625　**字数：** 640千字
版　　次： 2022年12月第1版　2022年12月第1次印刷
书　　号： ISBN 978-7-5659-2641-9
定　　价： 180.00元

版权所有，违者必究

（凡属质量问题请与本社发行部联系退换）

"北大医学口腔临床规范诊疗丛书"编委会

主　任　郭传瑸

顾　问　俞光岩

副主任　周永胜

委　员　（按姓名汉语拼音排序）

　　　　　傅开元　郭传瑸　华　红　江　泳

　　　　　李铁军　李巍然　栾庆先　潘　洁

　　　　　秦　满　王晓燕　周永胜

丛书序言

20 年前，北京医科大学口腔医学院（现北京大学口腔医学院）先后编写出版了《现代口腔科诊疗手册》和"口腔临床医师丛书"。这两套书籍因其便于携带、易于查阅、实用性强的手册形式，言简意赅、富有科学性和指导性的编写风格，受到了广大读者的欢迎和喜爱。其间，我收到了很多读者和一些作者的反馈，北京大学医学出版社的领导也多次向我提出，希望北京大学口腔医学院再次启动丛书的修订再版。

时隔 20 年，口腔医学发生了翻天覆地的变化，新理论、新知识、新技术、新材料不断涌现。随着显微根管治疗和现代口腔种植技术的广泛应用，现代牙体牙髓治疗和口腔修复与传统的"补牙"和"镶牙"已经不是一个概念；部分以手工操作为主的技工室已经被全自动化的无人车间所替代。数字化技术的广泛应用显著提高了口腔疾病诊疗的质量和效率。口腔医生需要及时更新自己的知识，不断"充电"，才能跟上口腔医学知识和技术的快速发展，才能满足口腔疾病诊治的需要。我们编写出版的诊疗手册也理所当然地要反映出这些年口腔医学领域的新进展。

基于此，北京大学口腔医学院组织专家修订了丛书，更名为"北大医学口腔临床规范诊疗丛书"，内容扩展为 10 个分册，涵盖口腔临床医学的各个专科，使其更为系统和完整。本着规范与创新相结合的原则，这套丛书既重点叙述经典的诊疗规范，也适当介绍前沿新概念、新知识和新技术的临床应用。在保持简便实用的手册风格的基础上，采用现代图书出版的数字化技术，大大增强了丛书的可读性。通过这一系列的更新和改进，新手册将以崭新的面貌呈现在广大读者面前，也将再次得到大家的欢迎和喜爱。可喜的是，这套丛书还顺利入选

"十三五"国家重点出版物出版规划项目，并得到了国家出版基金的资助。

北京大学口腔医学院（北京大学口腔医院）是国际上规模最大的口腔专科医院，是国家口腔医学中心，也是我国建院历史悠久、综合实力一流的口腔医学院校，长期以来发挥着口腔医学界领头羊的作用。参加本套丛书编写的作者都是活跃在临床一线的口腔医学专家，具有丰富的临床和教学经验。由他们编写而成的诊疗手册具有很强的权威性、指导性和实用性。

衷心祝贺"北大医学口腔临床规范诊疗丛书"出版面世，祝贺北京大学口腔医学院在打造口腔医学诊疗手册传世精品的道路上迈出了雄健的步伐！也诚挚地把这套手册推荐给我们的口腔医学同道。

俞光岩

　　北京大学口腔医学院编写的《现代口腔科诊疗手册》和"口腔临床医师丛书"小巧实用，便于随身携带查阅，出版以来，深受广大口腔医师欢迎，成为口腔医师的良师益友。为了适应口腔医学的不断发展，提升丛书质量，使丛书能够更好地服务于临床工作，满足不断增长的口腔医师临床工作的需求，我们对丛书进行了更新，并更名为"北大医学口腔临床规范诊疗丛书"。

　　"北大医学口腔临床规范诊疗丛书"共包含10个分册，即《现代口腔颌面外科学规范诊疗手册》《现代口腔修复学规范诊疗手册》《现代口腔正畸学规范诊疗手册》《现代牙体牙髓病学规范诊疗手册》《现代牙周病学规范诊疗手册》《现代儿童口腔医学规范诊疗手册》《现代口腔黏膜病学规范诊疗手册》《现代口腔全科医学规范诊疗手册》《现代口腔颌面医学影像学规范诊断手册》和《现代口腔颌面病理学规范诊断手册》。这套手册内容涵盖了口腔临床的各个专科，成为一套系统、完整的口腔医学诊疗手册。为适应住院医师规范化培训需求，此次修订增加了口腔颌面医学影像学、口腔颌面病理学和口腔全科医学方面内容的三个分册。

　　近年来，口腔临床医学得到了很大发展。数字化口腔医学技术在临床中普遍应用，口腔医学新知识、新技术和新疗法不断涌现并逐步成熟。这套手册在介绍经典诊疗规范的同时，注意适当介绍前沿新概念、新知识和新技术的临床应用，以保证整套手册内容的先进性。在编写方式上，本版手册尝试采用了现代图书出版的数字化技术，既丰富了内容，也使内容的呈现方式更加多元化，明显提高了本套丛书的可读性与临床实用性。这些新编写方式的采用既给编者们提供了更多展示手册内容的手段，也提出了新的挑战。感谢各位编委在繁忙的工作中适应新的要求，为这套手册的编写所付出的辛勤劳动和智慧。

这套手册是在北京大学口腔医学院前两套手册基础上的传承，感谢前辈们为这套手册的出版所做出的贡献。中华口腔医学会原会长俞光岩教授担任丛书顾问并作序，提出了宝贵的修改意见。这套手册的修订也得到了北京大学医学出版社的大力支持。在此，向所有为丛书编写出版做出努力和贡献的同仁致以崇高的敬意！

由于丛书编写涉及口腔各专科领域，各专科存在交叉重叠情况，编写人员专业特长不同，加之水平有限，书中难免存在不足之处，敬请广大读者给予批评指正！

郭传瑸

前　言

　　新千年初，立足于科室大量研究工作和临床诊治经验，北京大学口腔医院口腔颌面外科组织编写了《现代口腔颌面外科学诊疗手册》。手册自出版以来，因其方便性和实用性，成为广大口腔颌面外科同道的案头常备书，受到读者们的喜爱。

　　在过去20年中，随着科技的进步和同道们的不懈努力，口腔颌面外科学领域涌现出了许多新进展。这其中包括对一些疾病的诊疗有了新的认识并产生了新的诊治手段，比如脉管畸形的诊疗；一些新的疾病出现并得到了深入研究，比如以双膦酸盐骨髓炎为代表的药物相关性骨髓炎；一些新的技术日趋成熟并在临床得以广泛应用，比如以计算机辅助设计和制造技术等为代表的数字外科技术，以及以唾液腺内镜和关节镜为代表的微创外科技术；在一些领域，知识更是得到了较大范围的更新，如种植外科中的即刻种植术、引导骨再生技术和颧种植体技术等已逐渐成为临床成熟技术。为适应口腔颌面外科学的快速发展，使新理论、新技术能更好地服务于患者，我们组织了本次手册修订再版工作，并更名为《现代口腔颌面外科学规范诊疗手册》，以更好地满足广大读者的需求。

　　本次再版是"北大医学口腔临床规范诊疗丛书"系列手册编写的一部分，借此机会，第1版手册中的医学影像诊断技术相关内容被整体转入相应学科手册；此外，在再版过程中，我们大幅度删减了对某些少见甚至罕见的系统病和头颈部综合征的介绍，以及一些临床不再使用的诊疗技术。同时，本次再版新增了大量临床照片，并将部分手术视频以二维码的形式在手册中给出链接，读者可通过手机等现代通信工具随手获取，使某些知识点的讲授真正做到了形象化和立体化。这些改进进一步增加了本手册的便携性、实用性和先进性。

除上述变动之外，本版延续了第 1 版的编写原则，保持了第 1 版的编写风格。

出于传承发展的考虑，第 1 版的主编孙勇刚和王兴教授，以及大部分编委包括马莲、马绪臣、毛驰、石燕如、刘克英、伊彪、陈永、余志杰、张伟、张建国、张益、李雷、吴美娟、林野、罗奕、俞光岩、赵燕平、高岩、黄敏娴和蔡志刚教授不再参与本版的编写工作，在此向他们为第 1 版手册所做出的杰出贡献表示衷心的感谢。本版新增了 25 位中青年编委，适应了编者梯队建设和手册可持续发展的需要。

由于水平和知识面的限制，缺点和错误在所难免，我们诚恳欢迎广大师生和同道提出批评和建议，以便再版时改进。

郭传瑸　李自力　彭　歆　王恩博

目　录

第一章

口腔颌面外科患者的病史采集和体格检查

第一节 病史采集

一、一般病史采集要点

病史采集是了解病情、建立正确诊断、选择合理治疗方案的重要前提。病史采集的内容除姓名、年龄、性别、民族、职业、婚姻状况、住址、联系方法等患者的一般资料外，主要包括主诉、现病史、既往史、个人史、家族史等几方面。

1. 主诉 主诉是患者最感痛苦的症状或最迫切要求解决的问题，或是疾病的主要症状和就诊目的。主诉包括症状的部位、性质、特点、程度、发生时间、治疗经过及发展变化等内容。主诉应是医师对患者叙述的提炼和概括，避免使用诊断性语言。

2. 现病史 现病史是指主诉疾病或症状的发病情况。医师可根据主诉详细询问记录，对于较复杂的病例可先进行初步检查，再对病情进行有针对性的深入询问。医师询问病史时要认真分析思考，使病情系统化、条理化，切忌主观片面和机械地记录。现病史应包括以下几个方面：

（1）开始发病的时间和当时的情况，以及有关发病因素等。

（2）疾病的发展过程：疾病是初发还是复发，是逐渐加重还是减轻，有无间歇期或并发症存在。

（3）治疗经过：是否接受过有关检查或处理，尽可能了解检查的方法和检查结果，以及治疗方法及其效果。

（4）目前主要症状和问题。

（5）有关鉴别诊断的重要阴性或阳性症状表现。

此外，现病史还应记录共存疾病。共存疾病，简称共病，是指与本次疾病虽无紧密关系，但仍需监测和（或）治疗的其他疾病情况。共病常被忽略，却蕴含风险。

在现病史中另起一段记录共病是《病历书写基本规范》的要求。常遇到的共病可能有恶性肿瘤、高血压、糖尿病、血液病、肝肾疾病、精神障碍等。记录方法举例如下：高血压 11 年，最高 180/110 mmHg，服用硝苯地平缓释片，每天一次，每次 20 mg，血压控制在（110～140）/（60～90）mmHg。在无"共病"的住院患者病历中，记录为："否认患有近期需要处理的其他疾病"或者"全身情况良好"。

3. 既往史　主要为口腔疾病既往史，如以前对局部麻醉药物及拔牙手术的反应，是否接受过正畸治疗、牙体治疗等。另外还包括与口腔病变有关的全身病史，应根据不同情况，重点、简要地询问。

4. 个人史　个人史应包括患者的出生地、居住地、生活环境、烟酒嗜好、有无不良习惯等。若有烟酒嗜好，则应做定量记录。儿童患者的个人史还应注意到体格和智力的发育。成年女性患者的个人史还应包括月经史和生育史。

5. 家族史　家族史应着重询问父系、母系家族中有无类似疾病的患者，或有无其他遗传性疾病或传染性疾病。

二、颌面外伤病史采集

接诊颌面外伤患者时，除有威胁患者生命的严重伤情需立即采取抢救措施外，如情况许可，首先应尽可能采集详细、准确的病史，这对掌握病情、进行全面检查、制定合理的治疗方案具有重要的参考意义。采集外伤病史时，除一般的主诉、现病史、过去史等常规内容外，还应重点了解以下内容。

1. 受伤原因和受伤时间　了解受伤原因和受伤时间对于判断损伤性质、是否需要即刻处理伤口等有重要意义。

2. 外力大小和方向、受伤部位、患者受伤时的体位　了解这些情况有助于分析受伤范围和可能涉及的组织结构，对于判断伤情有重要意义。

3. 患者受伤后出现的症状　应首先了解有无昏迷、恶心、呕吐等颅脑损伤症状。对于昏迷的患者，需注意昏迷发生的时间，分析昏迷的可能原因。出现昏迷常与颅脑损伤有关，有中间清醒期的患者多为颅内血肿所致。其次应了解疼痛的区域和性质、颌面部有无感觉和运动异常以及咬合有无不适或异常等，这有助于判断是否存在骨折、神经损伤等。还应了解有无其他合并症状，如吞咽困难、声音嘶哑、肢体活动不便、胸腹疼痛等，以便判断有无相应组织、器官的损伤。

4. 救治经过和结果　了解患者受伤后接受过的药物治疗、救治措施以及处理后病情的变化，这有助于对病情的判断，决定下一步的检查与治疗方案。伤后如未注射破伤风抗毒素血清等，需补加注射。

三、颌面炎症病史采集

炎症病史的采集对于判断感染的发生、发展和结局有极其重要的作用。炎症病史采集除一般的主诉、现病史、过去史等常规内容外，还应重点了解以下内容。

1. 颌面部感染途径有牙源性、腺源性、损伤性和血源性 4 种，炎症发生前的诱因如是否有牙痛、上呼吸道感染、软硬组织损伤，其他部位是否有化脓性病灶等，对感染途径的判断有重要意义。

2. 询问炎症发作特点、病程时间长短。感染性炎症过程表现可以极其多样化，临床一般分为以下 3 类。

（1）急性炎症：发病和进程比较快，临床经过时间一般为几天至十几天。全身症状和局部反应都较明显。

（2）慢性炎症：发病和进程比较慢，临床经过时间一般为几个月至几年。全身反应较轻，局部以结缔组织增生性反应为主。

（3）亚急性炎症：发病和进程介于急性和慢性之间，一般为急、慢性炎症的过渡性转化阶段。

3. 颌面部炎症一般以化脓性感染为主，但也有结核、梅毒、放线菌病及破伤风等特异性感染。采集病史时应询问有无结核病接触史、感染史，冶游史，牛、羊等动物接触史，以及深部组织损伤史等。

4. 对全身症状的问诊，除要了解发热、不适等特点外，还应了解有无进行性加重的头痛、恶心、呕吐等感染引起的各种并发症症状。同时还应了解是否存在糖尿病、慢性肝炎等消耗性疾病。

5. 对局部症状的问诊，除了肿痛特点外，还应了解有无开口受限、呼吸困难、吞咽障碍、感觉麻木等伴发症状。

6. 了解发病以来的治疗过程，抗生素的选用及其疗效等情况。

四、颌面肿瘤病史采集

规范的病史采集对于肿瘤的正确诊断，尤其恶性肿瘤的早期诊断有重要意义，早发现、早治疗是肿瘤治疗的首要原则。在病史采集过程中必须涉及以下问题：疾病是否为肿瘤；肿瘤性质如何；如为恶性肿瘤，是原发灶还是转移灶；如为转移灶，其原发灶在何处。因此，肿瘤病史采集尤其要注意以下几点。

1. 性别及年龄在肿瘤发病中具有重要意义。例如口底癌、沃辛瘤以男性多见，腺泡细胞癌则以女性多见；颈淋巴结肿大，在成人应首先考虑为转移癌，在儿童则应考虑恶性淋巴瘤等。

2. 询问病史应结合临床初步检查结果。初步检查有助于医师对病变建立总体印象，注意识别患者的主诉症状以及与之相关的因素，从而减少病史采集时的盲目性。

3. 对主诉为肿块的患者，须详细询问肿块的初始发现方式、时间、大小，肿块的生长变化情况，有无伴随症状及其出现时间等。肿块按其生长速度可大致分为以下3类。

（1）慢速生长性肿块：病程数月至数年，多见于慢性感染、炎性反应性增生、囊肿及良性肿瘤。

（2）中速生长性肿块：病程为数周至2个月左右，多见于慢性感染、囊肿及恶性肿瘤。

（3）快速生长性肿块：病程在数小时至数天内，多见于脓肿、血肿、涎液潴留、囊肿继发感染、动脉瘤等。

4. 询问患者的全身情况，特别是共存疾病，例如高血压、糖尿病、心脑血管疾病等。

5. 询问肿瘤发生的危险因素，例如吸烟、嗜酒、咀嚼槟榔以及肿瘤家族史。有些肿瘤有家族性发病倾向，若直系亲属中患有其他类型癌瘤，对后代发病也有影响。

五、颌面整形病史采集

先天性或获得性颌面畸形除影响患者的生理功能外，由于影响外观而易加重患者的心理负担。患者对颌面整形治疗有着更高的期待，因此颌面整形病史采集除要遵守病史采集的一般原则外，还要注意以下几点。

1. 详细了解患者对疾病的精神负担，对治疗的希望和具体要求。同时应了解患者的心理状况、职业特点、社会活动及家庭情况。可将患者对畸形的反应及治疗要求与具有同样情况的一般人做适当衡量，以了解患者的心理状态，必要时可进行心理测验。

2. 应仔细询问缺损或畸形的发生原因及其发展经过，以及对形态和功能的影响。

3. 对于曾做过修复的患者，要了解修复前的缺损或畸形情况、修复方法、次数、手术时间、术后愈合情况和效果、麻醉方法等。

4. 对于既往曾在外单位接受过整形手术而对手术效果不满意的患者，应认真考虑以往手术不能令其满意的原因，以及再一次手术是否能满足其要求等。尤其要除外是否为其他单位的治疗计划未完成，患者因急于治疗而忽视了原单位的治疗意见。

5. 对于先天性畸形患者，应详细询问患者的家族史，包括父系和母系家族。还要了解其母亲在怀孕期有无特殊疾病或放射损伤、外伤及病毒感染史等。

第二节　体格检查

一、全身检查

虽然慢慢而细致地进行全身检查在具体的临床实践中是不现实的，甚至是不允许的，然而，绝不可以忽略重点的、必要的体格检查！例如，病史问询提示有甲状腺功能亢进的共存疾病时，要检查颈部、瞬目和测量心率等；患者叙述有头痛时，要检查瞳孔、颈部和病理体征等；监护仪提示心律失常时，要检查呼吸、脉搏和进行胸部听诊等。

另外，对于预计要施行游离皮瓣移植者，应简要检视可能的供区，例如双侧前臂、上臂、腹股沟、下肢等。

因此，临床医生首先要重视体格检查，在临床实践中反复训练、领会病史问询、临床检查和必要的辅助检查，这些是了解、监测疾病的主要手段。其次，要有广博的疾病常识，熟悉常见疾病的临床表现，同时掌握全身各器官系统体格检查的内容与方法。

（一）一般情况

1. 发育情况　以年龄、身高、体重、智力和第二性征发育状况之间的关系来判断发育情况。

2. 营养情况　按皮肤、毛发、皮下脂肪、肌肉情况进行综合判断。一般分良好、中等及不良三级。

3. 面容表情　面容和表情与疼痛和疾病有关，观察是否存在痛苦表情，以及二尖瓣面容、苦笑面容等特殊面容。

4. 体位与姿势　观察患者在休息状态时的体位是自动体位，还是被动体位或强迫体位；患者在活动过程中是否存在由疾病痛苦所造成的特殊姿势。

5. 意识状态　判断患者是否神志清晰。意识障碍可表现为嗜睡、意识模糊、昏睡和昏迷，昏迷又分浅昏迷和深昏迷。

6. 生命体征　包括体温、脉搏、呼吸、血压。

（二）皮肤情况

应检查皮肤的色泽、温度、湿度、色素沉着、弹性以及毛发情况，观察皮肤有无水肿、瘀斑、出血点、蜘蛛痣、皮疹、溃疡及瘢痕等。

（三）淋巴结检查

1. 检查部位 包括耳前、耳后、乳突区、枕骨下区、下颌上区、下颌下区、颏下区、颈前和颈后三角、锁骨上窝、腋窝、滑车上等处淋巴结。

2. 检查内容 包括淋巴结的部位、大小、数目、硬度、有无压痛、活动度、粘连融合情况，以及局部皮肤有无红肿、瘢痕、溃疡或瘘口等。

3. 检查方法 ①颈部淋巴结：站在患者背后或前面，手指紧贴检查部位，由浅入深滑动触摸；触诊时使患者的头稍低或偏向检查侧。②锁骨上淋巴结：患者取坐位或卧位，头部稍向前屈，医生用左手检查患者右侧，以右手检查患者左侧，由浅入深逐渐触摸锁骨后深部。③腋窝淋巴结：面对患者，医生手扶患者前臂稍外展，以右手检查患者左侧，以左手检查患者右侧，触诊腋窝两侧及顶部。④滑车淋巴结：以左手托患者左前臂，以右手向滑车上进行触摸。

（四）头部检查

1. 头颅 检查患者的头颅大小、外形及是否对称，有无先天发育性或其他畸形，有无耳、鼻脑脊液漏。同时还应注意患者的头部运动情况。

2. 眼部 眉毛有无稀疏、脱落；眼球的外形、大小是否对称，有无眼球突出、下陷或偏斜，眼球运动是否受限；眼睑有无水肿，是否存在睑内翻或外翻；结膜有无充血水肿、出血点、滤泡；角膜是否透明，虹膜有无缺损、粘连；视力有无减退，眼底有无出血等；着重检查双侧瞳孔是否等大、等圆，对光反射、调节反射以及辐辏反射是否存在、对称、敏感。

3. 耳部 检查耳前有无瘘口，耳廓有无畸形，牵拉耳廓时有无疼痛，外耳道有无脓性分泌物，乳突有无压痛，听力有无减退等。

4. 鼻部 检查外鼻形态及皮肤颜色有无异常，是否存在鼻翼扇动异常，鼻中隔有无偏斜和穿孔，是否存在鼻衄、脓性分泌物，鼻窦有无压痛。

5. 唇、口腔、口咽 检查唇有无紫绀，口腔黏膜是否光滑，牙齿有无龋坏，咽部有无充血，扁桃体有无肿大、脓性分泌物，口腔呼出气体有无异味等。

（五）颈部检查

检查有无斜颈，颈部运动是否受限，有无颈强直；气管是否居中，甲状腺有无肿大，颈部血管搏动情况和颈静脉充盈情况等。

（六）胸部检查

1. 胸廓 检查胸壁有无静脉充盈和曲张，皮下有无气肿，有无压痛；胸廓是否对称，是否存在桶状胸、佝偻病胸、扁平胸，腹上角、肋脊角有无异常增大。

2. 肺部 检查呼吸运动类型、深度、节律、频率，呼吸运动是否对称，肺叩诊音是清音、浊音抑或鼓音，肺界是否正常，有无胸膜摩擦音，肺听诊呼吸音有无干、湿啰音。

3. 心脏 检查心前区是否异常膨起，有无异常搏动，心界是否扩大，心率是否过快或过慢，节律是否整齐，有无异常杂音等。

（七）腹部检查

检查腹壁静脉有无扩张，腹部有无包块、压痛、反跳痛，肝脾是否增大、有无触痛，肝肾区有无叩痛，肠鸣音有无亢进、减弱等。

（八）脊柱、四肢检查

检查脊柱有无侧弯、后突、脊柱裂等畸形，脊柱的弯曲度、活动度如何，以及脊柱有无叩痛等；四肢的形态有无畸形，运动有无异常。

（九）肛门、生殖器检查

检查有无肛门闭锁、肛瘘，外生殖器有无发育异常或尿道下裂等先天性畸形。

（十）神经系统检查

着重检查浅反射（角膜反射、咽反射、腹壁反射等）是否存在、敏感，深反射（即腱反射）能否引出，有无减弱或亢进。检查能否引出巴宾斯基（Babinski）征等病理性反射。

二、口腔颌面外科检查

（一）检查前的准备

1. 器械准备　口腔检查最常用的器械有口镜、探针和镊子。根据需要还可准备钝头探针、手套、蜡纸等。

2. 椅位准备　调整椅位，使患者头部支持稳当，患者感觉舒适放松。检查上颌牙列时应使患者体位稍后仰，上颌牙列与水平面约成 45° 角。检查下颌牙列时，应使患者头颈长轴与躯干一致，下颌牙列与水平面近乎平行。操作平面高度与医生肘部平齐。

（二）一般检查方法及内容

口腔疾病的检查方法有视诊、触诊、叩诊、听诊、探诊、咬诊等。要联合运用这些方法，以获得完整可靠的体检资料。

颌面部检查

1. 视诊　视诊应遵循一定的程序，一般首先观察患者的主诉部位。

（1）除观察患者的发育、营养及意识状态等一般情况外，应着重观察病变部位的色泽、范围、形态和结构的改变。

（2）观察颜面的丰满度及两侧是否对称，面部上、中、下三部分的正、侧面比例是否协调，有无畸形表现，面肌运动是否如常。

（3）应观察下颌的运动状况，前伸、侧方运动是否受限，以及开口度大小和开口型。

2. 触诊　是检查组织肿块、口腔软硬组织、唾液腺病变以及面颈部淋巴结的重要方法，可以查知病变的位置、大小、轮廓、表面特征、温度、硬度、移动度、波动、搏动、压痛及与邻近组织的关系等。触诊检查要点如下：

（1）应用一个或数个手指指腹接触病变部位，以指掌关节屈伸滑动的手法，轻轻试探有无抵抗、触痛、肿胀或肿块，及其大小、形状、颜色变化等；检查颌骨有无膨隆或缺损，有无异常动度或骨擦音等。

（2）检查时应同时注意患者的面部表情，并随时询问患者的感觉。触诊炎症或其他有痛觉的病变时，先从正常组织处开始，渐及病变部位。

（3）唇颊软组织的触诊，要用拇指和示指分置于口内和口外相对检查；检查口底病变或下颌下腺导管时，应用双手进行合诊检查；检查腮腺时，应将手指并拢在腮腺表面进行扣诊。

（4）检查下颌髁突时，以双手示指置于两侧耳屏前髁突的外侧面，检查髁突区有无压痛、髁突有无动度及其是否对称；将双手小手指末端置于两侧外耳道前壁，检查髁后区情况。

3. 听诊　可直接或应用听诊器检查病变部位有无异常声响，如判断颞下颌关节在开闭口时有无杂音，肿物内有无血管搏动性杂音，患者是否存在过高鼻音、鼻漏气、不良发音习惯等语音异常。

4. 探诊　应用探针或其他合适器械探查病变部位，主要用于判断瘘管或窦道的走行及深度。探诊时要注意不要过分用力，避免造成人为创伤。

口腔检查

1. 视诊

（1）检视唇、颊、龈、舌、腭、咽部黏膜色泽，有无充血水肿、裂口、溃疡、疱疹、斑点、出血点、增生、瘘口和肿物等病变。检查腭部有无穿孔和裂隙。

（2）检视牙弓形态和关系情况，牙齿的色泽、外形、大小、数目，有无龋齿、阻生齿等。

（3）检查舌的运动情况，注意有无舌系带过短、舌运动受限以及伸舌有无偏斜等。

（4）检查下颌下腺、腮腺导管口有无红肿表现，以及导管的分泌情况。

2. 触诊　一般病变的触诊方法同颌面部检查。可用镊子夹持前牙切缘或磨牙殆面，做唇（颊）舌（腭）向及近远中向摇动，检查牙齿的松动度。牙齿松动度的分度标准如下：

（1）以牙冠松动方向作为标准

Ⅰ度：唇（颊）舌（腭）向松动。

Ⅱ度：唇（颊）舌（腭）向松动，伴有近远中向松动。

Ⅲ度：唇（颊）舌（腭）向松动，伴有近远中向及垂直向松动。

（2）以牙齿移动的幅度为分度标准

Ⅰ度：移动幅度在 1 mm 以内。

Ⅱ度：移动幅度为 1 ~ 2 mm。

Ⅲ度：移动幅度大于 2 mm。

3. 探诊

（1）主要对牙齿进行探诊，检查龋坏和牙周袋。

（2）腮腺、下颌下腺导管口的探查，以及口内瘘口和窦道的探诊方法同颌面部检查。

4. 叩诊

（1）口腔叩诊主要是应用口镜柄或其他器械叩击牙面，检查根尖组织及牙周膜是否存在炎症及其程度，分垂直叩诊和侧方叩诊。垂直叩击主要检查根尖区炎症情况，侧方叩击主要检查牙周膜一侧的炎性反应。

（2）叩诊应先从正常牙齿开始，再与患牙做比较。

（3）叩击时不宜用力过猛，应逐渐加力。

5. 嗅诊　利用嗅觉来辨别口腔、分泌物或引流物的气味，判断是否存在感染及其类型。不宜直接对着患者或标本去嗅，而是用手将患者呼出的气体或标本散发出的气味扇向自己鼻前嗅闻。

6. 咬诊

（1）空咬检查法：嘱患者咬紧上、下牙或做各种咀嚼运动，观察牙齿有无松动、移位、疼痛等情况。

（2）实咬检查法：嘱患者咬棉卷，若发生疼痛，表示牙周组织或根尖周组织存在炎性病变，或牙齿有隐裂、根部有折裂等。

（3）利用咬蜡片或咬合纸可检查上、下牙的过早接触点，便于调𬌗。

（三）颌面外伤体格检查

口腔颌面部损伤引起的窒息、出血、休克等，以及其他部位重要脏器、组织的严重合并损伤均可危及患者生命。因此应首先重点检查患者的全身情况，必要时先施行抢救措施，待患者全身情况稳定后再详细检查局部损伤情况。

1. 全身检查　创伤患者的全身检查分两步进行。首先检查生命体征，判断有无危及生命的情况，并进行扼要的神经系统检查，以判断意识的清醒程度、瞳孔的大小和反应。在除外危及生命的情况，或此类情况虽存在但已得到处理并且患者状态稳定后，再进行全身的系统检查。具体要点如下：

（1）必须判断患者的呼吸道是否通畅，是否存在舌后坠、异物、声门区水肿、喉部外伤等；还应观察呼吸的频率和强度如何，是否存在开放性气胸、活瓣性气胸、严重的血胸等。

（2）应及时估计失血量，并判断是否存在休克。判断休克的指标有血压、脉搏、皮肤情况、尿量、意识状态、中心静脉压等。一般而言，失血量超过血容量的 20% 时，血压开始下降；脉搏超过120 次 / 分时，表明存在血容量不足；失血的早期代偿反应主要表现为皮肤苍白、发冷，后期代偿反应表现为尿量减少，正常情况下最低尿量为每公斤体重每小时 0.5 ml。

（3）头颅检查重点判断是否存在颅脑损伤，注意检查瞳孔大小和对光反射，是否存在脑脊液漏。耳、鼻腔内若有血性渗出物，可用纱布蘸取渗出物，血迹周边若有淡黄色印迹，则可确认有脑脊液漏。

（4）颈部检查应警惕有无颈椎骨折。对已越过颈阔肌的颈部穿入伤，应做好准备后在手术室探查，以应对可能有大血管损伤而发生大出血。

（5）胸部检查应仔细观察胸部运动，除外引起气胸的损伤；还应触诊锁骨和每根肋骨，以除外骨折。

（6）患者腹部遭受钝性挫伤后，应密切观察其病情发展，必要时可做直肠检查，注意肠腔内有无血液、直肠和骨盆有无损伤、肛门括约肌张力如何等。

（7）应检查四肢有无挫伤及畸形，四肢骨骼有无压痛、骨擦音、异常动度等。

（8）神经系统检查除注意四肢的感觉和运动功能外，还要检查是否存在病理性反射，再次检查意识状态、瞳孔大小和对光反射。

2. 局部检查　包括颌面部检查及口腔检查两部分。检查内容应包括：创伤部位及情况、颌面各部位组织和器官、颞下颌关节和张口运动情况，以及口腔内黏膜、牙齿、咬合关系等情况。常用的检查方法主要为视诊和触诊，必要时辅以探诊、叩诊和听诊。具体要点如下：

（1）对创伤部位的检查应明确创伤的类型、范围、大小以及局部特征等。对于不同部位的损伤，应详细检查其周边组织和器官的形态和功能状态。

（2）观察面型有无改变、比较面部两侧是否对称是颌面部检查的重要内容，可以大致判断有无骨折存在。颧骨骨折常导致颧部塌陷畸形；上颌骨骨折并向后移位，则面部扁平呈"蝶形脸"，若向下移位，则脸形过长呈"马形脸"。单侧髁突骨折常导致颌面偏斜，双侧髁突骨折则易出现开口畸形。

（3）两侧对比触诊颌面骨骼的边缘和骨性标志对于判断有无骨折具有重要意义。重点注意局部有无压痛、骨的外形轮廓和连续性如何、有无切迹或台阶样感觉、有无骨擦音、颌骨有无异常动度等。

（4）对于颌面部裂伤，要注意伤口的深度、伤口内有无异物及其位置。深部异物在无手术条件情况下，不要贸然取出。对于颊部伤口，应注意有无腮瘘形成和面神经损伤表现。对于较大伤口，还要注意是否存在组织缺损或组织移位等。

（5）口腔检查应遵循从外向内的顺序，注意观察开、闭口是否自如及是否存在张口受限，口腔黏膜有无裂伤、穿通伤，牙齿有无折断、松动、缺失，牙列有无变形，咬合关系是否正常，舌、口底、咽旁有无肿胀、血肿，是否影响呼吸等。

（四）颌面炎症体格检查

1. 全身检查

（1）注意监测患者的体温、脉搏、呼吸和血压，并观察其神志变化。

（2）认真评估患者的营养状况，除外存在慢性消耗性疾病，必要时辅以生化检查。

（3）对高热患者应注意检查有无脑膜刺激征，全身皮肤有无斑疹、出血点，肺部有无干、湿啰音，肝肾区有无叩痛，注意除外全身继发感染。

（4）应常规检查血常规、尿常规，必要时进行血液细菌学检查和脏器 X 线、B 超等物理检查。

2. 局部检查

（1）注意检查病灶位置和局部情况，炎症区域的范围、皮肤温度、肿胀程度、中心压痛点位置及其压痛程度，淋巴结有无肿胀、压痛。注意区分炎性水肿和副性水肿。前者红肿明显且有可凹性，界限清楚；后者光亮，无可凹性，边界不清。

（2）注意检查局部有无波动感，深部感染必要时辅以穿刺检查，应及早发现脓肿形成并行切开引流。

（3）注意检查有无开口受限、皮肤感觉减退、面肌运动障碍等伴发体征。

（4）对于颌骨骨髓炎患者，应注意检查病灶区松动牙齿的数目及松动程度，以便拔牙引流。对于腮腺、下颌下腺感染者，应注意检查导管内是否存在结石、异物等引起梗阻。

（5）注意引流物的颜色、黏稠度、气味、引流量，必要时做细菌学培养和药敏试验。

（五）颌面肿瘤体格检查

1. 全身检查　有的颌面肿瘤与全身状况存在密切的内在联系，既可有全身表现，又可作为全身疾病的部分表现而存在。因此，全身检查时要注意以下几点：

（1）患者全身的营养发育状况常与肿瘤密切相关，恶性肿瘤可引起体重明显下降。

（2）全身是否存在与肿瘤相关的功能性病理改变，如甲状腺肿瘤既可引起甲状腺功能亢进的全身表现，又可引起甲状腺功能减退的表现。

（3）仔细检查全身皮肤、骨骼等有无异常表现。如神经纤维瘤病多伴随全身皮肤有咖啡牛奶样斑点；颌骨囊性骨炎可为局限性病变，也可为全身骨骼纤维结构不良的表现，或由甲状旁腺功能亢进所引起。

（4）注意检查全身淋巴结肿大情况。有无颈部淋巴结转移是判断肿瘤分期及预后的重要方面；同时颈部淋巴结肿大，其原发灶可能在头颈部，也可为全身恶性淋巴瘤的局部表现。

2. 局部检查　包括三方面内容：原发肿块的检查、邻近器官或组织的功能状态检查，以及区域淋巴结检查。

（1）对原发肿块的检查

1）部位：肿块发生在什么部位或器官，与周围器官或组织的关系如何。

2）形状与表面特征：良性肿瘤的外形多规整，绝大多数表面组织正常；恶性肿瘤的外形多不规则，表面组织常见破溃或静脉曲张等异常。

3）大小：肿瘤大小多取长度、宽度和厚度表示，或者以最大径表示，单位为 cm。

4）硬度：肿块硬度多以"坚硬""硬""韧实""中等硬度""软""囊性感"等来表示。

5）边界与活动度：良性肿瘤的边界清晰，与周边组织无粘连，可活动；恶性肿瘤则边界多不清晰，与皮肤或深部组织固定或部分固定，活动度较差。活动度还与肿瘤所在部位有关。

6）有无压痛：肿瘤除合并感染外，多无压痛；如有压痛，多为神经源性肿瘤，或肿瘤已侵犯神经，或合并急性炎症。

7）有无搏动与血管杂音：肿瘤表面触及搏动大致有两种情况。一是搏动来自于肿瘤本身，如动脉瘤、动静脉瘘血管畸形等，可闻及杂音；二是搏动来自于肿瘤邻近的动脉，如颈动脉体瘤、颈部的神经鞘瘤等，若将颈动脉推向表浅移位，则不能闻及血管杂音。

8）有无波动感：触及波动表明肿瘤中心有组织坏死液化或继发感染。

（2）仔细检查肿块邻近器官或组织的功能状态，如有无开口受限、面部麻木、面瘫、复视或视力减退、听力减退等继发于肿块的功能障碍。

（3）仔细检查区域淋巴结的肿大情况，检查应按一定顺序进行，以免遗漏；同时比较两侧淋巴结大小，便于进行鉴别；检查时勿将某些结构误认为肿大的淋巴结，如喉结、舌骨大角、甲状软骨大角、颈椎横突等。

（六）颌面整形体格检查

1. 全身检查

（1）对先天性畸形患者应注意内脏和其他部位有无畸形，判断是否为综合征性疾病。

（2）全身皮肤有无瘢痕，其性质如何，有无瘢痕疙瘩或蟹足肿，有无慢性溃疡或化脓感染等病灶，以了解患者的体质特征。

（3）欲行皮瓣或皮片或者其他类型自体组织移植的患者，应仔细检查供区是否具备条件，并做好供区缺损的修复设计。

2. 局部检查

（1）注意病变部位、范围大小、深浅，以及受累组织的缺损程度，局部有无筋膜、肌腱、肌肉、软骨、骨等与病变粘连，这些组织有无外露或缺损等。

（2）注意病变周围组织的情况，识别正常组织与异常组织的界限，以及组织的颜色、硬度、松动度、血供情况等。

（3）局部有无并发症，如感染、水肿、异物、瘢痕及其他病变，尤其要注意局部的组织反应程度。

（4）应查明导致畸形的原因，是由于组织缺损或组织过剩，还是由于组织移位，抑或是上述三个原因共同导致。

（5）对于先天性畸形，应注意畸形程度，是否影响功能及影响程度，两侧是否对称，以及邻近部位的发育状态如何。

（6）在不同部位做功能检查时，要仔细进行两侧对比检查。

（王佃灿）

第二章

口腔颌面外科麻醉

第一节 局部麻醉

局部麻醉是应用药物或其他方式暂时性阻断身体某一部位神经传导功能的方法。感觉神经传导功能被阻滞后，局部的痛觉等感觉则被抑制或消失；如果运动神经同时被阻滞，则肌肉运动减弱或完全松弛。这就要求此种阻滞是可逆的、不引起组织损害的方法，其作用经过一定时限后，相应部位的功能能够完全恢复。

目前口腔医学临床上应用的局部麻醉药物主要有利多卡因、阿替卡因、丁卡因（地卡因）、甲哌卡因和罗哌卡因等，可以单独使用，也可以配合加入不同浓度的肾上腺素。麻醉药物按其化学结构可分为酯类和酰胺类。丁卡因属酯类长效局部麻醉药，制成滴剂和喷剂适用于表面麻醉。酰胺类有利多卡因、阿替卡因、甲哌卡因和罗哌卡因。其中利多卡因作为中效麻醉药应用广泛，既可以制成凝胶剂用于表面麻醉，也可配制成注射剂用于浸润和阻滞麻醉；阿替卡因和甲哌卡因同属中效麻醉药，在口腔专业应用时常制成专用注射安瓿，配合压力注射器使用，以局部浸润为主，也可用于阻滞麻醉；罗哌卡因属长效麻醉药，除用于阻滞麻醉外，也用在疼痛治疗中作为局部封闭药物。此外，氯乙烷作为冷冻麻醉专用药物，也在临床上应用。

口腔颌面外科医生进行局部麻醉时应熟悉口腔颌面部神经解剖结构，掌握注射等操作方法，熟悉局部麻醉药的药理、浓度和剂量，使麻醉安全、效果可靠。口腔颌面部局部麻醉的特点如下：

1. 口腔颌面部主要的感觉神经为第五对脑神经（三叉神经）和颈丛神经。

2. 口腔颌面部局部麻醉时骨性解剖标志明显，注射部位明确，麻醉方法易掌握。局部麻醉下可完成某些口腔颌面部手术和牙齿拔除术。

3. 口腔颌面部注射操作时，患者精神紧张、焦虑，注射前应向患者做解释工作。

4. 口腔颌面部血运丰富，局部麻醉药易吸收进入血液循环，使用时应注意局部麻醉药的浓度、剂量和回吸无血。

一、局部麻醉方法

（一）冷冻麻醉

冷冻麻醉是将沸点低、易挥发的药物喷射于手术区表面，使组织局部表面温度骤然下降，从而起到表面麻醉的作用。常用的药物为氯乙烷（图 2-1）。

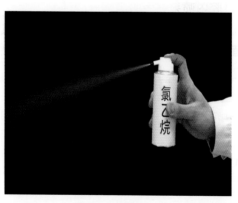

图 2-1　氯乙烷

【适应证】

极松动牙齿的拔除和表浅脓肿的切开。

【方法】

用氯乙烷压力容器从距离 20 ~ 30 cm 处向手术区表面喷射，当

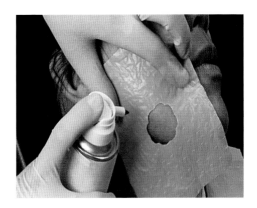

图 2-2　冷冻麻醉

术区表面颜色变白时，即可施行手术（图 2-2）。

【注意事项】

氯乙烷对组织的刺激性强，操作时麻醉区周围的皮肤、黏膜应涂以凡士林或用纱布、孔巾覆盖。喷射时勿入眼内。皮肤喷射过量可引起冻伤。口腔内喷射过量或儿童哭闹时大吸气可致吸入过多，出现暂时性意识丧失。

（二）表面麻醉

表面麻醉是将渗透性强的局部麻醉药喷射、涂抹或按压于手术区表面，麻醉药直接与黏膜或皮肤接触，麻醉神经末梢，起到局部麻醉作用。常用的药物是 1%～2% 丁卡因或 4% 利多卡因。

【适应证】

表浅的黏膜下脓肿切开，松动牙齿的拔除，皮肤或黏膜行注射、穿刺、激光治疗前（图 2-3），咽喉部、舌根、软腭手术时防止恶心、呕吐，以及气管内表面麻醉。此外，还用于上颌窦开窗时下鼻道黏膜麻醉。

【方法】

将手术区表面擦干，用棉球蘸 1%～2% 丁卡因或 4% 利多卡因涂抹于手术区表面（图 2-4）或纱条蘸药液按压于下鼻道等腔隙中，或用喷雾器将麻醉药喷射于手术区表面。1 分钟以后出现麻醉效果，

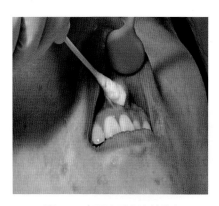

图 2-3　表面麻醉（注射前）

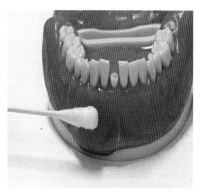

图 2-4　表面麻醉（脓肿切开）

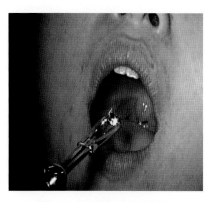

图 2-5　表面麻醉（喷射）

视频 2-1　表面麻醉

可持续 15 分钟左右（图 2-5）。皮肤表面麻醉时，可采用凝胶剂型，将其涂布于皮肤表面，再以塑料薄膜覆盖防止药剂干燥失效，3 ~ 5 分钟后起效。

【注意事项】

反复涂抹和喷雾时注意麻醉药量，尤其是丁卡因不要过量。

（三）浸润麻醉

局部浸润麻醉是将麻醉药注射于手术区的局部组织内，麻醉局部组织的神经末梢，使神经末梢的传导被阻滞，手术时达到无痛的麻醉方法。

软组织浸润麻醉

【适应证】

脓肿切开引流、外伤清创缝合与肿物切除、成形等软组织手术。

【方法】

常用 0.5% ~ 1% 利多卡因。在注射点的局部注射少许麻醉药，然后再分层注药。注射器与局部组织平面成 45° 角，边进针边注药，使局部麻醉药在局部组织分布均匀。再次穿刺时，穿刺点应在前次注射的麻醉范围内。注药时加一定的压力，使药液在组织内呈张力性浸润，增强麻醉效果。

【注意事项】

1. 穿刺时进针应缓慢。需改变进针方向时，应先将针退至黏膜下或皮下，然后再改变方向，以免针头弯曲或折断。

2. 每次注药时应回吸无血后再注药，避免麻醉药误入血管内。

3. 时间较长的手术应注意麻醉药不要过量（利多卡因应＜400 mg），以防止出现局部麻醉药毒性反应。

4. 注射针头不应穿过肿瘤或感染区，以防止肿瘤种植和炎症扩散。

5. 局部麻醉药中加入 1∶100 000 或 1∶200 000 肾上腺素可使麻醉作用时间延长，减少手术区出血和麻醉药吸收。

骨膜上 / 下浸润麻醉

【适应证】

上颌前牙、前磨牙，下颌前牙以及乳牙的拔除和牙槽骨手术。常用麻醉药为 2% 利多卡因或含有肾上腺素的 4% 阿替卡因等。

【方法】

骨膜上浸润麻醉：刺入点在需拔除牙齿的唇颊移行沟处。以持笔方式持针，刺入黏膜下注射少许麻醉药，将针滑行至该牙的根尖处注射麻醉药 1 ml 左右。若需要同时麻醉该区的几个牙齿，可将针退至黏膜下，然后向前或向后注射到各牙的根尖处（图 2-6）。

骨膜下浸润麻醉：如果骨膜上浸润麻醉效果不佳，可以从牙根中部刺入骨膜下，沿骨面滑行至根尖部位，注射麻醉药（图 2-7）。上颌腭侧刺入点位于距牙龈缘 5～10 mm 处，注射麻药 0.5 ml 左右。下颌舌侧刺入点是近根尖处或舌下黏膜皱襞处的根尖下，注药 0.5～1 ml。

【注意事项】

骨膜下浸润麻醉时需要加一定的压力，应将注射器与针头接紧，以防药液外漏或在口腔内注射时针头脱落；同时，应缓慢推注，减轻注射疼痛。

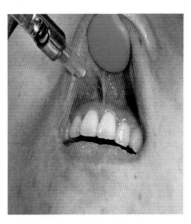

图 2-6　骨膜上浸润麻醉

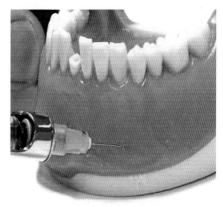

图 2-7　骨膜下浸润麻醉

牙周膜注射法

【适应证】

有出血倾向（如患有血友病）或者其他麻醉方法效果不好的病例。常用麻醉药有含肾上腺素的 4% 阿替卡因或 2% 甲哌卡因注射液，配合压力注射器使用（图 2-8）。

【方法】

使用细短注射针头和专用压力注射器，将针头刺入需拔除牙齿的唇颊侧牙周膜内 0.5 cm，将 0.2 ml 麻醉药加压注射到牙周膜内，可行多点注射。临床上也可采用计算机辅助局部麻醉注射装置完成上述操作。

【注意事项】

牙周膜注射法会有较明显的注射痛，推注时速度应缓慢，避免

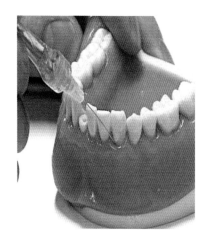

图 2-8　牙周膜浸润麻醉

药液反流。

（四）阻滞麻醉

神经阻滞麻醉也称传导麻醉，是将麻醉药注射在神经干的周围，阻断神经兴奋的传导，使该神经分布区麻醉。常用麻醉药为 2% 利多卡因（可加入肾上腺素）、4% 阿替卡因等。

上牙槽后神经阻滞麻醉（上颌结节注射法）

上牙槽后神经阻滞麻醉，也称上颌结节注射法，是将麻醉药注射在上颌结节后方的上牙槽神经孔附近，麻醉上牙槽后神经及其上牙龈支。麻醉区域为同侧上颌窦黏膜，上颌第二、三磨牙，上颌第一磨牙的远中颊根和腭侧根，以及相应的牙周组织、骨膜和牙龈。

【适应证】

上颌磨牙拔除术、上颌窦手术及上颌后部牙槽外科手术。

【标志】

上颌结节位于上颌最后一个磨牙的后上方。

【方法】

1. 口内注射法　患者取坐位，头稍后仰，使上颌牙齿的𬌗平面与地面成 45° 角。嘱患者半张口、嘴唇放松，用口镜牵开注射侧口角。以上颌第二磨牙颊侧远中根部黏膜移行皱襞处为刺入点，针尖斜面向着骨面，与上颌牙齿的长轴成 45° 角，沿着骨膜面向上、后、内推进，进针 2 ~ 2.5 cm。回吸无血后注射麻醉药 2 ml（图 2-9）。上颌磨牙脱落而局部缺乏明显标志的患者可在颧牙槽嵴后方 1 cm 处进针。

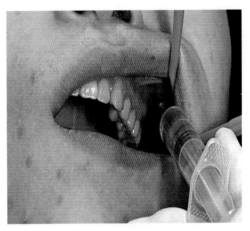

图 2-9　上牙槽后神经阻滞麻醉

视频 2-2　上牙槽后神经阻滞麻醉

麻醉效果的检查：注药后 5 分钟，刺压上颌磨牙颊侧牙龈无痛。

2. 口外注射法　口内注射法有困难、磨牙区存在感染或其他病变时，可采用口外注射法。

在颧牙槽嵴后方，颧弓下缘及上颌颧突后下方按压之凹陷处（相当于颧牙槽嵴的根部后方）进针，直达骨面，针尖沿骨膜面向上、后、内进针 1.5 ~ 2 cm，回吸无血后注射麻醉药 2 ml。

【注意事项及麻醉失败原因】

1. 进针过深，可能刺破上颌结节后上方的翼静脉丛，引起血肿。故注射前切记回吸确认无血。

2. 注射时患者半张口，张口过大反而影响穿刺点显露和进针后向后、上、内旋转。

3. 进针点过于靠近牙龈影响针尖内转，进针方向不正确或内转不够，注射药液远离上颌结节。

4. 进针点偏前被颧牙槽嵴阻挡，不能向后。

腭前神经阻滞麻醉（腭大孔注射法）

将局部麻醉药注射在腭大孔稍前方，麻醉腭前神经。麻醉区域为同侧前磨牙和磨牙的腭侧牙龈、黏膜及骨膜。

【适应证】

上颌磨牙区腭侧的手术，配合其他麻醉施行上颌前磨牙、磨牙的拔除。

【标志】

腭大孔位于上颌第三磨牙腭侧龈缘至腭中线连线的中外 1/3 交界部位；磨牙缺失时，腭大孔位置相当于软硬腭交界前 0.5 cm 处。

【方法】

让患者头后仰，大张口，使上颌平面与地面成 45°～60° 角，暴露腭部。在上颌第二磨牙腭侧牙龈缘与腭中线连线的中点处进针。上颌磨牙缺失者，进针点应在硬软腭交界前 1 cm 处。自对侧下尖牙向上、后、外进针，在腭大孔的稍前方进入腭黏膜 0.5 cm，回吸无血后注射局部麻醉药 0.5 ml。3～5 分钟后产生麻醉效果（图 2-10）。

麻醉效果检查：同侧前磨牙或磨牙腭侧牙龈刺压无痛。

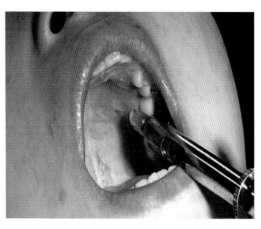

图 2-10　腭前神经阻滞麻醉

【注意事项】

1. 若进针点过于向后或注射量过多，可因同时麻醉一侧的腭中神经和腭后神经而使患者产生异物感，导致恶心、呕吐。

2. 腭大孔注射时会遇到一定阻力，应将注射针头与注射器连接牢固，缓慢推注。

鼻腭神经阻滞麻醉（切牙孔注射法）

将局部麻醉药注射在切牙孔内，麻醉鼻腭神经。麻醉区域为上前牙腭侧牙龈、黏膜及骨膜。

【适应证】

上颌前牙拔除术（配合其他麻醉）、腭前部的手术。

【标志】

切牙管位于腭中线上，其内有鼻腭神经走行。切牙管与中切牙的牙长轴方向一致。切牙孔位于左右中切牙腭侧牙槽突后方 0.6 ~ 0.7 cm 处，切牙乳头位于切牙孔的浅面。

【方法】

让患者头后仰、尽量大张口，暴露腭前部。自切牙乳头侧方进针，在黏膜下注射少许局部麻醉药，然后使针的方向与切牙的长轴一致，通过切牙孔进入切牙管内，进针 0.5 ~ 0.7 cm，回吸无血，注射麻醉药 0.3 ~ 0.5 ml。3 ~ 5 分钟后产生麻醉效果（图 2-11）。

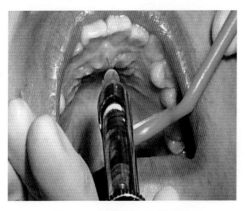

图 2-11　鼻腭神经阻滞麻醉

麻醉效果检查：刺压上颌切牙腭侧牙龈无痛。

【注意事项】

1. 切牙乳头神经丰富、组织致密，进针时应避免直接从切牙乳头刺入，以减轻疼痛。

2. 注射阻力较大时，应将针头安紧防止滑脱并缓慢推注。

眶下神经阻滞麻醉（眶下孔注射法）

将麻醉药注射在眶下孔（眶下管）内，麻醉上牙槽前、中神经和眶下神经。麻醉区域为上前牙、前磨牙及第一磨牙近中颊根以及相应的唇颊侧黏膜、骨膜和牙周组织，上颌窦黏膜，以及从下睑至上唇的鼻外侧皮肤。

【适应证】

上颌前牙、前磨牙和上颌前部埋伏多生牙的拔除，上唇、眶下区、鼻外侧、下睑及上颌前部的手术。

【标志】

眶下孔位于眶下缘中点下方 0.6 ~ 0.7 cm 处，在此处软组织可扪得一凹陷，按压时患者有酸痛感。

【方法】

左手示指置于眶下缘处，以防注射时针头滑入眶内。在鼻翼外侧 0.5 ~ 1 cm 处刺入，注射少许麻醉药，在骨面处向上、外、后寻找眶下孔，感觉无阻力或有落空感时，表示针头已进入眶下管内。针头进入 0.8 ~ 1 cm，回吸无血，注射麻醉药 1 ~ 1.5 ml。3 ~ 5 分钟后产生麻醉效果（图 2-12）。

麻醉效果检查：患者可感觉同侧上唇麻木，刺压上颌前牙、前磨牙唇颊侧牙龈无痛。

【注意事项】

刺破眶下管内伴行的血管时可出现眶下区的血肿，故进针应轻柔，拔针后可压迫注射点 3 ~ 5 分钟。

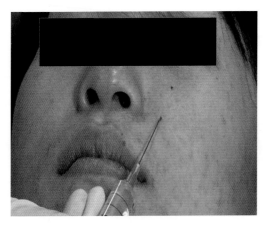

图 2-12　眶下神经阻滞麻醉

上颌神经阻滞麻醉（圆孔注射法）

将局部麻醉药注射在翼腭窝内或圆孔附近，麻醉三叉神经第二支——上颌神经。麻醉区域为同侧上颌骨、鼻外侧下睑至上唇的皮肤、软硬腭和上颌牙齿。

【适应证】

上颌骨、上唇和软硬腭的手术，眶下区的手术。

【方法】

1. 口外法　常用颧下翼突法。用 8 cm 长的 7 号长针头，套以消毒橡皮片。在颧弓下方乙状切迹中点处进针。注射少许麻醉药形成一皮丘后，于皮肤表面垂直刺入，进针 4 cm 时可触及蝶骨翼突外板骨面。将橡皮片固定于距皮肤 1 cm 处，作为进针深度的标记。然后将针退至皮下，使针尖向前、上偏斜 15°，刺入至标记深度，有时可触及骨面。回吸无血、无脑脊液后，注射局部麻醉药 4～5 ml。5～10 分钟后产生麻醉效果（图 2-13）。

2. 翼腭管法　嘱患者头部尽量后仰、大张口，自第三磨牙近中距腭侧龈缘 1 cm 处，由同侧进针刺入黏膜下，注射少许麻醉药，寻找翼腭管后，沿牙长轴方向推进约 3.5 cm，回吸无血、无气泡后注药 2～3 ml。7～10 分钟后产生麻醉效果（图 2-14）。

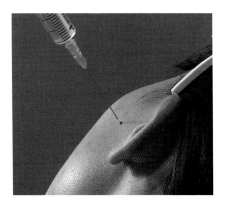

图 2-13 上颌神经阻滞麻醉
口外法穿刺点

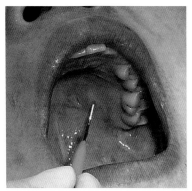

图 2-14 上颌神阻滞麻醉
翼腭管麻醉穿刺点

【注意事项】

1. 翼腭管弯曲者注射针不能进入而使麻醉失败。

2. 回吸有气泡为进针点偏后刺入鼻腔，应更换针头、改变方向后刺入。

3. 颧下翼突法注药前应注意回吸无脑脊液，若药误入蛛网膜下腔，可引起全脊髓麻醉。

4. 消毒应严格，否则带入致病菌可致翼腭窝、颅底感染。

下牙槽神经阻滞麻醉

将局部麻醉药注射在下颌支内侧的下颌孔附近，麻醉下牙槽神经。麻醉区域为同侧下颌牙齿、牙周组织、下颌骨，第一前磨牙以前的颊、唇侧牙龈及黏膜、骨膜和下唇。

【适应证】

下牙槽神经阻滞麻醉适用于同侧下颌牙齿的拔除，以及下颌骨、下唇的手术。

【标志】

下颌孔在下颌支内侧，其前方为下颌小舌。下牙槽神经在下牙殆平面上方 1 cm 的下颌神经沟内走行入下颌孔。局部麻醉药注射在下颌神经沟时效果最佳。下牙槽神经前方 1 cm 处有舌神经下行。患者大张口时，磨牙后区与咽部之间有一垂直走行的黏膜皱襞，深方为翼下颌韧带。在翼下颌皱襞的前外方，颊侧脂肪组织形成的三角形突起为颊垫尖。

【方法】

1. 口内张口法　嘱患者大张口、头稍后仰，下牙𬌗平面与地面平行。将口角、颊部拉向外侧，显露颊垫尖和翼下颌皱襞。由对侧前磨牙之间，𬌗平面上方 1 cm 处水平进针，刺入颊垫尖，进针 2～3 cm，即可触及骨面，回吸无血后注射麻醉药 1.5～2 ml，麻醉下牙槽神经。3～5 分钟后产生麻醉效果（图 2-15）。

若颊垫尖不明显，可在翼下颌皱襞中点外侧 0.3～0.4 cm 处进针。

2. 口内闭口法　如患者有张口受限，无法大张口，可请助手用口镜牵开口角，术者左手示指探入颊部口腔前庭，触及下颌支前缘，选定下颌支高度 1/2 处的下颌支前缘内侧作为进针点，右手持注射器紧贴下颌支内侧骨面滑行进针，进针深度 2～2.5 cm（或下颌支宽度的 1/2），回吸无血后注射麻醉药 1.5～2 ml，可麻醉下牙槽神经。

3. 口外法　以下颌骨下缘处的咬肌前缘点与下颌角连线之中

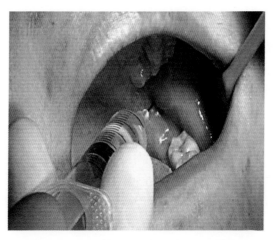

图 2-15　下牙槽神经阻滞麻醉（口内张口法）

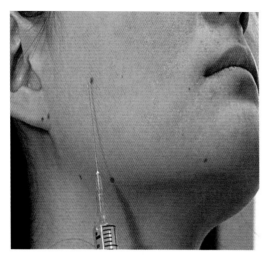

图 2-16 下牙槽神经阻滞麻醉（口外法）

视频 2-3 下牙槽神经阻滞麻醉

点处皮肤为进针点，自耳屏前至前述咬肌前缘点作连线，取其中点作为下颌孔体表投影，进针后针头紧贴下颌支内侧骨壁滑行，至下颌孔体表投影点即为进针注射麻药的区域，回吸无血后注射麻药 2 ~ 3 ml，即可麻醉下牙槽神经（图 2-16）。

麻醉效果检查：下牙槽神经麻醉后，患者感觉同侧下唇、口角有麻木、肿胀感。

【注意事项及失败原因】

因口内张口法最为常用，以下注意事项和失败原因特指本法。

1. 注射时应嘱患者大张口，并观察了解患者下颌骨形态和下颌支角度。

2. 进针点过高，则针尖超过乙状切迹，无法触及骨面。

3. 进针点过低，则可能被下颌小舌阻挡，麻醉效果降低。

4. 进针方向偏向后内侧，进针很深，可能将麻醉药注入腮腺而出现暂时性面瘫。

5. 进针点偏前，则进针很浅即触及骨面，距离下牙槽神经较远。

舌神经阻滞麻醉

将麻醉药注射到翼下颌间隙或者下颌第三磨牙内侧，麻醉舌神经，使同侧口底黏膜、舌侧牙龈和舌前 2/3 痛觉消失。

【适应证】

舌神经阻滞麻醉适用于舌前 2/3 和口底软组织的手术，以及下颌牙齿的拔除（配合其他麻醉方法）。

【方法】

舌神经行经下颌第三磨牙内侧时位置表浅，位于舌侧龈缘下约 1 cm 处，仅有黏膜覆盖。单纯行舌神经阻滞麻醉时，在此处穿刺至黏膜下，注射麻醉药 0.5 ml 即可麻醉舌神经（图 2-17）。

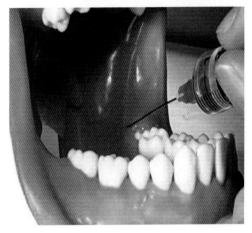

图 2-17　舌神经阻滞麻醉

麻醉效果检查：舌神经麻醉后，患者感觉同侧舌尖麻木，刺压无痛觉。

【注意事项】

单纯舌神经阻滞麻醉可作为舌侧牙龈、口底手术的麻醉方法。如需拔除下颌后牙，建议采用下文"下牙槽、舌和颊神经一次阻滞麻醉"方法。

颊神经阻滞麻醉

将局部麻醉药注射在颊部黏膜下颊神经附近。麻醉区域为下颌第二前磨牙以后的颊侧牙龈、黏膜和颊侧皮肤。

【适应证】

配合其他麻醉用于下颌第二前磨牙以后的牙齿拔除及颊部手术。

【方法】

嘱患者大张口，在颊黏膜上于腮腺导管口后下 1 cm 处刺入黏膜下，注射麻醉药 0.5 ~ 1 ml（图 2-18）。

麻醉效果检查：刺压同侧磨牙颊侧牙龈无痛。

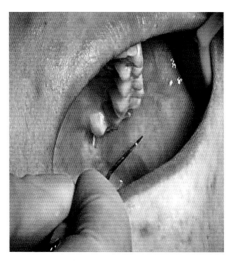

图 2-18　颊神经阻滞麻醉

【注意事项】

单纯颊神经阻滞麻醉可作为颊侧牙龈、黏膜和皮肤的麻醉方法。如需拔除下颌后牙，建议采用下文"下牙槽、舌和颊神经一次阻滞麻醉"方法。

下牙槽、舌和颊神经一次阻滞麻醉

此方法包括翼下颌注射法和下颌支内侧隆突注射法。

【适应证】

此方法适用于同侧下颌牙齿的拔除、下颌骨的手术。因只需穿刺一次就能同时麻醉下牙槽、舌和颊神经，此法可有效减少穿刺不适和医源性感染的风险。

【标志】

1. 翼下颌注射法　此方法采用口内穿刺点。患者大张口时，磨牙后凹与咽部之间有一垂直向下的黏膜皱襞，深面为翼下颌韧带。翼下颌韧带／皱襞的前方，颊侧脂肪组织形成一个三角形的突起为颊垫尖。

2. 下颌支内侧隆突注射法　下颌支内侧隆突位于下颌小舌的前上方，是由髁突向前下与喙突向后下汇合成的骨嵴。在此区域内由前往后有颊神经、舌神经、下牙槽神经通过，3 条神经之间相距较近。口内注射标志点仍旧是翼下颌韧带／皱襞。

【方法】

1. 翼下颌注射法　此方法通过逐步退针分 3 次在不同深度的组织内注射麻醉药，达到同时麻醉下牙槽、舌和颊神经的效果。嘱患者大张口、头稍后仰，下牙殆平面与地面平行。将口角、颊部拉向外侧，显露颊垫尖和翼下颌皱襞。由对侧前磨牙之间、殆平面上方 1 cm 处水平进针，刺入颊垫尖，进针 2～3 cm，即可触及骨面，回吸无血后注射麻醉药 1.5～2 ml，麻醉下牙槽神经（图 2-19A）；退针 1 cm 后注射麻醉药 1 ml，可麻醉舌神经（图 2-19B）；继续退针，针

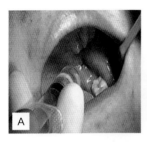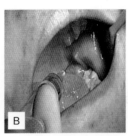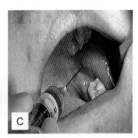

图 2-19　下牙槽、舌和颊神经阻滞麻醉
A. 麻醉下牙槽神经；B. 麻醉舌神经；C. 麻醉颊神经。

尖至黏膜下时注射麻醉药 0.5 ml，即可麻醉颊神经（图 2-19C）。注射后 3 ~ 5 分钟产生麻醉效果。

2. 下颌支内侧隆突注射法　嘱患者大张口、头稍后仰，下牙殆平面与地面平行。将口角拉向外侧，以翼下颌皱襞外侧、相当于上颌第三磨牙殆面下方 0.5 cm 处为进针点。针筒从对侧口角尽量后推，针尖垂直刺入颊黏膜，进针约 1.5 cm 即可触及骨面，即为下颌支内侧隆突，回吸无血后注射麻醉药 2 ml，可同时麻醉下牙槽、舌和颊神经。注射后 3 ~ 5 分钟产生麻醉效果。

【注意事项】

下牙槽、舌和颊神经一次注射阻滞麻醉法的注意事项与前文"下牙槽神经阻滞麻醉"注意事项相同。

颏神经阻滞麻醉（颏孔注射法）

将局部麻醉药注射在颏孔附近，麻醉颏神经。麻醉区域为同侧下唇黏膜、皮肤和颏部，口内分布至第一前磨牙、尖牙和切牙的唇侧牙龈。

【适应证】

麻醉第一前磨牙、尖牙和切牙的唇侧牙龈，与其他麻醉方法配合用于拔除下前牙；也适用于下唇黏膜、皮肤和颏部手术。

【标志】

颏孔位于下颌第一和第二前磨牙根尖的下方，距下颌骨下缘 1 cm 处。

【方法】

轻拉开口角，在下颌第二前磨牙根尖相应的口腔前庭沟进针，向前、下、内方寻找颏孔，一般能顺利进入孔内，注入麻醉药 0.5 ~ 1 ml。注射后 3 ~ 5 分钟产生麻醉效果（图 2-20）。

【注意事项】

颏孔朝向后、上、外方开口，穿刺时应沿着这一方向进针；入孔困难时，可将麻醉药注射到颏孔附近，利用麻醉药的浸润作用产生麻醉效果。

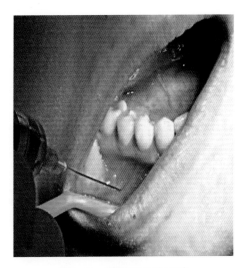

图 2-20　颏神经阻滞麻醉

下颌神经阻滞麻醉（卵圆孔注射法）

将局部麻醉药注射在卵圆孔附近，麻醉三叉神经第三支——下颌神经。麻醉区域为同侧下颌骨、牙齿、舌、口底及颌周组织、颊部组织、颞部皮肤及外耳外侧上半部皮肤。

【适应证】

半侧下颌部的手术。

【标志】

卵圆孔位于双侧关节前结节连线与通过瞳孔矢状面的交点上。

【方法】

1. 颧下翼突法　进针点为卵圆孔。用 7 号长针头套以消毒橡皮片，在乙状切迹中点进针，注射少许麻醉药后，与皮肤表面垂直刺入，进针 4 cm 时触及翼突外板，将橡皮片固定于距皮肤 1 cm 处，作为进针深度的标记。然后将针退至皮下，针尖向后上偏斜 15°，刺入至标记深度，达卵圆孔附近，回吸无血、无脑脊液后注药 4~5 ml。5~10 分钟后产生麻醉效果（图 2-21）。

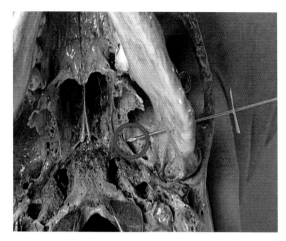

图 2-21 下颌神经阻滞麻醉颧下翼突法的穿刺终点为卵圆孔

2. 前方进针法 口角外上方 2.5 ~ 3 cm 处，相当于上颌第二磨牙上方（颧牙槽嵴根部的外侧）为进针点。注射少许麻醉药形成皮丘，向上、后、内刺入，进针方向为双侧关节前结节连线与瞳孔矢状面的交点。进针 5 ~ 6 cm，可触及骨面，回吸无血、无脑脊液后注药 4 ~ 5 ml。5 ~ 10 分钟后产生麻醉效果。

麻醉效果检查：同侧下颌、下唇和口角麻木，刺压无痛。

【注意事项】

1. 回吸有血时应将进针点稍加改变后刺入，回吸无血后再注药。若反复穿刺仍有回血，应放弃阻滞。

2. 药液误入蛛网膜下腔可引起全脊髓麻醉。

3. 消毒不严格可致颞下间隙感染。

颈神经丛阻滞

将局部麻醉药注射至第二、三、四颈椎横突附近，麻醉出椎间孔的颈神经。麻醉区域为同侧的颈部、枕部、乳突区、外耳外侧面下半部和内侧面皮肤，以及下颌下区域皮肤。

【适应证】

颈部的手术，如颈淋巴结清扫术。

【标志】

第二颈椎横突位于颞骨乳突尖下方 1.5 cm 左右、后方 1 cm 左右。第四颈椎横突位于胸锁乳突肌后缘与颈外静脉交点上 1.5 cm 处（相当于胸锁乳突肌后缘中点）。

【方法】

患者仰卧位，头偏向对侧，于乳突后下方 1 cm 处进针，向颈椎横突刺入。进针 2～3 cm 可达骨面（第二颈椎横突），回吸无血、无脑脊液后注药 4～5 ml，麻醉第二颈神经。然后将针退至皮下，向下与皮肤平面成 45° 角进针，再次遇到骨面（第三颈椎横突），回吸无血、无脑脊液后注药 4～5 ml，麻醉第三颈神经。注射针在胸锁乳突肌后缘中点刺入，进针 2～3 cm 遇到骨面（第四颈椎横突），回吸无血、无脑脊液后注药 4～5 ml，麻醉第四颈神经。再退针至胸锁乳突肌后缘中点表面皮下，注药 4～5 ml，可行颈浅神经丛麻醉。

【注意事项】

1. 注射前应回吸无血及脑脊液，药液误入蛛网膜下腔会引起全脊髓麻醉。

2. 膈神经阻滞可导致胸闷、憋气。

3. 喉返神经阻滞可导致声音嘶哑、呼吸困难。

4. 可出现霍纳（Horner）征：眼睑下垂，瞳孔缩小，面部潮红等。

二、常见手术局部麻醉方法的选择

1. 牙齿拔除术　见表 2-1。

2. 软组织手术　唇、舌系带延长，舌部小肿物切除及舌下腺切除术，腭部肿物切除术可采用局部浸润麻醉或相应的神经阻滞麻醉。

3. 骨组织手术　骨髓炎刮治术、颌骨切除术、髁突或关节的手术、上颌窦的手术应采用神经阻滞麻醉。

4. 其他手术　唇裂修复术应采用双侧眶下神经阻滞麻醉，颈淋巴结清扫术可采用颈神经阻滞麻醉，腮腺切除术可采用局部浸润麻醉或神经阻滞麻醉。

表 2-1　牙齿拔除术的麻醉 *

牙位	神经分布	麻醉方法
<u>321|123</u>	上牙槽前神经、鼻腭神经、腭前神经	唇侧局部浸润或眶下神经阻滞 + 鼻腭神经阻滞 + 腭侧局部浸润
<u>54|45</u>	上牙槽中神经、腭前神经	颊侧局部浸润或眶下神经阻滞 + 腭侧局浸或腭前神经阻滞
<u>6|6</u>	上牙槽中神经、上牙槽后神经、腭前神经	上牙槽后神经阻滞 + 颊侧局部浸润 + 腭前神经阻滞
<u>87|78</u>	上牙槽后神经、腭前神经	上牙槽后神经阻滞 + 腭侧局部浸润或腭前神经阻滞
4|4	下牙槽神经、舌神经	唇 / 颊 + 舌侧局部浸润。可选加下牙槽神经阻滞
8-5|5-8	下牙槽神经、颊神经、舌神经	下牙槽神经 + 舌神经 + 颊神经阻滞

* 牙槽突手术的麻醉同牙齿拔除术的麻醉。

三、局部麻醉并发症及其防治

1. 晕厥　见第八章第二节。

2. 中毒　指单位时间内血液中局部麻醉药的浓度超过机体耐受力而引起的各种程度毒性反应。可因局部麻醉药过量、药液注射时误入血管内、患者机体耐受力差等原因造成。轻者头晕、面部肌肉抽搐，重者可出现血压下降、脉搏细弱，甚至惊厥。使用时应注意局部麻醉药的用量。手术前给予苯二氮䓬类药物及苯巴比妥类药物可以增加患者对局部麻醉药的耐受性，提高了中毒的阈值，减少毒性反应的发生。局部麻醉药毒性反应为惊厥时，应立即静脉给予硫喷妥钠（6～8 mg/kg）直至惊厥停止。同时注意维持呼吸、循环功能。

3. 过敏反应　局部麻醉药过敏反应可有即刻反应和迟缓反应。即刻反应可出现过敏性休克，迟缓反应可有皮疹和血管神经性水肿。过敏性休克者（尤其是伴有急性喉头水肿时）应积极抢救，迟缓反应者可行抗过敏治疗。用药前应仔细询问患者有无过敏史。

4. 血肿　注射时刺破局部血管或翼静脉丛可致血肿，可行压迫止血或冷敷。

5. 感染　由麻醉器械、注射部位消毒不彻底或穿刺通过感染区域将感染带入导致。操作时应注意严格消毒，穿刺时避免通过感染区域，并要积极行抗感染治疗。

6. 暂时性面瘫　麻醉面神经所致，麻醉作用消失后可恢复。

7. 神经损伤　可由穿刺时直接损伤或局部麻醉药液高浓度所致的化学性损伤导致，严重者可致该神经分布区的感觉缺失。

8. 肾上腺素反应　加肾上腺素的局部麻醉药注入血管丰富的组织内或血管内后，患者可出现心慌憋气、面色苍白、心动过速、心律不齐，严重者可出现室上性心动过速；心脏病患者可出现充血性心力衰竭。因此，注射局部麻醉药时，应注意回吸无血并控制注入速度，心脏病患者慎用肾上腺素。

（崔念晖）

第二节　全身麻醉

全身麻醉是凭借药物和其他方式对中枢神经系统产生抑制作用，从而可逆地改变中枢神经系统的某些功能，达到手术时无痛的目的，满足手术的特殊要求。全身麻醉对人的生理状态影响显著，应在有麻醉装置和抢救复苏条件下实施。全身麻醉时，应密切观察患者的血压、脉搏、呼吸、瞳孔、肌张力及口唇颜色的变化，还应监测心电图、血氧饱和度（SaO_2）、麻醉药浓度、吸入氧浓度和呼气末二氧化碳浓度。特殊情况下还应有血气分析、脑功能监测、有创血流动力学监测。

一、口腔颌面外科全身麻醉的特点

由于口腔颌面外科手术以及颌面部解剖和功能上的特点，全身麻醉也具有其特殊性。

（一）麻醉医生术中远离患者头部，不利于对气道的管理

由于患者的气道和手术区均在头部，麻醉医生在术中无法直接进行气道操作，不利于呼吸回路和气管插管的管理。由于看不到瞳孔变化，只能根据血压、脉搏、呼吸及肌肉松弛的程度来判断麻醉深度。

（二）采用气管内插管分开口腔和呼吸道

气管内插管使口腔、颌面部手术区与呼吸道分开，气囊充气或纱布填塞咽腔的方法可以防止血液、冲洗液、骨渣及异物等误入气管内。纱布填塞不要过紧、过深，否则手术后会因压迫出现咽喉水肿。填塞过深的过小纱布还可能被患者咽下。如纱布被咽下，术后数日内应严密观察其是否自消化道排出。

（三）气管内插管的固定要牢固

口腔颌面部手术时需要经常移动患者头部的位置，可造成气管内插管脱出、扭曲或插入过深而出现窒息或通气障碍。此外，置入或撤出开口器以及颌骨切除时都可能使导管脱出。因此，要求气管内插管的固定一定要稳妥。经鼻腔的气管内插管由于鼻腔可将导管夹紧，固定相对比较牢靠。经口腔的气管内插管可将导管置于非手术侧的舌根下（而不是放在舌正中），并将导管粘贴固定于一侧口腔周围皮肤。这样，在患者吞咽或舌、咽及腭部手术时导管处于相对稳固的状态，以免使导管脱出。

（四）应重视失血及失血性休克

口腔、颌面部血液循环丰富，手术时出血及渗血较多。有些手术在大血管周围操作（如颈淋巴结清扫术），术中不慎可导致大血管损伤。动静脉血管畸形手术时出血猛烈。上颌骨截骨或切除时需完全截骨或颌骨切除后才能彻底止血。手术时间的长短也决定失血的多少。口腔、颌面手术时应严格计算失血量，重视血容量的补充。一般健康成年患者血红蛋白（Hb）在 100 g/L 以上，血细胞比容（HCT）> 30% 可不需要输血。血红蛋白 < 70 g/L 时需要输血。提倡成分输血，提倡使用血液稀释或控制性降压技术来减少出血。

（五）口腔、颌面部疾病的影响

一些口腔、颌面部疾病常给麻醉诱导和气管内插管造成困难，经常需要借助特殊的插管工具或清醒经鼻盲探气管内插管等方法解决困难气道的问题。

1. 张口受限者　上下颌骨、腮腺咬肌区、颞下窝及翼腭窝的肿物可侵犯开闭口肌群使患者张口受限。颞下颌关节强直可致张口受限或完全不能张口。颌间瘢痕挛缩、烧伤后瘢痕致口周畸形都可造成张口受限。

2. 术前已有部分呼吸道梗阻者　舌根、口底、咽旁和腭部的较大肿物可部分阻塞呼吸道。小颌畸形、严重颏后缩可使舌根及口底组织向后移位；此外，咽腔变窄（舌根至咽后壁的间隙变窄）的患者常同时伴有睡眠呼吸暂停综合征。腭裂伴有小颌畸形（Pierre Robin 综合征）的患者也可有部分呼吸道梗阻。颌面部外伤，以及咽部、舌根、口底、颌下区及上颈部的血肿，都可造成呼吸道阻塞。部分颌面部间隙感染、蜂窝织炎也可阻塞呼吸道。

3. 颏颈部烧伤后瘢痕　瘢痕可使颏颈、颏胸或颈胸粘连，患者头后仰受限或完全不能后仰。瘢痕还可使气管移位。瘢痕时间长可使气管软化。

4. 口腔内出血　口腔内血管畸形可有紧急出血现象。口腔内手术后大出血常需全身麻醉下止血。急诊外伤患者，如上下颌骨开放性骨折及软组织损伤、口腔颌面部出血明显或同时伴有咽、口底、舌根及颈部血肿时，气管内插管及呼吸道管理相当困难。

5. 再次手术的患者　口腔、颌面部手术后需再次手术的患者及外伤后畸形需要行手术矫正的患者，都伴有口腔颌面部解剖位置改变及组织缺损造成的明显畸形。放疗后的患者局部组织可发生硬化。麻醉时可因患者张口受限、气管移位和面部塌陷造成面罩漏气及下颌托起困难等，使麻醉及气管内插管出现困难。

（六）术后拔管

口腔颌面外科患者手术后要完全清醒后才能拔除气管内插管。手术后颌面部解剖位置改变，患者多需留置口咽或鼻咽通气道，个别患者需保留气管内插管。对疑有呼吸道问题者，床旁要做好紧急环甲膜穿刺术、环甲膜切开术及气管切开术的准备。

二、全身麻醉方法

全身麻醉因给药的方式不同，又分为吸入麻醉、静脉麻醉和静吸复合麻醉。

（一）吸入麻醉

吸入麻醉经呼吸道吸入麻醉气体或挥发性麻醉药的蒸气而产生全身麻醉作用。吸入麻醉是最早的麻醉方法，例如乙醚吸入麻醉。吸入麻醉药分为挥发性麻醉药和气体麻醉药。目前临床常用的吸入麻醉药物包括异氟烷、七氟烷、地氟烷和麻醉气体氧化亚氮。新型的吸入麻醉药物具有更高的可控性、安全性和有效性。吸入麻醉药的临床效力通常以肺泡最低有效浓度（minimal alveolar concentration，MAC）表示。MAC 指在一个大气压下，50% 的个体受到疼痛刺激（切皮）而不发生体动时所需的肺泡内吸入麻醉药物的浓度。MAC 数值越低，则药物的麻醉作用越强。

（二）静脉麻醉

静脉麻醉经静脉给入麻醉药物而产生全身麻醉作用。药物经静脉给药后，通过血流转运迅速进入中枢系统并作用于效应部位，达到麻醉状态。常用的静脉麻醉药物包括异丙酚、咪达唑仑、依托咪酯等。静脉麻醉的给药方式包括单次注射、恒速注射和靶控输注技术。全凭静脉麻醉（total intravenous anesthesia，TIVA）指完全采用静脉麻醉药及其辅助药物来对患者实施麻醉的方法。

随着新的短效麻醉药（丙泊酚）和麻醉性镇痛药（瑞芬太尼、舒芬太尼）的临床应用和计算机技术在临床药代动力学和药效动力学方面研究的深入，静脉麻醉的理论和临床进展很快，提高了静脉麻醉的灵活性和可控性。靶控输注技术（target controlled infusion，TCI）是以群体药代动力学为基础，由计算机控制药物注射泵的输注速度，达到麻醉医生设置的靶血药浓度，广泛用于静脉麻醉的诱导和维持。

（三）静吸复合麻醉

静脉麻醉和吸入麻醉相结合的麻醉方法称为静吸复合麻醉。其方法多种多样，常用的方法是静脉诱导后采用静吸复合维持麻醉。

三、麻醉并发症及处理

全身麻醉时，麻醉及手术前准备不足、麻醉药物的影响、麻醉操作和手术的创伤及不良的神经反射都可导致麻醉并发症。如不及时处理，会危及患者的生命。

（一）恶心、呕吐及误吸

【原因】

麻醉诱导时发生恶心、呕吐多见于小儿或饱食患者，以及术前准备不足的情况。全身麻醉前应严格禁食、禁水，婴儿禁清水 2 小时（禁母乳 4 小时，禁牛奶 6 小时）以上，儿童禁食、禁水应在 6 小时以上，成人吃固体食物者禁食应在 8 小时以上。若在术前吃较多不易消化的食物，即使禁食 8 小时，仍有发生呕吐的可能。麻醉后拔管时发生呕吐多见于胃液较多或手术中咽下血液的患者。

【处理】

若麻醉时发生呕吐，呕吐物会被患者误吸入或被吹入呼吸道内，造成呼吸道梗阻、吸入性肺炎或肺不张。因此，手术前患者应严格禁食、禁水，对急诊饱食患者应行清醒气管内插管。对可能咽下血液的患者，应经胃管抽吸干净后再拔除气管内插管。

（二）急性上呼吸道梗阻

【原因】

血块、痰或分泌物堵塞，舌后坠，喉痉挛。

【表现】

患者突然出现呼吸困难，可见发绀、三凹征，缺氧严重时会有意识消失。轻度喉痉挛者有喉鸣音，有部分气流通过；中度者呼吸困难，吸气时喉鸣音明显增强，发绀加重；重度者无气流通过，严重发绀并有明显的三凹征。

【处理】

立即将下颌托起，舌后坠严重者，可用舌钳将舌牵出；呼吸道梗阻严重者，必要时可行紧急气管内插管；痰或分泌物梗阻者应立即吸除。喉痉挛时，立即给予纯氧吸入或加压吸入，一般可缓解。若仍不缓解，可静脉注射氯化琥珀胆碱使喉部肌肉松弛，行气管内插管术，或采用紧急环甲膜穿刺或环甲膜切开术。强行气管内插管可解除一部分喉痉挛，但也可使喉痉挛进一步加重而导致插管失败。

（三）急性下呼吸道梗阻

【原因】

血块、呕吐物的误吸，痰或分泌物阻塞小气道，脱落牙、骨渣等异物误入气管内，以及支气管痉挛。

【表现】

患者呼吸困难，可出现缺氧发绀或血氧饱和度下降，可闻及一个肺叶或一侧肺呼吸音低。支气管痉挛时，呼气阻力增加并可闻及哮鸣音，肺顺应性下降，严重时氧气吹入困难。

【处理】

立即给予纯氧吸入；误吸或异物误入时不要加压给氧，应用长吸痰管吸除血块和分泌物。异物误入时应立即行支气管镜检查，并将异物取出。支气管痉挛时可给予氨茶碱 125 ~ 250 mg 静脉滴注，或给予地塞米松 5 ~ 10 mg 或甲强龙 40 mg 静脉滴注，解除支气管痉挛。梗阻解除后应给予抗生素预防肺部感染。对有哮喘、慢性气管炎及慢性阻塞性肺疾病病史的患者应高度重视，手术前应进行系统治疗，病情控制稳定后再手术。经过系统治疗的患者，麻醉和手术的风险会大大降低。

（四）高血压

【原因】

多为伤口疼痛、低氧血症、气管导管或尿管不适、输液过多、使用血管收缩药所致。

【表现】

围术期高血压指收缩压或舒张压比静息时血压高 20% ~ 30%，易发生于合并高血压的患者。如不及时处理，可造成心力衰竭、心肌缺血、心律失常、脑血管意外等不良后果。

【处理】

治疗时首先要消除引起高血压的病因，如给予镇静镇痛药物、纠正缺氧和二氧化碳蓄积等。同时可应用降压药物，如硝酸甘油、尼卡地平、盐酸乌拉地尔（压宁定）等。

（五）低血压

【原因】

常见的病因有术中出血过多、血容量补充不足、麻醉药导致外周血管扩张或心脏收缩功能减弱致心排血量下降等。

【表现】

围术期低血压指收缩压或舒张压比静息时血压低 20% ~ 30%。

【处理】

治疗低血压主要是处理病因，包括补充血容量、增强心肌收缩力、纠正心律失常等，必要时可给予升压药物治疗。

（六）体温异常

【原因】

多种因素可导致患者体温异常。室温过高、无菌巾覆盖过多、麻醉药物（如阿托品）影响、感染等原因可使患者体温升高，甚至引起缺氧、代谢性酸中毒、惊厥等并发症。室温过低、术中输入大量冷液体或血液制品、麻醉药物对体温调节中枢的抑制等因素可使患者发生低体温，导致寒战、苏醒延迟、凝血异常、心律失常等并发症。

【处理】

手术期间密切监测患者的体温非常重要。患者发热时应积极去除病因，进行乙醇擦拭、冰袋降温等物理降温。如果患者体温急剧升高，要考虑到恶性高热的可能性。恶性高热是吸入性麻醉药、琥珀酰胆碱等麻醉药物诱发的，以体温持续快速升高、骨骼肌强直性收缩为特征的一组综合征，它受遗传因素影响，致死率很高，需要特效药丹曲林救治。另一方面，手术时应注意避免大量输注冷液体，尤其是小儿和高龄患者，从而避免低体温的发生。

（七）术后咽痛

【原因】

若颌面外科手术时间较长，或手术操作时反复转动头部，则插管可能反复摩擦和挤压声门，或因插管操作时的损伤，患者术后可能出现咽痛。

【处理】

在手术操作时应尽量减少头部的活动度，这样就可减少气管与声门的创伤。手术中应给予地塞米松 10 mg 静脉滴注。手术后尽早给予雾化蒸气吸入。

（八）其他

全身麻醉可能发生的并发症还包括气管插管损伤、术后躁动、术后寒战、心肌缺血、脑血管意外、肺栓塞等。若为较长时间的手术，患者可能发生局部压迫，甚至压疮。经鼻气管插管的鼻孔边缘也会因手术时间长、导管长时间压迫而出现瘀斑，甚至压疮。上肢外展或约束内收时间过长，手术体位不当时，可出现副神经损伤及臂丛神经损伤的症状。因此，应充分告知患者各种并发症的可能性，积极预防并及时处理。

（杨旭东）

第三节 镇静与镇痛

随着舒适化医疗的开展，对于颌面外科门诊焦虑紧张的患者采用适当的镇静镇痛技术以提高其就诊的舒适度，被更多的医务人员和患者接受。口腔门诊的镇静镇痛主要包括一氧化二氮（笑气）吸入镇静、口服镇静、静脉镇静和全身麻醉，其中轻中度的笑气吸入镇静可由经过培训的口腔医生操作，而中深度的静脉镇静和全身麻醉则需由麻醉医生在严密监测下操作。

一、笑气吸入镇静

【适应证】

1. 对口腔治疗紧张焦虑的患者。

2. 局部麻醉效果不理想的患者。

3. 咽反射敏感，易恶心、呕吐的患者。

4. 不配合的儿童患者。

【禁忌证】

1. 患有阻塞性呼吸系统疾病的患者。

2. 有严重的精神异常或者药物依赖的患者。

3. 妊娠早期患者。

4. 不愿意通过鼻面罩吸入笑气的患者。

5. 内耳道疾病患者。

【方法】

患者平卧或半坐位，选取大小合适的鼻罩，设定笑气/氧气吸入的初始流量（儿童一般设置为 4~5 L/min，成年人为 6~7 L/min）。调节笑气和氧气吸入比例，笑气吸入浓度从 20% 开始，逐渐滴定调节，3~5 分钟。术中维持 30%~50%，不超过 70%。可每分钟调节 5%，直至到达满意的镇静深度。结束后吸纯氧 3~5 分钟，避免弥散性缺氧。

【并发症及其处理要点】

1. 镇静不足　必要时改为静脉镇静或全身麻醉。

2. 镇静过深　随时监控镇静深度，通过调节笑气吸入浓度避免镇静过深。

3. 血氧下降　掌握适应证，调整笑气吸入浓度，术后吸纯氧避免弥散性缺氧。

4. 恶心、呕吐　避免笑气吸入浓度快速波动，避免镇静过深。

5. 头晕、头痛　术后吸入纯氧，多数可逐渐恢复。

【注意事项】

1. 对于完全不配合或低龄的患儿可能效果不好。

2. 术中随时评估患者镇静深度。

3. 监测患者生命体征，包括血氧饱和度监测。

4. 通风和避免空气污染。

5. 嘱患者用鼻呼吸，减少经口排出量。

二、口服镇静

【适应证】

1. 对口腔治疗紧张焦虑的成年患者。

2. 因紧张不配合治疗的儿童患者。

3. 儿童吸入镇静的联合用药。

4. 静脉镇静或全身麻醉患者的术前用药。

【禁忌证】

1. 镇静药物过敏的患者。

2. 镇静药物滥用或有精神疾病的患者。

3. 无法配合口服药物的患者。

【方法】

患者禁食、禁水。成人患者可口服咪达唑仑 7.5～15 mg，儿童患者可口服咪达唑仑糖浆或使用注射液 0.5～0.75 mg/kg。起效时间 10～20 分钟，维持 30～60 分钟。

【并发症及其处理要点】

1. 镇静不足　掌握适应证，必要时改用其他镇静方法，如静脉镇静或全身麻醉。

2. 镇静过深　密切监测患者反应，必要时监测吸氧，或给予氟马西尼拮抗。

【注意事项】

1. 患者药物反应的个体差异大，镇静过程中应注意监测患者的生命体征。

2. 成人可用片剂，儿童首选糖浆制剂。咪达唑仑注射液味道苦，需使用遮味剂。

3. 对极度恐惧的患儿和 4 岁以下患儿效果差，可能需要联合笑气吸入镇静。

4. 镇静的患者需有家属陪伴，治疗后不得驾驶车辆或从事有潜在危险的活动。

三、静脉镇静

【适应证】

1. 有中度到重度牙科治疗恐惧的患者。

2. 有严重恶心呕吐反射的患者。

3. 经受长时间有创手术操作需要增加舒适性的患者。

4. 不适合吸入或口服镇静的患者。

5. 严重不配合的儿童患者。

【禁忌证】

1. 对镇静药物过敏的患者。

2. 有严重肝肾损害或全身系统疾病的患者。

3. 入睡后呼吸道无法保持通畅的患者，如睡眠呼吸暂停、病态肥胖的患者。

【方法】

开放患者静脉，采用滴定的方法分次给予咪达唑仑 0.05 mg/kg，总量不超过 10 mg。对于有创的外科操作，可同时给予芬太尼 1~2 μg/kg 或舒芬太尼 0.01 μg/kg，也可辅助给予没有呼吸抑制作用的非甾体镇痛药物，如氟比洛芬酯或酮咯酸氨丁三醇等，有利于减轻术后疼痛。有条件时可以采用注射泵，术中持续静脉输入小剂量丙泊酚或右美托咪定给予静脉镇静。

【并发症及其处理要点】

1. 静脉穿刺困难和药液外渗、血肿、感染等。

2. 呼吸道梗阻　镇静过深者可发生舌后坠。对于镇静过深者，应采用提颏或托下颌等方法保持气道通畅。

3. 呼吸抑制　药物过多或镇静药物输入过快可引发呼吸抑制，应密切监测患者呼吸，通过滴定形式少量分次给药。

4. 误吸　镇静过深时患者可发生血液或冲洗液等误吸，应加强隔湿和吸引。除非必要，应避免过深的镇静。

5. 镇静药物过敏 术前应充分了解患者的过敏史。

【注意事项】

1. 静脉镇静需要患者严格禁食、禁水。

2. 静脉镇静时需要密切监测患者的生命体征并常规吸氧。

3. 轻中度的静脉镇静需要与行为管理、无痛局部麻醉等技术相结合。

4. 除非必要，尽量避免静脉深度镇静。随着镇静程度的加深，患者的风险增加。

5. 对于静脉深度镇静，需有经验丰富的麻醉医生，建议常规使用呼气末二氧化碳监测。

四、全身麻醉

【适应证】

1. 拟行时间较长、较为复杂的外科手术的患者。

2. 通过其他镇静方法无法完成门诊操作的患者。

3. 有全身疾患或智力障碍而无法配合治疗的患者。

4. 低龄或完全不能配合的儿童患者。

【禁忌证】

1. 禁忌全身麻醉的患者。

2. 近期有急性呼吸道感染不适合全身麻醉的患者。

3. 通过行为管理或镇静技术可以完成治疗的患者。

【方法】

患者完善术前常规检查，严格禁食、禁水，麻醉诱导后实施气管插管或喉罩等气道操作，术中采用静脉或吸入麻醉药物维持，患者在全身麻醉下完成手术操作。详见本章第二节"全身麻醉"。

【并发症及其处理要点】

1. 反流误吸 严格禁食、禁水，术中充分吸引，术后完全清醒后拔管。

2. 术后躁动 充分镇痛，避免肌松药物残留，避免儿童过早苏醒，必要时给予镇静药物。

3. 术后恶心、呕吐　减少阿片类药物用量，给予止吐药物如抗胆碱药、抗组胺药等。

4. 低氧血症　避免术后呼吸道梗阻、通气不足、肌松药物残余、急性肺不张等诱因，分析原因后做相应处理。

5. 恶性高热　询问家族史，避免使用吸入麻醉药和去极化肌松药物，降温，给予特效药丹曲林，治疗心律失常，纠正电解质紊乱和酸碱失衡等。

【注意事项】

1. 全身麻醉需要具备相应的设备条件，由有资质的麻醉医生实施，术中严密监测以保障患者的安全。

2. 全身麻醉尽管具有较高的安全性，但对患者的生理功能仍有一定影响，应避免不必要的全身麻醉，尤其是小于3岁的儿童患者。

（杨旭东）

第四节　口腔颌面外科常见手术的麻醉

一、唇腭裂及整形手术的麻醉

婴幼儿是唇裂修复术麻醉的关注重点。唇裂修复术患儿的年龄通常为2~3个月，腭裂修复术患儿的年龄通常为10个月至2岁左右。唇腭裂患儿可伴有生理性贫血或营养发育不良，手术时最好具备以下条件：年龄大于3个月，体重大于5 kg，血红蛋白大于100 g/L。唇腭裂手术患儿因呼吸道开口处的缺陷易发生上呼吸道感染，手术应在急性上呼吸道感染痊愈后进行。否则，麻醉插管后易发生支气管痉挛或痰及分泌物阻塞小气道。

腭裂修复术中易发生脱管或插管插入过深，气管内插管应固定牢固。放置腭裂开口器时易将气管导管压瘪或开口斜面贴在气管壁上发生呼吸道梗阻，要格外小心。反复放置或去除开口器时易将插管带出，发生脱管。腭裂修复手术操作时应提醒术者保护好气管内插管，并应随时做好紧急气管内插管的准备。唇、腭裂修复手术时应使患儿处于头后仰位。此时，声门处于最高位，鼻咽腔处于最低位，血液积存在鼻咽腔而不致流入气管内。术中麻醉维持要平稳，避免呛咳，导致头位变化使血液流入或吸入气管内。

唇腭裂患儿拔管时宜采用侧卧位，或仰卧位头偏向一侧，以利于呼吸道通畅和分泌物及血液流出。腭裂伴有小颌畸形的患儿应在完全清醒后再拔除气管导管。部分患儿拔管后可出现严重舌后坠、喉痉挛等，应有再次插管的准备。

整形手术的患者易并存困难气道。颏、颈、胸烧伤后瘢痕和先天性颈蹼的患者头后仰受限，麻醉诱导时应采用经鼻清醒气管内插管或纤支镜辅助气管内插管。对于颈部瘢痕 7 个月以上的患者，应注意有无气管软化、变形。气管软化者术后应行气管切开。否则，拔管后可发生气管塌陷，出现急性呼吸道梗阻。

二、口腔颌面部肿瘤手术的麻醉

口腔颌面部肿瘤可发生在舌、口底、腭、咽旁、腮腺咬肌区、颌下区、翼腭窝、颞下窝及上下颌骨等部位。发生在上颈部、颌下区、舌根、口底、软腭和咽旁部位的较大肿瘤，患者可出现部分呼吸道梗阻的症状，如睡眠时打鼾明显或不能平卧入睡，吸气时有三凹征。舌根部肿瘤可影响喉镜置入，使声门暴露困难。腮腺咬肌区和翼腭窝的肿瘤可影响开闭口肌群，出现张口受限和张口困难。上下颌骨较大的肿瘤可使面部畸形严重，妨碍呼吸面罩的放置。上颈部肿物可将气管推向另一侧，使气管移位。

口腔颌面部肿瘤如果不影响呼吸道通畅，可采用快速诱导的方法行气管内插管。呼吸道有部分梗阻的患者，以及张口受限、面罩无法放置的患者，应行清醒经口或经鼻的气管内插管（在保持自主呼吸条件下）。下颌骨切除时可发生气管内插管脱出。因此，切除颌面部肿瘤时气管内插管的固定一定要牢固，防止术中脱管。颈淋巴结清扫术的麻醉力求平稳，防止术者在颈部大血管的周围做锐剥离操作时，因患者呛咳、躁动损伤大血管而出现大出血。颈淋巴结清扫术自下而上进行至颈动脉分权附近时，若麻醉深度不够可出现颈动脉窦反射，患者可出现呼吸不规则、血压波动和心律失常。颈动脉窦反射可通过局部注射局部麻醉药或加深麻醉来阻断。上颌肿物切除时可通过加深麻醉、给予降压药等方法，将血压控制在相对较低的水平以减少术中出血。对于手术时间较长的游离皮瓣修复手术，尤其要注意术中循环的维持和体温的保护。

口腔颌面部肿瘤切除术后影响呼吸道通畅时可考虑行气管切开术。口底较大肿物切除，颌正中切除，双侧下颌骨切除，舌根、咽部缺损较大的患者应行气管切开。口腔内组织瓣修复的患者根据皮瓣的大小和修复位置也多行预防性气管切开。口腔内组织瓣术后水肿明显，并像异物一样影响舌、咽部的正常运动，使痰和分泌物不能咽下和咳出，容易发生呼吸道梗阻。抢救时，由于口腔内组织瓣的影响，紧急插管也很困难。双侧颈淋巴结清扫术（不保留颈内静脉）者也应考虑气管切开。否则，双侧颈部严重静脉回流障碍，术后口腔、颌面颈部及咽部水肿严重，呼吸道阻塞，还可致颅压升高。手术后保留气管内插管数日，至水肿消退后再拔管也是可行的办法，可以避免气管切开。但保留气管内插管者术后一定要加强护理，避免痰栓堵塞气管导管，发生呼吸困难，并防止患者自行将气管内插管拔出。对于留置气管导管或气管切开的皮瓣修复术后患者，可给予右美托咪定镇静，提高患者的舒适性并防止术后躁动和谵妄。但要注意避免发生低血压和心动过缓。

三、正颌外科手术的麻醉

接受正颌外科手术的患者由于对治疗的期望值较高，对麻醉和手术的耐受性远不及肿瘤患者。因此，术前访视患者时要多做解释工作，争取患者对麻醉操作的配合。

正颌外科手术的患者须采用经鼻气管内插管，不能采用经口气管内插管，否则手术中无法确定咬合关系。正颌外科手术时间较长，上下颌骨截骨时出血较多，而且只有在完全截骨后才能止血。

截骨时间的长短决定出血量的多少。上颌骨血液循环尤其丰富，手术时渗血明显，长时间的渗血也会引发失血性休克。因此，正颌外科手术中应严格计算失血量。可以采用控制性降压（controlled hypotension）技术，即全身麻醉时以减少出血和输血为目的，采用麻醉技术或药物将患者的血压控制在较低水平。正颌外科手术的控制性降压通常将平均动脉压（MAP）降低到 50 ~ 65 mmHg，收缩压维持在 80 ~ 90 mmHg，可明显减少截骨时的出血。

正颌外科手术多在口腔内操作，术中的出血可因患者吞咽而进入胃内，手术后易发生恶心、呕吐，呕吐物为胃液与陈旧性血液的混合物。正颌外科手术后可通过下置胃管进行胃肠减压，以减少术后的呕吐及误吸。已做颌间结扎的患者不能张口，呕吐时会发生误吸或窒息，胃管应保留至手术后次日晨再拔除。

随着术后加速康复理念的深入，可通过减少吸入性麻醉药物、减少阿片类药物、多模式镇痛、预防性给予镇吐药物、早期活动等措施增加患者围术期的舒适性。

四、颞下颌关节强直手术的麻醉

颞下颌关节强直可由感染和外伤等原因造成。关节强直后患者常出现张口困难、小颌畸形和颏后缩。关节强直发生年龄越小，小颌畸形越明显，在出生后至几岁内发生的关节强直可伴有严重的小颌畸形。成年后发生的关节强直常不伴有小颌畸形。关节强直后患者张口困难，会出现进食困难、营养不良，全身营养发育差。张口困难后患者还会出现口呼吸不畅，感冒和鼻塞时会有呼吸窘迫现象。

颞下颌关节强直手术麻醉上的难题是患者张口困难，麻醉时只能进行经鼻腔的气管内插管。成人可行清醒经鼻腔盲探气管内插管或纤维支气管镜插管，小儿可在保持自主呼吸的条件下行经鼻腔插管，首选纤维支气管镜气管内插管。颞下颌关节强直的患者应慎用肌松药及快速麻醉诱导。

颞下颌关节强直手术后，患者解决了张口问题，但小颌畸形没有改善，术后应待患者完全清醒后再拔除气管导管；或者将经鼻的插管退至声门外，留作鼻的咽通气道，防止舌后坠，待患者完全清醒后再拔除。

五、阻塞性睡眠呼吸暂停综合征手术的麻醉

严重小颌畸形、下颌后缩的患者可存在面部畸形、咬合错乱与张口受限（如腭裂伴小颌畸形、颞下颌关节强直等），还同时伴有上呼吸道狭窄所致的阻塞性睡眠呼吸暂停综合征（OSAS），主要表现为睡眠时打鼾和呼吸暂停、睡眠惊醒或日间极度嗜睡等症状。患者由于长期慢性缺氧、低氧血症，还可同时伴有心、肺、脑、肝、肾等重要脏器受损，出现心律失常、血流动力学改变、肺动脉高压，甚至肺心病及中枢神经系统损害。术前 2 ~ 3 周采用无创持续气道正压通气（CPAP）可改善患者的缺氧状态，提高患者对麻醉和手术的耐受性。

严重小颌畸形、下颌后缩的患者伴有 OSAS 时，手术前应了解其睡眠情况：打鼾程度、有无睡眠惊醒、睡眠时的体位及有无呼吸暂停、日间是否嗜睡等。了解患者的 X 线胸片、心电图及肝肾功能检查情况，及多导睡眠图（PSG）的检查结果。口腔颌面外科常见的睡眠呼吸暂停综合征多为阻塞性，由颌面外科疾病造成的上气道狭窄所致。但也有少部分为混合性，除阻塞性睡眠呼吸暂停外还同时伴有中枢性睡眠呼吸暂停。这是由于慢性缺氧导致中枢神经系统损害，呼吸中枢受损后出现中枢性呼吸暂停。对此类患者要格外小心，手术后要考虑呼吸支持。

对于 OSAS 患者，麻醉前应慎用术前中枢性镇静药，避免发生呼吸抑制。OSAS 患者上气道狭窄、小颌畸形及下颌后缩，麻醉诱导插管会出现气道阻塞和插管困难。小儿可在保持自主呼吸的情况下采用经鼻气管内插管，成人可采用清醒镇静下的经鼻气管内插管，借助纤维支气管镜或可视喉镜等可视化插管工具。术中可采用起效迅速、作用时间短的麻醉药物如七氟烷、瑞芬太尼、丙泊酚，有利于患者术后快速恢复。

手术后应待患者完全清醒后再拔除气管内插管。严重的 OSAS

患者应在复苏室或重症监护室（ICU）留观，术后保留气管内插管至手术后次日晨再拔管，或保留 2～3 日后至水肿消退后再拔管。OSAS 患者手术结束后上气道并非马上改善。因手术后水肿，上气道（舌根至咽后壁的距离）可能比原来还窄，手术后更容易发生呼吸道梗阻。因此，术后留置鼻咽通气道或保留气管导管可使患者安全度过手术后反应期，必要时给予 CPAP 呼吸支持。除非保留气管导管，OSAS 患者术后严禁应用镇静药。

六、口腔颌面部急诊手术的麻醉

口腔颌面部急诊手术包括脓肿切开引流、外伤清创缝合、骨折复位固定、术后出血紧急止血等手术。

由于病损邻近呼吸道开口处，脓肿、血肿、口腔内出血、异物及脱落或移位组织都可阻塞呼吸道。因此，口腔颌面部急诊手术中首先应检查患者的呼吸道是否通畅。出现部分呼吸道梗阻而不能平卧时，可先放入经口或经鼻的通气道，使患者呼吸道通畅，能够平卧并进一步救治。

上颌骨及鼻腔完好的患者可采用经鼻清醒气管内插管。上颌鼻腔被破坏的患者可采用经口气管内插管。口腔内及颌面损伤严重的患者切勿进行快速诱导气管内插管，有造成误吸及窒息的危险。应在尽可能吸净口腔内出血的情况下行清醒经口或经鼻插管，尽量争取患者配合，迅速建立呼吸通道。

颌面及颈部外伤后压迫止血时可出现呼吸暂停及心搏骤停，是由颈动脉窦神经反射所致。因此，颌面及颈部外伤后压迫止血时要注意观察患者，严密监测生命体征的变化。颌面部血运丰富，外伤后出血多，容易出现失血性休克，应注意血容量的补充。颌面部外伤时可合并有颅脑损伤或全身复合伤，应注意检查患者意识情况，耳及鼻腔有无脑脊液流出。同时注意检查胸部及四肢有无损伤，必要时应先行胸部 X 线及头颅 CT 检查。

七、困难气道插管

口腔、颌面及整形外科的许多疾病使麻醉处理时气管内插管相当困难，并且有可能在麻醉诱导后发生面罩通气困难，导致患者缺氧，这些有经验的麻醉医生所遇到的无法通气和（或）困难插管的情况统称为困难气道。在困难气道的处理中，保留患者自主呼吸尤为重要。清醒经鼻腔盲探气管内插管是口腔颌面外科全身麻醉经典的困难气道插管方法，近年来纤维支气管镜插管以及视可尼、喉罩、视频喉镜等新型的插管工具在临床中逐渐推广，取得较好效果。另外，全面部骨折手术中的经颏下气管内插管也是独具口腔手术特色的插管技术。

（一）经鼻腔盲探气管内插管术

【适应证】

经口腔插管有困难的患者，如张口困难、口咽部肿物造成部分呼吸道梗阻的患者，颞下颌关节强直患者，仰头受限患者，急诊外伤口腔内有出血的患者。

【方法】

在清醒镇静和完善的气道表面麻醉后经鼻腔置入气管导管，根据患者的呼吸音调整导管方向并插入气管导管。经鼻腔盲探气管内插管采取 3 种头位。①正常头位：气管导管自鼻腔插入，出后鼻孔至咽腔时，采用正常头位，患者仰卧，头部放平。②仰头位：气管导管从咽腔至插入声门时应首选仰头位，这样导管尖端可以上抬，对正声门。个别患者仰头位时，导管不能进入声门，可考虑采用低头位或正常头位。③低头位：导管进入声门后至插入到气管内适当深度时应采用低头位，使导管与气管长轴方向一致，减少插管进入时对气管内黏膜的损伤。

【注意事项】

经鼻腔盲探气管内插管术的成功取决于以下 3 点。①合适的镇静药：最佳的给药效果是患

视频 2-4　经鼻腔盲探气管内插管术

者意识淡漠，规则地呼吸，可以耐受和配合经鼻腔插管的操作，手术后没有插管的记忆。②完善的表面麻醉：可用 1% 丁卡因 + 1% 麻黄碱喷鼻 3 次后，行 1% 丁卡因 2 ml 环甲膜内注射，良好的表面麻醉可使患者耐受气管插管而不呛咳。③操作前向患者解释清楚，争取患者的配合。

（二）气管内插管的可视化技术

近年来越来越多的可视化气管插管工具用于解决困难气管插管问题，包括纤维支气管镜、视频喉镜、视可尼等。这些工具能够直接显示气道和声门的结构，具有可视、微创、患者易于耐受操作、插管成功率高的特点。当口腔内分泌物或血液较多时，会影响图像的清晰度，它们的使用受到限制。

（三）经颏下气管内插管

【适应证】

主要用于某些复杂的全面部骨折手术患者。由于患者鼻骨、颅底处骨折，无法行经鼻腔气管内插管，同时经口腔气管内插管又影响术中对咬合关系的判断，因此经颏下气管内插管是最佳选择。

【方法】

通过恰当的插管方法经口腔插入钢丝加强的气管导管，紧贴下颌体内侧口腔黏膜做通向颌下皮肤的隧道，用弯钳将气管导管末端由口内从隧道拉出至颌下，并连接呼吸回路。

【注意事项】

经颏下气管内插管要求无菌操作，麻醉医生和外科医生的配合是成功的关键。操作时注意气管导管套囊的保护和操作后导管深度的确认。

（杨旭东）

第三章

常见病的诊断与治疗

第一节　口腔颌面部炎症

一、龈乳头炎

龈乳头炎是指个别龈乳头由局部因素所造成的急性或慢性非特异性炎症。多由食物嵌塞、充填体悬突、不良修复体、不正确的剔牙等机械或化学刺激所致。

【诊断】

龈乳头肿胀、充血，有触痛，有时可有自发胀痛、冷热刺激痛，相应牙有轻度叩痛，触探或吸吮易出血。患区存在局部刺激因素或剔牙不当。

【治疗】

1. 除去相应的局部刺激因素，如嵌塞的食物、折断的牙签等。

2. 用3%过氧化氢液、0.12%氯已定或0.1%依沙吖啶（利凡诺）局部冲洗，局部涂收敛防腐剂如复方碘液（浓台氏液）。

3. 止痛，必要时局部封闭。

4. 急性炎症控制后，彻底去除相应的病因。

二、急性多发性龈脓肿

急性多发性龈脓肿是一种牙龈急性炎症，比较少见，多发生于青壮年男性。患者患病前多有慢性龈炎。机体抵抗力降低时易发本病。

【诊断】

1. 全身与局部症状　起病急，有前驱症状如发热、疲倦、便秘等。龈乳头红肿、跳痛，唾液黏稠，口臭。

2. 检查　①体温升高，局部淋巴结可肿大，白细胞计数增加。②多个龈乳头充血、肿胀，继而每个龈乳头有小脓肿形成，数日后自行破溃、溢脓。患牙及邻牙有叩痛。口腔黏膜普遍充血，但无溃疡和假膜。

3. 病程迁延数周，脓肿可反复出现，抗菌药物治疗效果不佳。

【鉴别诊断】

急性多发性龈脓肿与牙周脓肿的鉴别要点见表3-1。

表 3-1　急性多发性龈脓肿与牙周脓肿的鉴别要点

	龈脓肿	牙周脓肿
病因	机械及化学刺激	牙周袋感染
肿胀部位	局限于龈乳头	牙周袋壁
脓肿部位	颊舌侧牙龈同时发生	常在颊侧
牙周袋	无	有
累及牙齿情况	多数牙	一般为单个牙
X线检查	无牙槽骨吸收	有牙槽骨吸收

【治疗】

1. 全身应用抗生素及支持治疗，止痛。配合中药治疗。

2. 局部冲洗，洁治，脓肿形成者需切开引流，漱口液含漱。

3. 如反复发作或治疗效果不佳，及时排除糖尿病等全身因素。

三、冠周炎

冠周炎是指牙齿在萌出过程中、萌出不全或阻生时，牙冠周围软组织发生的炎症，尤以下颌第三磨牙（或称智齿）冠周炎常见。

【诊断】

1. 发病年龄多为青壮年。

2. 急性期

（1）全身与局部症状：局部胀痛，严重时出现跳痛或沿耳颞神经分布的放射痛。可伴有不同程度发热、畏寒、头痛、食欲减退、脉快、便秘。

（2）检查：①牙齿部分萌出或只能探及牙冠。冠周组织红肿、压痛，龈瓣糜烂、溃疡，盲袋可溢出少许脓性分泌物，也可形成冠周脓肿。②颌下淋巴结肿大、压痛。③出现不同程度开口困难及吞咽困难。④血常规检查可出现白细胞计数升高，中性粒细胞比例上升。

3. 慢性期　无明显全身症状，有反复发作冠周炎史。慢性期也可急性发作。

4. 并发症

（1）炎症沿下颌骨外斜线向前，可在相当于下颌第一磨牙颊侧黏膜转折处的骨膜下形成流注脓肿或破溃成瘘。

（2）炎症可形成骨膜下脓肿，向外穿破，在咬肌前缘和颊肌后缘之间的薄弱部位发生皮下脓肿，穿破皮肤形成面颊瘘。

（3）炎症顺着筋膜间隙扩散可引起咬肌、颊、下颌下、翼颌、咽旁等间隙感染，以及颌骨骨髓炎。

【治疗】

智齿冠周炎的治疗原则：急性期治疗应以消炎、止痛、切开引流、增强全身抵抗力为主。当转入慢性期以后，应及早拔出阻生牙，以防感染复发。

1. 全身治疗　抗菌药物及全身支持治疗。

2. 局部治疗　①炎症初期盲袋用1%～3%过氧化氢溶液或1∶5 000高锰酸钾溶液及生理盐水反复冲洗，然后盲袋内置入碘酊、碘甘油或浓台氏液，起到消炎、清洁、止痛作用。②冠周脓肿形成者可切开引流。③急性炎症控制后及早拔除病源牙。

四、牙槽脓肿

牙槽脓肿是根尖区牙槽骨、骨膜、黏膜的化脓性炎症，可分为根尖脓肿、骨膜下脓肿和黏膜下脓肿。它又可分急性与慢性牙槽脓肿，前者也称为急性化脓性根尖脓肿，后者称为慢性根尖脓肿。牙槽脓肿多来自感染牙髓、牙周组织或冠周炎感染扩散，还可由外伤或化学刺激导致。

【诊断】

1. 急性牙槽脓肿　急性牙槽脓肿多由急性浆液性根尖周炎发展而来，也可由慢性根尖周炎转化而来。脓液多穿破骨的外侧壁，在牙根的唇颊侧形成脓肿。牙槽脓肿可由根尖脓肿进一步发展而形成骨膜下及黏膜下脓肿。这三个阶段患者可有自发、持续跳痛，牙齿有松动、叩痛和浮起感。患者局部淋巴结肿大，有压痛，并可出现全身乏力、体温升高。

2. 慢性牙槽脓肿

（1）症状：一般全身无不适症状，也无自发痛，有时仅感咀嚼不适、咬合无力。机体抵抗力下降时，可出现钝痛和咬合痛。可以分为有瘘型和无瘘型。有瘘型瘘口大多位于患牙根尖部的唇舌侧。有瘘型脓液可从瘘管引流，不易引起急性发作；无瘘型在身体抵抗力降低时，易转为急性牙槽脓肿。

（2）检查：①患牙有深龋或充填体，牙冠变色，牙周袋变深。②叩诊不适或无叩痛，患牙一般不松动。③牙龈瘘或皮肤瘘形成：上下牙慢性根尖脓肿可位于颊肌或下颌舌骨肌附丽之上下，可以形成龈瘘或相应皮肤瘘。智齿冠周炎所致牙槽脓肿可在下颌第一磨牙颊侧牙龈处形成流注脓肿，破溃后形成龈瘘，也可在咬肌前缘与颊肌后缘之间相应皮肤处形成皮肤瘘。④牙髓活力测试为阴性。

（3）X线检查：①根尖脓肿的患牙根尖有弥散性、边缘不清的低密度区。②根尖肉芽肿有边界清楚的透射区，呈圆形，直径一般小于1 cm。③根尖囊肿为圆形，病变周界清晰，有一条白线环绕。

【鉴别诊断】

根尖脓肿、骨膜下脓肿和黏膜下脓肿的鉴别要点见表 3-2，牙槽脓肿与面部蜂窝织炎的鉴别要点见表 3-3。

表 3-2　根尖脓肿、骨膜下脓肿和黏膜下脓肿鉴别要点

	根尖脓肿	骨膜下脓肿	黏膜下脓肿
病因	根尖周炎	根尖周炎、牙周炎、冠周炎	同骨膜下脓肿
感染途径	龋→牙髓炎 →根尖周炎 →根尖脓肿	根尖脓肿 →骨膜下脓肿	骨膜下脓肿 →黏膜下脓肿
疼痛	明显疼痛	疼痛加剧	疼痛缓解
叩痛	明显叩痛	有	轻或无
面部肿胀	不明显	相应部位反应性水肿	同骨膜下脓肿
局部情况	根尖部黏膜充血，有压痛但不肿胀	移行沟变浅，黏膜充血、水肿，压痛明显	移行沟膨隆变凸，黏膜充血、水肿，有轻压痛
脓肿中心	根尖	脓液突破骨皮质达骨膜下	脓液突破骨膜达黏膜下
波动感部位	无	黏膜移行沟深部有波动感	黏膜下有明显波动感

表 3-3　牙槽脓肿与面部蜂窝织炎鉴别要点

	牙槽脓肿	蜂窝织炎
感染中心	骨膜下、黏膜下	皮下组织、肌肉与筋膜间隙中
肿胀	面颊部反应性水肿，皮肤稍发红，无压痛	红肿光亮，炎性浸润致局部发硬，有压痛
皮肤捏起皱褶	能	不能
可凹性水肿	面部相应区域无凹陷性水肿	当肿胀局限形成脓肿时有凹陷性水肿
脓肿部位	黏膜移行沟处	相应颌面部间隙

【治疗】

1. 急性牙槽脓肿

（1）全身用抗菌药物及支持疗法。

（2）如果已经发展为骨膜下或黏膜下脓肿，应及时切开引流。在脓肿波动最明显处水平向切开黏膜，长达 1～1.5 cm。骨膜下脓肿者应切开骨膜达骨面。然后冲洗并置入橡皮引流条。

（3）患牙处理：急性期应及时开髓、拔髓，开放引流。后期根据患牙情况可进行根管治疗。如患牙不能保留，则应拔除，以免反复发作。对于不能保留的患牙，可在脓肿切开引流后及时拔除。术后应用抗菌药物。

2. 慢性牙槽脓肿　根据 X 线检查结果进行相应处理。根尖肉芽肿或囊肿较小的患牙，行常规根管治疗，定期观察或后期进行手术。如囊肿病变大、根管不通畅、根管治疗后根尖肉芽肿或囊肿无好转，应考虑根尖手术治疗。如根尖病变广泛、牙齿松动，应拔除患牙。

五、牙周脓肿

牙周脓肿是指发生在牙周袋壁或深部牙周组织中的急性局限性化脓性炎症，可发生于单个牙或多个牙，后者称为多发性牙周脓肿。牙周脓肿并非独立的疾病，而是牙周炎晚期常见的伴发症状。

【诊断】

1. 急性牙周脓肿

（1）全身与局部症状：一般无明显的全身症状，可有局部淋巴结肿大，牙龈发红、肿胀、表面光亮，有跳痛，疼痛剧烈，牙松动。

（2）检查：①体温升高，局部淋巴结肿大，白细胞计数升高。②牙龈上形成圆形突起，发红、水肿，表面光亮。③牙齿叩痛、松动，牙周袋深。④脓肿形成后表面有波动感，轻压时脓可从牙周袋溢出。

2. 慢性牙周脓肿

（1）症状：牙龈上有瘘口形成、流脓，有时有咬合不适感。

（2）检查：牙龈松软、暗红，近龈缘处有瘘口，有脓溢出，牙齿松动。

【鉴别诊断】

急性牙周脓肿与牙槽脓肿的鉴别要点见表 3-4。

表 3-4　急性牙周脓肿与牙槽脓肿鉴别要点

	牙周脓肿	牙槽脓肿
感染来源	牙周炎	牙髓及根尖周病
脓肿部位	范围局限，炎症中心在牙周袋底	范围弥散，中心在根尖或龈颊沟处
牙髓活力	有	无
叩痛	较轻	重
X 线检查	牙槽骨破坏	根尖周骨质可有破坏

【治疗】

治疗原则是止痛，防止感染扩散，引流脓液。

1. 全身治疗　必要时全身应用抗菌药物和支持治疗。

2. 局部治疗　①脓肿未形成时行洁治，冲洗牙周袋，上复方碘液。②脓肿形成、有波动感时，可根据部位，从牙周袋内或牙龈表面引流。前者可用探针从袋内壁刺入脓腔；后者在局部麻醉下切开脓肿，用生理盐水彻底冲洗脓腔，牙周袋上复方碘液。③切开引流后数日内用 0.12% 的氯己定溶液含漱。④慢性牙周脓肿在基础治疗后，行翻瓣术或脓肿切除术。如牙槽骨破坏明显，松动牙可拔除。

六、干槽症

干槽症为拔牙窝骨创感染，多发生于下颌第三磨牙拔除后，又被称为纤维溶解性牙槽炎。

【诊断】

临床上可分腐败型与非腐败型两类，前者更严重，后者更常见。

1. 拔牙后 2～3 天出现持续剧烈疼痛，并可向下颌或耳颞区放射。

2. 腐败型可见拔牙窝内有腐败变性血块，有臭味。非腐败型拔牙窝内容物无腐臭味。

3. 拔牙窝空虚，骨面暴露，牙槽壁触痛，对冷热敏感。

【治疗】

以止痛、消除骨面感染及促使肉芽组织生长为原则，应清理拔牙创并隔离外界刺激。

局部麻醉下用小棉球蘸 3% 过氧化氢液或 1 ∶ 5 000 高锰酸钾液反复擦拭拔牙创，直到腐败物彻底清除；用生理盐水冲洗拔牙窝，然后用碘仿纱条（可加丁香油或 2% 丁卡因）严密填塞牙槽窝。7～10 天后去除碘仿纱条，此时牙槽窝骨壁表面可有肉芽组织覆盖。若创面已干净且拔牙创不大，可简单冲洗，不再填塞碘仿纱条；若创面不净且拔牙创较大，可再行碘仿纱条松软填塞。一般疗程 10～14 天，平均换药 1～2 次。

七、化脓性颌骨骨髓炎

病原菌多为草绿色链球菌或金黄色葡萄球菌。感染来源多为根尖周炎、智齿冠周炎等牙源性感染，也可由开放性骨折感染或血源性感染导致。

【诊断】

1. 中央性骨髓炎

（1）急性期：①起病急骤，全身中毒症状明显，发热 38～40 ℃，白细胞计数升高，可出现核左移。②初始阶段，感染在骨髓腔内，牙齿不松动。感染累及牙齿周围骨松质并在下颌管（也称下牙槽神经管）内扩散时，可出现局部疼痛、多数牙松动、牙周溢脓、下唇麻木。③感染穿破骨皮质和骨膜向周围组织扩散时，可出现颌面部肿胀、开口困难。④可并发脓毒症。

（2）慢性期：①急性期末未及时拔除病灶牙，脓肿未切开引流或引流不畅，一般在 2 周后进入慢性阶段。②面部有硬的炎性浸润块。③有不同程度开口受限。④瘘口排脓，通过瘘口可探到粗糙骨面或游离死骨块。⑤死骨分离排出后可出现骨质缺损和畸形，甚至发生病理性骨折。⑥X线片示骨膜反应、骨小梁破坏、点状或片状阴影，可见死骨形成。

2. 边缘性骨髓炎

（1）急性期：与颌周间隙感染的临床表现相似。

（2）慢性期：可分为两种类型。

1）增生型：也称为慢性低毒性骨髓炎或 Garre 骨髓炎，多由患者抵抗力强、病原毒力弱或反复应用抗菌药物不当所致。好发于青年人。患侧下颌角区及下颌升支区肿胀膨隆，皮肤表面无急性炎症，触之较硬，轻微压痛，凹陷性水肿不明显，一般无瘘口形成。X线片显示在皮质骨外有明显的新骨形成，但部分区域骨皮质可有吸收破坏。

2）溶骨破坏型：多发生在颌周蜂窝织炎之后，有瘘管形成，可反复发作。X线片显示骨皮质呈弥漫性虫蚀样破坏，边界不清楚，可有少量骨膜成骨。多发于老年人或全身抵抗力低下者。

3. 新生儿及婴幼儿骨髓炎　常发生于出生后数周，多累及上颌骨。①血源性感染多见，一般由脐带感染所致，其次为接触或直接损伤感染。②全身中毒症状明显，寒战、高热，白细胞计数明显升高。③患侧眶下区、内眦部或眶周红肿。④患侧鼻腔有脓性分泌物。⑤相应部位龈颊沟及硬腭红肿。⑥在慢性期，内眦部、龈颊沟形成脓肿，破溃后形成瘘管，可有死骨及牙胚排出。⑦可向眼部或颅内扩散，还可并发其他严重并发症如肺炎、脓毒症。

【治疗】

1. 急性期处理同颌面部间隙感染。

2. 及早拔除病灶牙，建立脓液引流。合并面部蜂窝织炎者应尽早切开引流。尽早全身应用抗菌药物治疗。

3. 慢性期应视X线检查的情况，在死骨形成并与周围骨质分离时选择适当时期进行骨髓炎刮治或死骨摘除术。慢性中央性骨髓炎局限型病变死骨与周围组织分离时间为 3~4 周，而弥散型病变常需 5~6 周。慢性边缘性骨髓炎宜 2~4 周后施行手术。如病变确已局限且周围骨质增生明显，刮治术后可严密缝合。

4. 高压氧对慢性骨髓炎有一定辅助治疗作用。

八、放射性骨髓炎

口腔颌面部、鼻咽部等恶性肿瘤放射治疗后可发生上颌和（或）下颌骨坏死、继发感染，即为放射性骨髓炎。

【诊断】

1. 大剂量放射治疗后（5 000～6 000 cGy），可发生颌骨坏死。可由放射区域的牙源性感染或拔牙后继发感染所致，也可以自发出现，下颌较上颌多见。

2. 全身情况差，衰弱、消瘦、贫血状。

3. 局部表现　①面颊部肿胀、发硬，色暗黑，可形成皮肤瘘口。口内死骨暴露，周围黏膜有慢性炎症表现。②常存在严重的开口困难甚至不能张口。③唾液减少，伴牙齿脱钙、猖獗龋。④有时可伴感觉神经功能障碍，如下唇麻木。⑤可发生病理性骨折。

4. X线检查显示骨质溶解和死骨形成，病变界限不清。

【治疗】

1. 抗感染与支持疗法　伴有急性炎症时应使用抗菌药物和止痛药。增强营养，必要时少量输血。

2. 合并面部蜂窝织炎、脓肿形成者应及早建立引流，并拔除病灶牙，在口内建立引流。

3. 死骨切除及清创术　病变范围较小者可行死骨切除，并切除周围血运较差的骨质，使切除区域形成浅碟形，以利于软组织愈合。

4. 颌骨切除术　病变范围较大，向下已经超过下牙槽神经管水平，或已经发生了病理性骨折，可行下颌骨部分或半侧切除术，采用游离骨瓣移植修复。

5. 高压氧治疗有一定辅助治疗作用。

【预防】

1. 放疗前进行全口洁治。拆除口内金属冠或固定桥。龋坏牙充填忌用金属，有金属充填物的牙改为树脂充填；拔除不能保留的牙齿，拔牙后10～14天开始放射治疗。

2. 放疗过程中和放疗后，注意保护牙齿，及时治疗患牙，不能保留的牙齿应积极拔除，拔牙后严密缝合创口，术后再配合抗菌药物治疗。

九、药物相关性颌骨坏死

双膦酸盐相关性颌骨坏死（bisphosphonate related osteonecrosis of the jaw，BRONJ）是双膦酸盐类药物的副作用之一，由 Marx 于 2003 年首次报道。由于其他骨吸收抑制药物（如地诺单抗）和抗血管生成药物（如舒尼替尼）也可以引起颌骨坏死，2014 年美国口腔颌面外科医师协会（AAOMS）建议将这一类疾病重新命名为药物相关性颌骨坏死（medication related osteonecrosis of the jaw，MRONJ）。MRONJ 是一种多因素疾病，发病机制包括破骨细胞受抑制、血管生成减少、直接组织毒性、骨微裂隙、炎症和感染等。

【诊断】

根据 2014 年 AAOMS 指南，如果病变存在如下 3 个特征，可以考虑诊断为 MRONJ：①以前或正在使用骨吸收抑制药物或抗血管生成药物；②颌面部有暴露的死骨，或通过口内、口外瘘口可探及死骨，并持续存在 8 周以上；③颌骨未曾接受过放射治疗，且无明确的颌骨转移癌。

1. 颌骨坏死进展缓慢，初期表现为颌骨病变部位间歇性或持续针刺样疼痛，黏膜肿胀、红斑和溃疡。

2. 疾病进展可出现牙龈肿胀，牙齿疼痛、松动、脱落或被拔除。拔牙创不愈合，严重时局部牙槽骨暴露于口腔中，周围软组织红肿、溢脓。

3. 后期可出现口外皮肤红肿、破溃、瘘口形成，瘘口溢脓，可有明显口臭。后期可出现病理性骨折。

4. 患者常伴有体质衰弱、营养不良、消瘦和贫血等全身症状。

5. 颌骨坏死早期，影像学表现不明显；随着疾病进展，影像学表现有骨溶解破坏特征，可见骨皮质破坏，骨小梁结构丧失，骨密度下降。还可存在骨质硬化、牙周膜间隙增宽、骨膜成骨、死骨形成、病理性骨折以及鼻旁窦炎症等表现。

【治疗】

AAOMS 针对病变的不同阶段，提出了相应的治疗原则。

具有罹患本病风险的患者，即接受双膦酸盐等药物治疗的患者，即使无明显暴露的死骨，亦被认为具有患病风险。这类患者不需要治疗，但应告知其存在患病的风险。

0 期：无死骨暴露，可能存在下颌疼痛等表现。可使用止痛药和抗菌药物治疗。

1 期：可见暴露的死骨或可通过瘘口探及死骨，但无疼痛和感染症状。可使用抗菌的含漱剂，无须手术治疗。

2 期：可见暴露的死骨，并有疼痛和感染症状。应积极止痛，使用抗菌的含漱剂，联合应用抗菌药物治疗。也可以进行浅表性清创，以解除对软组织的不良刺激。

3 期：可见暴露的死骨，有疼痛和感染症状，并伴有一项或多项下列情况，包括骨质破坏范围超过了牙槽骨范围（例如下颌骨下缘和升支、上颌窦、颧骨）导致病理性骨折、口外瘘、口腔上颌窦瘘或口鼻瘘，或者骨溶解的范围达到下颌骨下缘或上颌窦底。行抗生素治疗，积极止痛，手术清创或截骨切除病变。

MRONJ 的治疗方法包括：①非手术治疗，即使用含漱剂、止痛药和抗菌药物治疗。②手术治疗，包括两种方法。一种为局部保守治疗，去除松动的死骨或对周围软组织造成刺激的暴露死骨，但不要过分剥离软组织和干扰软组织愈合。另一种为截骨治疗，包括方块截骨或区段截骨，尽可能去除坏死骨组织，然后选择重建接骨板桥接固定或植骨修复骨缺损。

目前对于 MRONJ 的治疗尚缺乏足够的经验，手术主要用于第2、3 期患者。关于手术治疗是否适用于广泛性骨坏死的患者，是否同期进行颌骨缺损的修复，以何种方式修复，以及截骨的范围如何确定等问题，尚缺乏统一的意见。

【预防】

在给予双膦酸盐等药物治疗之前，应对患者进行全面的口腔检查，拔除不能保留的牙齿，创伤性口腔治疗应在用药前完成。给予上述药物治疗后，应告知患者保持良好的口腔卫生，保护好牙齿，避免进行可能导致颌骨损伤的任何治疗。口腔内没有死骨暴露、口服该类药物时间小于 3 年的患者，选择性口腔治疗应不是绝对禁忌。如果治疗年限小于 3 年，但联合激素治疗，在口腔治疗之前应考虑停药 3 个月。如果治疗时间超过 3 年，则无论是否联合激素治疗，均应考虑停用相关药物 3 个月或更长时间，再进行牙科治疗。

十、颌面骨结核

颌面骨结核很少见，是由结核分枝杆菌所致的下颌骨、颧骨、眶下缘等部位的特异性感染。多由血行性感染或者结核分枝杆菌通过口腔软组织溃疡或拔牙创等损伤部位侵犯颌骨所致。

【诊断】

颌面骨结核一般起病缓慢，呈渐进性、破坏性发展。根据临床表现的特点，可分牙槽突型及中央型。

1. 牙槽突型 牙龈有不愈合的结核性溃疡，边缘呈潜掘状，底面深而不平，有灰色肉芽小结节。有牙槽突破坏者，患牙可松动、脱落。X 线片可见牙槽突轻度破坏，有死骨形成。

2. 中央型 下颌角、颧骨及眶下缘等部位松质骨较多，容易发生血源性结核分枝杆菌感染。病变初期，在患处出现一个无痛性、逐渐增大的肿块，质硬、不充血、稍有压痛。形成冷脓肿后变软，有波动感。继而破溃，流出较稀薄脓液，可有干酪样物质，并可排出小块死骨，留下经久不愈的瘘管。眶下瘘管瘢痕收缩常致眼睑外翻。

3. 实验室检查 红细胞沉降率（血沉）加快，结核菌素试验阳性，脓及痰液局部涂片检查可见结核分枝杆菌。

4. 病理检查 在不能确诊的情况下，可切取组织进行病理检查。

【治疗】

1. 增强营养，全身抗结核治疗。

2. 病灶刮治术 病变广泛者，在刮治前行全身抗结核治疗和 X

线检查，病变已初步局限时行刮治术。一般术前应进行 2~4 周全身抗结核治疗，术后继续抗结核治疗。清除病灶时应包括侵及的患牙及牙胚。

十一、面颈部淋巴结炎

面颈部淋巴循环丰富，是机体重要的防御屏障之一。但是，如果机体抵抗力低下，细菌毒力强，或儿童淋巴结构发育不健全时，淋巴结也可感染而致淋巴结炎症。淋巴结炎可分急性或慢性。

【诊断】

1. 存在原发病灶如牙源性感染、上呼吸道感染（扁桃体炎、急性咽炎），以及皮肤损伤与感染（化脓性创口、湿疹、疖痈）。

2. 早期全身症状轻，后期或病情发展同蜂窝织炎症状。

3. 急性期颌下、颏下、颈深上等区域淋巴结肿大、压痛，周界清，活动无粘连。病情继续发展，淋巴结炎症波及周围组织时，淋巴结触诊不活动，疼痛加剧，进一步发展为腺源性蜂窝织炎。

4. 慢性淋巴结炎常有反复消胀史，累及 2~3 个淋巴结，质中等硬度，活动，有压痛。

【鉴别诊断】

慢性淋巴结炎应与以下几种疾病加以鉴别。

1. 淋巴结结核　有结核接触史，常为单个或多个淋巴结肿大、略硬，也可以多个淋巴结粘连融合，形成冷脓肿以及破溃成瘘，排出干酪样脓液。

2. 慢性下颌下腺炎　下颌下区肿块，有进食后明显肿大表现，下颌下腺导管处可触及结石。X 线片可见阳性结石，或在下颌下腺造影时见导管内有阴性结石。

3. 淋巴结转移癌　一个或多个淋巴结肿大，较硬，常固定。鼻咽部检查有鼻咽癌或有口腔颌面部原发癌。

4. 恶性淋巴瘤　多为颈部淋巴结进行性肿大，发展较快，中等硬度，活动而无压痛；患者常有发热、贫血、肝脾大等。淋巴结细针吸细胞学检查或切除一个淋巴结做病理切片检查可确诊。

【治疗】

1. 急性淋巴结炎治疗同蜂窝织炎，炎症控制后应及时处理病灶。

2. 慢性淋巴结炎要仔细检查病灶并加以处理，对反复发作的病变淋巴结可行摘除术。

3. 淋巴结结核的治疗应注意全身治疗，加强营养。药物治疗应遵循抗结核治疗的基本原则，选用高效、敏感、低毒的药物。药物治疗无效的淋巴结结核，应手术完整切除病灶，术前、术后应用抗结核药物。

十二、颜面部疖痈

疖是发生于单个皮肤毛囊及其所属附件的急性化脓性感染。相邻多个毛囊及其附件的急性化脓性感染，并涉及浅筋膜者为痈。由于颜面解剖生理特点等因素影响，尤其是位于"危险三角区"的感染，易扩散引起海绵窦化脓性血栓性静脉炎等严重并发症。

【诊断】

1. 疖起初为一圆形红色突起，数日后呈锥形隆起，顶部出现黄白色脓点，周围发红，局部跳痛，脓头破溃可排出脓栓；如果处理不当，感染扩散成痈。

2. 痈可表现为高起紫红色炎性浸润块，较硬，表面可形成多数脓头，脓头周围皮肤坏死可形成多数小脓腔。

3. 疖可无明显全身表现，痈可致高热、畏寒、头痛、食欲不佳等症状。如并发脓毒症或海绵窦化脓性血栓性静脉炎等，可出现相应症状。

4. 实验室检查　白细胞总数及中性粒细胞可增加，有时有核左移及中毒颗粒。脓培养及药敏试验对选用抗菌药物有意义。

【治疗】

1. 全身支持治疗

（1）患者应卧床休息，补充维生素 B、维生素 C 等。

（2）对进食差、高热和脱水患者，为了减少唇部活动，应静脉输液，注意防止和纠正水、电解质代谢及酸碱平衡失调。

2. 抗感染药物治疗　全身应用有效及足量抗菌药物。痈应及早做细菌培养和药敏试验以指导用药，疑有全身化脓性感染并发症者应反复做血细菌培养，并根据结果选择用药。如致病菌未能确定，暂时选择经验性治疗，再根据细菌培养结果等及时调整用药。

3. 局部治疗

（1）禁止挤压患区，减少或避免唇部活动。

（2）疖可涂碘酊，每天 2～3 次，脓头局限时可用镊子夹出脓头。禁忌挑、捏、切及热敷，以免感染扩散。

（3）唇痈禁止切开，以免扩散。用 10% 高渗盐水、50% 硫酸镁或 10% 大蒜浸液湿敷（取小片浸润药物的纱布，敷于唇痈表面，间断滴药或更换湿纱布，每 2 小时一次。）

（4）若唇痈已成熟，有多个小脓头，可轻轻夹出脓栓。如已形成脓腔，则可轻柔切开引流。

十三、口腔颌面部间隙感染

口腔颌面部间隙感染也称蜂窝织炎，是指发生在颌骨、肌肉、筋膜、皮肤之间的疏松结缔组织的急性弥散性化脓性炎症。如感染局限，称为脓肿。

【诊断】

1. 全身反应　轻者全身无明显反应，重者可出现发热、畏寒、头痛、全身不适等。若伴有严重并发症如中毒性休克、脓毒症，患者可出现相应症状。

2. 局部表现　疼痛、肿胀、发红、皮温高，皮肤紧绷发亮，捏不起皱褶，触之发硬、有压痛，可有凹陷性水肿，并伴功能障碍如开口或吞咽困难、呼吸道梗阻等。

3. 实验室检查　白细胞总数及中性粒细胞比例增加，可有核左移或细胞中毒颗粒。

4. 原发病病史　应仔细查问原发病，判断是牙源性、腺源性、血源性还是医源性感染。

【治疗】

1. 全身系统治疗 ①全身支持疗法：给予充足营养，静脉输液补充维生素 C、维生素 B。有严重并发症者可少量输新鲜血液。注意防治中毒性休克。②抗感染治疗：给予足量有效抗菌药物，在脓培养及药敏试验结果回报之后根据感染致病菌选择抗菌药物。

2. 脓肿切开引流的指征 浅表脓肿扪诊有波动感。深部脓肿局部红肿、压痛，扪诊有凹陷性水肿。还可局部穿刺和采用 B 超辅助诊断。脓肿形成后应及时切开引流。切开的部位应选择在脓肿自然重力的最低位，还应兼顾美观。切开后用生理盐水冲洗，并放置引流条或引流管，没有脓液后及时撤除引流。

【各类间隙感染】

1. 眶下间隙感染

（1）感染灶多为上颌前牙及双尖牙，偶见上颌窦炎穿破前壁引起。

（2）以尖牙凹为中心，眶下区弥漫肿胀、发亮、发红，可波及下睑。上颌患牙处龈颊沟变浅、红肿、压痛，如脓肿形成，有波动感。可向上唇、颊部、眶内扩散，严重者可造成海绵窦化脓性血栓性静脉炎。

（3）切开引流多采用口内切口，位于上颌尖牙和双尖牙龈颊沟部位，切口平行于牙列。

2. 颊间隙感染

（1）感染多来自病源牙，如患冠周炎的下颌智齿以及患根尖周炎的上、下磨牙，亦可为颊部淋巴结腺源性感染。

（2）颊部皮肤红肿、光亮，颊黏膜肿胀，常有牙印迹。

（3）尽可能从口内颊黏膜切开引流，切口为位于颊黏膜下方、平行于牙列的横行切口。如果颊部皮下脓肿广泛或较表浅，可选择颌下皮肤切口，切开后由下向上越过下颌下缘进行分离，进入颊间隙，排脓引流。

3. 咬肌间隙感染

（1）常由下颌智齿冠周炎或第一、二磨牙根尖周炎所致。

（2）咬肌区肿胀，皮肤发红、光亮、疼痛。患者重度开口困难。

由于咬肌强大，脓肿形成后不易扪及波动，一旦有深部脓肿形成指征，可穿刺帮助诊断。感染长期得不到引流可并发下颌升支骨髓炎。

（3）切开引流多采用下颌角下皮肤切口，在下颌角下 1.5 cm处，沿皮纹走行，切口长 4~5 cm，切开皮肤、皮下及颈阔肌，钝性分离至咬肌深面，彻底引流脓液。

4. 翼下颌间隙感染

（1）感染多为下颌磨牙感染扩散所致，尤以智齿冠周炎多见，偶见翼下颌传导麻醉时针头污染所致。

（2）下颌角内后有轻度疼痛，患者渐进性开口困难，翼下颌皱襞处红肿、压痛。

（3）切开引流切口与咬肌间隙感染切口相同，只是到达下颌下缘后向其深面分离，分开翼内肌，充分引流脓液。

5. 咽旁间隙感染

（1）多来自智齿冠周炎或扁桃体炎。

（2）患侧咽部疼痛及吞咽困难，下颌角内侧可肿胀及伴有压痛，患者开口轻度或中度困难，患侧软腭、舌与腭咽弓红肿，悬雍垂水肿并偏向健侧。

（3）切开引流可选择口内切口，在翼下颌皱襞内侧红肿和压痛最明显处做黏膜的垂直切口，钝性分离，引流脓液。广泛性脓肿者应在下颌角下方 1.5 cm 处做切口，进入咽旁脓腔，引流脓液。

6. 颞下间隙感染

（1）多来自上颌磨牙感染，个别病例由上颌结节或圆孔、卵圆孔麻醉时将外界感染带入所致。

（2）颧弓部肿胀，严重病例有颞、颊、腮腺区肿胀。患者开口受限，下颌运动偏向患侧。上颌磨牙区或上颌结节颊侧黏膜皱襞红肿，压痛明显。

（3）伴有翼下颌间隙或多个间隙感染者还需做下颌角下方皮肤切口，通过翼下颌间隙达脓腔；口内切口在上颌结节龈颊沟处。

7. 颞间隙感染

（1）主要是牙源性感染，通过邻近间隙扩散而来，也可由耳源性感染、颞部外伤或疖肿感染所致。

（2）颞部肿胀或伴上下睑及耳上部肿胀，患者开口困难。

（3）颞浅间隙脓肿者切开颞部皮肤、皮下、颞筋膜，分离颞肌达脓腔。颞深间隙脓肿者沿颞肌纤维走行做直线切口，或在颞肌附丽于颞骨相应皮肤处做弧形切口。

8. 下颌下间隙感染

（1）常为下颌智齿冠周炎或下颌磨牙感染扩散而来。由淋巴结炎所致的腺源性感染多见于儿童。也可由下颌下腺导管结石引起的急性下颌下腺炎的感染扩散所致。

（2）下颌下区红肿、压痛，有吞咽困难；患者轻度开口困难；患侧舌下区黏膜轻度水肿、充血。

（3）于下颌骨下缘下 2 cm 处平行下颌骨下缘做 3 ~ 5 cm 切口，切开皮肤和颈阔肌，注意勿损伤面神经下颌缘支，然后分离进入脓腔，引流脓液。

9. 颏下间隙感染

（1）来自下前牙感染或颏下淋巴结炎。

（2）颏下区皮肤红肿，下颌骨下缘外形消失。

（3）切开引流：在颏下 1.5 cm 处做横行切口，切开皮肤、皮下，钝性分离，引流脓液。

10. 舌下间隙感染

（1）来自下颌牙的牙源性感染或者下颌下腺导管结石感染或口腔溃疡的感染扩散。

（2）一侧舌下区红肿，舌体被抬高，推向对侧。双侧舌下区感染形成"二重舌"。舌运动受限致发音不清或吞咽困难。

（3）一般由口内切开，平行于下颌体，沿靠近下颌体内侧的口底黏膜做切口，钝性分离，引流脓液。如果合并下颌下、颏下等多间隙的感染，应做下颌下皮肤切口，切开皮下、颈阔肌，分离下颌舌骨肌，引流舌下区脓肿。

11. 咽峡前间隙感染

（1）主要由下颌智齿拔除后出血等造成的感染或智齿冠周炎扩

散而来。

（2）患者吞咽疼痛，进食困难，开口受限；下颌角前内侧肿胀、压痛，咽峡前部红肿、压痛明显。

（3）一般在咽峡前红肿最明显处做纵行切口，引流脓液。

12. 口底蜂窝织炎

（1）感染同时波及下颌下、颏下、舌下间隙以及上颈部，是口腔颌面部最严重的感染。感染可以是化脓性的，也可以是腐败坏死性的，后者多由腐败坏死性细菌，特别是无芽孢厌氧菌引起。感染多来自牙、口腔及颌骨的感染，也可来自淋巴结炎、唾液腺炎、咽峡炎、扁桃体炎及上呼吸道感染。

（2）口底与颈部广泛性红肿、炎性浸润、压痛及凹陷性水肿。如为腐败坏死性感染，则呈木板样硬或有捻发音，切开见肌肉坏死。患者常有吞咽疼痛、张口受限、呼吸困难，全身症状严重，可有高热、寒战。有的患者体温不高，白细胞计数正常。患者可发生脓毒症、感染性休克、窒息、纵隔炎、心肌炎等严重并发症。

（3）应广泛切开引流，做与下颌骨下缘平行的广泛横行切口或做倒 T 形切口。对于腐败坏死性蜂窝织炎或坏死性筋膜炎，除伤口充分敞开引流外，还要用 1% ~ 3% 过氧化氢或 1∶5 000 高锰酸钾液冲洗。

13. 坏死性筋膜炎

（1）是指皮肤、皮下、筋膜的进行性坏死，是一种少见的坏死性软组织感染。如不及时处理，可能发展成脓毒症，并因此致命。致病菌多为溶血性链球菌，且常为混合性细菌感染。

（2）起病急骤，患者寒战、高热。开始时皮肤红肿，类似蜂窝织炎或丹毒，随后由于营养血管栓塞，皮肤苍白，有时出现青紫坏死，周围有广泛的潜行皮缘；局部病变迅速发展累及皮肤、皮下脂肪、浅筋膜和深筋膜，但不侵犯肌肉。

（3）其治疗的关键是早期积极应用抗菌药物和彻底清创引流。

【鉴别诊断】

1. 牙源性与腺源性蜂窝织炎鉴别要点见表 3-5。

表 3-5　牙源性与腺源性蜂窝织炎鉴别要点

	牙源性	腺源性
病因	冠周炎，根尖周炎	上呼吸道感染、淋巴结炎、下颌下腺炎
年龄	青壮年	儿童
病史	牙痛史	上呼吸道感染史
临床表现	发病急，高热，白细胞计数升高明显	进展缓慢，低热
局部检查	红、肿、热、痛明显	无明显炎症表现，可触及肿块
张口度	明显张口受限	轻度受限
切开引流	脓液多	脓液少、黏稠

2. 化脓性蜂窝织炎、腐败坏死性蜂窝织炎与坏死性筋膜炎鉴别要点见表 3-6。

表 3-6　化脓性蜂窝织炎、腐败坏死性蜂窝织炎与坏死性筋膜炎鉴别要点

	化脓性蜂窝织炎	腐败坏死性蜂窝织炎	坏死性筋膜炎
病原菌	链球菌、葡萄球菌	无芽孢厌氧菌	溶血链球菌、脆弱杆菌（厌氧菌）等
病变	以化脓病变为主	以腐败坏死为主	以坏死为主
扩散	浅层及深层组织	多在深层组织	皮肤、皮下组织、浅筋膜与深筋膜，不侵犯肌肉
炎症反应	明显	全身中毒明显，晚期血压及白细胞下降	同腐败坏死性蜂窝织炎
局部皮肤表现	红、肿、热，肿胀可以局限或广泛	广泛性副性水肿，波及整个口底甚至上颈部	皮肤红，类似蜂窝织炎或丹毒；以后皮肤苍白至青紫坏死

续表

	化脓性蜂窝织炎	腐败坏死性蜂窝织炎	坏死性筋膜炎
触诊	浅在者有波动感，深在者有触痛及凹陷性水肿	有捻发音	有波动感
切开引流	有大量黏稠脓液，量多	腐败坏死组织，有恶臭，稀薄脓液似洗肉水样	脓液少

十四、颌面部放线菌病

放线菌病是由放线菌引起的慢性感染性肉芽肿性疾病。放线菌一般是人类口腔中的正常菌群，放线菌病多为内源性感染。此病多见于腮腺咬肌区，其次为颊部及下颌下区。颌骨的放线菌病则以下颌角和下颌支多见。感染多由拔牙创、龋洞、牙周袋、阻生牙的冠周袋、口腔溃疡等引起。

【诊断】

1. 以 20～45 岁男性多见，病变发展缓慢，病程长。

2. 无疼痛、发热等自觉症状。

3. 腮腺咬肌区、颊部、颌后区甚至下颌下区出现浸润性硬块，与周围组织无明显界限。患者开口困难。

4. 晚期皮肤呈暗紫红色。脓肿破溃后形成窦道，在新鲜脓液中可见硫磺样颗粒。

5. 新鲜脓液涂片可发现菌丝。

6. 疑有颌骨放线菌病者，可取小块骨质，在厌氧菌培养条件下可找到放线菌。颌骨放线菌性骨髓炎者，X 线片可见骨质疏松与破坏。

7. 面颈部软组织放射菌病者，X 线片检查很少见骨质受侵犯。

【治疗】

1. 大剂量较长时间使用抗生素，青霉素为首选药物，症状消失后再持续用药 4 ~ 6 周。

2. 慢性期有不同程度纤维组织增生，为促使其软化，有利于药物渗透，可服用 5% ~ 10% 碘化钾，每日 100 ml。

3. 手术治疗可限制厌氧菌的繁殖条件，清除病灶，缩短疗程和减少用药。可行脓肿切开引流、窦道切开搔刮术及病灶切除术。

4. 免疫疗法：应用放线菌素可以提高机体的免疫力，首次剂量为 0.5 ml，以后每 2 ~ 3 天注射一次，剂量每天增加 0.1 ml，共注射 14 次，达每次 2 ml 为止。

5. 高压氧：选用高压氧联合抗菌药物治疗，可提高疗效。

十五、口腔颌面部感染的严重并发症

口腔颌面部感染一般比较局限，但有时也会累及邻近组织结构，甚至出现全身反应，并且出现一系列并发症，如呼吸道梗阻、脓毒症、纵隔炎、眼眶蜂窝织炎、海绵窦血栓性静脉炎、颅内感染和急性会厌炎等。由于上述并发症比较严重，甚至会危及生命，所以需要早期诊断和积极治疗。

（一）呼吸道梗阻

呼吸道梗阻是口腔颌面部感染最常见的可危及生命的并发症。口底多间隙感染和颈部间隙感染容易引起呼吸道梗阻。口底抬高、伸舌困难、牙关紧闭、吞咽困难、呼吸困难、呼吸急促是呼吸道不畅的主要表现。发绀和供氧不足所致的意识改变提示患者可能出现了严重的呼吸道梗阻。

如果呼吸道梗阻不严重，可以通过脓肿迅速切开引流和合理应用抗生素治疗。但是，临床医师必须认识到呼吸道梗阻可能会在数小时内迅速加重。有呼吸道梗阻风险的患者应密切监护，并进行积极的早期干预。

（二）脓毒症

脓毒症是指由感染引起的全身炎症反应综合征（SIRS）。脓毒症可进展为休克、弥散性血管内凝血和多器官功能障碍综合征，最终导致患者死亡。脓毒症易发生于老年、免疫功能低下和危重患者。对于成年患者，确定脓毒症的标准是可疑或已证明存在感染，且符合下述 SIRS 诊断标准的两条或两条以上：①体温 > 38 ℃或 < 36 ℃；②心率 > 90 次/分；③呼吸频率 > 20 次/分或二氧化碳分压 < 32 mmHg；④白细胞计数（WBC）> 12 000/μl 或 < 4 000/μl，或不成熟细胞 > 10%。另外，血培养可以明确血液中是否存在细菌和确定细菌的类型。

（三）纵隔炎

颌面部感染所致的纵隔炎较为少见，但其预后较差。一旦发生，即使应用抗生素和外科治疗，病死率仍高达 40%~60%。与颌面部感染相关的纵隔炎通常是由气管前筋膜、咽旁间隙和咽后危险间隙的感染扩散所致。

纵隔炎常见的临床表现有发热、寒战、呼吸浅促、胸痛、颈部肿胀、呼吸困难及吞咽困难。CT 扫描可以显示颈部间隙和纵隔间隙内有脓腔存在。其治疗包括面颈部间隙切开彻底引流，抗菌药物和全身支持治疗，同时积极请胸外科医生会诊，必要时经胸腔进行切开引流。

（四）眼眶蜂窝织炎

眼眶蜂窝织炎是由眶周组织（特别是鼻窦）感染扩散至眼眶软组织的感染。

眼眶蜂窝织炎一般从眼睑的红肿和疼痛开始。患者可发热，患侧存在眼眶剧痛、突眼、结膜炎、结膜水肿、眼球运动受限及视神经受损的体征（视力下降、视野缺损和色觉异常）。CT 扫描是最有效的诊断方法。

眼眶蜂窝织炎一旦确诊，应全身应用抗生素；若脓肿形成，应及时切开排脓。

（五）海绵窦血栓性静脉炎

海绵窦血栓性静脉炎是指由于炎症性血栓进入海绵窦内形成阻塞，出现静脉内皮细胞水肿。常见的原因是鼻旁窦、眼、耳、鼻或面部皮肤来源的细菌感染或颌面部的脓肿扩散。发病突然，可出现单侧眼睑水肿、眼睑下垂、眼球突出、眼球运动受限、视力减退甚至失明、结膜水肿、视网膜出血、瞳孔扩大及对光反射消失。全身表现有高热、寒战、头痛、脉快和出汗等。

海绵窦血栓性静脉炎病情严重且病死率较高，需早期确诊，与神经内科医生联合积极治疗。

（六）颅内感染

常见的颅内感染包括脑膜炎和脑脓肿，这些并发症可为血液来源或邻近的海绵窦静脉炎扩散所致。

脑膜炎是最常见的颌面部感染颅内并发症。其表现包括持续剧烈头痛、发热、颈项强直、呕吐、呼吸急促、抽搐及昏迷，克尼格（Kernig）征和布鲁津斯基（Brudzinski）征阳性。脑膜炎的诊断根据临床症状和体征，以及血液培养和腰穿结果得出。

脑脓肿可致颅内压升高和局灶性脑组织损伤。患者可出现头痛、发热、视神经乳头水肿、困倦、抽搐、癫痫发作、吞咽困难、共济失调、视野缺损、轻偏瘫或发音困难等。脑脓肿通常由磁共振成像检查辅助诊断。

如果出现颅内感染，须进一步请神经内科医生检查诊断和治疗。

（七）急性会厌炎

急性会厌炎主要累及喉部声门上区的会厌及其周围组织，是以会厌高度水肿为主要特征的急性炎症，是耳鼻喉科的急重症之一。患者可因口底多间隙感染向后蔓延侵及会厌黏膜而发病。

急性会厌炎起病急骤，病程进展迅速。主要症状有：剧烈的咽喉疼痛；吞咽困难，常有饮水呛咳；语音含糊不清，但少有声音嘶哑；呼吸困难，重症者呼吸困难出现早，进展迅速，数小时内可以引起窒息。轻症者全身症状不明显，重症者多有发热、寒战、头痛、乏力、周身不适、食欲减退等症状。

如果怀疑口底间隙感染合并有急性会厌炎，应及时请耳鼻咽喉科医生会诊治疗。

（安金刚）

第二节 口腔颌面部损伤

一、牙外伤

（一）牙震荡

牙震荡是指牙齿支持组织损伤，牙齿没有异常的动度或移位。

【诊断】

1. 牙外伤史。
2. 牙齿无折裂和缺损。
3. 患牙有伸长感和冷热刺激痛。
4. 牙齿可有轻度松动。
5. 牙齿有垂直向和水平向叩痛。
6. 牙髓活力降低。

【治疗】

1. 调𬌗，避免创伤性𬌗接触。
2. 针对外伤牙定期随访，评估牙髓状况。
3. 如后期牙髓发生坏死，应做牙髓治疗。

（二）牙脱位

牙脱位也称牙移位，常见于乳牙列或恒牙列的上颌牙。牙齿脱位的程度和方向由致伤外力的大小和方向决定。一般可分为半脱位、嵌入性脱位、脱出性脱位和侧向脱位。

【诊断】

1. 牙外伤史。
2. 牙齿伸长或变短，有时伴有倾斜和扭转。
3. 牙齿松动、叩痛，牙龈出血。
4. 嵌入性脱位牙齿陷入牙槽窝中，牙齿固定，叩诊不敏感，有金属叩诊音。
5. X线片可见牙周膜间隙增宽（脱出性脱位）或消失（嵌入性脱位）。
6. 可伴随牙槽骨骨折。

【治疗】

1. 局部麻醉下将脱位的牙齿复位，并结扎固定。

2. 嵌入性脱位牙齿可选择观察、外科手段复位固定或正畸牵引的方法治疗。

3. 调𬌗，避免创伤性𬌗接触。

4. 急性期后及时做根管治疗。

（三）牙脱臼（牙脱出）

牙脱臼是指牙齿完全脱出牙槽窝，也称撕脱性脱位。

【诊断】

1. 牙外伤史。

2. 牙齿完全脱出牙槽窝。

【治疗】

1. 局部麻醉下尽快行牙齿再植。

2. 钢丝结扎固定，并用釉质黏合剂加固。

3. 调𬌗，避免创伤性𬌗接触。

4. 1~2 周后，在拆除固定装置之前，行根管治疗。

（四）牙折

牙折涉及牙体硬组织和牙髓，可以简单分为冠折、冠根折和根折。

【诊断】

1. 牙外伤史。

2. 冠折可见明显的折损线或折损面，可以发生牙本质外露或牙髓外露，相应出现牙齿敏感或牙髓炎症状。

3. 根折牙通常有牙齿叩痛和松动，X 线片上可见根折线。

【治疗】

1. 釉质缺损和牙本质暴露者可以行一期或二期修复。

2. 冠折露髓，应先做牙髓和根管治疗，后期修复牙冠。

3. 根尖 1/3 折、牙齿不松动者无须特别处理，仅做调𬌗即可。

4. 根中 1/3 折者通常上段牙齿有松动，需固定，后期做根管治疗。

5. 根上 1/3 折者如牙根不松动，可拔除牙冠，试行切龈、牵根、根管治疗和桩冠修复。

6. 根折伴牙根松动或冠根联合折断者，多数需拔牙。

二、口腔颌面部软组织损伤

（一）擦伤

擦伤指皮肤与粗糙物体相摩擦，引起表皮和真皮的浅层损伤。

【诊断】

1. 多发于颧部、鼻尖、额部等面部突出部位。

2. 创面有毛细血管渗血和组织液渗出。

3. 损伤早期疼痛明显，伴烧灼感。

【治疗】

1. 尽早清洁和冲洗创面，去除污染物。大部分情况下可保持干燥，待其自行愈合。

2. 可在表面涂布抗生素软膏，以防止伤口过于干燥和结痂。

3. 如果上皮钉突没有损伤，一般 1 周左右自愈；如果伤及真皮层，可形成明显的瘢痕。

4. 伤后半年之内，避免过量阳光直晒伤处。

（二）挫伤

挫伤是软组织受钝器打击或摔跌，皮下和深部组织遭受瞬间冲击、挤压，造成皮下组织水肿、血肿和肌纤维断裂的一种创伤。

【诊断】

1. 皮下软组织损伤，表现为伤区疼痛、肿胀、皮下血肿、皮肤瘀斑。

2. 肌肉损伤时，可出现不同程度的功能障碍，如张口受限。

【治疗】

1. 止血、止痛及预防感染，促进血肿吸收，减轻组织肿胀，恢复功能。

2. 早期局部冷敷，以减少组织肿胀和血肿形成，小的血肿一般可自行吸收。

3. 如果血肿过大或已经液化，可穿刺抽吸或切开引流，局部加压。

4. 全身应用抗菌药物预防感染。

（三）裂伤

裂伤是由多种致伤原因造成的软组织开放性损伤，可分为刺伤、切割伤、挫裂伤和撕裂伤。挫裂伤是由较大力量的钝器撞击造成的软组织裂开，可伴有组织破碎、水肿、血肿和骨折。撕裂伤是体表与突出物小范围接触并呈小角度相对运动时造成的软组织裂开。

【诊断】

1. 挫裂伤　一般创缘不齐，软组织高度水肿，表面组织常有缺损、淤血、坏死。深部软组织可有水肿、出血。可以伴有开放性骨折。

2. 撕裂伤　损伤面积较大，可形成组织缺损。可伴有腮腺、腮腺导管、面神经等损伤。

【治疗】

1. 对于简单的伤口，无论清洁还是污染，彻底清创后均可直接缝合关闭。

2. 对于不规则的多边形伤口，创缘应进行适当的修整，行间断缝合。

3. 对于皮瓣样撕裂伤，应注意关闭死腔，缝合后局部加压包扎，避免后期出现感染和瘢痕畸形。

（四）刺伤

刺伤为锐器刺入软组织所致的损伤。

【诊断】

1. 创口小、伤道深。

2. 可以是贯通伤或盲管伤。

3. 伤道可被污染，可能存留异物。

【治疗】

1. 彻底清创和止血，防止出现死腔，缝合后应注意引流。

2. 酌情全身应用抗菌药物预防感染。

3. 肌内注射破伤风免疫球蛋白或破伤风抗毒素，预防破伤风。

（五）切割伤

切割伤是由锐利器械或玻璃等割裂软组织引起的损伤。

【诊断】

1. 此类伤口皮肤边缘整齐，无组织缺损，创口污染不重。

2. 伤口深浅不一，可损伤大血管引起严重出血，也可切断面神经分支或腮腺及导管，导致面瘫、涎瘘。

【治疗】

1. 行清创处理，基本同刺伤。

2. 彻底止血，早期吻合神经、导管。唾液腺损伤的创面应缝合，防止出现涎瘘。

（六）撕脱伤

撕脱伤是软组织撕裂并脱离机体的一种较严重的软组织创伤，常造成皮肤等软组织缺损。

【诊断】

1. 皮肤等软组织缺损。

2. 缺损创面多不规则，出血多，可有骨面暴露，疼痛剧烈。

【治疗】

1. 小的组织缺损可以通过皮下潜行分离关闭伤口。

2. 若创面较大，则可将皮肤和黏膜拉拢缝合，或者采取皮肤移植、局部皮瓣或吻合血管的游离皮瓣移植等方法进行修复。

（七）动物咬伤

动物咬伤是指由各种动物（包括人）通过牙齿咬合对组织造成的损伤。目前常见的是宠物咬伤，包括狗咬伤和猫咬伤，人咬伤排第三位，而野生动物咬伤的比例不高。

【诊断】

1. 表现为各种类型的软组织损伤。尖利的牙齿可造成穿刺伤和撕裂伤，扁平的牙齿可造成压榨伤和撕裂伤。也可造成不同程度的组织缺损。

2. 大型动物咬伤时由于暴力晃动，可造成颅脑和颈椎损伤，还可能存在骨折。

3. 人和动物口腔中存在大量需氧菌和厌氧菌，故此类创口污染重，易感染。

4. 后期患者可能发生破伤风和狂犬病。

【治疗】

1. 大量生理盐水冲洗，或者过氧化氢和生理盐水交替冲洗，清理碎骨片，彻底清创，创口大多数可以一期缝合。

2. 注射破伤风抗毒素 1 500 IU。注射狂犬病疫苗或抗狂犬病血清预防狂犬病。

3. 应用抗菌药物预防感染。

三、口腔颌面部各类型骨折

（一）牙槽突骨折

牙槽突骨折多发于上、下颌骨前牙区和前磨牙区，可以单发，也可以与上、下颌骨其他部位骨折同时发生。

【诊断】

1. 明确的颌面外伤史。

2. 可有嘴唇与牙龈肿胀、撕裂、出血。

3. 摇动创伤区一颗牙，邻近多颗牙齿整体移动。

4. 可伴有牙齿松动、移位、脱位。

5. 存在咬合紊乱。

6. X 线片上可见骨折线。

【治疗】

1. 局部麻醉下手法复位牙槽突骨段及受累的牙齿，用金属牙弓夹板进行固定，至少 4 周。

2. 如果无法进行手法复位，可考虑切开复位，采用前庭沟水平切口，复位后可采用金属牙弓夹板或微型接骨板固定。

（二）下颌骨骨折

下颌骨位居面下 1/3，位置突出，易受到打击致伤。下颌骨骨质坚实，但存在几个解剖薄弱区域，在直接或间接外力作用下，这些部位易发生骨折。

【诊断】

1. 临床表现

（1）急性症状和体征：骨折部位出现疼痛、肿胀、皮下瘀斑。

（2）牙龈撕裂和牙齿损伤：口内骨折线周围的牙龈撕裂和出血，可伴有牙齿松动、折断、移位等。

（3）骨折段移位以及异常动度：当骨折发生移位时，骨折段可出现异常动度，骨折部位可出现骨擦音。

（4）咬合紊乱：牙齿随着骨折段的移位而移位，出现咬合紊乱。

（5）功能障碍：主要表现为张口受限，其程度取决于骨折部位及损伤严重程度。

（6）面部畸形：以下颌偏斜畸形较为常见。

（7）感觉异常：骨折损伤下牙槽神经时，可引起下唇和颏部麻木。

2. 影像学检查　下颌曲面体层片可以全面显示下颌骨骨折情况，以及骨折区域牙齿损伤的情况。CT 轴位、冠状位结合三维重建影像可以更为准确地显示下颌骨骨折的细节，尤其是下颌骨髁突骨折。

【治疗】

下颌骨骨折的治疗目标是解剖复位骨折部，恢复正常的咬合。简单骨折可行闭合性复位和固定，比如牵引复位、颌间固定等。但对于移位比较明显的骨折，目前常规选择切开复位固定。

1. 下颌小型板系统固定下颌骨颏部、下颌体以及下颌角单发骨折　小型板固定为单层皮质骨固定，不会损伤下牙槽神经管，而且板易弯制成形，并按张应力轨迹放置。

2. 下颌骨骨折拉力螺钉固定　拉力螺钉固定是以最小的植入体获得最大的稳定性。临床主要用于下颌体斜断面骨折、颏部骨折、下颌角垂直断面骨折、髁颈下骨折和游离骨折块固定。

3. 发生于颏/颏旁及下颌体的广泛的粉碎性骨折　重建接骨板主要用于连接骨折区两侧的骨段，骨折区内的小骨片可以用小型或微型接骨板连接，也可以直接用螺钉固定。

4. 无牙殆下颌骨和发育期下颌骨骨折　移位明显的无牙殆下颌

骨骨折，如果患者全身情况允许，一般均应做切开复位内固定，应选择固位力较强的板钉系统进行固定。儿童的下颌骨骨折首先应考虑保守治疗。但是，对于移位明显的下颌骨骨折，还应考虑手术，做切开复位内固定，可选择使用可吸收板钉进行固定。

（三）下颌骨髁突骨折

下颌骨髁突参与构成颞下颌关节，是下颌骨结构薄弱部位之一，在遭受直接或间接外力打击后，可发生髁突骨折。

【分类】

1. 按骨折侧分为单侧骨折、双侧骨折。

2. 按骨折部位分为髁头骨折、髁颈骨折、髁基骨折。

3. 按移位骨折块与关节窝的相对位置分为移位性骨折、脱位性骨折。

【诊断】

1. 临床表现

（1）耳前区肿胀、疼痛：骨折髁突的外极常有压痛，并伴有骨擦音。部分髁突骨折可造成外耳道损伤出血。

（2）咬合紊乱：单侧髁突骨折者咬合向骨折侧偏斜，同侧后牙早接触；双侧髁突骨折者下颌后缩，双侧后牙早接触，前牙开𬌗。

（3）功能障碍：主要表现为张口受限，影响正常的进食和语言功能。

（4）面部畸形：可出现下颌偏斜及后缩畸形。

2. 影像学检查　平片可选择下颌曲面体层片联合下颌开口后前位片来诊断髁突骨折，但对髁突囊内骨折显示效果不佳。CT 轴位、冠状位结合三维重建影像可以明确髁突骨折的诊断。

【治疗】

1. 非手术治疗　咬合关系正常者下颌制动 1～2 周，同时配合理疗，并进行张口训练。存在错𬌗畸形的患者则须通过颌间牵引恢复咬合关系；之后开始张口训练，并配合关节区理疗。训练周期一般为 4～6 周，张口度应达到 40 mm。

2. 手术治疗　髁头骨折外髁向外上移位，髁颈和髁基骨折伴升支垂直高度明显降低或骨折成角明显，并继发错殆畸形和面部畸形者，应采用手术治疗。手术入路通常选择下颌下切口、下颌后切口、经腮腺切口或耳前切口，暴露骨折后解剖复位。

3. 儿童髁突骨折的治疗　儿童髁突骨折治疗的目的是促进髁突功能性改建，防止关节强直，避免颌骨发育畸形。大多数类型的儿童髁突骨折均可采取保守治疗。适当制动，7~10天后开始张口训练。乳牙期和替牙期儿童髁突骨折不要求严格复位咬合关系。经过严格张口训练，定期复查，儿童骨折的髁突均能很好地改建，不影响关节功能和下颌生长发育。

（四）上颌骨 Le Fort 类型骨折

上颌骨是面中份最大的骨骼，左右各一，在中央由骨缝相互连接。上颌骨与周围其他骨骼也以骨缝相连接，参与构成口腔、鼻腔和眼眶，故骨折常为复合型骨折。

【分类】

Le Fort 分型由 Rene Le Fort（1901 年）提出，共分 3 型。

Le Fort Ⅰ型骨折：即牙槽突基部水平骨折，骨折线经梨状孔下缘、牙槽突基部，绕颧牙槽嵴和上颌结节向后至翼突。

Le Fort Ⅱ型骨折：即上颌中央锥形骨折，骨折线从鼻根部向两侧，经泪骨、眶下缘、颧上颌缝，绕上颌骨外侧壁向后至翼突。

Le Fort Ⅲ型骨折：即高位水平骨折，骨折线经额鼻缝，横跨眼眶，再经额颧缝向后下至翼突，形成颅面分离。

【诊断】

1. 临床表现

（1）骨折移位和异常动度：一般向后下方移位，导致上颌骨下坠。合并矢状骨折时，两侧骨折段向外移位，牙弓增宽，腭部黏膜裂开，形成"创伤性腭裂"。临床检查可发现上颌骨整体动度异常。

（2）咬合紊乱：典型的表现是后牙早接触，前牙开殆或反殆；如果上颌骨向侧方整体移位，则出现偏殆畸形；如果上颌骨矢状骨折，一侧骨折段下垂，则出现下垂侧牙齿早接触，对侧牙齿开殆。

（3）功能障碍：可出现语言障碍、吞咽困难以及咀嚼障碍，咀嚼障碍主要表现为咬合无力。当上颌骨整体骨折向后下移位明显时，可造成呼吸困难甚至窒息。

（4）面部畸形：低位骨折面部畸形可不明显；高位骨折常表现为面中部凹陷，呈"盘状脸"外形。

（5）眼部症状和体征：高位锥形或水平骨折常波及眼眶骨性结构，出现眶周肿胀、青紫，有瘀斑，结膜下出血，呈现典型的眼镜征。骨折波及眼眶眶壁时，可造成眼球移位、复视。损伤眶下神经时出现眶下区及上唇麻木。

2. 影像学检查　可选择华氏位片和头颅侧位片等平片来进行诊断，缺点是影像重叠，无法看清骨折的细节。轴位、冠状位和矢状位 CT 扫描可显示上颌窦各壁骨折情况，上颌窦是否有积液，骨性眼眶以及眶内容物损伤情况。对于严重的面中部创伤或上颌骨移位，三维 CT 可以明确骨折的严重程度和范围。

【治疗】

1. 低位（Le Fort Ⅰ 型）骨折的治疗　无明显移位和错𬌗畸形的上颌骨骨折可采用颌间牵引复位。移位明显的上颌骨骨折需切开复位，并恢复咬合关系，在双侧颧牙槽嵴和梨状孔边缘用接骨板进行固定。

2. 高位（Le Fort Ⅱ、Ⅲ 型）骨折的治疗　经冠状切口、口内切口和面部小切口联合入路暴露骨折部，并进行固定；在固定骨折之前，应恢复正常的咬合关系。如伴发眶壁骨折，需通过睑缘下或睑结膜切口复位眶内容物，修补眶壁。

3. 上颌矢状骨折的治疗：重点是恢复上颌骨牙弓的宽度以及咬合关系。

4. 陈旧性上颌骨骨折的治疗：通常需根据模型外科设计和咬合导板进行 Le Fort Ⅰ 型截骨复位。如果存在矢状骨折并有牙弓增宽，需在 Le Fort Ⅰ 型截骨的基础上进一步分块截骨，缩窄牙弓，恢复咬合。

（五）颧骨及颧弓骨折

根据骨折的部位，可有单纯颧骨骨折、单纯颧弓骨折；如果颧骨、颧弓同时发生骨折，称为颧骨复合体骨折。颧骨骨折常与上颌骨骨折联合发生，称为颧上颌复合体骨折。颧骨参与眶外下壁构成，骨折常波及骨性眼眶和眶内容物，称为颧眶复合体骨折。

【诊断】

1.　临床表现

（1）面部畸形：颧骨体受外力作用后，通常向后内移位，造成面部塌陷畸形。少数情况下，骨折后向外移位，出现面侧方增宽。

（2）张口受限：颧骨移位后压迫颞肌，阻碍喙突运动，可导致张口疼痛和张口受限。

（3）眼眶症状和体征：骨折早期，眶周青紫、肿胀，眼睑和结膜下出血。眶壁骨折还可出现眼球内陷畸形和复视。

（4）眶下神经损伤症状：可造成眶下神经支配区域感觉异常。

2.　影像学检查　华氏位是平片中单独评价颧骨复合体骨折较理想的片位。单纯颧弓骨折可以通过颧弓轴位或改良颅底位进行检查。CT 是颧骨骨折影像学检查的金标准。轴位和冠状位 CT 影像可以显示颧骨各骨缝移位骨折情况，并可显示眶壁骨折以及眼眶软组织损伤的情况。

【治疗】

1.　颧弓骨折的治疗　若颧弓骨折无移位，则无须特别治疗；若骨折移位造成面部畸形和张口受限，则应尽早手术复位。常用的复位方法有以下几种：经皮单齿钩复位法、经喙突外侧复位法、经颞部切开复位法。术后即刻拍片检查复位效果。颧弓一旦恢复其自然拱形结构，自身具有良好的稳定性，无须特别固定。但术后应予以保护，避免受力，避免过早大张口。

2.　颧骨骨折的治疗　颧骨骨折移位继发面部畸形、张口受限和眼球内陷时，需行切开复位。手术一般采用口内上颌龈颊沟切口和面部小切口入路，面部小切口一般包括眉弓外、下睑缘下或睑结膜切口。骨折复位要在骨折断面充分暴露，骨折块充分松解的情况下，进行多点复位，最终根据骨折移位类型用接骨板进行坚固内固定。如果颧弓后段没有骨折，一般在颧牙槽嵴、额颧缝和眶下缘这

3 个部位选择 1 个或多个部位进行固定。如果同时存在颧弓骨折移位，且为多段或粉碎骨折时，必须进行颧弓骨折的复位和固定。颧骨骨折复位固定后，要根据 CT 提示进一步探查眶底。

3. 颧骨陈旧性骨折的治疗

（1）截骨矫治术：适用于颧骨体完整、骨折移位后发生错位愈合，并继发面侧畸形的陈旧性骨折。以往，对该类型骨折医生往往凭经验进行截骨，然后移动骨折块来矫治畸形，带有很大的不确定性。现在，通过术前设计，在计算机上模拟手术，术中采用计算机导航技术精确引导骨折复位，大大改善了骨折畸形矫治的手术效果。

（2）植骨矫治术：适用于颧骨体粉碎、外形轮廓破坏、面颊部塌陷，但没有明显功能障碍的陈旧性骨折。手术主要通过在塌陷区植骨或植入人工材料进行外形重建。同样，在计算机导航技术的辅助下，手术效果稳定可靠。

（六）鼻眶筛骨折

鼻眶筛骨折不同于鼻骨骨折，是指联合发生于鼻、筛窦、内眶区的骨折。鼻眶筛骨折可以单独发生，也可以伴发颅面其他骨折。

【分类】

Markowitz（1991 年）将鼻眶筛骨折分为 3 型。

Ⅰ型：中央骨段整块骨折，内眦韧带未剥离。治疗以骨折复位为主。

Ⅱ型：中央骨段部分粉碎、移位，但内眦韧带未从骨面上剥离。骨折经复位后可以用接骨板固定。

Ⅲ型：中央骨段粉碎性骨折，内眦韧带从骨面剥离。中央骨段需要植骨重建，内眦韧带需要重新附着。

【诊断】

1. 临床表现　骨折急性期表现有鼻出血，鼻背和眶周瘀斑，眶周和结膜下出血。肿胀消退后，可出现内眦距增宽、内眦角圆钝、鼻梁塌陷、鼻尖上翘等畸形。当伴发颅底骨折时，可发生颅腔积气、脑脊液漏。部分患者出现不同程度的嗅觉丧失、眼球内陷、眼运动障碍及复视。远期还可能出现泪道系统阻塞的症状。

内眦韧带是否松脱可以通过"眼睑牵拉试验"检查。如果内眦韧带失去弓弦样绷紧的感觉，说明内眦韧带松脱。

2. 影像学检查　X线平片例如华氏位、鼻骨正侧位片等用于观察鼻眶筛骨折虽能提供一些信息，但远不够细微和全面。CT轴位、冠状位、矢状位等二维图像结合三维重建图像可以明确鼻眶筛骨折诊断，并显示眼眶、筛窦、额窦等部位骨折的细节。

【治疗】

在颅脑伤情得到控制后，应尽早手术。

1. 中央骨段的复位与固定　通过复位骨折片、修补骨缺损和坚固内固定完成中央骨段的重建。

2. 眶壁缺损的重建　通过睑缘下切口或结膜内切口和（或）内眦弧形切口，暴露眶内壁和（或）眶下壁骨折，采用自体骨或人工材料进行眶壁重建。

3. 内眦韧带悬吊　将内眦韧带悬吊固定在泪后嵴后上方的骨面上。

4. 外鼻骨性支架重建　大部分鼻眶筛骨折需要植骨重建鼻骨性支架。一期植骨重建可以有效地减少软组织瘢痕化所继发的畸形。

5. 额窦骨折的处理　根据额窦骨折的具体情况选择单纯骨折复位固定、额窦填塞、额窦颅腔化等手术。但应尽可能保存额窦引流系统的通畅以及额窦的生理功能，同时要防止出现颅内感染以及远期额窦炎症性病变。

（七）眼眶骨折

眼眶或眶周骨遭受外力打击后可发生眼眶骨折。眼眶骨折是常见的颅颌面损伤类型之一，可单独发生，也可与颅面其他骨折联合发生。

【分类】

单纯性眼眶骨折：眶缘完整，仅眶壁发生骨折。

非单纯性眼眶骨折：眶缘、眶壁联合骨折，多为颧骨复合体、鼻眶筛以及额骨骨折所合并的眼眶骨折。

【诊断】

眼眶骨折除了要检查明确是否存在眼眶骨折所造成的功能和外

观缺陷外，还应进行基本的眼科检查，包括视力、眼球运动、瞳孔反射、视野和眼底检查等。

1. 临床表现

（1）骨折急性期表现：可有眶内出血、眶周水肿、眶周瘀斑、结膜下出血以及皮下气肿等。

（2）眼球内陷畸形：骨折常造成眶腔扩大，出现眼球向下和向后移位。早期可能不明显或表现为眼球突出，等 5～7 天后肿胀消退，眼球内陷即可表现出来。

（3）眼球运动障碍：可由眼外肌移位牵拉或嵌顿，或者运动神经损伤所致。

（4）复视：眼球内陷、眼外肌损伤和眼运动神经损伤均可产生复视。

（5）视力障碍：早期多因角膜外伤、眼球穿透伤、视神经管骨折、视神经挫伤或视网膜病变等引起。后期可由青光眼、角膜白斑、白内障及视神经萎缩引起。

（6）眶周麻木：多因眶下神经或眶上神经损伤所致。

2. 影像学检查　轴位、冠状位、矢状位和三维重建 CT 图像相结合，可以明确眶缘和眶壁骨折以及软组织损伤的具体情况，选择手术适应证，指导制定手术方案。MRI 可以用来评估眼眶创伤中软组织损伤的情况。

【治疗】

如果临床检查和 CT 检查发现存在导致眼球内陷及复视的危险因素，应尽早手术。

在骨折早期可能会出现创伤性复视，如果 CT 检查未发现软组织及眼外肌嵌顿，眼外肌牵拉试验阴性，则无须特别处理。如果复视症状明显，眼球运动受限，眼外肌牵拉试验阳性，CT 检查发现眼外肌及其周围组织嵌顿，则需要及时进行手术治疗。

单纯眶底或眶内壁骨折时，分别经睑缘下切口或睑结膜切口和内眦旁切口入路，仔细探查眶壁骨折区域，将嵌顿于上颌窦和筛窦内的眶内容物还纳，然后充分暴露眶壁缺损区边缘，特别是后界，用自体骨或骨代用品衬垫修补。

（八）全面部骨折

凡同时累及面中、下 1/3 或面上、中、下 1/3 的骨折，致使面部三维支架发生改变者，都可以认为是全面部骨折。全面部骨折破坏范围广，解剖标志丧失多，手术困难，术后常伴发面部畸形和功能障碍。

【诊断】

全面部骨折伤情往往较为严重。患者生命体征稳定后，除了仔细检查明确颌面部伤情之外，还应关注全身损伤的情况，尤其是颅脑损伤情况。如果怀疑存在其他器官损伤，应及时请相关科室医生会诊。

1. 临床表现

（1）严重的面部畸形：由于伤情严重，涉及面部多个区域，可出现严重的面部畸形。典型表现为面部增宽、前突度变小、面中部凹陷，形成所谓的"盘状面"畸形。

（2）功能障碍：常表现为严重的咬合紊乱。常可见上下颌牙弓断裂增宽，还常伴有牙龈撕裂、牙折以及牙齿脱位缺失，导致咬合恢复很困难。还可存在鼻、眼等器官的功能障碍。

（3）颅脑损伤：常合并有明显的颅脑损伤表现，如昏迷、颅内血肿、脑挫裂伤以及脑脊液鼻漏等。

2. 影像学检查　平片对全面部复杂骨折诊断意义不大。通过观察不同 CT 层面和三维重建影像，不但可以明确骨折的细节，还可以从整体上把握骨折的特点。CT 检查还可以辅助外科医生制定手术方案，确定具体的骨折复位顺序。

【治疗】

全面部骨折首选手术治疗。由于全面部骨折涉及面部多骨，骨折复位存在复位顺序的问题。临床上有两种经典的复位顺序："从下到上"或"从上到下"。但是，任何一种复位顺序都不可能适合所有骨折情况，也不可能在任何情况下都能获得最佳手术效果。总体来说，骨折的复位顺序应该遵循"从已知到未知"这一原则。口腔颌面创伤外科医生必须熟知这两种治疗程序，并能应用相对可靠的标志来引导复位，以期获得最佳的手术效果。

面部畸形多由局部骨折复位不良引起，尤其是颧骨复合体骨折、鼻眶筛骨折以及眶部的骨折，对面型影响较大，它们的精确复位是面部整复的关键，也是颌面整复中的重点和难点。另外，软组织的复位、严格的分层对位缝合也是软组织正确复位的必要保证。全面部骨折的治疗是一个系统工程，需要颌面外科、眼科、耳鼻喉科、口腔正畸科、口腔种植科、口腔修复科等多科室专业医师相互协作，才能获得相对满意的治疗效果。

四、口腔颌面部特异性损伤

（一）口腔颌面部火器伤

火器伤是指火药燃烧、炸药爆炸将弹丸、弹片和弹珠等向外高速抛射，击中机体所造成的损伤。颌面部暴露下，无论是战时还是平时，火器伤的发生率均较高。

【诊断】

1. 火器伤一般伤势严重，多为软组织开放性、软硬组织并发性、颌面结构多发性损伤。

2. 由爆炸所致的软组织损伤，创缘不规则，常有组织缺损及坏死。由枪弹所致的损伤可有贯通伤、盲管伤（非贯通伤）、切线伤和反跳伤。此类损伤往往产生严重的软组织水肿。

3. 创口内多有碎骨片、牙片、弹片及其他异物。骨组织多为粉碎性骨折或骨缺损。

4. 火器伤常常波及功能器官和重要解剖结构，如舌、涎腺、面神经等，伴发相应的功能障碍。

5. 由于广泛性水肿、血肿、组织移位等，患者常可发生呼吸困难或窒息。

【治疗】

1. 在急救现场应保持患者呼吸道通畅，防止骨折的上颌骨及软腭下坠，紧急时行环甲膜穿刺或切开；同时要积极止血，患者安全后将其送至医院进行治疗。送至医院后，必要时行气管切开，快速输血、输液，纠正休克。

2. X线检查定位异物并检查骨折。在伤势允许的情况下，摘除异物，修复骨折。可与清创术同时进行。

3. 严格清创，彻底止血并处理血管伤，对深部损伤或盲管伤应放置引流。同时，应注意面神经、腮腺及导管的处理。对于伤口内的游离骨片和异物，均应清除。若骨缺损过大，应根据局部和全身情况考虑同期或二期进行植骨治疗。

4. 使用大剂量有效抗菌药物抗感染。常规注射破伤风抗毒素。

5. 全身支持疗法，补充营养，加强护理，同时应预防吸入性肺炎、继发性出血、火器伤骨髓炎等并发症。

（二）口腔颌面部烧伤

颌面部烧伤是指由高温或其他急性照射造成的皮肤或其他组织器官的损伤，可分为热力烧伤、化学烧伤、电烧伤和放射性烧伤。

【诊断】

1. 临床烧伤分度

Ⅰ度：皮肤充血、水肿、触摸疼痛，损伤局限于表皮层。

Ⅱ度：皮肤水疱，内有透明或混浊的渗出物，伴剧烈疼痛，损伤可达真皮乳头层以下。

Ⅲ度：又称焦痂性烧伤，表皮、真皮和皮肤附属器全部损伤。

Ⅳ度：烧伤深达筋膜、肌肉和骨骼。

2. 颌面部大面积烧伤时，各部位烧伤程度不同，一般以面部突出部位较重。且伤后 6 小时肿胀明显，24～36 小时达到高峰。

3. 火焰烧伤时，应注意呼吸道及口咽深部是否合并烧伤，此时应注意呼吸情况，尤其是儿童。

4. 化学烧伤时，可出现组织肿胀、破溃、糜烂，在一定情况下呈进行性发展。

【治疗】

1. 镇静、止痛、预防休克、抗感染并及时处理创面是治疗总原则。遇有呼吸道烧伤并有呼吸困难时，需做气管切开。

2. 局部处理

（1）浅表烧伤可用温和肥皂水清洗后，局部涂擦外用药，无须覆盖。

（2）Ⅱ度烧伤用肥皂水或苯扎溴铵（新洁尔灭）及生理盐水冲洗伤口；小水疱无须特殊处理，大水疱可用消毒针头刺破，放出液体，表面覆盖抗生素油膏或油纱，局部加压包扎；如水疱化脓，可将整个剥脱上皮剪除，用抗生素液冲洗伤口，创面上涂治疗烧伤的外用药膏，创面可暴露。处理过程中应注意保护眼睛。Ⅲ度烧伤需待结痂后行切痂植皮。

（3）化学烧伤一般有两类：一类使组织凝固造成干性坏死，致伤因素多为酸性物质；另一类使蛋白质溶解造成湿性坏死，致伤因素多为碱性物质。首先用大量的流水冲洗，而后选用适当液体中和损伤表面的化学物质。酸性烧伤用 1% ~ 2% 碳酸氢钠冲洗，碱性烧伤用 1% ~ 2% 醋酸、柠檬酸冲洗。

（三）口腔颌面部异物

临床多见于枪弹伤、爆炸伤、工作伤等，也见于其他一些意外致伤。

【诊断】

1. 表浅异物　多为微小异物（如煤渣）嵌入皮肤、皮下，造成异物滞留。

2. 深部异物　异物以金属多见，也有其他物质。可产生局部发胀、隐痛、感染或排异反应形成窦道。较大的异物可造成局部功能障碍，如张口受限等。

【治疗】

1. 表浅异物应在局部麻醉下仔细剔除，耗时较长。异物微小、过密而集中者可采用磨削术清除。

2. 深部异物较大且定位明确者，原则上均应切开取出。深部金属异物可采用 X 线或计算机导航辅助定位。对于某些异物未诱发排异反应和其他不适，且手术存在困难，有可能损伤重要器官和神经、大血管者，尤其是陈旧性异物，也可不取，但应定期随访。

（安金刚）

第三节 口腔颌面部肿瘤及瘤样病变

一、口腔颌面部囊肿

（一）皮脂腺囊肿

为皮脂腺排泄管阻塞而形成的潴留性囊肿。

【诊断与鉴别诊断】

1. 常见于面部。囊肿顶部与皮肤粘连，中央有一小色素点。此点可作为与皮样、表皮样囊肿鉴别的主要依据。

2. 内容物呈乳白色粉粒状或油脂状。

3. 可继发感染，少数可恶变为皮脂腺癌。

【治疗】

手术摘除。注意切除与囊肿粘连的皮肤。

（二）皮样、表皮样囊肿

为胚胎发育时期遗留于组织中的上皮细胞发展而形成的囊肿。表皮样囊肿还可因损伤或手术植入上皮细胞而形成。皮样囊肿囊内可含毛发、牙齿等。表皮样囊肿不含皮肤附件。

【诊断与鉴别诊断】

1. 多见于儿童及青年，好发于口底部，生长缓慢。

2. 触诊有面团样感觉，与四周无粘连，呈圆形。

3. 穿刺可抽出乳白色豆渣样物。

4. 根据囊肿发生部位与甲状舌管囊肿、鳃裂囊肿、口外型舌下腺囊肿等鉴别。

【治疗】

手术摘除。

（三）甲状舌管囊肿（瘘）

为胚胎时甲状舌管退化不全的残留上皮发育而来的先天性囊肿。

【诊断与鉴别诊断】

1. 多见于1~10岁儿童。

2. 可发生于颈正中线自舌盲孔至胸骨切迹的任何部位，但以舌骨上下最为常见。

3. 生长缓慢，圆形，质软，无粘连。位于舌骨以下者可随吞咽及伸舌动作而移动。

4. 可反复继发感染破溃，或因误诊为脓肿切开引流后形成甲状舌管瘘。

5. 穿刺可抽出透明或微混浊的黄色液体。

6. 对甲状舌管瘘行碘油造影可显示瘘管的方向。

7. 注意与舌异位甲状腺鉴别。后者常位于舌根部，呈瘤状突起，表面呈紫蓝色，质地柔软。患者有典型的"含橄榄"语音，年龄较大时有不同程度的吞咽及呼吸困难。核素 ^{131}I 扫描可见有核素浓集。

【治疗】

手术行囊肿摘除术与瘘管切除术。

（四）鳃裂囊肿（瘘）

为胚胎鳃裂残余组织所形成的囊肿。

【诊断与鉴别诊断】

1. 好发年龄为 20～50 岁。

2. 囊肿位于颈部侧方。发生于下颌角水平以上及腮腺区者，常为第一鳃裂来源；发生于颈中上部者，多为第二鳃裂来源；发生在颈下部者，多为第三、四鳃裂来源。其中以第二鳃裂来源者最多见，多位于舌骨水平，胸锁乳突肌上 1/3 前缘附近。

3. 囊肿质地柔软，有波动感。无搏动感为与颈动脉体瘤鉴别的要点。

4. 穿刺可抽出黄绿色或棕色的清亮液体，含或不含胆固醇结晶。

5. 囊肿穿破后可长期不愈，形成鳃裂瘘；也有先天未闭合者，称为原发性鳃裂瘘。鳃裂瘘可同时有内外两个瘘口。第一鳃裂内瘘口在外耳道，第二鳃裂内瘘口通向咽侧扁桃体窝，第三、四鳃裂内瘘口则通向梨状窝或食管上段。碘油造影可明确瘘管走向及开口部位。

6. 鳃裂囊肿要与腮腺囊肿（囊液有淀粉酶）、囊性水瘤（囊液为淋巴液）、甲状腺转移癌（可抽出棕色液）等鉴别。

【治疗】

手术摘除囊肿或切除瘘管。

（五）牙源性颌骨囊肿

由成牙组织或牙演变而来，临床上分为根端囊肿、含牙囊肿和角化囊肿。

【诊断与鉴别诊断】

1. 颌骨内有一含液体的囊性肿物，逐渐增大可使颌骨膨隆造成面部畸形。骨质受压变薄时，触诊有乒乓球样感。

2. 根端囊肿系因龋坏致根尖肉芽肿演变而形成，囊肿部有失活牙齿（牙已拔除者称为残余囊肿）。

3. 牙冠和牙根形成之后，在缩余釉上皮和牙冠面之间出现液体渗出而形成的囊肿称为含牙囊肿，有缺牙表现。

4. 角化囊肿源于原始的牙胚或牙板残余。

5. 穿刺可见草黄色液体，内含胆固醇结晶，但角化囊肿内容物为乳白色角化物或皮脂样物质。

6. 多发性角化囊肿如伴有皮肤基底细胞痣（癌）、肋骨畸形、大脑镰钙化，可诊断为痣样基底细胞癌综合征。

7. X线片见圆形或卵圆形透光阴影（可为单房或多房）。根尖囊肿为单房阴影，根尖在囊腔内；含牙囊肿为单房或多房阴影，含牙，牙冠在囊腔内；角化囊肿为单房或多房阴影，一般不含牙，常表现为沿颌骨长轴呈轴向生长。

8. 应特别注意与成釉细胞瘤等牙源性肿瘤鉴别。

【治疗】

1. 手术摘除囊肿。囊腔内的牙根据具体情况拔除或行根管治疗。

2. 角化囊肿易复发、可恶变，手术不应过于保守。骨腔可用苯酚（石炭酸）烧灼或冷冻处理。

（六）面裂囊肿

源于胚胎期面突融合处的上皮残余。

【诊断与鉴别诊断】

1. 多见于儿童及青少年。

2. 球上颌窦囊肿发生于上颌侧切牙与尖牙之间；鼻腭囊肿位于切牙管内或附近；正中囊肿位于切牙管之后、腭中线的任何部位；鼻唇囊肿位于鼻底和鼻前庭内，在骨质表面。

3. 除鼻唇囊肿外，临床症状与牙源性颌骨囊肿大致相似。不同胚裂部位的囊肿可出现相应的局部症状。

4. 依据特定的部位及与牙齿的关系与牙源性颌骨囊肿鉴别。

【治疗】

手术摘除。术式与牙源性颌骨囊肿相同，一般从口内入路进行手术。

（七）单纯性囊肿

主要为损伤因素引起骨髓内出血、机化、渗出而形成，与牙组织本身无关，也称损伤性骨囊肿、孤立性骨囊肿和出血性骨囊肿。

【诊断与鉴别诊断】

1. 有损伤史。多发生于青壮年。以下颌前牙部位较为好发。

2. 牙数目正常，无移位，病变部位牙可无活力。

3. X线片见囊肿边缘不如牙源性颌骨囊肿清楚，无明显白色骨质反应线。

4. 穿刺可能无内容物或为含少量红细胞、白细胞和类组织细胞的血色或草绿色液体。

【治疗】

手术探查，明确诊断，冲洗病变囊腔。

二、口腔颌面部良性肿瘤及瘤样病变

（一）色素痣

色素痣来源于表皮基底层能产生黑色素的色素细胞。组织学上分3型：交界痣、皮内痣和复合痣。其临床重要性在于有些可发生恶变，应予识别。

【诊断与鉴别诊断】

1. 交界痣为扁平、棕黑或蓝黑的色素斑，边界清楚或模糊，体积较小，表面光滑无毛。当交界痣出现明显增大、色变深黑、痛、痒、出血、破溃、周边有卫星状黑色素小结时，应考虑恶变。

2. 毛痣、雀斑样痣一般为皮内痣，很少恶变。

3. 复合痣因含有多种组织而得名，如皮脂腺痣、纤维痣、脂肪痣、乳头瘤样痣等。儿童期痣大多属此类型，少数见于成人。大部分病变微突出于皮肤，少数呈乳头瘤样改变，一般无毛发。

4. 口腔黏膜内的痣甚少，而以黑色素斑为多。如为黑色素痣，则以交界痣及复合痣多见。

【治疗】

1. 影响面容或疑有恶变时，应手术切除。

2. 手术应在痣边界以外的正常皮肤上做切口。

（二）乳头状瘤

系上皮性肿瘤，可能恶变。

【诊断与鉴别诊断】

1. 可发生于皮肤或黏膜，呈乳头状突起，有蒂或无蒂。

2. 可在白斑基础上发生。

3. 发生于皮肤者，应与痣、疣鉴别，必要时应行活组织检查。

4. 伴有溃破、出血、疼痛。基底浸润时应考虑恶变。

【治疗】

手术切除。基底部应有足够的切除范围。

（三）牙龈瘤

来源于牙周膜及颌骨牙槽突的结缔组织。一般认为是机械刺激及慢性炎症所致的增生物，无肿瘤特有的结构，但有肿瘤的外形及生物学行为，切除后易复发。根据病理组织结构不同，可分为纤维性、血管（肉芽肿）性及巨细胞性3种。

【诊断与鉴别诊断】

1. 女性多见，多发生于青年及中年人。

2. 多位于牙龈乳头部，有蒂或无蒂，唇颊侧较舌腭侧多见。牙有时可松动或被压移位。

3. 局部可有残根、牙石、不良修复体等刺激因素存在。妇女怀孕期间容易发生。

4. 纤维性、巨细胞性、血管性牙龈瘤依次因血管分布的多寡而表现为苍白色、粉红色、紫红色。

5. X线检查可见骨吸收及牙周膜增宽阴影。

6. 注意与牙龈癌区别。

【治疗】

手术切除，并去除慢性刺激因素。

（四）纤维瘤

来源于纤维结缔组织，以纤维组织为主，伴以少量结缔组织、细胞及血管。若肿瘤主要由结缔组织、成纤维细胞及胶原纤维组成，且血管丰富，其实际上为低度恶性的纤维肉瘤。

【诊断与鉴别诊断】

1. 发生在面部皮下的纤维瘤为无痛性肿块，质地较硬，大小不等，表面光滑，边缘清楚，可移动。

2. 口内好发于牙槽突、颊、腭等部位。肿瘤较小，呈圆形突起，有蒂或无蒂，表面覆正常黏膜。发生在牙槽突者，牙可移位。

3. 易复发，可能恶变。生物学行为较身体其他部位的纤维瘤差。

【治疗】

手术切除。对于牙槽突的纤维瘤，需拔除有关的牙并刮除受侵犯的骨膜。术中有必要做冰冻切片，以排除恶变可能。

（五）脂肪瘤

来源于脂肪组织。

【诊断与鉴别诊断】

1. 好发于多脂肪区，如颊部、颈部、颏部、口底等。

2. 边界不清楚，触诊柔软，可呈分叶状，似有波动感。

3. 穿刺无液体，可与囊肿、血管瘤等鉴别。

【治疗】

手术切除。

（六）神经纤维瘤

来源于神经内膜、神经束膜、神经外膜及神经鞘细胞。颌面部单发者少见，多发者称为神经纤维瘤病，或称芮克林病（von Recklinghausen disease）。口腔颌面部神经纤维瘤常发生于第五或第七脑神经。

【诊断与鉴别诊断】

1. 多见于青年人，生长缓慢。

2. 颜面部神经纤维瘤的主要特征是表面皮肤有大小不一、不隆起的棕色斑，也称咖啡牛奶斑。

3. 皮肤内有质地较硬的多发性瘤结节，可沿皮下神经分布，呈念珠状或丛状。如来自感觉神经，可有明显触痛。

4. 结缔组织可呈异样增生，导致皮肤松弛下垂，造成颜面畸形、功能障碍。

5. 肿瘤质地柔软，但无压缩感。

6. 颌骨受侵时，可引起颌骨发育畸形。

7. 神经纤维瘤病为全身显性遗传疾病。病变可累及皮肤、周围神经、中枢神经、骨骼、肌肉及内分泌器官。约 10% 可发生恶变。

8. 皮肤上的咖啡色或棕色斑块直径大于 1.5 cm，有 5 个以上时即可确定为神经纤维瘤病。

【治疗】

1. 手术切除。

2. 小而局限的肿瘤可一次完全切除；巨大神经纤维瘤可做部分切除，以纠正畸形，改善功能。

3. 巨大病变一次切除时，要有充分准备。因病变弥漫、无清楚边界且组织脆、血运丰富，术中极易出血，需充分备血，必要时行低温麻醉。

（七）神经鞘瘤

也称施万瘤，来源于神经鞘膜。头颈部神经鞘瘤主要发生于脑神经，其次是周围神经，交感神经最少见。

【诊断与鉴别诊断】

1. 多见于中年人。

2. 肿瘤呈圆形或卵圆形，周界清楚，质韧。

3. 来自感觉神经者，常有压痛或放射样痛；来自颈交感神经者，可以出现颈交感神经综合征（Horner 综合征）；来自迷走神经者，可出现声嘶等症状。

4. 肿瘤越大越易出现黏液性变，此时瘤体柔软如囊肿，穿刺可抽出血样液体，但经久不凝，此点可与血管瘤鉴别。

5. 肿瘤可沿神经向侧方移动，但不易沿长轴上下活动。

6. 位于颈动脉三角区的肿瘤可将颈动脉向外侧推移，触诊有搏动，应与颈动脉体瘤区别。B 超、颈动脉造影及 MRI 检查有助于二者的鉴别。

7. 位于腮腺区的肿瘤易诊为混合瘤。术中发现肿块与面神经不能分离时，应考虑此瘤，不可轻易切除面神经。

【治疗】

手术切除，术式应根据肿瘤部位及大小而定。若为周围神经来源，可将肿瘤完整切除；若肿瘤发生于重要神经干，应沿纵轴细心分离，不要贸然切断神经，招致后遗症。

（八）婴儿黑色素神经外胚瘤

主要发生在婴儿的颌骨中，尤其好发于半岁以内的婴儿，是一种较少见的良性神经源性肿瘤。目前，多数学者认为此瘤来自神经嵴细胞。

【诊断与鉴别诊断】

1. 好发于 1 岁以内的婴儿，绝大多数发生在上颌骨前部，无性别差异。

2. 肿瘤外观呈球形或分叶状，质硬，呈棕黑色或黑色。牙可受累而移位或松动。

3. 肿瘤局部呈浸润性生长，破坏周围骨组织。X 线片中见局部呈现边界模糊而不规则的透光区，有的肿瘤内可见正在发育的牙齿。

4. 尿中香草扁桃酸含量可升高。

【治疗】

本瘤呈局部浸润生长，生长速度较快，故应做连同受累牙胚的整块颌骨截骨术。

（九）牙瘤

牙瘤是颌骨内较少见的牙源性肿瘤，在牙胚发育到牙本质和釉质形成的阶段时发生。根据组织排列不同，可分为混合性牙瘤和组合性牙瘤两类。二者临床表现基本相同。

【诊断与鉴别诊断】

1. 多发生于青年人，女性多于男性，男女之比为 1∶2。

2. 生长缓慢，有自限性，患者一般无自觉症状，可发生于上下颌骨。疾病区可有乳牙滞留或缺牙现象。

3. 肿瘤生长可引起骨质膨隆，或压迫神经产生疼痛、麻木等症状；如穿破黏骨膜，可发生继发感染。

4. X 线片可见骨膨胀，内有许多大小和形态不同的牙样结构（组合性牙瘤），或透射度似牙组织的一团影像（混合性牙瘤），在此影像与正常骨组织之间可见一条清晰的阴影包绕，系牙瘤的包膜。

【治疗】

手术摘除。

（十）根尖周牙骨质结构不良

多数认为其来源于牙根尖的牙骨质。

【诊断与鉴别诊断】

1. 多发生在中年女性的下颌切牙区。

2. 常累及几个牙齿，每一个根尖周病变都是自限性的，罕见直径超过 1 cm 者。

3. 早期病变在 X 线片上可表现为牙根尖区有一团球形透光区，与根尖肉芽肿的阴影近似，但受累牙有活力。随病变发展，阴影的中央区可见不透光的致密小团块，但其边缘仍为透光区。

【治疗】

本病不是真性肿瘤，临床无症状者可不予处理；如果牙齿发生病变，则可随牙齿挖除。

（十一）多发性牙骨质瘤

又称巨大牙骨质瘤、家族性多发性牙骨质瘤。

【诊断与鉴别诊断】

1. 常有家族史和常染色体显性遗传的特征。

2. 多见于中年女性。

3. 病损多发，对称分布，上下颌均可发生。

4. 生长缓慢，患者无自觉症状。

5. X线片见致密的不透光团块，边缘无透光带。

【治疗】

有局部症状或感染者可在口内做切口切除。

（十二）成釉细胞瘤

为最常见的一种颌骨牙源性肿瘤，有 3 种组织来源：①牙板和成釉器的残余上皮及牙周组织中的上皮剩余；②含牙囊肿和角化囊肿的衬里上皮；③口腔黏膜上皮基底层。

【诊断与鉴别诊断】

1. 好发于青壮年，男女性无明显差异。

2. 80%~90% 发生于下颌骨，约 10% 发生于上颌骨。

3. 颌骨呈膨胀性缓慢生长。患者早期无自觉症状，以后可造成面部畸形，牙可松动移位，咬合关系紊乱；晚期肿瘤可侵入周围软组织，可引起病理性骨折。

4. 颌骨 X 线片多可见多房阴影，边缘呈切迹状，各房大小不等，可含牙或不含牙；牙根侵蚀，呈锯齿状或截根状吸收。少数可为单房阴影。

5. 穿刺可抽出棕色液体。吸出液生化免疫检测显示，总蛋白含量大于 4.8%，免疫球蛋白 IgG 大于 150 mg/10 ml。角化囊肿吸出液小于上述指标。该生化检测不能区别非角化囊肿和成釉细胞瘤。

6. 位于软组织的成釉细胞瘤多发生于下颌磨牙区，无骨质破坏。

7. 肿瘤无包膜，剖面见有囊性和实性两种结构。

8. 内镜检查见囊壁凹凸不平，而颌骨囊肿的囊壁光滑。

9. 注意与牙源性钙化囊肿和牙源性钙化上皮瘤鉴别。

【治疗】

手术治疗，切缘应位于正常组织，距离肿瘤边缘 0.5 cm 以上。能保留下颌骨下缘者可行方块切除术；下颌骨无足够边缘者，应行下颌骨部分切除术。软组织成釉细胞瘤行局部切除术即可。

（十三）成釉细胞纤维瘤

为真性牙源性混合性肿瘤，由牙源性上皮和间叶成分组成，但没有釉质和牙本质形成。本瘤很少见。

【诊断与鉴别诊断】

1. 多见于青少年。

2. 好发于下颌骨后份，往往伴有牙齿阻生。

3. 生长缓慢，患者一般无症状。

4. X 线片显示单房或多房阴影，骨皮质膨隆，可有埋伏牙。

5. 无特殊特征，确诊需病理检查。

【治疗】

手术治疗。手术原则同成釉细胞瘤。

（十四）牙源性钙化上皮瘤

又称 Pindborg 瘤，起源于成釉器的中间层细胞。

【诊断与鉴别诊断】

1. 多发生于 40 岁左右的青壮年，无性别差异。

2. 2/3 发生于下颌骨，其中又以磨牙区多见；骨外发生者以前牙区居多。

3. 患者无自觉症状，仅见颌骨逐渐膨隆，导致面部畸形。

4. X 线片显示单房或多房阴影，其中散在不规则钙化团块。这些团块位于未萌出牙的牙冠周围。约 1/2 的病例含有未萌出牙或埋伏牙，易与含牙囊肿或成釉细胞瘤混淆。

【治疗】

手术治疗。手术原则同成釉细胞瘤。

（十五）牙源性钙化囊肿

病变具有囊肿的某些特点，同时又具有实性新生物的特点，由发育中的牙齿或埋伏牙的缩余釉上皮发生而来。

【诊断与鉴别诊断】

1. 大多发生于颌骨内，下颌比上颌多见，常发生于磨牙和前磨牙区。

2. X线片显示单房或多房透光区，囊内有钙化点或不规则的钙化团块，可伴埋伏牙或牙瘤。

3. 与成釉细胞瘤不易鉴别。

【治疗】

手术摘除。

（十六）牙源性黏液瘤

可能来自牙胚中的牙乳头或牙周膜，但也有人认为骨内的黏液瘤仅是牙源性纤维瘤的黏液性变。

【诊断与鉴别诊断】

1. 多见于青年人。好发于下颌骨磨牙区，常伴有未萌出牙或缺失牙。

2. 生长缓慢，颌骨进行性膨隆。

3. 生长加速并出现疼痛、麻木时，应考虑恶变。

4. X线片显示单个或蜂房状和泡沫状阴影。房间分隔呈直线条纹或"火焰状"。

【治疗】

手术切除。切缘为1 cm，骨膜不宜保留。

（十七）颌骨骨瘤

是一种较常见的良性肿瘤，仅发生于膜内外骨的骨组织。由骨表面的骨膜发生的称为外周性骨瘤，由膜内骨发生的称为中心性骨瘤。外周性骨瘤多于中心性骨瘤。

【诊断与鉴别诊断】

1. 多见于青年人，无性别差异，上颌骨多于下颌骨。

2. 发生于下颌骨者，多位于下颌体的舌侧和下颌角下缘部位。

3. 生长缓慢，患者无自觉症状，仅引起颌骨局部膨隆。中心性骨瘤膨隆压迫神经时，可出现局部麻木感。

4. X线表现为均质的圆形不透光白色影像，常位于磨牙根下方的骨皮质中，周边为一层不透光的白线。

5. 应与外生骨疣鉴别。后者是骨皮质局限性的结节状增生，不是真性肿瘤。发生在腭骨正中部者称为腭隆突，发生在下颌骨前磨牙舌侧者称为下颌隆突。不需要治疗。

【治疗】

手术切除。

（十八）骨化纤维瘤

来源于颌骨内成骨性结缔组织。

【诊断与鉴别诊断】

1. 大多数在儿童期即已发病，生长缓慢，久之常造成面部畸形。

2. 上下颌骨均可发生，但以下颌骨较为多见。肿瘤质硬，界限多不清楚。

3. X线表现为骨质膨隆，骨小梁正常结构消失；同时伴有密度减低阴影与不同程度的钙化，有的呈毛玻璃状，有的呈棉絮状，有的近似骨瘤样，有的为多房状囊性阴影。

4. 临床上有时很难与骨纤维异常增殖症鉴别，需要结合组织学和影像学表现来判断。

【治疗】

连同肿瘤做彻底截骨术。

（十九）骨纤维异常增殖症

又称骨纤维结构不良或骨纤维营养不良，是指骨内有化生为骨质能力的纤维组织异常增生，并取代正常骨质的病变。目前认为本病并非真性肿瘤。

【诊断与鉴别诊断】

1. 多发生于20岁以下青年人，女性多于男性，上下颌骨均可发生，但以上颌骨多见。

2. 多从儿童期开始发病，呈进行性肿大，青春期后可停止生长或生长速度减慢。

3. 本病可见单发和多发两大类。单骨性较多见。多骨性者除颅、面、颌骨受累外，还可累及肋骨、盆骨及长骨。多骨性合并皮肤色素沉着、内分泌紊乱以及性早熟等现象时称为Albright综合征。

4. X线片中见骨硬化性、磨砂玻璃状、囊性等表现，与骨化纤维瘤很难鉴别。

5. 某些囊性变骨纤维异常增殖症病例，穿刺可抽出血液或棕色液体。

6. 应与骨化纤维瘤、甲状旁腺功能亢进、畸形性骨炎、巨颌症等相鉴别。

【治疗】

手术应在生长发育期后进行。多采用保守性外科手术，以改善功能及纠正畸形。

（二十）巨颌症

又称家族性颌骨多房囊性疾病，为有遗传倾向的骨多囊性病损。

【诊断与鉴别诊断】

1. 有家族史。男性多于女性。多在2岁以后发病，3～7岁生长速度加快，以后生长变慢或停止。

2. 可累及颌骨的一个或多个象限。

3. 临床肿块及X线表现与骨纤维异常增殖症等相似而难以鉴别。

【治疗】

青春期后施行改善功能与面容的保守性外科手术。

（二十一）巨细胞瘤

又称破骨细胞瘤，由骨髓腔内原始间叶细胞发生，占骨肿瘤的4%，发生在颌骨者少见。

【诊断与鉴别诊断】

1. 多发生在20～40岁，上下颌骨均可发生，但以下颌骨正中联合和前磨牙区多见。

2. 发生在颌骨中央者称为中央性巨细胞瘤，发生在骨外者称为周围性巨细胞瘤。

3. 一般生长缓慢。如生长快，提示有恶变可能。

4. 中央性巨细胞瘤的骨膨胀明显时，有羊皮纸样感觉。若肿瘤穿破颌骨，可呈暗紫色或棕色。周围性巨细胞瘤呈棕褐色，易出血。

5. X线片显示肥皂泡沫状或蜂房状囊性阴影，伴骨质明显膨胀。

6. 病理学上根据间质细胞及巨细胞的形态特点分为Ⅰ级（良性）、Ⅱ级（临界瘤）和Ⅲ级（恶性）。

【治疗】

主要为手术切除。巨细胞瘤对放疗也较敏感，适用于不宜手术病例。Ⅰ级巨细胞瘤可做彻底刮治，创面烧灼；Ⅱ级和Ⅲ级者视病变范围和骨质破坏程度，选择做颌骨部分或大部截骨术。

（二十二）巨细胞肉芽肿

为一种局部修复性反应，非真性肿瘤。

【诊断与鉴别诊断】

1. 常发生于 10～20 岁青年人。男性多于女性。

2. 上下颌骨均可发生，但以下颌骨多见。病变多发生在颌骨的前份。

3. 为无痛性硬性膨胀，很少穿破骨皮质。

4. X线片多见单房囊性阴影，其中有一些细小的骨间隔，常有骨样结构或骨小梁发生，边界清晰。牙根常见吸收。

【治疗】

手术刮治即可，不宜放疗。

（二十三）颈动脉体瘤

为来自化学感受器颈动脉体的肿瘤。

【诊断与鉴别诊断】

1. 多见于青壮年。病程通常较长。

2. 可为单侧发生，也可为双侧发生，以单侧常见。绝大多数为良性，极少数为恶性。

3. 肿瘤位于颈动脉三角，也可向咽旁突出。体积大者可超出颈动脉三角范围。

4. 扪诊有一定周界，质地中等硬度，可有明显搏动感。肿瘤可前后移动，但不能上下活动。

5. 极少数患者可出现直立性眩晕、上腹不适、一过性神志消失等颈动脉窦综合征，主要为体位改变肿瘤压迫颈动脉窦所致。

6. 颈动脉体瘤，特别是恶性颈动脉体瘤压迫、浸润周围主要神经时，可出现声嘶、Horner 综合征、舌下神经麻痹等症状。

7. 颈动脉造影可见颈动脉外侧移位，颈动脉分权部增宽，有富含血管的肿瘤阴影，或有下交通支自颈动脉与肿瘤相通。

【治疗】

1. 手术治疗　一般主张发现病变后，及时进行手术切除。

2. 放射治疗　可试用于全身情况欠佳，或因其他原因不适合手术治疗者。

（二十四）嗜酸性淋巴肉芽肿

病因不清，主要表现为淋巴结肿大、淋巴细胞增生及嗜酸性粒细胞浸润。淋巴结以外的病变表现为肉芽肿。

【诊断与鉴别诊断】

1. 多见于成年男性。病程长，可有时大时小病史。

2. 好发于腮腺、眶部、颧颊部及颌下区。

3. 肿块界限不清，可扪及多个结节，质地软至中等硬度。病损区可伴皮肤增厚及色素沉着，患者常觉肿块区及皮肤瘙痒。

4. 嗜酸性粒细胞明显增多（60%～70%），淋巴细胞也相应增多。

5. 侵犯骨质者罕见，与组织细胞增生症 X（朗格汉斯细胞组织细胞增生症）的骨嗜酸性细胞肉芽肿不同。

【治疗】

1. 首选放射治疗。

2. 多发者以化疗和肾上腺皮质激素治疗为主。

三、血管瘤与脉管畸形

1982 年，John B. Mulliken 首次提出基于血管内皮细胞生物学特性的分类方法，将此前传统意义的"血管瘤"重新分为血管瘤和脉管畸形。血管瘤存在血管内皮细胞的异常增殖，而脉管畸形则无此现象。

（一）婴幼儿血管瘤

婴幼儿血管瘤（infantile hemangioma，IH）是最常见的儿童肿瘤，旧称草莓状血管瘤。

【诊断与鉴别诊断】

1. 特征性的病史　分为快速增殖期、消退期和消退完成期。患儿刚出生后，往往没有明显的病变表现，或仅有皮肤轻度红斑、发白，出生后1个月进入快速增殖期，病变会明显增大，一般到1岁左右达到最大。此后进入消退期，病变逐渐缩小，在4岁以后进入消退完成期，保持基本不变。

2. 临床表现　完全浅表型病变呈弥漫性，略微高于表面。

3. 鉴别诊断　婴幼儿血管瘤在临床上要与其他婴幼儿肿瘤和脉管畸形相鉴别。

4. 影像学检查　在快速增殖期，超声检查可见规则的实体病变，含大量有快速血液流动的脉管；MRI检查的T1加权像与肌肉相同，T2加权像则呈现均匀高信号，增强MRI显示均匀强化。

【治疗】

1. 婴幼儿血管瘤的治疗主要以局部外用药物和系统用药为主，辅以激光或局部注射等。

2. 目前一线治疗是口服β受体阻滞剂普萘洛尔。建议剂量为1.5~2 mg/（kg·d），分2次服用。治疗起始剂量为每天1.0 mg/kg，若患儿无明显异常，在1~2日内逐渐加量至常规剂量。用药前和用药中应检查患儿心肌酶、血糖、肝肾功能、心电图、心脏彩超、甲状腺功能、胸片等。

3. 外用β受体阻滞剂类药物适用于浅表型血管瘤，如普萘洛尔软膏、噻吗洛尔乳膏、噻吗洛尔滴眼液、卡替洛尔滴眼液等。用法及疗程：外涂于瘤体表面，每天2~4次，持续用药3~6个月或至瘤体颜色完全消退，通常用药后第2~3个月疗效最为明显。

4. 脉冲燃料激光治疗　用于浅表型婴幼儿血管瘤快速增殖期抑制瘤体增殖，血管瘤溃疡、消退期后减轻血管瘤的颜色或毛细血管扩张性红斑。

（二）静脉畸形

静脉畸形（venous malformation），旧称海绵状血管瘤，是静脉异常发育产生的静脉血管结构畸形。

【诊断与鉴别诊断】

1. 临床表现　较小的静脉畸形表现为独立的黏膜、皮肤静脉扩张，大的则表现为局部海绵状肿块，甚至累及多组织和器官。

2. 出生时即存在，大部分可以被发现，少部分在幼年或青少年时才被发现。其生长速度与身体生长基本同步。覆盖在畸形静脉上的皮肤可以正常，如累及皮肤真皮层，则表现为蓝色或深蓝色；局部为柔软、可压缩、无搏动的包块。有时可触及瘤体内有颗粒状静脉石。

3. 体位试验阳性。穿刺很容易抽到回血。

4. 影像学检查　X 线平片有时可见多发规则颗粒状静脉石影像，有时可见面部骨受压迫而呈现扁平或下陷。MRI 是最常用于评估静脉畸形的工具，特征性表现包括局限性或弥漫性 T2 高信号，通常大小不等，被间隔组织分隔成腔隙。

【治疗】

以血管内硬化治疗为主。常用药物有无水乙醇、博莱霉素（平阳霉素）、泡沫硬化剂（聚多卡醇、聚桂醇、十四烷基硫酸钠）等硬化剂，破坏血管内皮细胞，造成病灶血管的纤维化闭塞和体积萎缩，实现外观和功能的康复，复发概率较小。但是，对于广泛而弥散的病灶，则需多次治疗，而且效果相对较差。

（三）动静脉畸形

动静脉畸形（arteriovenous malformation，AVM），旧称蔓状血管瘤，是一种高流量的先天性血管畸形，

【诊断与鉴别诊断】

1. 头颈部相对好发，其次为四肢、躯干和内脏。

2. 病灶表现为皮肤红斑、皮温高，可触及搏动或震颤。

3. 局部可出现疼痛、溃疡或反复出血，严重者因长期血流动力学异常可致心力衰竭。

4. AVM 还可引起外观畸形、重要组织器官受压、功能损害等。

5. 彩色多普勒超声检查可检测 AVM 的高流量特征。MRI 有利于明确病灶范围。数字减影血管造影（digital subtraction angiography，DSA）是诊断 AVM 的金标准。

6. 除了疑似恶性肿瘤不能明确诊断的病例，活检通常不必要，且活检创伤可能引起病灶出血和病情加重。

【治疗】

通过手术或栓塞的方法彻底消除动静脉之间异常交通的病灶。

（四）淋巴管畸形

淋巴管畸形（lymphatic malformation，LM）旧称淋巴管瘤。该病多在 2 岁前的个体中发生，约 50% 的患者出生时即发现罹患此病。

【诊断与鉴别诊断】

1. 淋巴管畸形根据组成的囊腔大小不同可分为大囊型、微囊型和混合型。

2. 大囊型淋巴管畸形在颌面部最为好发的部位为颈部，口底、腮腺区等亦可发生。囊腔中含有水样的透明液体，有波动感，有时不透光或呈琥珀色。若穿刺抽出淡黄色清亮淋巴液，即可诊断为淋巴管畸形。

3. 微囊型淋巴管畸形可表现为皮肤、黏膜上充满液体的小疱，或表现为巨大的肿物。继发感染时小疱颜色加深，甚至破溃出血，病变体积明显肿胀变大。当累及舌体时，可表现为巨舌症，继发颌骨发育畸形。

4. 大囊型淋巴管畸形的 MRI 表现包括囊腔内囊液积聚，T2 加权像高信号，病灶边缘和间隔无强化；病灶内出血常伴有液 - 液平面。微囊型淋巴管畸形的 MRI 一般表现为 T2 加权像弥漫性高信号，通常不强化。

【治疗】

目前 LM 的治疗方法多种多样，包括手术切除、激光治疗、硬化剂注射（如注射博来霉素、多西环素、无水乙醇及 OK-432）治疗等。硬化治疗适用于大囊型和混合型淋巴管畸形。

手术指征为：①病灶较小，位置较好，可完全切除；②有症状的微囊型淋巴管畸形；③硬化治疗后仍有症状的大囊型及混合型淋巴管畸形；④有危及生命的并发症；⑤对外观影响较大。

（张杰）

四、口腔颌面部恶性肿瘤

（一）唇癌

唇癌为发生于唇红缘黏膜的癌。按国际抗癌联盟（UICC）的分类，唇内侧黏膜来源者应属颊黏膜癌，唇部皮肤来源者应划入皮肤癌中，唇癌应仅限于唇红缘黏膜原发的癌。

【临床表现与诊断】

1. 多见于下唇，以下唇中外 1/3 间的唇红缘黏膜多发。

2. 生长较慢，患者常无明显自觉症状。

3. 早期为疱疹状结痂的肿块（图 3-1）或局部黏膜增厚，随后出现火山口状溃疡或菜花状肿块。可与白斑同时存在。

4. 淋巴结转移率较低。下唇癌转移部位以颏下或下颌下淋巴结常见，上唇癌可向耳前、下颌下及颈淋巴结转移。上唇癌的转移较下唇癌早，并较多见。

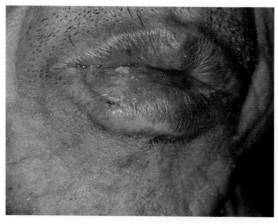

图 3-1　唇癌（疱疹状结痂）

5. 活体组织检查可确定诊断。

【治疗】

1. 早期病变可采用手术、放射治疗、激光治疗，均可获得良好效果。

2. 病变直径超过 2.0 cm 者，手术切除原发灶后，需行局部皮瓣修复。

3. 早期病例不做选择性颈淋巴结清扫术，可严密观察。病变范围较大者（T3、T4）可考虑行选择性颈淋巴结清扫术或放射治疗。临床诊断颈淋巴结转移者应行颈淋巴结清扫术。

（二）牙龈癌

牙龈癌是发生在上下颌游离龈、附着龈的癌，多为鳞状细胞癌。磨牙后三角区癌性病变属颊癌范畴。

【临床表现与诊断】

1. 多见于磨牙区，下颌较上颌多见。生长较慢，多表现为菜花样溃疡（图3-2）。

2. 向牙槽突及颌骨浸润破坏骨质可引起牙松动和疼痛。

3. 下颌牙龈癌侵犯颌骨导致下牙槽神经受累时，可致患侧下唇麻木。

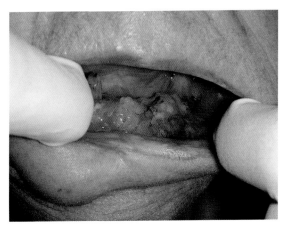

图 3-2　牙龈癌

4. 肿瘤向磨牙后区发展侵犯咀嚼肌群时，可引起开口受限。

5. 可向颈淋巴结转移，下颌牙龈癌较上颌牙龈癌转移率高。

6. X 线片表现为病变区溶骨性破坏，边缘呈虫蚀状（图 3-3），其周围有时可见骨密度增加的硬化表现。晚期病例可见病理性骨折。

7. 活体组织检查可明确诊断。早期牙龈癌，特别是局限在牙龈缘或牙间乳头部时，很易误诊为牙龈炎或牙周炎；晚期牙龈癌应与原发性上颌窦癌及下颌骨中心癌相鉴别，因其在处理及预后估计上都不相同。

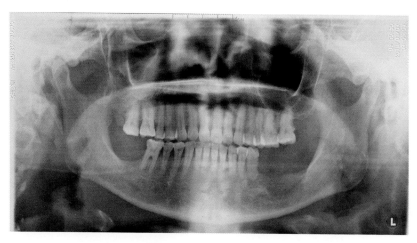

图 3-3　牙龈癌和骨破坏

【治疗】

1. 原发癌的治疗

（1）早期病变（T1）：对于下颌牙龈癌，病变仅限于牙槽突者，可行保留下颌骨下缘的颌骨矩形切除；病变超过根尖水平者，应行节段性下颌骨切除。上颌牙龈癌可行低位上颌骨切除。

（2）中等大小病变（T2～T3）：原则上应行半侧下颌骨切除或上颌骨次全切除。

（3）晚期病变（T4）：通过临床及影像学检查估计可彻底切除

者，应行包括颌骨在内的扩大切除术。

2. 颌骨部分或一侧切除者，可做腓骨肌皮瓣或髂骨瓣修复，后期用种植牙恢复咀嚼功能。高龄或全身情况差者，可酌情采用钛接骨板连接缺损两端，保证下颌骨连续性，以免下颌偏斜而发生咬合紊乱，从而减少对功能的影响。如果未做任何修复，也可佩戴斜面导板，以减少残留下颌骨向患侧偏斜，保持咬合关系。

上颌赝复体修复和下颌翼状导板的使用见扩展阅读（扫描二维码）。

扩展阅读：上颌赝复体修复和下颌翼状导板的使用

3. 颈淋巴结的处理　临床检查有肿大淋巴结者，应行颌颈联合根治术。未触及肿大淋巴结，原发病变为 T2 或 T3 者，可行选择性颈淋巴结清扫术。

4. 对于中、晚期病变者，应强调包括手术、化疗、放疗等的综合治疗。

（三）舌癌

舌癌是发生在以轮廓乳头为界的舌前 2/3 的癌，绝大多数为鳞状细胞癌，偶可见腺癌。舌后 1/3 即舌根部的癌属口咽癌范畴。

【临床表现与诊断】

1. 最常见的发生部位为舌侧缘中 1/3，其次为舌腹、舌背及舌尖等处，病变区多表现为浸润性溃疡（图 3-4）。可有局部白斑病史或慢性刺激因素。

2. 可有自发痛及触痛。随溃疡向深部侵袭，疼痛逐渐加重，可向患侧外耳道、颞区放射。

3. 舌肌广泛受侵，因运动受限而致言语、吞咽功能障碍。

4. 晚期多向口底浸润，破坏下颌骨。

5. 常早期发生颈部淋巴结转移，且转移率较高，多向颏下、下颌下及颈深淋巴结上、中群转移。

6. 活体组织检查可明确诊断。需与创伤性溃疡和结核性溃疡鉴别。

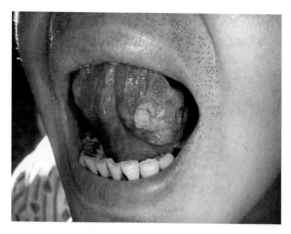

图 3-4　舌腹癌

【治疗】

1. 原发癌的治疗

（1）早期病变（T1）：溃疡范围局限、浸润较浅者（深度＜2.0 mm），可采用局部扩大切除或放射治疗。

（2）中等大小病变（T2~T3）：局部行扩大切除，波及口底及颌骨者应酌情扩大切除范围，行颌骨矩形或节段性切除，遗留组织缺损采用皮瓣修复。

（3）晚期病变（T4）：多行舌颌颈联合根治术，缺损选用骨肌皮瓣修复。

2. 颈淋巴结的处理　临床检查有肿大淋巴结者，应行传统颈淋巴结清扫术。未触及肿大淋巴结，原发病变为 T2 或 T3 者，应行选择性颈淋巴结清扫术。

3. 对于中、晚期病变者，应强调包括手术、化疗、放疗等的综合治疗。

（四）口底癌

口底癌是发生在口底黏膜的癌，多为鳞状细胞癌。

【临床表现与诊断】

1. 多发于舌系带旁，常表现为溃疡和浸润块并存（图 3-5）。

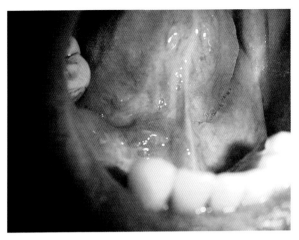

图 3-5 早期口底癌

2. 易向邻近组织侵袭。侵犯到舌体可致舌活动受限；侵及舌神经可致舌麻木，侵及舌下神经时伴患侧舌肌萎缩、伸舌时偏向患侧；累及颌骨可引起骨质破坏并可伴牙齿松动。

3. 淋巴结转移率较高，以颏下、下颌下和颈上深淋巴结多见，接近中线者可发生双侧颈淋巴结转移。

4. 活体组织检查可明确诊断。

【治疗】

1. 原发癌的治疗

（1）早期病变（T1）：早期浅表的口底鳞癌可采用放射治疗或手术治疗。切除范围涉及下颌下腺导管者，应行下颌下腺导管改道术。

（2）中等大小病变（T2~T3）：按肿瘤外科手术原则行扩大切除术，并根据缺损范围行皮瓣修复术。若切除颏舌肌、颏舌骨肌等口底肌肉，应行气管切开术。

（3）晚期病变（T4）：应行综合治疗，外科治疗包括原发灶扩大切除术、根治性颈淋巴结切除术、组织缺损的修复等。

2. 颈淋巴结的处理 颈淋巴结肿大者，应行颈淋巴结清扫术。未触及肿大淋巴结，原发病变为 T2 或 T3 者，应行选择性颈淋巴结清扫术。病变在中线附近者，应行双侧颈淋巴结清扫术；一侧病变显著者可做传统颈淋巴结清扫术，对侧做肩胛舌骨肌上颈淋巴结清扫术。

3. 对于中、晚期病变者，应强调包括手术、化疗、放疗等的综合治疗。

（五）颊黏膜癌

颊黏膜癌是发生在上下唇内侧黏膜、颊部黏膜、磨牙后区和上下龈颊沟的癌，多为鳞状细胞癌。

【临床表现与诊断】

1. 病变区可见糜烂、溃疡及癌性浸润块。病变区周围常伴有白斑、扁平苔藓（图3-6）。

2. 生长较快，向外可穿过颊肌及皮肤，发生破溃；向后发展波及软腭和翼下颌韧带，引起张口受限。

3. 颈淋巴结转移率较高，最常见的转移部位是下颌下和颈上深淋巴结。

4. 活体组织检查可明确诊断。

【治疗】

1. 原发灶的治疗　早期病变可单纯局部扩大切除或行放射治

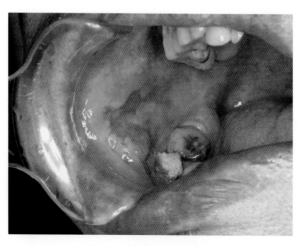

图3-6　颊癌（扁平苔藓癌变）

疗，切除后遗留创面可植皮。T2 及以上病变局部扩大切除后，应采用皮瓣修复组织缺损。侵犯颌骨者应视其受累情况，按肿瘤外科原则设计颌骨切除范围，颌骨缺损者用骨肌皮瓣修复。

2. 颈淋巴结的处理　颈淋巴结肿大者，应行治疗性颈淋巴结清扫术。临床检查未见肿大淋巴结，原发灶为 T2 及以上者，原则上应行选择性颈淋巴结清扫术。

3. 中、晚期病例术前、术后应辅以化疗或放射治疗。

（六）腭癌

腭癌是指发生于腭部的癌。发生在硬腭部分的腭癌以腺源性癌为主，鳞癌多发生于软腭部位。按照 UICC 分类，腭癌限于硬腭的原发性癌肿，软腭癌应列入口咽癌范围。

【临床表现与诊断】

1. 鳞癌多为菜花状溃疡（图 3-7）；腺癌则以肿块多见，可伴溃疡。

2. 侵及牙槽突者可致牙齿松动，鼻腔、上颌窦受累者可出现相应症状。软腭癌可伴吞咽痛、重听、耳鸣等症状。

3. 淋巴结转移主要累及颈深上淋巴结。软腭鳞癌较早发生转移且转移率高。双侧转移较口腔其他部位癌常见，特别是肿瘤波及软腭及超越中线者。

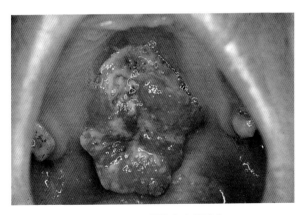

图 3-7　硬腭癌（鳞癌）

4. 活体组织检查可明确诊断。

【治疗】

1. 硬腭癌仅见腭骨或上颌窦底破坏者,可行低位上颌骨切除术。

2. 软腭鳞癌可先采用放疗,如对放疗不敏感,应施行手术切除。切除后所致组织缺损可考虑舌瓣或其他组织瓣修复,术后辅以放射治疗。

3. 患侧颈部有肿大淋巴结者,应行治疗性颈淋巴结清扫术。病变位于软腭、淋巴结未肿大者,可考虑选择性颈淋巴结清扫术或颈部放射治疗。

4. 对于中、晚期病变者,应强调包括手术、化疗、放疗等的综合治疗。

(七)上颌窦癌

上颌窦癌是发生在上颌窦内的恶性肿瘤,起源于上颌窦黏膜上皮或腺上皮,以鳞状细胞癌最多,少数为腺癌或肉瘤。

【临床表现与诊断】

1. 早期因肿瘤位于上颌窦内,患者常无自觉症状。当肿瘤发展破坏各壁时,则出现相应的症状与功能障碍。肿瘤的发生部位不同,可出现不同症状:①肿瘤发生于上颌窦下壁时,常表现为牙齿疼痛、牙龈麻木、牙齿松动和龈颊沟肿胀(图3-8)。②肿瘤发生于上颌窦前外壁时,可表现为面颊部感觉迟钝、麻木,面部及龈颊沟肿胀。③肿瘤发生于上颌窦内侧壁时,可表现为鼻塞、异常分泌物、鼻出血及流泪。④肿瘤发生于上颌窦上壁时,可表现为眼球突出、运动受限、复视,并可伴眶下区麻木。⑤肿瘤发生于上颌窦后壁时,可表现为张口受限,可伴眶下区、上腭麻木以及耳鸣等症状。⑥晚期可表现上述上颌窦各壁受累症状。

2. 上颌窦癌颈淋巴结转移率较低。当肿瘤突破骨壁累及牙龈或龈颊沟时,转移率增加。下颌下及颈上深二腹肌群淋巴结是常见的转移部位。

3. CT及MRI检查可表现为上颌窦内肿物,窦壁及周围结构受累破坏影像(图3-9)。

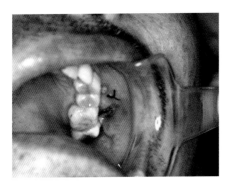

图 3-8 上颌窦癌侵犯龈颊沟

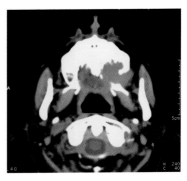

图 3-9 上颌窦癌破坏后壁

4. 活体组织检查可明确诊断。因解剖部位深在，肿瘤不易早期发现，应注意与牙周病、根尖周病、慢性上颌窦炎相鉴别。

【治疗】

1. 原发灶的治疗

（1）早期肿瘤若局限于上颌窦内，无明显骨质破坏，可施行上颌骨全切除术。如肿瘤波及眶板，侵入眼球，需全部切除上颌骨并包括眼眶内容物。如上颌窦后壁及翼腭窝受累，应施行扩大根治术，包括下颌骨喙突及翼板的切除。如肿瘤已波及筛窦、颞下窝或颅底，可考虑施行颅面联合切除术。

（2）切除后的缺损可用赝复体修复，也可考虑同期进行皮瓣或骨肌皮瓣修复，以部分恢复外形和功能（拓展阅读见本节"（二）牙龈癌"部分）。

2. 颈淋巴结的处理 临床证实有区域淋巴结转移者，应同期行颈淋巴结清扫术；未证实淋巴结转移的较早期病变，可密切观察或行选择性颈淋巴结清扫术；中晚期病变建议同期行颈淋巴结清扫术。

3. 对于中、晚期病变者，应强调包括手术、化疗、放疗等的综合治疗。

（八）皮肤癌

皮肤癌包括基底细胞癌、鳞状细胞癌、湿疹样癌、汗腺癌等，以基底细胞癌较为多见，鳞状细胞癌次之。

【临床表现与诊断】

1. 好发于鼻部、额部、颧颞部等处皮肤。

2. 鳞癌初起时为一疣状浸润区域，进一步发展表现为皮肤破溃，形成火山口样溃疡，表面呈菜花状，边缘及底部均较硬，经久不愈。

3. 基底细胞癌较鳞癌生长缓慢，早期表现为黑色或棕黄色斑，以后发生渗出、糜烂、表面结痂（图 3-10）。痂皮剥脱后形成溃疡，边缘如鼠咬状，常侵犯深部组织。色素性基底细胞癌应注意同皮肤恶性黑色素瘤相鉴别，后者常伴卫星结节且生长迅速。

4. 淋巴结转移率低，可转移至耳前、颌下或颈深淋巴结。

5. 癌变范围小者，可行切除活检；范围较大者，应行活体组织检查确定病理学诊断。

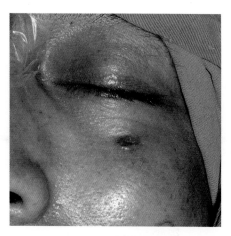

图 3-10　基底细胞癌

【治疗】

1. 以手术治疗为主。手术治疗需做较广泛的切除。术后缺损可根据部位大小选择植皮、局部皮瓣或游离皮瓣转移修复。

2. 颈淋巴结有转移者，应行颈淋巴结清扫术。

（九）中央性颌骨癌

中央性颌骨癌主要发生自牙胚成釉上皮的剩余细胞或异位的腺上皮，以鳞状细胞癌多见，也可见腺性上皮癌。

【临床表现与诊断】

1. 好发于下颌骨，特别是下颌磨牙区。

2. 早期患者无自觉症状，很快可以出现牙痛、下唇麻木。进一步发展后局部出现骨性膨胀，侵犯牙槽突时，牙齿可松动、移位及脱落，甚至伴病理性骨折。

3. 晚期肿瘤侵及皮肤和咀嚼肌，致张口受限。

4. 可向区域性淋巴结（下颌下、颈深上群淋巴结）转移，以及经血液循环转移，预后较差。

5. X线片表现为溶骨性破坏，边缘不规则（图3-11）。

6. 可于拔除罹患牙的牙槽窝内或颊侧肿块处切取组织做病理学检查确诊。与上颌窦癌一样，早期确诊较困难，易与牙槽脓肿、下颌骨骨髓炎及神经炎相混淆，临床医师应高度警惕。

【治疗】

1. 原发灶的治疗

（1）肿瘤限于下颌骨一侧者应做半侧下颌骨切除；接近中线或

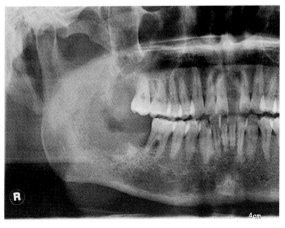

图 3-11 下颌骨中央性颌骨癌

超越中线者，应根据病变范围于对侧下颌骨颏孔或下颌孔截骨，甚至行全下颌骨切除。

（2）缺损一般同期行植骨修复，可选择腓骨瓣或髂骨瓣。高龄患者或受条件所限，也可以用重建钛板临时修复。

2. 颈淋巴结的处理　颈淋巴结有转移者，须行治疗性颈淋巴结清扫术；淋巴结无明显肿大者，建议行选择性颈淋巴结清扫术。

3. 对于中、晚期病变者，应强调包括手术、化疗、放疗等的综合治疗。

（十）口腔颌面部转移性肿瘤

原发肿瘤位于身体其他部位，经血液或淋巴转移到口腔颌面部的肿瘤称为口腔颌面部转移性肿瘤。较为常见的原发肿瘤部位为肺、肝、前列腺、乳腺、直肠、子宫、甲状腺等。

【临床表现与诊断】

1. 以下颌角、升支及牙龈最为常见。

2. 既往有其他脏器恶性肿瘤病史，但也可见原发灶不明，转移瘤先于原发瘤确诊的情况。血行转移者有时有多个转移灶（图 3-12 和图 3-13 ）。

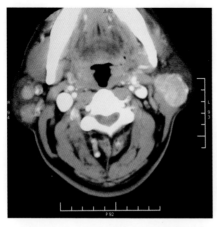

图 3-12　结肠癌腮腺多发转移灶

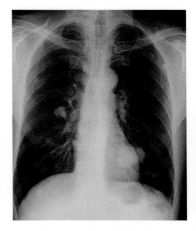

图 3-13　结肠癌肺转移

3. 具有恶性肿瘤的临床特征。发生于颌骨者，出现下唇麻木及溶骨性破坏；发生于软组织者，肿瘤生长迅速，较易出现破溃、出血。

4. 转移性肿瘤病理学检查结果与原发肿瘤一致。PET-CT 等有助于明确原发灶及转移灶情况。

【治疗原则】

转移性肿瘤大多为晚期肿瘤，一般以姑息治疗及全身治疗为主，局部手术意义不大；即使原发灶和转移灶均能切除，也应于手术后进行化疗。根据病理类型，也可行局部放射治疗，同时化疗。

化疗为转移性肿瘤的主要治疗手段。可根据病理类型选择化疗药物，并可配合生物治疗等手段，以减轻患者病痛，延长生命。

（十一）颈部转移性肿瘤

颈部转移性肿瘤的原发灶可分为两类：一类位于口腔颌面部和颈部，另一类位于身体其他部位。约 80% 的颈部转移性肿瘤的原发病灶在头颈部。一些病例在转移灶出现时尚未发现原发灶，称为"原发灶不明的颈部转移灶"。

【临床表现与诊断】

1. 具有相应的原发灶、临床表现及检查所见。

2. 颈部转移灶初起常为单发，无痛，可推动；后期迅速增大，呈结节状，固定，可有放射性疼痛；晚期坏死、破溃。

3. 未发现原发灶者，需做细针吸活检，或术中冰冻切片病理学诊断。尽可能不做颈部切开活检，以免影响后续治疗。

【治疗原则】

1. 原发灶位于口腔颌面部、颈部者，应同期治疗原发灶和颈部转移灶。

2. 原发灶已治愈者，应以手术为主治疗颈部转移灶。

3. 经系统检查未能发现原发灶者，可先行颈淋巴结清扫术，术后辅以化疗，并定期行全身系统检查。

4. 伴有全身其他部位转移者，以化疗为主。

（十二）黑色素瘤

黑色素瘤常由口腔黏膜黑斑、皮肤交界痣或复合痣中的交界痣部分恶变而来，是一种高度恶性的肿瘤。

【临床表现与诊断】

1. 多见于男性，男女比例约为 2：1。

2. 发病年龄多在 40 岁以上。

3. 既往常有黏膜黑斑或皮肤痣，一旦出现生长迅速、色素增多、卫星结节、基底浸润、溃疡、出血及疼痛等，应考虑黑色素瘤可能。可有局部刺激史。

4. 发生于口腔黏膜者，多见于牙龈、腭及颊部，表现为蓝黑色肿块，质软，伴溃疡，周围可见色素小结节（图 3-14）。亦有病变不呈黑色者，称为"无色素性黑色素瘤"。

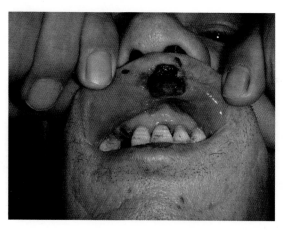

图 3-14　唇黏膜黑色素瘤

5. 发生于皮肤者，呈深褐色，基底及其周围有浸润。

6. 约 70% 早期转移至局部淋巴结，40% 可出现远处转移。

7. 确诊还需活体组织检查证实。由于常规活检可能促使肿瘤扩散及转移，可行病灶冷冻后切取活检。小的病变可行切除活检。因血行转移率高，需强调行全身检查加以明确。

【治疗】

1. 局部行肿瘤扩大切除术。因其侵袭性极强，易复发，手术切除范围应较一般恶性肿瘤更广泛。

2. 颈淋巴结的处理　颈淋巴结无肿大者可行选择性颈淋巴结清扫术，临床怀疑颈淋巴结转移者应行治疗性颈淋巴结清扫术。

3. 术后辅以化疗、免疫治疗和靶向治疗。

（郭传瑸）

（十三）骨肉瘤

骨肉瘤是恶性度较高的肿瘤，约有 5% 发生于颌骨，下颌骨较上颌骨多见。

【临床表现与诊断】

1. 早期可出现患区感觉异常，常为局部麻木或疼痛，后续可转变为持续性剧痛伴放射性疼痛。

2. 病变多发展迅速，出现牙槽突及颌骨膨胀性生长和破坏，牙松动、移位，甚至脱落。

3. 肿瘤继续发展，穿破骨皮质及骨膜后可侵入软组织，出现面部畸形，表面皮肤静脉扩张，呈暗红色，局部温度升高。

4. 肿瘤晚期可导致患者张口、进食障碍，呼吸困难，出现恶病质。

5. X 线表现分为成骨型和溶骨型两类。成骨型骨肉瘤可见斑片状和日光放射状密度升高，以及层状及袖口状骨膜反应；溶骨型骨肉瘤表现为虫蚀样溶骨破坏，骨膜反应不明显，可发生病理性骨折。

【鉴别诊断】

颌骨骨肉瘤需要与软骨肉瘤、纤维肉瘤、黏液肉瘤等多种肉瘤鉴别。最终确诊需做组织病理学检查。

【治疗】

以根治性手术治疗为主，根据肿瘤范围做一侧颌骨直至全颌骨及周围软组织的广泛切除，术前或术后放疗和化疗等可作为辅助治疗。除非有淋巴结转移，一般不做颈淋巴结清扫术。

【预后】

颌骨骨肉瘤的预后优于发生于长骨者，5 年生存率可达 40% 左右。

（十四）软骨肉瘤

软骨肉瘤根据其发生和发展过程可分为原发性与继发性，后者由软骨瘤、骨软骨瘤恶变而来。根据其发生部位可分为中央型与周围型，前者自骨髓内发生，后者自骨或软骨表面发生。

【临床表现与诊断】

1. 原发性软骨肉瘤多见于青少年，由软骨瘤恶变者多发生于 30~50 岁年龄组。男女性患病差异不大。

2. 软骨肉瘤在下颌骨好发于髁突、喙突、颏部及下颌角，在上颌骨好发于前牙区。

3. 临床症状以肿胀和无痛性肿块为主要表现。肿瘤表面光滑，质硬，有时可见分叶状。

4. 发生于下颌骨髁突的软骨肉瘤常致患者出现下颌偏斜、运动障碍、咀嚼疼痛。

5. 常见的 X 线表现是骨密度降低，其间可见斑点状密度升高。

【鉴别诊断】

需与骨肉瘤、黏液肉瘤等多种肉瘤鉴别。最终确诊需做组织病理学检查。

【治疗】

以根治性手术治疗为主，术前或术后辅以放疗和化疗等。

【预后】

颌骨来源的软骨肉瘤预后好于骨肉瘤，远处转移率低于骨肉瘤。

（十五）尤因肉瘤

尤因肉瘤由 Ewing 于 1921 年第一次提出，又称"未分化网织细胞肉瘤"。传统观念认为，该病起源于骨髓间充质结缔组织，是一种以小圆细胞为主的原发恶性骨肿瘤；而最新的研究多认为，它是起源于神经外胚层的骨或软组织小圆细胞肿瘤。

据世界卫生组织统计，尤因肉瘤占原发骨肿瘤的 5%，约占原发恶性骨肿瘤的 10%。发病率在肉瘤中居第二位，仅次于骨肉瘤。男性多于女性，发病年龄大小不等，好发年龄为 10～25 岁；以四肢长骨多见，颌骨仅占 4%。

【临床表现与诊断】

1. 全身症状类似骨感染表现，如发热、白细胞增加、局部软组织肿块。

2. 病变早期也可以表现为广泛的软组织肿块。

3. 颌面部尤因肉瘤在影像学上可表现为边界不清的溶骨性骨质破坏，呈片状、筛孔状或虫蚀样，并可见葱皮样骨膜反应和 Codman 三角，还可见针样放射状骨性密度影像并向外侵犯软组织。

4. 尤因肉瘤有很强的转移潜能，早期可发生骨骼、肺及其他脏器转移，以骨骼转移最多，但淋巴结转移比较少见。

【鉴别诊断】

颌面部尤因肉瘤最需要与颌骨急性化脓性骨髓炎相鉴别，另一个需要鉴别的是恶性淋巴瘤。病理诊断是最终确诊依据。

【治疗】

对于颌面部尤因肉瘤，手术治疗为临床上最常用的治疗手段。完整扩大切除肿瘤且切除边缘阴性对肿瘤患者的预后非常重要。

尤因肉瘤对放疗较为敏感，经小剂量照射后，能迅速缩小，局部疼痛明显减轻或消失，但单独应用远期疗效很差，需要与其他治疗方法配合进行。

大量的研究显示，对颌面部尤因肉瘤行单纯手术治疗存在局限性，综合治疗对提高疗效十分重要。一般主张扩大切除后，再辅以放疗和化疗。

【预后】

尤因肉瘤的预后相对较差，以往本病的 3 年生存率大约只有 30%。近年来随着诊断准确性的提高和系统性综合治疗的进一步成熟，未发生转移的尤因肉瘤患者 5 年生存率可达到 70%。发现时已有转移和肿瘤复发是影响尤因肉瘤患者预后最重要的因素，因此早发现、早治疗是保证治疗效果最重要的措施。

（十六）纤维肉瘤

口腔颌面部纤维肉瘤多为来源于口腔面部成纤维细胞的恶性肿瘤，可发生自颌骨骨膜、牙周膜及口腔软组织内的结缔组织，偶亦发生于颌骨内，多见于下颌骨前联合、下颌角及髁突等处。颌骨内的纤维肉瘤多见于儿童及青年人；口腔软组织的纤维肉瘤多见于中壮年，其恶性程度取决于细胞分化情况及生长速度。

【临床表现与诊断】

1. 多发生于青壮年，男性多于女性。

2. 多数肿瘤生长迅速，但亦有部分早期生长较慢。

3. 临床表现多为局部膨隆或肿块，伴患区疼痛和麻木。肿块增大侵及皮肤时，可见怒张血管和表面充血；发生于口腔及颌骨表面者，呈球形或分叶状，表现紫红色，常有溃烂、出血，侵入邻近组织可引起骨质破坏及牙松动脱落。

4. 肿瘤侵蚀骨组织时，X线片可见虫蚀状溶骨样破坏。

【鉴别诊断】

早期病变发展较慢时需与纤维瘤鉴别，晚期病变需与血管肉瘤、横纹肌肉瘤等鉴别。最终确诊需组织病理学检查。

【治疗】

以根治性手术治疗为主。纤维肉瘤对放疗不敏感，放疗仅作为姑息治疗用于那些无法手术者。术前化疗没有显著效果，不常规使用。术后可辅助化疗，亦可配合中医中药等进行综合治疗。

【预后】

纤维肉瘤的预后取决于其组织学的分级和患者年龄。10岁以下儿童的预后较好。

（十七）淋巴瘤

淋巴瘤是发生于淋巴结和淋巴结以外的淋巴组织以及单核巨噬细胞系统的恶性肿瘤，在病理学上可分为霍奇金淋巴瘤（Hodgkin lymphoma，HL）和非霍奇金淋巴瘤（non-Hodgkin lymphoma，NHL）两大类，发生在口腔颌面部及颈部的淋巴瘤以后者居多。

淋巴瘤按照发生部位可分为结内型和结外型。颈部淋巴瘤以结内型为主，口腔颌面部淋巴瘤以结外型为主。

【临床表现与诊断】

1. 淋巴瘤可发生于任何年龄，但以青壮年为主。

2. 发生于淋巴结内者（结内型）常表现为颈部多发性淋巴结肿大，大小不等，活动，质地硬韧、有弹性，无压痛。进一步发展后淋巴结相互融合，活动度变差。

3. 发生于淋巴结外者（结外型）早期常表现为单发性病灶，可发生于口腔颌面部任何部位，临床表现多样，可以是炎症、坏死或肿块。

4. 约 1/3 的患者伴有全身症状，包括发热、盗汗、乏力、贫血、消瘦等。

5. 对于原因不明的淋巴结肿大，在排除淋巴结炎和结核以后，应考虑到淋巴瘤的可能性，必要时进行细胞学或组织病理学检查。

【鉴别诊断】

结内型需要与慢性淋巴结炎、淋巴结结核鉴别；结外型临床表现为非特异性溃疡、肿块，容易与一般炎症和其他肿瘤性病变混淆。确诊需依据细胞学或组织病理检查。

【治疗】

1. 治疗前需明确病变范围及与周围组织器官的关系，了解肝、脾、肾、神经系统、纵隔及腹腔淋巴结的情况，骨髓穿刺活检可明确骨髓是否受累。全面检查后，进行准确分型与分期，制定个性化治疗方案。

2. 淋巴瘤的治疗以化疗和放疗为主，手术占次要地位。

【预后】

HL 的预后优于 NHL，结内型预后优于结外型，50% 以上的淋巴瘤患者生存时间可达 10 年以上。

（十八）浆细胞肉瘤

浆细胞肉瘤又称骨髓瘤，为起源于髓腔网状组织的恶性肿瘤。多发者称为"多发性骨髓瘤"或"骨髓瘤病"，单发者称为"单发性浆细胞肉瘤"。肿瘤以广泛性溶骨破坏伴顽固性贫血、高血钙、肾功能紊乱和抗感染能力降低为特征。

【临床表现与诊断】

1. 单发性浆细胞肉瘤常见于成年人，中位发病年龄约 55 岁，男性发病率较高，男性与女性发病比例约为 3∶1。多发性浆细胞肉瘤发病年龄更大，中位发病年龄约 70 岁，男性与女性发病比例约为 2∶1。

2. 发生于头颈部的浆细胞肉瘤多位于扁桃体、上颌窦及腮腺区，单发于颌骨者以下颌骨较常见，上颌骨少见。

3. 浆细胞肉瘤患者的首发症状为局部剧烈疼痛，后续可出现肿块，周界清晰。

4. 多发性浆细胞肉瘤可累及任何骨骼，最常累及扁骨，如颅骨、盆骨、肋骨等。约 30% 的患者因累及颌骨而首诊于口腔科。

5. 多发性浆细胞肉瘤可继发骨髓性白血病。如血小板生成障碍，可在皮肤及口腔黏膜出现紫癜；白细胞减少可导致感染和发热；由于骨质溶解，可出现高钙血症。

6. 多发性浆细胞肉瘤患者体内的肿瘤性浆细胞可持续分泌轻链蛋白，导致晚期病例出现肾衰竭；也可由于轻链蛋白的沉积，在软组织如口腔黏膜、眶周皮肤等处出现淀粉样变损害，被称为"骨髓瘤相关性全身性淀粉样变"。

7. 实验室检查可发现进行性贫血，红细胞减少，血浆球蛋白增加，白蛋白与球蛋白的比例倒置，血清钙增加，总蛋白量增加。多发性浆细胞肉瘤患者尿中可查出本周蛋白，称为本周蛋白尿。骨髓穿刺涂片发现肿瘤性浆细胞可帮助确诊。

8. X 线检查表现为受累骨中多个大小不等的圆形溶骨性凿孔状缺损，边缘清晰，周围无骨膜反应，较大的缺损可穿破骨密质，或伴病理性骨折。

【鉴别诊断】

单发性浆细胞肉瘤需要与颌骨骨髓炎鉴别，多发性浆细胞肉瘤需要与其他血液系统恶性肿瘤鉴别。

【治疗】

浆细胞肉瘤大多是多发性全身性疾病，以全身治疗为主，即采用以化疗为主的综合治疗。单发性浆细胞肉瘤可以手术彻底切除后辅以放疗或化疗。浆细胞肉瘤对放射线较敏感，如肿瘤仅局限在 1 ~ 2 处，放疗也可作为首选方法。

【预后】

单发性浆细胞肉瘤预后较好，约 1/3 的病例在长达 10 年后仍可无多发性骨髓瘤的征象，其他病例经过长期观察可发展为多发性浆细胞肉瘤。多发性浆细胞肉瘤预后差，有报道认为其 5 年生存率不到 25%。

（十九）朗格汉斯细胞组织细胞增生症（组织细胞增生症 X）

朗格汉斯细胞组织细胞增生症（Langerhans cell histiocytosis, LCH）也被称为组织细胞增生症 X。这是一组以朗格汉斯细胞（Langerhans cell，LC）为主的组织细胞在单核巨噬细胞系统广泛增生浸润为基本病理特征的疾病。本病好发于骨、肺、肝、脾、骨髓、淋巴结和皮肤等部位。传统上本病分为 3 型：莱特勒 - 西韦病（Letterer-Siwe 病，简称 L-S 病）、汉德 - 舒勒 - 克里斯蒂安病（Hand-Schüller-Christian 病，简称 H-S-C 病）、骨嗜酸性肉芽肿（eosinophilic granuloma of bone，EGB）。

【临床表现与诊断】

1. EGB 是 LCH 中最常见的一型，主要表现为慢性炎症，进展较慢，病程长。多见于儿童或青少年，偶见于老年人，有报道 4 岁以下的儿童占 34%。男女之比为 2∶1。全身骨骼均可发病，主要侵犯长骨、颅骨（由高到低依次为额骨、顶骨、颞骨、枕骨）、肋骨、盆骨等。可单发，也可多发。

2. 发生于颌骨的嗜酸性粒细胞肉芽肿以单发者常见，多发者约占 25%。颌骨中下颌骨较上颌骨多见，下颌磨牙区与下颌角是最常见的部位。其早期表现为局部轻度疼痛和肿胀、压痛，但一般无急性炎症表现。患处牙龈常充血、水肿、糜烂或形成经久不愈的溃疡，有口臭和血性唾液等。病变进一步发展，随着牙槽中隔的破坏加重，牙松动不断加剧，牙根陷入病变组织中犹如浮牙。原因不明的多个牙松动是本病的重要特征，可同时发生在上、下颌牙槽突。病变区钝痛，进食时加剧。如拔除松动牙，拔牙创口可经久不愈，触碰牙槽窝时疼痛剧烈。如病变穿破骨皮质，可触及肿瘤样致密的新生物。由于骨质不断破坏，并且被嗜伊红肉芽组织所取代，可发生病理性骨折，但可自行愈合，较少发生严重并发症。

3. 少数患者可出现全身症状，如乏力、食欲不佳、倦怠、低热等。

4. 辅助检查见周围血白细胞总数轻度增加，偶见嗜酸性粒细胞计数呈周期性升高，红细胞沉降率稍快，血钙、磷、碱性磷酸酶（AKP）多属正常。

5. 典型的 X 线表现为圆形或椭圆形透光区，直径自数毫米至数厘米不等，边缘较囊肿模糊，并常延伸至牙槽嵴，牙像悬浮在空气中一样是其特征性影像。本病常同时侵犯多处骨骼，疑为本病时，应拍摄颅骨、肋骨、长骨 X 线片及胸片。

6. 放射治疗后，病变转归发生较快，骨组织恢复较迅速。

7. 对颌骨病灶行刮除或穿刺活检，病灶内浸润的组织细胞中含有病理性朗格汉斯细胞是确诊的依据，嗜酸性粒细胞分散在组织细胞之间或成簇分布。朗格汉斯细胞的特点为在光镜下可见有皱褶的不规则囊状核，电镜下可见细胞质内有 Birbeck 颗粒。病理检查是确诊朗格汉斯细胞组织细胞增生症的主要手段。

【鉴别诊断】

本病轻症患者需与颌骨骨髓炎相鉴别，重症患者需与恶性肿瘤进行鉴别。

【治疗】

对于 L-S 病和 H-S-C 病，主要采取化疗的方法；对于 EGB，可采取手术刮除、放疗等方法。

对单一局部骨病变，初次治疗时可单用病灶刮除术；对局部病变严重或承重负荷大的骨病变、复发病灶或多部位骨病变伴软组织受累者、肺嗜酸细胞肉芽肿等，可联合化疗。

【预后】

根据不同的类型和分级，本病的预后差异很大。发病年龄越小（如小于 2 岁），受累器官越多；器官功能障碍越明显，则预后越差。采用联合化疗后，长期存活率为 65% 左右。

（张雷）

附录 3-1　第 8 版唇癌和口腔癌国际 TNM 分类及分期（UICC，2016）

按照国际抗癌联盟（UICC）1987 年发布的唇癌和口腔癌 TNM 分类，唇的解剖部位指上、下唇缘和口角部，口腔的解剖部位指颊黏膜（包括上下唇的黏膜面、颊黏膜、磨牙后区和上下龈的龈颊沟）、上下牙龈、硬腭、舌（轮廓乳头以前的舌侧缘及舌背、舌腹面）以及口底。该分类仅适用于鳞状细胞癌，必须有病理学检查证实。面部皮肤肿瘤、口腔黑色素瘤、口腔骨和软组织肿瘤另设讨论。

（一）TNM 临床分类

T　原发癌，浸润深度（depth of invasion，DOI）

T0　头颈部原发灶不明（可用于原发灶不明的颈淋巴结转移癌病例）

Tx　原发癌无法评价

Tis　原位癌

T1　肿瘤最大直径 ≤ 2 cm，且浸润深度 ≤ 5 mm

T2　2 cm ＜肿瘤最大直径 ≤ 4 cm，且浸润深度 ≤ 10 mm 或

肿瘤最大直径 ≤ 2 cm，且 5 mm ＜浸润深度 ≤ 10 mm

T3　肿瘤最大直径 ＞ 4 cm，或肿瘤浸润深度 ＞ 10 mm

T4

T4a　唇癌：肿瘤侵犯骨皮质、下牙槽神经、口底或面部皮肤

T4a　口腔癌：肿瘤仅侵犯邻近结构，如下颌骨和上

颌骨骨皮质、上颌窦、面部皮肤，或颏舌肌、舌骨、腭舌肌等外附肌

（例外：牙龈原发癌侵犯骨皮质、牙槽骨表面并不归类为 T4a）

  T4b 局部晚期，肿瘤侵犯咀嚼肌间隙、翼板、颅底，或肿瘤包绕颈内动脉

cN 区域淋巴结临床分期

  cNx 区域淋巴结无法评估

  cN0 没有区域淋巴结转移

  cN1 同侧单个淋巴结转移，最大直径≤3 cm，且无临床包膜外侵犯表现

  cN2

    cN2a 同侧单个淋巴结转移，3 cm＜最大直径≤6 cm，且无临床包膜外侵犯表现

    cN2b 同侧多个淋巴结转移，其中最大直径≤6 cm，且无临床包膜外侵犯表现

    cN2c 双侧或对侧淋巴结转移，其中最大直径≤6 cm，且无临床包膜外侵犯表现

  cN3

    cN3a 转移淋巴结最大直径＞6 cm，且无临床包膜外侵犯表现

    cN3b 转移淋巴结存在临床包膜外侵犯表现，ENE（＋）

pN 区域淋巴结病理分期

  pNx 区域淋巴结无法评估

  pN0 没有区域淋巴结转移

  pN1 同侧单个淋巴结转移，最大直径≤3cm，且无包膜外侵犯

  pN2

    pN2a 同侧单个淋巴结转移，3 cm＜最大直径

≤6cm，且无包膜外侵犯

或

同侧或对侧单个淋巴结转移，最大直径 ≤3 cm，且有包膜外侵犯，ENE（＋）

pN2b　同侧多个淋巴结转移，其中最大直径≤6 cm，且无包膜外侵犯

pN2c　双侧或对侧淋巴结转移，其中最大直径≤6 cm，且无包膜外侵犯

pN3

pN3a　转移淋巴结最大直径＞6 cm，且无包膜外侵犯

pN3b　同侧单个淋巴结转移，最大直径＞3 cm，且有包膜外侵犯，ENE（＋）

或

同侧、对侧、双侧多个淋巴结转移，且有包膜外侵犯，ENE（＋）

M　远处或非区域淋巴结转移

Mx　远处转移的存在不能确定

M0　无远处转移

M1　有远处转移，如肺、骨、肝、脑等脏器转移

或

非区域淋巴结转移，如纵隔淋巴结（Ⅶ组淋巴结除外）、腋窝淋巴结转移

（二）分期

Ⅰ期　T1 N0 M0

Ⅱ期　T2 N0 M0

Ⅲ期　T3 N0 M0 或 T1～T3 N1 M0

Ⅳ期

Ⅳ A 期　T4a N0～N2 M0　或 T1～T4a N2 M0

ⅣB期　T4b　任何 N　M0　或　任何 T　N3　M0

ⅣC期　任何 T　任何 N　M1

（三）组织学分级（G）

Gx　无法评估组织学分级

G1　高分化

G2　中分化

G3　低分化

G4　未分化

附录 3-2　第 8 版 p16 阴性口咽癌国际 TNM 分类及分期（UICC，2016）

明确适用于 p16 阴性（p16 –）口咽鳞癌、未做 p16 免疫标记的口咽癌、所有下咽癌以及口咽和下咽的小唾液腺癌和神经内分泌癌。

（一）TNM 临床分类

T　原发癌，浸润深度（depth of invasion，DOI）

Tx　原发癌无法评价

Tis　原位癌

T1　肿瘤最大直径≤ 2 cm

T2　2 cm ＜肿瘤最大直径≤ 4 cm

T3　肿瘤最大直径＞ 4 cm
　　或
　　肿瘤侵犯会厌的舌面

T4

T4a 肿瘤侵犯喉、舌的外部肌肉、翼内肌、硬腭或下颌骨

T4b 肿瘤侵犯翼外肌、翼板、鼻咽侧壁、颅底或包绕颈内动脉

（例外：舌根或会厌谷的原发肿瘤侵犯会厌舌面黏膜并不意味着侵犯喉）

cN　区域淋巴结临床分期

cNx　区域淋巴结无法评估

cN0　没有区域淋巴结转移

cN1　同侧单个淋巴结转移，最大直径≤3 cm，且无临床包膜外侵犯表现

cN2

    cN2a　同侧单个淋巴结转移，3 cm＜最大直径≤6 cm，且无临床包膜外侵犯表现

    cN2b　同侧多个淋巴结转移，其中最大直径≤6 cm，且无临床包膜外侵犯表现

    cN2c　双侧或对侧淋巴结转移，其中最大直径≤6 cm，且无临床包膜外侵犯表现

cN3

    cN3a　转移淋巴结最大直径＞6 cm，且无临床包膜外侵犯表现

    cN3b　转移淋巴结存在临床包膜外侵犯表现，ENE（＋）

pN　区域淋巴结病理分期

pNx　区域淋巴结无法评估

pN0　没有区域淋巴结转移

pN1　同侧单个淋巴结转移，最大直径≤3 cm，且无包膜外侵犯

pN2

    pN2a　同侧单个淋巴结转移，3 cm＜最大直径≤6 cm，且无包膜外侵犯

        或

        同侧或对侧单个淋巴结转移，最大直径≤3 cm，且有包膜外侵犯，ENE（＋）

    pN2b　同侧多个淋巴结转移，其中最大直径≤6 cm，且无包膜外侵犯

pN2c 双侧或对侧淋巴结转移，其中最大直径≤6 cm，且无包膜外侵犯

pN3

pN3a 转移淋巴结最大直径＞6 cm，且无包膜外侵犯

pN3b 同侧单个淋巴结转移，最大直径＞3 cm，且有包膜外侵犯，ENE（＋）

或

同侧、对侧、双侧多个淋巴结转移，且有包膜外侵犯，ENE（＋）

M 远处或非区域淋巴结转移

Mx 远处转移的存在不能确定

M0 无远处转移

M1 有远处转移，如肺、骨、肝、脑等脏器转移

或

非区域淋巴结转移，如纵隔淋巴结（Ⅶ组淋巴结除外）、腋窝淋巴结转移

（二）分期

Ⅰ期 T1 N0 M0

Ⅱ期 T2 N0 M0

Ⅲ期 T3 N0 M0 或 T1～T3 N1 M0

Ⅳ期

ⅣA 期 T4a N0～N2 M0 或 T1～T4a N2 M0

ⅣB 期 T4b 任何 N M0 或 任何 T N3 M0

ⅣC 期 任何 T 任何 N M1

（三）组织学分级（G）

Gx 无法评估组织学分级

G1 高分化

G2 中分化

G3　低分化

G4　未分化

附录 3-3　第 8 版 p16 阳性口咽癌国际 TNM 分类及分期（UICC，2016）

明确适用于 p16 阳性（p16＋）口咽癌，与 p16－口咽肿瘤相互独立。p16 免疫检测应列为口咽鳞癌患者的必查项目，也可通过原位杂交（ISH）检测 HPV。其中，N 分期不纳入 ENE 指标，病理 N 分期只考虑淋巴结转移的数目。

（一）TNM 临床分类

T　原发癌，浸润深度（depth of invasion，DOI）

T0　无原发肿瘤证据

Tx　原发癌无法评价

T1　肿瘤最大直径≤2 cm

T2　2 cm＜肿瘤最大直径≤4 cm

T3　肿瘤最大直径＞4 cm 或肿瘤侵犯会厌的舌面

T4　中等晚期，肿瘤侵犯喉、舌的外部肌肉、翼内肌、硬腭或下颌骨，或超出这些结构

（例外：舌根或会厌谷的原发肿瘤侵犯会厌舌面黏膜并不意味着侵犯喉）

cN　区域淋巴结临床分期

cNx　区域淋巴结无法评估

cN0　没有区域淋巴结转移

cN1　同侧单个或多个淋巴结转移，最大直径≤6 cm

cN2　双侧或对侧淋巴结转移，最大直径≤6 cm

cN3　转移淋巴结最大直径＞6 cm

pN　区域淋巴结病理分期

pNx　区域淋巴结无法评估

pN0　没有区域淋巴结转移

pN1　转移淋巴结数目≤4个

pN2　转移淋巴结数目≥5个

M　远处或非区域淋巴结转移

Mx　远处转移的存在不能确定

M0　无远处转移

M1　有远处转移，如肺、骨、肝、脑等脏器转移

或

非区域淋巴结转移，如纵隔淋巴结（Ⅶ组淋巴结除外）、腋窝淋巴结转移

（二）预后分期

临床分期

Ⅰ期　T0～T2 cN0～cN1 M0

Ⅱ期　T0～T2 cN2 M0；或T3 cN0～cN2 M0

Ⅲ期　T0～T4 cN3 M0；或T4 cN0～cN3 M0

Ⅳ期　任何T 任何cN M1

病理分期

Ⅰ期　T0～T2 pN0～N1 M0

Ⅱ期　T0～T2 pN2 M0

Ⅲ期　T3～T4 pN0～pN2 M0

Ⅳ期　任何T 任何pN M1

（三）组织学分级（G）

HPV相关的口咽肿瘤不进行组织学分级。

（郭传瑸）

第四节　唾液腺疾病

一、唾液腺发育异常

（一）唾液腺先天缺失或发育不全

为罕见的唾液腺发育异常，任何唾液腺均可发生。可单侧发生，亦可双侧发生。

【诊断】

1. 单侧发生时，其余正常唾液腺可代偿性增大。

2. 多个唾液腺发病时，可有口干症状，并可伴全口性牙齿猖獗龋。

3. 检查可见唾液腺导管口未发育或不能进入。

【治疗】

有症状者进行对症治疗。

（二）唾液腺异位

系指腺体的位置异常，腮腺及下颌下腺均可发生，可单侧或双侧发生。

【诊断】

1. 腮腺常沿咬肌前缘异位，腮腺导管变短；也可沿咬肌下缘异位。下颌下腺可异位至扁桃体窝、下颌舌骨肌之上的舌下间隙，与舌下腺融合。

2. 腮腺导管口可异位于口角，下颌下腺导管口可异位于腭部。

3. 腮腺异位于耳前近颞部以及咬肌下缘者，可表现为该处凸起如肿块，进食时可有发胀感。

4. 唾液腺造影时，异位唾液腺处可明显隆起。造影片上常显示为发育不全的腺体。

5. 异位唾液腺可继发涎瘘、炎症、囊肿或肿瘤。

【治疗】

无症状者不需要治疗。继发涎瘘、炎症、囊肿、肿瘤或有明显胀感者，可手术摘除异位唾液腺及与其相伴的囊肿或肿瘤。

（三）迷走唾液腺

系指唾液腺的部分始基异位于正常情况下不含腺组织的部位，

而正常唾液腺可存在。最常见于颈侧、咽及中耳，也可见于下颌体内、牙龈、扁桃体窝、脑垂体及小脑桥等处。

【诊断】

1. 唾液腺组织迷走到上颈部时，临床上多表现为肿块。迷走至下颈部者，多表现为窦道。窦口分泌物为唾液样稀薄液体，量较少，进食时可增多，局部可有无痛性肿胀。

2. 迷走到下颌体内者，多无自觉症状。扪诊检查可触及下颌舌侧缺损。X线片可表现为圆形或卵圆形单房性密度减低区，边缘清晰。

3. 迷走到中耳者，常伴有听骨异常，患者有传导性耳聋。

【治疗】

1. 表现为颈部窦道者，可手术切除。

2. 迷走到下颌体内者，如能确定诊断，可随访观察。不典型病例或怀疑其他病变者，手术探查。

3. 迷走至中耳并经活检证实者，手术摘除迷走唾液腺组织或随访观察均可。

（四）先天性唾液腺导管扩张

本病如同先天性支气管扩张，临床上少见。可单侧也可双侧发病，以双侧为多见，部分病例可有家族史。

【诊断】

1. 如无继发感染，常无自觉症状。

2. 继发感染时，腮腺或下颌下腺反复肿胀。扪诊腮腺或下颌下腺轻度肿大，可有轻度压痛。挤压腺体可见导管口有大量清亮分泌液涌出，继发感染明显者为黏稠分泌物。

3. 行唾液腺造影，病变位于主导管时，主导管高度扩张呈囊状，导管壁光滑；位于末梢导管时，呈点状或球状扩张。

【治疗】

1. 无继发感染者，宜多饮水，每天按摩腺体帮助唾液排空。保持口腔卫生，以预防继发感染。

2. 有急性炎症表现者，应用抗生素。唾液腺造影本身对继发的慢性炎症有一定疗效。

3. 主导管呈囊状扩张者多需手术，做导管结扎术或腺体摘除术，后者应将导管完全切除。

二、唾液腺炎症

（一）流行性腮腺炎

系由流行性腮腺炎病毒引起的急性传染病。

【诊断】

1. 2~14 岁儿童多见，多有接触史。

2. 本病潜伏期 2~3 周，临床症状一般维持 1~2 周。感染一次即可获得终身免疫，最多可发生两次。

3. 常双侧同时或先后发生，下颌下腺可同时受累；也可能仅有下颌下腺受累而无腮腺异常表现。

4. 腮腺肿大，副性水肿明显，轻度压痛，局部皮肤紧张但不红。腮腺导管口不红，分泌清亮唾液。

5. 常伴有全身症状，如发热、疲倦、厌食、头痛、全身不适等。

6. 白细胞总数无明显升高，淋巴细胞比例升高。90% 的患者早期即有血清淀粉酶轻度或中度升高，以后出现尿淀粉酶升高。发病 2 周左右血清及唾液中可查到流行性腮腺炎病毒抗体。

7. 可并发睾丸炎、脑膜脑炎及听神经受损等。

8. 一般不行腮腺造影，以免感染扩散。

9. 需与假性腮腺炎及儿童复发性腮腺炎鉴别。假性腮腺炎无接触史，局部无明显副性水肿，没有全身症状，局部腮腺压痛明显。儿童复发性腮腺炎有反复发作史，肿胀时腺体有明显的红、肿、热、痛，挤压腺体多有脓性分泌物。

【治疗】

1. 患者发热期间宜卧床休息。

2. 注意口腔卫生，进食稀软饮食，避免酸性食物，多饮水。

3. 对症治疗，给予适量镇静剂及退热剂。

4. 给予抗病毒药物。

5. 适当应用抗菌药物，预防继发性化脓性感染。

6. 已发生并发症者，会同有关科室共同诊治。

7. 出现症状后，应至少隔离 3 周，以免引起传染流行。

8. 皮质激素可减轻睾丸炎及中枢神经系统症状。

（二）急性化脓性腮腺炎

本病以前常见于腹部大手术以后，称为"手术后腮腺炎"。现在由于加强了手术前后处理、体液平衡和口腔清洁，以及有效抗菌药物的应用，手术后并发腮腺炎者已很少见。所见的急性化脓性腮腺炎大多为慢性腮腺炎急性发作或邻近组织急性炎症扩散所致。

【诊断】

1. 常为单侧腮腺受累，双侧同时发生者少见。

2. 腮腺肿大、疼痛、触压痛，导管口充血、肿胀，按摩腺体可见脓液自导管口溢出，有时见脓栓堵塞于导管口。

3. 炎症可扩散到腮腺周围组织，伴发蜂窝织炎。由于肿胀压迫，可发生暂时性面瘫，炎症消退后可复原。

4. 可有全身中毒症状，如高热，白细胞总数及中性粒细胞比例升高，核左移或出现中毒颗粒。

5. 应与流行性腮腺炎及咬肌间隙感染相鉴别。后者多为牙源性感染，患者有牙痛史，肿胀中心及压痛点位于下颌角部，张口受限明显，腮腺导管口无红肿，分泌液清亮。

【治疗】

1. 针对发病原因治疗，纠正机体脱水及电解质紊乱，维持体液平衡。

2. 选用有效抗生素。

3. 其他保守治疗　炎症早期可采用热敷、理疗、外敷如意金黄散。可饮用酸性饮料或口含维生素 C 片，或口服 1% 毛果芸香碱 3 ~ 5 滴（2 ~ 3 mg），每日 2 ~ 3 次，增加唾液分泌。还可用温热的硼酸、苏打溶液等消毒漱口剂含漱。

4. 切开引流　当出现下列征象时，应切开引流：①局部有明显的凹陷性水肿。②局部有跳痛并有局限性压痛点，穿刺抽出脓液。③导管口有脓液排出，全身感染性中毒症状明显。因常为多发性脓肿，切开后应注意向不同方向分离，分开各个腺小叶的脓腔。

（三）慢性复发性腮腺炎

慢性复发性腮腺炎以反复发作的腮腺肿胀为特点，儿童及成人均可发生，但以儿童常见。

【诊断】

1. 儿童慢性复发性腮腺炎发病年龄以5岁左右最为常见，10岁以前发病者占95%，男性多于女性。

2. 成人慢性复发性腮腺炎为儿童慢性复发性腮腺炎延期愈合而来，有自幼发病史。

3. 腮腺反复肿胀伴不适，挤压腺体可见导管口有脓液或胶冻状液体溢出。

4. 间隔数周或数月发作一次，年龄越小，间隔时间越短，越易复发。随着年龄增长，间隔时间延长，发作减少且症状减轻，青春期后一般逐渐自愈，少数延至成人期后痊愈。

5. 腮腺造影显示主导管及腺内导管无异常，末梢导管呈点状、球状扩张，排空迟缓。临床表现为单侧腮腺肿胀者，约半数患者可见双侧腮腺末梢导管点状扩张。

6. 儿童慢性复发性腮腺炎应与流行性腮腺炎鉴别。后者肿胀更明显，腮腺导管口分泌液正常，罹患后多终身免疫，无反复肿胀史。

【治疗】

1. 本病具自愈性，故以增强抵抗力、防止继发感染、减少发作为原则。

2. 嘱患者多饮水，按摩腺体帮助唾液排出，淡盐水漱口，保持口腔卫生。咀嚼无糖口香糖，刺激唾液分泌。

3. 有急性炎症表现者，可用抗生素。

4. 腮腺造影对本病有一定治疗效果。

5. 复发频繁者可肌内注射胸腺肽，调节免疫功能。

（四）慢性阻塞性腮腺炎

慢性阻塞性腮腺炎以反复发作的导管阻塞症状为特征，常表现为进食性腮腺肿胀。

【诊断】

1. 大多由局部原因所致，如导管口周围瘢痕、导管结石或异物等。

2. 大多发生于中年，多为单侧受累。

3. 腮腺反复肿胀，多数与进食有关。

4. 晨起腮腺区有胀感，稍加按摩后即有"咸味"液体自导管口流出，随之不适缓解。

5. 导管口轻度红肿，挤压腮腺可见导管口流出混浊的"雪花样"或黏稠的蛋清样唾液，有时可见黏液栓子。病程久者，可在颊黏膜下扪及粗硬、呈索条状的腮腺导管。

6. 腮腺造影显示主导管、叶间、小叶间导管部分狭窄、部分扩张，呈腊肠样改变。

【治疗】

1. 以去除病因为主，有唾液腺结石者先去除结石，导管口狭窄者用钝头探针扩张导管口。

2. 导管内注入药物，如碘化油等。

3. 其他保守治疗，如按摩腺体、口含维生素 C 片或进食酸性食物，促使唾液分泌。还可用温热盐水漱口，减少逆行性感染。

4. 唾液腺内镜可直视下观察导管病变，行导管冲洗，灌注药物，效果良好。

5. 病变严重、经上述治疗无效者，可考虑手术治疗，做保留面神经的腮腺腺叶切除术。

（五）唾液腺结石病和下颌下腺炎

唾液腺结石病为唾液腺结石发生于唾液腺导管中或腺体内而引起的一系列病变。下颌下腺最常发病，腮腺次之，舌下腺及小唾液腺少见。

【诊断】

1. 部分病例可合并全身其他部位结石。

2. 小的唾液腺结石不造成唾液腺导管阻塞，无任何症状。

3. 导管阻塞时，出现排唾障碍症状。进食时腺体肿大，自觉胀痛，严重者疼痛剧烈呈针刺样，称为"涎绞痛"。停止进食后不久，腺体自行复原，疼痛随之消失。

4. 导管口黏膜红肿，挤压腺体可见少许脓性分泌物自导管口溢出。

5. 导管内的唾液腺结石，触诊常可触及硬块，并有压痛。

6. 唾液腺结石阻塞引起继发感染，可出现急性下颌下间隙感染。有的病例导管阻塞症状不明显，一开始即表现为下颌下或舌下区急性炎症。长期反复发作者，下颌下腺纤维化，呈硬结性肿块。

7. X线片、超声检查、CT片和唾液腺造影可见结石。

【治疗】

1. 很小的唾液腺结石可用保守治疗。可口含蘸有柠檬酸的棉签或维生素C片，进食酸性水果，促使唾液分泌，有望自行排出结石。

2. 无下颌下腺反复感染、腺体尚未纤维化者可进行 ^{99m}Tc 功能测定，若腺体功能存在，可行取石术。方法包括切开取石术、唾液腺内镜取石术和唾液腺内镜辅助下切开取石术。

3. 近年来有学者报告用碎石机粉碎下颌下腺腺体及导管内结石，以及唾液腺内镜下导管内激光碎石，取得一定疗效，但尚需积累更多的经验。

4. 对于以上方法无法取出唾液腺结石，以及下颌下腺反复感染或继发慢性硬化性下颌下腺炎、腺体萎缩、已失去分泌唾液功能者，可做腺体切除术。

（六）唾液腺结核

本病主要是腮腺区淋巴结发生结核分枝杆菌感染，肿大破溃后累及腺实质所致。下颌下腺亦可发生。

【诊断】

1. 唾液腺淋巴结结核患者常无明显自觉症状，表现为局限性肿块，界限清楚，活动，因而常诊断为良性肿瘤。部分病例可有消长史，轻度疼痛或压痛。

2. 唾液腺腺实质结核病程较短，数天或数周，腺体弥漫性肿大，挤压腺体可见脓性分泌物从导管口流出。肿块可硬可软，也可扪及波动感。有的与皮肤粘连，或形成长久不愈的瘘管，少数病例可伴有面瘫。

3. 少数病例伴有全身或其他系统结核。

4. 如肿块有明显波动，可将吸出物做抗酸染色，以确定诊断。

5. 细针吸活检有助于诊断。

【治疗】

1. 如临床明确诊断为结核，可做单纯肿块摘除。

2. 如形成结核性脓肿，可抽出脓液后，向脓腔内注射抗结核药物，反复多次。

3. 对有肺或其他系统活动性结核的患者，应以抗结核治疗为主。临床已明确为唾液腺结核拟行病灶清除术者，术前亦应给予抗结核治疗，以防感染扩散。

（七）过敏性唾液腺炎

本病少见，由位于唾液腺的各种抗原 - 抗体复合物作用所致。

【诊断】

1. 导致过敏的过敏原多种多样，如食品、药物、花粉、毛料衣服，甚至头发等。最易引起过敏的药物有保泰松及呋喃妥因。患者常有其他过敏史。

2. 腮腺或下颌下腺反复肿胀，肿大突然，消肿迅速。

3. 腮腺或下颌下腺弥漫性肿大，触之无痛，导管口无炎症，分泌的唾液清亮，培养多无细菌生长。

4. 末梢血象嗜酸性粒细胞增加。

【治疗】

1. 应用抗过敏药物或激素后，症状可很快消失。

2. 应努力寻找过敏原，预防复发。

（八）IgG4 相关唾液腺炎

IgG4 相关唾液腺炎属于 IgG4 相关系统病的一种。该系统病包括自身免疫性胰腺炎、硬化性胆管炎、腹膜后纤维化、硬化性唾液腺炎、假性肿瘤等，是最近一些年才被认识的一类疾病。

【诊断】

1. 系自身免疫性疾病，其确切发病机制尚不清楚。

2. 多见于中老年人，无明显性别差异，病期长短不一。

3. 双侧大唾液腺肿大，以下颌下腺肿大为常见。可双侧同时肿大，或先为单侧肿大，进而累及双侧。常为多个大唾液腺受累，泪腺也常被累及。除腺体肿大外，多无明显自觉症状。多个腺体受累者可有程度不等的口干。

4. 触诊腺体明显增大，质地较硬，界限清楚，表面光滑或呈结节状。

5. 可有全身其他部位的同类病变，包括胰腺、胆管及腹膜后肿块。

6. 血清学检测显示 IgG4 明显升高。

7. B 超及 CT 显示腺体弥漫性增大，无占位性病变。

8. 组织学和免疫病理学特点是最重要的诊断依据。

9. 需与舍格伦综合征和慢性阻塞性下颌下腺炎进行鉴别。

【治疗】

确诊后采用激素和免疫抑制剂治疗效果良好。

（九）^{131}I 相关唾液腺炎

^{131}I 相关唾液腺炎是人体摄入 ^{131}I 后，^{131}I 释放的射线对唾液腺组织造成放射性损伤导致的不良反应，属于放射性唾液腺炎的一种。

【诊断】

1. 有 ^{131}I 治疗史，^{131}I 累积剂量越大，患病概率越高。出现症状的时间早晚不一。

2. 女性患者明显多于男性，以中年人多见。腮腺最常受累，且多为双侧。

3. 临床表现为腮腺肿胀、疼痛，唾液分泌减少、变黏稠。患者出现程度不等的口干，可伴味觉障碍和口腔黏膜念珠菌感染。

4. 临床检查腮腺区有压痛，挤压腮腺时唾液分泌明显减少，甚至出现导管口闭锁。

5. 腮腺造影显示主导管粗细不均，有一处或多处狭窄，排空迟缓。

6. CT、MRI 及超声检查显示腮腺萎缩。

【治疗】

1. 自身维护治疗，如多饮水、按摩腮腺、咀嚼无糖口香糖、淡盐水漱口，可作为对症性基础治疗。

2. 采用氨磷汀等细胞保护剂有助于减轻唾液腺损伤。

3. 催唾剂可以缓解口干症状，常用柠檬汁、柠檬糖、毛果芸香碱片等。

4. 唾液腺内镜可以清除黏液栓子，冲洗、扩张腮腺导管，效果良好。

三、其他非炎症性唾液腺上皮病变

（一）唾液腺良性肥大

又称唾液腺肿大或唾液腺退行性肿大，是一种非肿瘤、非炎症性、慢性、复发性、无痛性肿大的唾液腺疾病，多见于腮腺，偶见于下颌下腺。

【诊断】

1. 多为双侧肿大，偶见单侧；多见于中老年人。

2. 唾液腺逐渐肿大，可持续多年。肿胀反复发作而无痛，有时大时小的病史，但不会完全消除。

3. 腺体呈弥漫性肿大，触诊柔软并均匀一致。病程较久者腺体稍硬韧，但无肿块，亦无压痛。导管口无红肿，挤压腺体有清亮液体分泌。有时分泌减少，但无明显口干。

4. B 超检查示腺体弥漫性增大，无局限性回声异常。

【治疗】

1. 有系统性疾病者，首先治疗系统性疾病，部分患者的腺体可能恢复正常。但有些糖尿病患者，虽然糖尿病得到理想的控制，唾液腺肿大仍无明显改变。

2. 抗高血压药物引起的腮腺肿大，停药后大多可以消退。

3. 有肿胀症状者，可按摩腺体、口含维生素 C 片或进偏酸食物，促进唾液分泌，减轻症状。

（二）坏死性唾液腺化生

又称唾液腺梗死，是一种非肿瘤性并有自愈倾向的唾液腺病变。

【诊断】

1. 小唾液腺多见，特别是接近中线的软硬腭交界处，多为一侧受累。大唾液腺发病较少，多位于腮腺。

2. 病变位于腭部者，可有局部不适、灼痛或进食时刺激痛，可向耳颞部放射。

3. 腭部黏膜可有溃疡，直径 0.2～3.0 cm，圆形或不规则形，亦有呈"火山口样"者，病变较深，中心坏死，边缘充血，颇似恶性肿瘤，但无骨质破坏。

4. 少数有腭部肿胀而无溃疡，肿胀区呈圆形，稍隆起于黏膜，黏膜充血，可有触痛，有的以后形成溃疡。不论有无溃疡，病变均可自愈。

5. 病变位于腮腺者，绝大多数有同侧腮腺手术病史，表现为腮腺区肿块，出现肿块与手术的间隔时间为 10 天至 3 周。肿块大小 0.6～1.0 cm，界限不甚清楚，活动度较差。

6. 本病确诊依赖于病理检查，应与鳞状细胞癌、黏液表皮样癌相鉴别。

【治疗】

本病有自愈性，不需要特殊治疗。

四、舍格伦综合征

舍格伦综合征（Sjögren syndrome）系一种自身免疫性疾病，其特征表现为外分泌腺的进行性破坏，导致黏膜及结膜干燥，并伴有各种自身免疫性病症。病变限于外分泌腺本身者，称为原发性舍格伦综合征；若同时伴有其他自身免疫性疾病，如类风湿关节炎等，则称为继发性舍格伦综合征。

【诊断】

1. 多见于中年以上女性。

2. 发病缓慢，病期较长。

3. 眼干　患者可有眼干、异物感、摩擦感或烧灼感，畏光、疼痛，视物疲劳。泪腺肿大可致睁眼困难，睑裂变小。泪腺分泌功能检测（Schirmer 试验）结果为，5 分钟滤纸湿润长度小于 5 mm。泪膜破裂试验结果低于 10 秒。四磺四氯荧光素染色可在角膜上发现鲜红染色。

4. 口干　口腔发黏，舌、颊及咽喉部灼热，味觉异常，严重者言语、咀嚼及吞咽均困难。口底唾液池消失，唇舌黏膜发红，可见舌裂纹，舌背乳头萎缩，舌面光滑潮红。龋齿发病率增加。唾液流量测定显示，5 g 白蜡咀嚼 3 分钟后总唾液量少于 3 ml。

5. 唾液腺肿大　腮腺最常见，多为双侧弥漫性肿大，扪之有韧实感而无压痛。挤压腺体时导管口唾液分泌很少或无分泌；若继发感染，可流出混浊雪花样唾液或脓液。少数病例可触及结节状肿块，一个或多个，质地中等偏软，界限常不清楚，为类肿瘤型舍格伦综合征。

6. 结缔组织疾病　多数为类风湿关节炎，亦可伴系统性红斑狼疮、硬皮病、多发性肌炎等。

7. 腮腺造影　末梢导管点、球状扩张，主导管边缘不整齐，呈羽毛状、花边状等，排空功能明显迟缓。

8. 核素功能测定　病变较轻时，核素摄取功能无明显改变，排泄功能迟缓。病变较重时，摄取和排泄功能均低下。

9. 实验室检查　红细胞沉降率加快，免疫球蛋白升高，类风湿因子、抗核抗体、SS-A、SS-B 等可能阳性。

10. 唇腺活检　腺小叶内淋巴细胞、浆细胞浸润，腺实质萎缩，导管扩张，导管细胞化生。

【治疗】

1. 对症治疗　眼干者用人工泪液滴眼，口干者用人工唾液湿润口腔。可口服茴三硫，每日 3 次，每次 1 片。

2. 注意口腔卫生，减少逆行性感染。

3. 伴发急性炎症时用抗生素治疗。

4. 采用免疫抑制剂。

5. 中药治疗，原则为"养阴生津，清热润燥"。

6. 类肿瘤型舍格伦综合征可采用手术治疗，切除受累腺体，以防止恶变。单发性病变、腺体破坏严重或继发感染明显者，也可考虑手术切除患侧腮腺。

五、唾液腺囊肿

（一）黏液囊肿

为口腔黏膜下小唾液腺由于导管口阻塞、分泌物潴留而形成的囊肿。

【诊断】

1. 好发于下唇及舌尖腹侧，也可见于上唇、腭部、颊及口底。

2. 囊肿位于黏膜下，呈半透明、浅蓝色小疱，黄豆至樱桃大小，质地软而有弹性，边界清楚。

3. 囊肿易被咬伤而破裂，流出透明无色液体，囊肿消失。破裂处愈合后，又被黏液充满，再次形成囊肿。

4. 反复破损后，囊肿透明度降低，表现为较厚的白色瘢痕状突起。

【治疗】

1. 囊肿与黏膜无粘连者，局部麻醉下纵向切开黏膜，囊膜外钝性分离囊壁，取出囊肿。周围腺体组织应尽量减少损伤，和囊肿相连的腺体与囊肿一并切除，以防复发。

2. 多次复发、下唇瘢痕与囊肿粘连者，在囊肿两侧做梭形切口，将瘢痕、囊肿及其邻近组织一并切除，直接缝合创口。

3. 不愿手术者，可在抽尽囊液后，向囊腔内注入 2% 碘酊 0.2~0.5 ml，停留 2~3 分钟后再将碘酊抽出，破坏上皮细胞，使其失去分泌功能而不再形成囊肿。

（二）舌下腺囊肿

大多系外渗性黏液囊肿，为舌下腺受伤后导管破裂，黏液外渗入组织间隙所致。

【诊断】

1. 好发于儿童及青少年。

2. 典型的舌下腺囊肿位于下颌舌骨肌以上的舌下区，囊肿呈浅紫蓝色，扪之柔软且有波动感。囊肿因创伤而破裂后，流出黏稠蛋清样液体，囊肿暂时消失。数日后创口愈合，囊肿长大如前。

3. 潜突型（口外型）舌下腺囊肿表现为下颌下区肿物，口底囊肿表现不明显，触诊柔软，与皮肤无粘连，不可压缩。

4. 哑铃型舌下腺囊肿在口内舌下区及口外下颌下区均可见囊性肿物。

5. 囊肿体积很大或伴有继发感染时，出现肿胀、疼痛，将舌推向后上方，形成"双重舌"，影响进食及语言，严重者引起呼吸困难。

6. 典型的舌下腺囊肿应与皮样囊肿鉴别，后者位于口底正中，扪诊有面团样柔韧感，可有压迫性凹陷。潜突型者需与下颌下区囊性水瘤相鉴别，后者穿刺见囊腔内容物稀薄，无黏液，淡黄清亮，涂片镜检可见淋巴细胞。

【治疗】

1. 根治舌下腺囊肿的方法是切除舌下腺，残留部分假囊壁不会造成复发。

2. 潜突型者可全部切除舌下腺后，将囊腔内的囊液吸净，在下颌下区加压包扎，不必在下颌下区做切口摘除囊肿。

3. 全身情况不能耐受舌下腺切除的患者及婴儿，可行简单的袋形缝合术，切除覆盖囊肿的部分黏膜及囊壁，放尽液体，填入碘仿纱条。待全身情况改善或婴儿长至 4~5 岁后再行舌下腺切除。

六、唾液腺上皮性肿瘤

（一）多形性腺瘤

又称混合瘤，是最常见的唾液腺良性肿瘤。发生部位以腮腺最多，其次为腭部小唾液腺、下颌下腺及颊腺。

【诊断】

1. 无痛性肿块，生长缓慢，常无自觉症状，病史较长。

2. 肿瘤呈球状、分叶状或不规则形，周界清楚，质地中等硬度，一般可活动，但位于颌后区及硬腭者，因位于骨性间隙或因表面组织致密，肿瘤不活动，不应视为恶性征象。

3. 发生于腮腺深叶者，当体积较大时，可见咽侧或软腭膨隆，出现咽部异物感或吞咽障碍。肿瘤向外生长时，可造成面部畸形，但一般不引起功能障碍。增强 CT 检查可明确肿瘤的位置、肿瘤与颈内静脉的关系。

4. 若肿瘤在缓慢生长一段时间后，突然出现生长加速、疼痛，或出现面神经麻痹现象，则提示出现恶变。但有的肿瘤生长速度快慢不均，可突然生长加快。因此，不能单纯根据生长速度来判断有无恶变，应结合其他表现综合考虑。

【治疗】

1. 治疗成功与否关键在于第一次的手术方式，应从肿瘤包膜外的正常组织处切除。

2. 下颌下腺肿瘤应包括整个或部分下颌下腺一并切除。

3. 小唾液腺肿瘤应在距肿瘤边缘 0.5 cm 的正常组织内切除肿瘤，位于腭部者自骨面掀起而不保留骨膜。如果骨膜受累，还应磨除一层邻近骨组织。

4. 对于腮腺浅叶体积较小的肿瘤，可做部分腮腺切除术。

5. 多形性腺瘤一旦术后复发，往往造成多次复发，尤以多发性结节者为然。对复发瘤的手术处理不必强调过分扩大，因为手术范围越大，瘤细胞播散可能越广泛，特别是涉及面神经主干及颈动脉鞘时，应尽量避免暴露这些重要结构。对于单个复发性肿瘤结节，可考虑单纯肿瘤摘除术。

（二）肌上皮瘤

为完全或几乎完全由肌上皮细胞组成的唾液腺良性肿瘤。

【诊断】

1. 发病部位以腮腺居多，其次为腭腺，下颌下腺及其他小唾液腺较少见。

2. 为无痛性肿块，生长缓慢，患者常无自觉症状。

3. 肿瘤表面光滑，质地坚实，但腭部肿瘤常可有囊性变。肿瘤界限清楚，可活动。患者无面神经麻痹等功能障碍。

【治疗】

将肿瘤连同周围部分正常组织一并切除。发生于腮腺者，将肿瘤连同部分腮腺一并切除，保留面神经。下颌下腺肿瘤连同整个或部分下颌下腺一并切除。

（三）基底细胞腺瘤

为由单形性基底样细胞构成的良性肿瘤，根据组织学表现可分为实性、小梁状、管状及膜性四类。

【诊断】

1. 发病部位以腮腺最为常见，其次为上唇。

2. 大多为无痛性肿块，生长缓慢，患者无自觉症状。少数可伴有疼痛，亦可有近期生长加快史。

3. 小唾液腺肿瘤多表现为坚实的黏膜下结节，界限清楚，可活动，偶有出现表面黏膜溃疡者。

4. 腮腺肿瘤多位于浅叶，表面光滑，可活动，一般体积不大，直径多为 2～3 cm，患者无面神经麻痹症状。

5. 膜性基底细胞腺瘤具有明显的家族发病倾向。1/3 以上的患者伴有头皮肿瘤，往往为多发性，有数个乃至数十个，有的遍布整个头皮，称为"头巾式"肿瘤，也可伴发其他部位皮肤肿瘤。腮腺肿瘤亦呈多发性结节。

【治疗】

1. 一般的基底细胞腺瘤采用与多形性腺瘤相同的手术原则，将肿瘤连同周围部分腺体一并切除。

2. 膜性基底细胞腺瘤常呈多灶性生长，为了彻底清除肉眼不能见到的微小腺瘤病灶，宜行保留面神经的全腮腺切除术。

3. 膜性基底细胞腺瘤具有多发中心性、多次复发及偶尔恶变的特点，术后应密切随访。

（四）沃辛瘤

沃辛瘤（Warthin tumor）又名腺淋巴瘤或乳头状淋巴囊腺瘤，属于最常见的唾液腺良性肿瘤。"腺淋巴瘤"一名容易与淋巴瘤相混淆，后者系高度恶性肿瘤。"乳头状淋巴囊腺瘤"是一个正确的病理性描述，但过于复杂，不易记忆。因此，修订后的世界卫生组织（WHO）组织学分类建议用沃辛瘤这一命名。

【诊断】

1. 多见于男性，男女比例约为 6∶1。

2. 好发于 40 岁以上的中老年人，以 50～59 岁年龄组为最常见。

3. 患者常有吸烟史，其发病可能与吸烟有关。

4. 可有肿块时大时小的消长史。

5. 绝大多数肿瘤位于腮腺后下极。

6. 扪诊肿瘤呈圆形或卵圆形，表面光滑，质地较软，有弹性。

7. 肿瘤常呈多发性，约 12% 的患者为双侧腮腺发生，也可表现为一侧腮腺有多个肿瘤。

8. ^{99m}锝核素显像呈"热结节"，具有特征性。

9. 术中可见肿瘤呈紫褐色，剖面可见囊腔形成，内含干酪样黏稠液体，易被误诊为结核或囊肿。

【治疗】

手术切除，可考虑做部分腮腺切除术，并切除腮腺后下部及其周围淋巴结，以免出现新的肿瘤。手术中应注意有无多发性肿瘤，以免遗留。

（五）嗜酸细胞瘤

又称嗜酸性腺瘤或大嗜酸粒细胞瘤，为较少见的唾液腺良性肿瘤。

【诊断】

1. 肿瘤多位于腮腺，少数位于下颌下腺，也可发生于小唾液腺。部分可发生于双侧腮腺。

2. 肿瘤生长缓慢，无疼痛或其他自觉症状。

3. 肿瘤呈圆形或卵圆形，表面光滑，有时呈结节状，活动，部分肿瘤局部有囊性感，患者无面神经功能障碍。

4. ^{99m}锝核素显像可呈"热结节"。

【治疗】

1. 手术切除　因其可呈多灶性生长，或在瘤周正常腺体中可有多个肿瘤样嗜酸细胞组成的结节，手术中应注意有无多发性肿瘤，以免遗留。

2. 部分病例为双侧腮腺病变，故在复查时应注意检查双侧腮腺。

（六）腺泡细胞癌

属低度恶性的唾液腺癌。

【诊断】

1. 多见于女性，男女比例约为 1：1.6；常见于 50～60 岁。

2. 发病部位以腮腺最为常见，偶见于下颌下腺及小唾液腺。

3. 部分肿瘤可发生于双侧腮腺，约占 3%，仅次于沃辛瘤。

4. 患者多因局部肿块就诊，大多无自觉症状。1/3 左右的患者可有疼痛，病期长短不一，平均 3 年左右，部分病例有近期生长加快史。

5. 肿瘤多呈圆形、椭圆形或结节状，质地较硬，与周围组织界限较清或不甚清楚。肿块大多可活动，部分活动度较差，少数可有压痛，约 10% 的患者可出现面神经功能异常。

6. 少数患者在初诊时即出现颈淋巴结转移，亦可见远处转移。

7. 原发于舌下腺的肿瘤侵及下颌骨时，X 线片可显示颌骨内有不规则多囊性吸收阴影，需与颌骨囊肿相鉴别。

【治疗】

1. 局部广泛切除是根治该肿瘤的关键。

2. 多数情况下，面神经予以保留，但如面神经与肿瘤有粘连，则需牺牲之。对于复发性肿瘤，为了减少局部再次复发的可能性，不应过分强调保留面神经。

3. 颈淋巴结转移率较低，为 10%～20%。对颈淋巴结肿大、临床怀疑有转移者，应行治疗性颈淋巴结清扫术，但对临床上无明显肿大淋巴结或不怀疑转移者，原则上不必做选择性颈淋巴结清扫术。

4. 远处转移率较高，约为 12%，多次复发者远处转移率相应升高，术后应辅助化疗。

5. 手术切除不彻底、有肿瘤残存、复发性肿瘤以及术后病理证实颈淋巴结阳性并突破淋巴结被膜者，可考虑术后放疗以减少复发。

（七）黏液表皮样癌

本病是最常见的唾液腺癌，约占唾液腺癌的 35%，其中高分化者属低度恶性肿瘤，低分化者属高度恶性肿瘤。

【诊断】

1. 女性较男性多见，男女比例约为 1：1.5。40～60 岁为发病高峰。

2. 大唾液腺肿瘤多见于腮腺，小唾液腺肿瘤多见于腭腺，其次为磨牙后腺。发生于磨牙后腺的肿瘤大多为黏液表皮样癌，偶尔发生于下颌骨内，称为颌骨中枢性黏液表皮样癌。

3. 高分化黏液表皮样癌临床上与多形性腺瘤相似，为无痛性肿块，病史较长，肿瘤形态不规则。较小的腮腺肿瘤常呈扁平状，活动度较差，质地偏硬。少数肿瘤的部分区域可呈囊性，破溃后流出淡黄色黏稠分泌物。腭部及磨牙后区的肿瘤因位置较表浅，常可见到肿块所在的某些区域黏膜下呈淡蓝色，黏膜光滑，质地软，有时可穿刺抽出少量血性紫黑色液体，易被误诊为囊肿或血管瘤。

4. 低分化的黏液表皮样癌生长迅速，肿瘤体积相对较大，与正常组织界限不清，活动度差。半数以上的病例可出现疼痛、溃疡及神经受累症状，少数病例可出现面神经麻痹或表情肌活动力弱、舌下神经麻痹。不少病例可出现颈部淋巴结肿大。

【治疗】

1. 局部彻底切除 肿瘤黏液内含成团瘤细胞，一旦术中肿瘤破裂，易造成种植性复发，因而术中应尽量避免肿瘤破裂。

2. 病理分级是指导治疗的重要指标。

3. 腮腺肿瘤的面神经处理 高分化者应尽量保留面神经，除非神经穿入肿瘤或与肿瘤紧密粘连。分离后的神经可辅以术后放疗，以杀灭可能残留的肿瘤细胞。

4. 高分化者颈淋巴结转移率很低，不必行选择性颈淋巴结清扫术；低分化者的颈淋巴结转移率在 40% 左右，宜行选择性颈淋巴结清扫术。

5. 高分化者如手术切除彻底，可不加术后放疗，而低分化者宜加用术后放疗。

（八）腺样囊性癌

本病属于最常见的唾液腺恶性肿瘤，也是口腔颌面部最具特征的恶性肿瘤。根据组织学形态，可以分为腺样/管状型和实性型，前者分化较好，后者分化较差。

【诊断】

1. 女性较男性多发，男女之比为 1：1.7。30~50 岁为发病高峰。

2. 小唾液腺的腺样囊性癌多于大唾液腺。腭部及腮腺为最常见的部位。舌下腺的恶性肿瘤大多为腺样囊性癌。

3. 多数肿瘤生长缓慢，病期较长。

4. 肿块疼痛是突出的特征，可为自发性，也可为触发性；有的仅限于局部，也有放射到头颈其他部位者。

5. 患侧有神经功能障碍。腮腺肿瘤可导致面瘫，下颌下腺肿瘤常侵犯舌神经或舌下神经而导致舌麻木及舌下神经麻痹症状。有的下颌下腺肿瘤早期无明显肿块，而表现为舌下神经麻痹症状，故当患者出现单侧舌神经或舌下神经症状时，应高度警惕腺样囊性癌的可能性。

6. 肿瘤形态不规则，边界可清或不清，质地较硬，可有明显触痛。肿瘤位于皮下时，皮肤受压变薄，但罕见自发破溃。发生于口腔小唾液腺的肿瘤累及黏膜时，除触及质地硬、表面呈结节状的肿块外，常可见明显的呈网状扩张的毛细血管。

7. 肿瘤细胞可通过狭窄的间隙扩散而不破坏骨小梁，即使骨质广泛受累，X 线片上仍可不显示明显病变。因此，不能依据 X 线片上有无骨质破坏来判断受侵与否。

8. 易发生远处转移，转移部位以肺最为常见，也可发生于肝和骨。可在患者就诊时即有转移，但多数发生在原发灶手术以后。出现转移的时间可早可晚，最晚者可达原发灶治疗后近 10 年，平均 2 年左右。出现肺转移者，除非侵犯胸膜，出现胸水，一般无明显自觉症状。因此，应常规做肺部检查以确定有无转移或作为进一步随诊复查的基础。

【治疗】

1. 局部大块切除是根治腺样囊性癌的主要原则，应尽可能切除肿瘤周围组织。术中应配合冰冻切片检查周界是否正常，如为阳性，在可能的情况下，应做进一步扩大切除。

2. 肿瘤易沿神经扩散，因此常有神经症状，如疼痛、面瘫、舌麻木或舌下神经瘫痪。腭部肿瘤可沿腭大神经扩散到颅底，因此，手术时应将翼腭管连同肿瘤一并切除。下颌下腺肿瘤可沿舌神经扩散，手术中也应追迹性切除舌神经。上颌肿瘤切除术后，如出现颅面部明显疼痛，常提示肿瘤复发。

3. 腺样囊性癌的颈淋巴结转移率很低，原则上不必行选择性颈淋巴结清扫术。但舌根部腺样囊性癌淋巴结转移率较高，可考虑做选择性颈淋巴结清扫术。

4. 术后放疗能降低肿瘤复发率，提高患者生存率。

5. 腺样囊性癌除实性型以外，一般生长缓慢，肺部转移灶也进展缓慢，患者可以长期带瘤生存。因此，即使出现肺转移，如果原发灶可以得到根治，仍可考虑对原发灶行手术治疗。

（九）多形性腺癌

在 2017 年第 4 版世界卫生组织唾液腺肿瘤组织学分类中，多形性低度恶性腺癌被更名为多形性腺癌。

【诊断】

1. 多见于女性，男女比例为 1∶1.5。50～70 岁为发病高峰。

2. 几乎仅见于小唾液腺，以腭部最为常见。

3. 患者大多无自觉症状，病期长短不一，最长者可达 30 年。

4. 表现为隆起的、固定或不完全固定的肿块，无触痛，表面黏膜无溃疡。

【治疗】

1. 该瘤局部浸润性较强，术后易复发，故第一次手术要彻底，应有足够的正常组织边缘。

2. 术后病理证实有肿瘤残存或原发瘤范围广泛者，可辅以术后放疗，从而降低术后复发率。

3. 颈淋巴结转移率约为 15%，对颈淋巴结肿大、临床怀疑有转移者，应行治疗性颈淋巴结清扫术。

（十）上皮－肌上皮癌

系较少见的唾液腺低度恶性肿瘤。

【诊断】

1. 多见于女性，男女比例为 1∶2。50～70 岁为发病高峰。

2. 好发于腮腺，其次为下颌下腺，小唾液腺少见。

3. 肿瘤生长缓慢，病期较长。

4. 部分病例可出现疼痛及患侧面神经麻痹，发生于小唾液腺者可出现黏膜糜烂。

5. 肿瘤表面呈结节状，质地较硬，边界不甚清楚，活动度较差。复发性肿瘤常呈多个结节，范围广泛者可侵犯下颌升支及其他周围组织。

【治疗】

1. 采用针对低度恶性肿瘤的治疗原则，强调首次手术治疗的重要性。

2. 面神经若与肿瘤无粘连，可考虑保留，必要时加用术后放疗。

3. 颈淋巴结转移率不高，故除对临床怀疑颈淋巴结转移者行治疗性颈淋巴结清扫术外，一般不必考虑行选择性颈淋巴结清扫术。

（十一）唾液腺导管癌

因其组织学表现与乳腺导管癌极为相似而命名为唾液腺导管癌，是一类少见的高度恶性肿瘤。

【诊断】

1. 男性明显多于女性，男女比例为 3∶1。患者年龄多在 50 岁以上。

2. 发病部位以腮腺最为常见，其次为下颌下腺，小唾液腺很少见。

3. 肿瘤生长迅速，病期较短。

4. 患者多有神经症状。腮腺肿瘤者大多有程度不等的面瘫症状，下颌下腺肿瘤者可有舌麻木或舌运动障碍，并常有局部疼痛。

5. 常为广泛性病变，肿瘤体积大，并波及周围组织。

6. 颈淋巴结转移率高，并常累及各组颈深淋巴结。

7. 易发生远处转移，以肺最为常见。

【治疗】

1. 因其浸润性强，需行广泛的根治性切除，术后辅以放疗。

2. 即使临床上无明显颈淋巴结肿大或不怀疑颈淋巴结转移，亦需行选择性颈淋巴结清扫术。

3. 远处转移率高，术后宜给予合适的化疗药物。

（十二）基底细胞腺癌

本病是与基底细胞腺瘤相对应的恶性肿瘤，较少见。

【诊断】

1. 女性较男性多见，30～55 岁的中老年人多见。

2. 发病部位以小唾液腺最为常见，其次为腮腺及下颌下腺。

3. 病期长短不等，约半数患者在半年以内，但亦有部分病例在 3 年以上。部分病例出现病变区疼痛及程度不等的面神经功能障碍。

4. 扪诊肿瘤表面光滑或呈结节状，质地硬，边界不甚清楚，与周围组织常有粘连。体积较大者可侵犯皮肤、咬肌及下颌升支。

5. 病变广泛者可出现颈淋巴结转移，转移率为 21.4%；远处转移率为 14.3%。

6. 患者预后相对较差。根据其生物学行为，基底细胞腺癌属中度恶性肿瘤。

【治疗】

以根治性切除为主。

（十三）嗜酸细胞癌

又称嗜酸细胞腺癌、恶性嗜酸细胞瘤、恶性嗜酸性腺瘤及恶性嗜酸细胞腺瘤，是与嗜酸细胞腺瘤相对应的少见的唾液腺恶性肿瘤。

【诊断】

1. 男女性发病无明显差异，中老年人多见。

2. 发病部位以腮腺最为常见，偶见于下颌下腺及小唾液腺。

3. 大多生长较快，病史较短。

4. 多数患者无明显自觉症状，但部分病例可有疼痛、麻木及面神经麻痹症状。

5. 肿块质地较硬，界限不清。

6. 部分病例颈淋巴结肿大，也可出现远处转移。

【治疗】

1. 根治性切除肿瘤。

2. 颈淋巴结转移率较高，可考虑行选择性颈淋巴结清扫术。

（十四）非特异性腺癌

指具有程度不等的腺性分化，但不能归入某一特殊类型的腺癌。随着多种特异性腺癌逐渐从腺癌中分出，非特异性腺癌的范围越来越窄。

【诊断】

1. 男性多于女性，可见于各年龄组。

2. 小唾液腺最常见，其次为腮腺，下颌下腺少见。

3. 病期长短不一，大多在 1 年以内，也有长达 5～10 年者。

4. 大多呈无痛性肿块，少数伴有疼痛，腮腺肿瘤可致面瘫。

5. 肿块常与周围组织粘连，固定而不活动。有的肿瘤侵犯皮肤或黏膜，出现破溃或溃疡。复发性肿瘤可呈多个结节，部分肿瘤侵犯上下颌骨或咬肌，引起张口困难。

6. 颈部淋巴结肿大者并非少见。

【治疗】

1. 属高度恶性肿瘤，应采取综合治疗。

2. 首次手术务求彻底，应有足够的正常组织周界。

3. 颈淋巴结转移率高，应考虑行选择性颈淋巴结清扫术。

（十五）鳞状细胞癌

指原发于唾液腺的鳞状细胞癌，而不包括皮肤或邻近部位鳞状细胞癌转移至唾液腺者。

【诊断】

1. 男性多于女性，多见于中老年人，50～70 岁为发病高峰。

2. 发病部位以腮腺为最常见，下颌下腺次之，小唾液腺极少见。

3. 肿瘤生长迅速，病期短，多在半年以内。

4. 常伴疼痛，腮腺肿瘤多致面神经麻痹，下颌下腺肿瘤可致舌下神经功能障碍，表现为患侧舌肌震颤或舌肌萎缩。

5. 肿块形态不规则，边界不清，质地硬，常与周围组织粘连而不活动，并可出现表面皮肤溃破，侵犯咀嚼肌可引起张口受限。

6. 早期出现颈淋巴结肿大，并常波及各组颈深淋巴结。

【治疗】

1. 局部扩大切除，腮腺肿瘤常需牺牲面神经，下颌下腺肿瘤侵犯舌下神经者亦应牺牲舌下神经。

2. 颈淋巴结转移率高，一般应行选择性颈淋巴结清扫术。

3. 一般应行术后放疗，以减少复发。

（十六）癌在多形性腺瘤中

又称恶性多形性腺瘤或多形性腺瘤恶变，组织学上可分为非侵袭性、微侵袭性和侵袭性 3 种类型。

【诊断】

1. 发病年龄多在 50 ~ 60 岁，比多形性腺瘤患者的平均年龄大 10 ~ 20 岁。

2. 发病部位以腮腺最为常见，其次为下颌下腺及腭腺。

3. 大多数病例发现肿块的病史较长，短者 2 年，长者可达 50 年，平均 20 年左右。肿块生长很缓慢，或在相当长的一段时间中无明显变化，近期突然出现肿块生长加速，并可伴有疼痛、面神经麻痹等症状。但有的良性多形性腺瘤生长速度快慢不均，可生长突然加快，而后又趋于相对稳定，应注意鉴别。

4. 肿瘤多呈结节状、固定，与周围组织粘连，可出现溃疡。腮腺肿瘤可致程度不等的面神经功能障碍，下颌下腺肿瘤可致舌下神经麻痹；部分病例出现颈淋巴结转移。

5. 多形性腺瘤发生恶变与以下因素有关：①良性多形性腺瘤存在的时间越长，恶变的概率越大。②复发的次数越多，越容易发生恶变。③腮腺肿瘤直径超过 5 cm 时，恶变可能性明显增加。④多形性腺瘤接受放射治疗者，恶变危险明显增加。

【治疗】

1. 非侵袭性和微侵袭性癌，手术时如有足够的正常组织周界，则可得到根治。

2. 侵袭性癌预后较差，以局部根治性切除为主。肿瘤切除不彻底者可考虑术后放疗。颈淋巴结转移率高，一般应行选择性颈淋巴结清扫术。

（十七）肌上皮癌

又称恶性肌上皮瘤，是与肌上皮瘤相对应的少见的唾液腺恶性肿瘤。

【诊断】

1. 男女性发病无明显差异，可见于各年龄组。

2. 发病部位以腮腺最为常见，其次为腭腺及下颌下腺。

3. 病期长短不一，多数在 1 年以内。部分肿瘤生长迅速，广泛侵犯周围组织。

4. 早期无明显恶性征象，肿瘤界限清楚、质地中等，患者无明显功能障碍。病变进一步发展，腭部肿物表面可出现破溃，腮腺肿瘤可致面瘫。

5. 肿瘤范围广泛者，可出现颈淋巴结转移。

6. 血行转移率高，为 26.3%，大多发生于肿瘤晚期。转移部位不仅限于肺部，还可包括肝及骨。

7. 患者预后差。根据其生物学行为，肌上皮癌属高度恶性肿瘤。

【治疗】

1. 根治性切除肿瘤。

2. 部分患者虽屡屡复发，但通过严密随访，在复发灶较局限时及时手术仍可获得较好疗效，患者可长期生存。

3. 颈淋巴结转移率不高，原则上不必行选择性颈淋巴结清扫术。肿瘤范围广泛，特别是发生于腮腺及下颌下腺者，可考虑行选择性颈淋巴结清扫术。

附录 3-4 WHO 唾液腺肿瘤组织学分类（2017）

1. 恶性肿瘤

　　1.1 黏液表皮样癌

　　1.2 腺样囊性癌

　　1.3 腺泡细胞癌

　　1.4 多形性腺癌

　　1.5 透明细胞癌

1.6 基底细胞腺癌

1.7 导管内癌

1.8 非特异性腺癌

1.9 唾液腺导管癌

1.10 肌上皮癌

1.11 上皮 - 肌上皮癌

1.12 癌在多形性腺瘤中

1.13 分泌性癌

1.14 皮脂腺癌

1.15 癌肉瘤

1.16 低分化癌

未分化癌

大细胞神经内分泌癌

小细胞神经内分泌癌

1.17 淋巴上皮样癌

1.18 鳞状细胞癌

1.19 嗜酸细胞癌

1.20 恶性潜能未定

涎腺母细胞瘤（成涎细胞瘤）

2. 良性肿瘤

2.1 多形性腺瘤

2.2 肌上皮瘤

2.3 基底细胞腺瘤

2.4 Warthin 瘤（沃辛瘤）

2.5 嗜酸细胞瘤

2.6 淋巴腺瘤

2.7 囊腺瘤

2.8 乳头状唾液腺瘤

2.9 导管乳头状瘤

2.10 皮脂腺瘤

2.11 管状腺瘤及其他导管腺瘤

3. 非肿瘤性上皮病变

　　3.1 硬化性多囊性腺病

　　3.2 结节性嗜酸细胞增生

　　3.3 淋巴上皮样涎腺炎

　　3.4 闰管增生

4. 软组织良性病变

　　4.1 血管瘤

　　4.2 脂肪瘤 / 涎腺脂肪瘤

　　4.3 结节性筋膜炎

5. 淋巴造血系统肿瘤

　　5.1 黏膜相关淋巴组织结外边缘区淋巴瘤（MALT 淋巴瘤）

附录 3-5　唾液腺癌国际 TNM 分类及分期（UICC，2017）

　　仅适用于大唾液腺癌，需组织病理学证实。小唾液腺癌归于其附属的解剖结构。临床分类评价可借助体检和影像学检查。

（一）TNM 临床分类

Tx　原发肿瘤不能评估

T0　原发灶隐匿

T1　肿瘤最大直径≤ 2 cm，无腺体外侵犯[*]

T2　2 cm ＜肿瘤最大直径，≤ 4 cm，无腺体外侵犯[*]

T3　肿瘤最大直径＞ 4 cm，或伴有腺体外侵犯[*]

T4a　肿瘤侵犯皮肤、下颌骨、耳道或面神经

T4b　肿瘤侵犯颅底、翼板，或包绕颈动脉

N 分类　同唇癌和口腔癌。

M 分类　同唇癌和口腔癌。

---

[*]　腺体外侵犯指临床或肉眼可见肿瘤侵入腺体外组织。如果仅仅是显微镜下可见腺体外侵犯，则分类时不计入腺体外侵犯。

（二）临床分期

Ⅰ期	T1	N0	M0
Ⅱ期	T2	N0	M0
Ⅲ期	T3	N0	M0
	T1	N1	M0
	T2	N1	M0
Ⅳ期	T3	N1	M0
ⅣA期	T4a	N0	M0
	T4b	N1	M0
	T1	N2	M0
	T2	N2	M0
	T3	N2	M0
	T4a	N2	M0
ⅣB期	T4b	任何N	M0
	任何T	N3	M0
ⅣC期	任何T	任何N	M1

（彭歆）

第五节　颞下颌关节疾病

颞下颌关节疾病在口腔临床上较常见，主要包括颞下颌关节紊乱病、类风湿关节炎、感染性关节炎、创伤性关节炎、关节肿瘤、关节强直以及关节脱位等。颞下颌关节紊乱病在颞下颌关节疾病中最常见。

一、颞下颌关节紊乱病

颞下颌关节紊乱病是指累及颞下颌关节和（或）咀嚼肌，具有一些共同症状及体征的一组疾病的总称。其临床表现包括下颌运动及咀嚼时关节区或关节周围肌群疼痛、关节运动障碍、关节弹响或杂音，还可伴有头痛。其发病受多种因素影响，如殆因素、创伤因素、心理社会因素、解剖因素、免疫因素等。临床上多见于 20～30 岁者，女性明显多于男性。治疗应首选保守的、可逆的和有循证医学基础的治疗方法。预后较好，很多症状和体征有自愈性或自限性。这里将介绍颞下颌关节紊乱病主要类型的诊断及治疗方法。

（一）肌筋膜痛

为肌肉源性的疼痛，包括疼痛主诉及主诉相关的局部肌肉疼痛。

【临床表现与诊断】

1. 主诉颌面部、颞部、耳前区疼痛，下颌运动时疼痛加重。

2. 临床检查触压颞肌前、中、后份以及咬肌起始部、体部、终止部等部位，有局部疼痛或远处牵涉痛。

【治疗】

1. 尽可能找出致病因素并给予干预，同时关注患者是否存在焦虑和抑郁问题。

2. 首选物理治疗和药物治疗。药物有非甾体抗炎镇痛药如布洛芬、美洛昔康、双氯芬酸钠等，并根据相应症状使用小剂量三环类抗抑郁药阿米替林或肌松剂等。

3. 局部麻醉药封闭或局部喷雾治疗。

4. 使用稳定型𬌗垫治疗。

（二）滑膜炎

多由关节外伤或关节内微小创伤引起。

【临床表现与诊断】

1. 张口及咬合时关节区疼痛。特别是患侧咬合时，疼痛加重。

2. 开口受限。检查时可见开口中度受限，开口型偏向患侧。

3. 关节外侧或髁突后方有明显压痛，但无红肿。

4. 炎症引起关节腔内渗出较多时，可致髁突前下移位，患侧后牙咬不紧。

5. CBCT 检查可见髁突前下移位，关节后间隙增宽。MRI 检查可见关节腔内有积液。

【治疗】

1. 物理治疗　局部冷敷或中药外敷。

2. 药物治疗 可口服消炎镇痛药如双氯芬酸（扶他林），每日3次，每次 25 mg；也可口服布洛芬，每日 2 次，每次 300 mg。

3. 关节腔冲洗 如经上述治疗无效，可用 2% 利多卡因注射，关节腔内用生理盐水冲洗，注射玻璃酸钠 1 ml。

4. 进软食并将下颌运动限制在无痛范围内 2 ~ 3 周，以利炎性滑膜组织的恢复。

5. 殆垫治疗。

（三）可复性关节盘前移位

关节盘在髁突与关节结节之间发生向前移位，但大张口后关节盘能充分回到髁突顶部。通常有弹响声，患者没有开口受限。可伴有关节疼痛或关节退行性改变。

【临床表现与诊断】

1. 主诉关节弹响。

2. 临床检查开闭口运动或前伸、侧方运动有关节弹响，连续检查 3 次，出现 1 次以上。

3. 一般无疼痛及开口受限。但伴发翼外肌痉挛及滑膜炎时，可伴有相应表现和体征。

4. CBCT 检查可见髁突后移位，关节前间隙增宽。MRI 或关节造影检查可见关节盘前移位，大张口时盘 - 突位置关系恢复正常（图 3-15）。

【治疗】

1. 如果仅有弹响，无疼痛和开口受限，特别是成年人或弹响史很长的患者，可不必进一步治疗，但要进行相关的治疗教育或功能训练。

2. 对于青少年关节弹响或进展为关节盘绞锁发生开口障碍时，可考虑再定位殆垫治疗。对于病史短、开口初期的弹响，殆垫治疗效果较好；对于开闭口中后期的弹响，则疗效差。

3. 对于弹响等症状明显影响生活质量，又不能进行殆垫治疗的患者，可行关节镜下关节盘复位治疗。

4. 对于合并肌筋膜痛及滑膜炎者，应进行相应的治疗，以缓解疼痛症状。

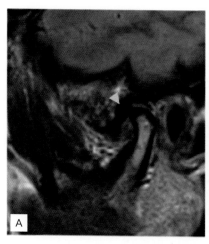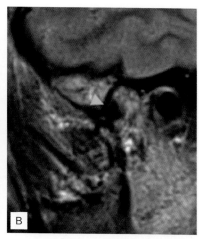

图 3-15 可复性关节盘前移位

A. 闭口时，关节盘前移；B. 大张口时，关节盘回到髁突顶部。三角形标记指示关节盘。

（四）关节盘绞锁

关节盘绞锁是可复性关节盘前移位与不可复性关节盘前移位之间的一种过渡状态。临床上常常表现为在张口过程中卡住，需要晃动下颌或者用手推压关节区方可张大口。

【临床表现与诊断】

1. 主诉有关节弹响史，有时发生开口卡住，特别是晨起或咀嚼时。

2. 检查有关节弹响，开口型偏绕，有时出现卡住，晃动下颌或者用手推按后可以充分大张口。

【治疗】

1. 进行治疗教育和随访，有一部分卡住症状可自行消失。

2. 关节盘绞锁容易发展成不可复性关节盘前移位，适合用再定位𬌗垫治疗。

（五）不可复性关节盘前移位

【临床表现与诊断】

1. 患者曾有典型的关节弹响史，继而有间断性关节盘绞锁史，之后出现弹响消失、开口受限。

2. 可伴或不伴开口受限，开口时下颌偏向患侧。患侧关节动度降低。

3. 关节区疼痛，也可无痛。

4. MRI 检查或关节造影片可见关节盘前移位，开口时不能恢复正常的盘 - 突位置关系；伴有滑膜炎时可有积液表现（图 3-16）。

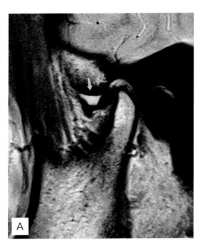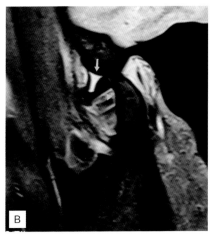

图 3-16　不可复性关节盘前移位

A. 闭口时，关节盘移位于髁突前方；B. 大张口时，关节盘仍位于髁突前方，不能复位，关节腔内伴有积液。箭头指示关节积液，三角形标记指示关节盘。

【治疗】

1. 不可复性关节盘前移位伴开口受限时间较短时，可在局部麻醉下试行手法复位。复位之后也可按可复性关节盘前移位治疗，佩戴再定位𬌗垫治疗。

2. 不可复性关节盘前移位伴开口受限时间较长（2～3 个月以上）时，可行关节腔冲洗术：关节腔注射 2% 利多卡因，生理盐水反复冲洗关节腔，之后注射玻璃酸钠 1 ml。嘱患者开口训练 2～3 周，有疼痛症状者术后口服非甾体抗炎镇痛药。可连续冲洗 3 次，间隔 1～2 周。

3. 上述治疗无效者，或病程较长、症状严重者，可在关节镜下行关节松解、关节盘复位术或做开放性关节盘复位手术治疗。

4. 无疼痛和开口受限症状的不可复性关节盘前移位患者（仅在影像学上显示）可以观察，进行相关的治疗教育即可。

二、退行性骨关节病

退行性骨关节病表现为关节面软骨的退行性改变及软骨下骨的吸收破坏或增生硬化。伴有滑膜炎症（疼痛）的称为骨关节炎，无症状的称为骨关节病，目前统一称为退行性骨关节病。

【临床表现与诊断】

1. 主诉关节区杂音，可伴有颞下颌关节或者颌面部肌肉疼痛或僵硬，下颌运动受限和偏斜。

2. 临床检查开闭口、前伸或侧向运动有关节破碎音、摩擦音等杂音。

3. CBCT 检查有关节间隙狭窄、皮质骨破坏、骨质缺损、关节面磨平、骨质增生硬化、骨赘形成及囊样变等。病变严重者因髁突磨平变短，可致前牙开𬌗（图 3-17）。

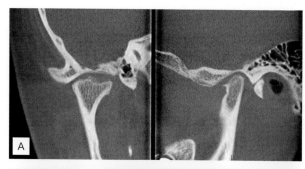
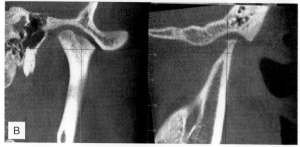

图 3-17　退行性骨关节病 CBCT 表现
A. 右侧髁突皮质骨破坏、不连续（左侧冠状位，右侧矢状位）；B. 左侧髁突磨平变短（左侧冠状位，右侧矢状位）。

【治疗】

1. 治疗目标 消除或缓解症状，阻止软骨和骨的进一步破坏。

2. 控制或减少发病因素 纠正夜磨牙、紧咬牙、偏侧咀嚼等不良习惯；修复缺失牙，恢复垂直距离等。

3. 对症治疗 包括口服非甾体抗炎镇痛药，红外线、激光等物理治疗，局部热敷等。口服硫酸氨基葡萄糖类药物改善退变。

4. 对少数症状严重、病程迁延者，可在关节镜下行关节灌洗、松解术及清扫术；或行开放外科手术治疗，如关节盘修补术、髁突成形术，甚至关节置换术等。

5. 前牙开𬌗者，在病变静止后，可进行正畸或正颌手术治疗。

三、类风湿关节炎

类风湿关节炎是一种系统免疫性炎性疾病，可累及全身多关节，一般多对称发生。病变常从指、趾等小关节开始，呈游走性，进展期可累及大关节，可致关节肿大、变形、强直，致残率高。症状首先累及颞下颌关节者较少。

【临床表现与诊断】

1. 女性多见，各个年龄段都可以发生，高发于 40~60 岁。

2. 多关节受累，常有其他关节类风湿关节炎病史。

3. 颞下颌关节症状 表现为晨起时关节僵硬、局部疼痛、开口受限及关节杂音。疼痛常发生于下颌运动时，有时可见局部肿胀。临床症状可反复发作，严重者可因双侧髁突骨质破坏导致渐进性前牙开𬌗。少数病例晚期可出现关节强直变形。

4. X 线检查 早期骨质改变不明显。当关节内有积液时，关节间隙明显增宽，髁突被关节积液推向前下方。病变进展时，以明显的骨质破坏为突出特点。双侧髁突和关节窝均可受累。MRI 检查通常可见双侧关节有明显的滑膜炎症表现，关节腔内有大量积液，伴有骨质破坏（图 3-18）。

5. 关节液检查 关节液中可有多核和单核细胞、异常血浆蛋白（纤维蛋白原/纤维蛋白、IgG、IgM 等），还可检测出纤维软骨碎

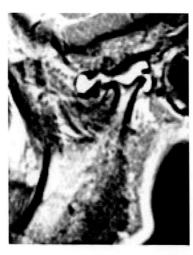

图 3-18　类风湿关节炎的 MRI 表现
髁突骨质破坏伴大量的关节积液。

片、软骨素等。

6. 生化检查　类风湿因子试验阳性，自身抗体阳性，血沉增快，血清白蛋白降低、球蛋白升高等。

【治疗】

首先应针对全身情况进行治疗，并控制局部疼痛及炎症。应注意预防病变进一步发展对颞下颌关节功能的持久性损害。

1. 全身应用抗类风湿药物为主要治疗方法。

2. 症状明显者，可采用非甾体抗炎镇痛药缓解症状。

3. 颞下颌关节局部可采用理疗，如红外线照射、离子导入等。

4. 关节腔内注射药物，可采用泼尼松龙 0.5～1 ml 于关节囊内注射。如确需重复注射，间隔时间至少 4 周。

5. 上述治疗无效者，可进行关节镜手术。

6. 已发生关节强直的病例，在病变静止期可行假关节成形术。

四、创伤性关节炎

创伤性关节炎指急性创伤引起的关节疾病，在急性期称为急性创伤性关节炎，进入慢性期后则称为慢性创伤性关节炎。

【临床表现与诊断】

1. 有急性创伤史，症状与所受创伤程度有关。

2. 创伤可引起滑膜炎，急性期表现为开口困难、关节区疼痛、局部肿胀。如合并颌骨骨折，可有咬合关系紊乱。

3. 慢性创伤性关节炎常表现为关节区胀痛不适，易于疲劳，有不同程度的开口受限及关节内杂音。

4. 急性创伤性关节炎 X 线表现骨质可无异常改变。如关节内有渗液、积血或关节盘移位，可造成关节间隙增宽。伴有髁突囊内骨折时，可见骨折线或分离的骨折碎片。

5. 病程迁延、创伤较重的病例可出现关节退行性变。

【治疗】

1. 创伤较轻、临床症状轻微者，一般限制下颌运动后便可较快恢复。

2. 创伤较重、症状明显、疑有关节韧带或关节囊撕裂者，应以颅颌绷带限制下颌运动 2 ~ 3 周。同时可给予非甾体抗炎镇痛药缓解疼痛症状。

3. 伴有髁突骨折时，应按骨折处理原则处理。

4. 慢性创伤性关节炎以对症治疗为主，如理疗、中药热敷、封闭治疗及开口练习等。少数症状严重、病程迁延、保守治疗无效者，可行关节镜外科或开放手术治疗。

五、感染性关节炎

颞下颌关节感染性关节炎很少见，分为化脓性关节炎及非化脓性关节炎两种。其中以化脓性关节炎较多，结核及梅毒性关节炎罕见。本处仅介绍化脓性关节炎。颞下颌关节的开放性伤口、关节腔内的注射感染、邻近部位感染的直接扩散（如化脓性中耳炎、腮腺炎等）及败血症的血源性播散均可导致颞下颌关节的感染。婴幼儿感染性关节炎可导致髁突发育不良。

【临床表现与诊断】

1. 可发生于任何年龄，以儿童多见。

2. 发病突然，关节区红、肿、热、痛，并伴有严重的开口受限。

3. 关节腔有积液时，下颌偏向健侧，患侧咬不紧或开𬌗。关节腔穿刺可抽出脓性液。

4. 常伴发热、全身不适，白细胞总数或中性粒细胞比例升高。

5. 早期 X 线表现可无骨质异常。当有关节腔内渗液积聚时，可见关节间隙增宽。随病变进展，关节窝、髁突、关节结节可有不同程度的骨破坏。病变晚期，关节广泛的骨破坏、粘连可致关节强直。

【治疗】

1. 全身应用足量、有效的抗生素。有条件时应尽量做关节积液的细菌培养及药物敏感试验，选择最敏感的抗生素。

2. 病变局限时，可行关节腔穿刺，尽量抽尽关节腔内积液，给予低压冲洗。

3. 一般不宜做关节切开引流，但在上述治疗后，化脓性炎症仍不能控制、全身中毒症状严重时，则应做切开引流术。

4. 在急性炎症消退后，应鼓励患者做开口练习，以防止关节内粘连而发生关节强直。

六、颞下颌关节肿瘤

颞下颌关节肿瘤在临床上较少见，其症状可能与颞下颌关节紊乱病相似，在临床中应注意鉴别。良性肿瘤包括髁突骨瘤、骨软骨瘤、滑膜软骨瘤病、弥漫性腱鞘巨细胞瘤、骨巨细胞瘤等，其中以髁突骨瘤、滑膜软骨瘤病及骨软骨瘤较为多见。恶性肿瘤包括原发于颞下颌关节的恶性肿瘤和转移癌。

（一）髁突骨瘤及骨软骨瘤

【临床表现与诊断】

1. 青年人多见。

2. 常无明显自觉关节症状，而仅因关节区膨隆、缓慢的下颌偏斜就诊。常表现为下颌向健侧偏斜，健侧呈反𬌗或对刃咬合。少数患者可有关节区疼痛、杂音等表现。

3. CT 片常显示为与髁突相连的骨性新生物。骨性新生物可为完全致密的骨性突起，也可表现为外有密质骨覆盖，中间松质骨与髁突松质骨相连。髁突骨瘤边缘多较光滑、规则，并有骨皮质；而骨软骨瘤边缘多不规则，周缘骨质硬化。

4. 髁突骨瘤及骨软骨瘤病理学改变均为过度增生，其中骨瘤只见有骨性成分，而骨软骨瘤则有软骨帽，可见骨和软骨两种成分。

【治疗】

手术切除，可采取耳前或口内入路。有面部偏斜者，可同时进行正颌外科手术。

（二）滑膜软骨瘤病

滑膜软骨瘤病为关节滑膜、滑膜囊或腱鞘内发生的良性、结节性软骨增生。常发生于膝、髋、肘、肩等大关节，在颞下颌关节较少见。

【临床表现与诊断】

1. 颞下颌关节滑膜软骨瘤病多见于中年女性，单侧好发。

2. 常表现为患侧关节疼痛、酸胀，下颌运动受限，关节内杂音等。大部分病例可见耳前区膨隆。

3. CT 常显示髁突前下移位，关节间隙增宽。关节腔内可见多个大小不同的类圆形致密影像，提示有钙化程度较好的游离体；髁突及关节窝可有不同程度的骨质硬化或破坏。MRI 检查可以显示出病变早期未钙化的软骨结节。MRI 表现为关节囊明显扩张，囊壁增厚，关节腔内有大量的渗出液，其间散在有多个游离体所显示的低密度影像，呈现圈环样或小管样结构（图 3-19）。

4. 少数病变严重者可压迫破坏颅底骨质并侵入颅底。

【治疗】

手术治疗。术中在关节腔内往往可见大小不等的多个软骨及骨性游离体或软骨碎片样物（图 3-20）。术中应彻底清除游离体，切除受累的滑膜组织。对于病变侵入颅内的患者，应与神经外科联合手术以彻底清除病变组织。对于游离体较小、早期病变者，可采用关节镜手术治疗。

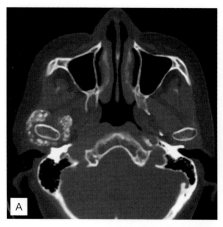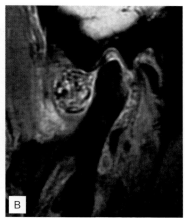

图 3-19　滑膜软骨瘤病的影像学表现

A. CT 显示髁突周围有大量钙化程度不等的游离体；

B. MRI 显示关节囊扩张，关节腔高信号影像内有圈环样及管样低密度影。

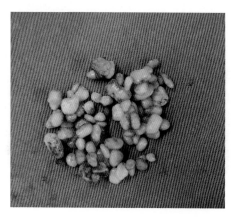

图 3-20　关节腔内刮出较多的软骨样
结节（游离体）

（三）恶性肿瘤

颞下颌关节恶性肿瘤很少见，包括原发性恶性肿瘤和转移癌，转移癌相对多见。邻近的腮腺、外耳道及中耳的恶性肿瘤可引起髁突、关节窝和下颌升支广泛的骨质破坏。转移癌亦可来自甲状腺、乳腺、肺、肾及前列腺等部位肿瘤的远位转移。原发性关节恶性肿瘤包括软骨肉瘤、骨肉瘤、滑膜肉瘤及纤维肉瘤等。

【临床表现与诊断】

1. 颞下颌关节恶性肿瘤可表现为关节区的肿块、疼痛、开口受限及感觉异常等。早期者，其疼痛、开口受限等临床表现与颞下颌关节紊乱病类似。

2. 影像学检查表现为关节区的肿块，在中、晚期则可出现广泛的骨质破坏（图3-21）。转移癌可以通过全身骨扫描或PET-CT找到原发灶。

【治疗】

治疗应根据肿瘤性质、侵犯范围而选择手术治疗或综合治疗。

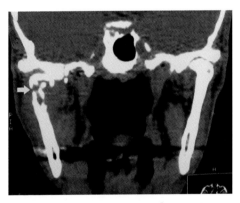

图3-21 肺癌晚期转移至右侧髁突

七、颞下颌关节强直

因器质性病变导致长期开口困难或完全不能开口者，称为颞下颌关节强直。可分为两大类：关节内强直和关节外强直。

（一）关节内强直

关节内强直是真性关节强直。最常见的原因是创伤，其次是化脓性感染。

【临床表现与诊断】

1. 开口困难　为进行性开口困难或完全不能开口，病史一般较长。

2. 患侧髁突活动减弱或消失。

3. 面下部发育畸形　多发生在儿童。一侧强直则患侧下颌体、下颌支短小，相应面部丰满；健侧面部扁平、狭长。双侧强直者，下颌后缩，呈小颌畸形面容。严重者可伴阻塞性睡眠呼吸暂停低通气综合征。

4. 殆关系错乱　儿童期发生强直者，因下颌骨发育障碍致牙弓变小、狭窄，造成殆关系明显错乱。强直发生于成年后，则可仅有开口受限，而无明显殆关系错乱。

5. 影像学检查　关节间隙模糊或消失，髁突和关节窝融合成致密团块，呈骨球状，甚至与下颌支和颧弓完全融合而呈 T 形（图 3-22）。依据 CT 检查，关节内强直可分为 4 型。

Ⅰ型：关节解剖形态尚存，间隙模糊，未形成骨性融合，称为纤维性强直。

Ⅱ型：髁突和关节窝部分骨性融合。

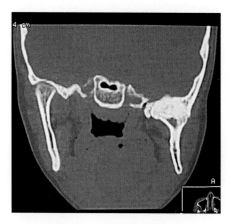

图 3-22　颞下颌关节强直
左侧髁突、关节窝融合成骨球状。

Ⅲ型：全关节骨融合，骨球形成，骨球内存在透射带。

Ⅳ型：骨球内透射带消失，骨块波及下颌切迹，喙突、颧弓、下颌切迹影像消失。

【治疗】

关节内强直的治疗采用外科手术。

1. 纤维性强直采用关节粘连松解、髁突成形术。

2. 骨性强直采用牵引成骨、颞下颌关节成形术或全关节置换术等。

（二）关节外强直

关节外强直为上下颌间软组织损伤所产生的瘢痕粘连限制了下颌运动，又称颌间挛缩、假性关节强直。它可以是单纯瘢痕组织引起的纤维性强直，也可以是在瘢痕基础上发生骨化而形成的骨性强直。患者常有严重创伤史、感染史、放疗史或手术史。

【临床表现与诊断】

1. 不同程度的开口困难。

2. 口腔颌面部存在瘢痕挛缩或缺损畸形。

3. 髁突活动减弱或消失。

4. 一般无咬合关系错乱。

5. X线检查关节骨性结构及关节间隙可无明显异常征象。有些病例可见颌间间隙狭窄，其中可有密度增加的骨化影像如骨化性肌炎。

【治疗】

关节外强直采用手术治疗。

1. 手术切断或切除颌间挛缩的瘢痕，凿开颌间粘连的骨质，恢复开口度。

2. 用皮片或游离皮瓣覆盖创面。

3. 如伴有唇颊组织缺损畸形，应同时予以修复。

颞下颌关节内强直与关节外强直的鉴别要点见表3-7。

表 3-7　颞下颌关节内强直与关节外强直的鉴别要点

强直类型	关节内强直	关节外强直
病史	创伤史、化脓性感染病史等	上下颌骨骨折、烧伤、放疗、口腔溃烂等病史
颌间瘢痕	无	有
面下部发育	严重畸形，小颌畸形（成年后患病不明显）	畸形较轻（成年后患病无影响）
咬合关系	严重错乱（成年后患病不明显）	轻度错乱（成年后患病无影响）
X线表现	关节间隙消失，关节部融合而呈骨球状；纤维性强直者关节间隙存在但模糊	关节区正常，上颌与下颌升支间间隙可以变窄，密度升高，可见骨化灶

八、颞下颌关节脱位

（一）急性前脱位和陈旧性脱位

颞下颌关节脱位指髁突脱出关节窝且不能自行复位者。可分为急性脱位、复发性脱位和陈旧性脱位，临床上以急性前脱位最常见。引起关节脱位的常见因素包括外伤、打哈欠、咬大块食物等。行口腔及咽喉部治疗时，长时间开口过大亦可致关节脱位。另外，关节囊松弛、肌功能紊乱也是导致关节脱位的重要因素。急性前脱位未能及时治疗可发展为陈旧性脱位。

【临床表现与诊断】

1. 下颌运动异常，患者呈开口状，不能闭合。

2. 耳屏前空虚，颧弓下可触及脱位的髁突。

3. 单侧关节脱位者，患侧脸颊变平，健侧丰满，颏点及下牙中线偏向健侧，健侧反𬌗。

4. 双侧关节脱位时下颌前伸，两颊变平，颏部前突。咬合关系检查见前牙开𬌗，后牙无接触。

5. CBCT 或许勒位片显示病变侧关节窝空虚，髁突位于关节结节前上方（图 3-23）。

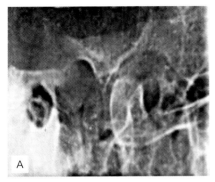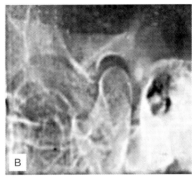

图 3-23　颞下颌关节脱位

许勒位片示右侧关节窝空虚，髁突位于关节结节前方（A），而左侧髁突位于关节窝内（B）。

6. 急性前脱位未能及时治疗可发展为陈旧性脱位，临床表现类似。

7. 临床上应注意与髁突骨折相鉴别（表 3-8）。

表 3-8　颞下颌关节急性前脱位与髁突骨折的鉴别要点

临床表现	急性前脱位	髁突骨折
下颌运动	呈开口状，不能闭口	不能大张口
面型	单侧：下颌偏健侧，健侧丰满 双侧：下颌前伸，面型狭长	单侧：下颌偏患侧，患侧丰满 双侧：面型缩短、丰满
𬌗关系	单侧：中线偏健侧，健侧反𬌗 双侧：前牙开𬌗或反𬌗	单侧：中线偏患侧，患侧后牙早接触 双侧：双侧后牙早接触，前牙开𬌗
髁突触诊	耳屏前空虚，髁突位于颧弓下	耳前肿胀明显，触压痛明显
X线检查	髁突位于关节结节前方	髁突有骨折线

【治疗】

1. 颞下颌关节急性前脱位后应及时复位。复位后应限制下颌运动 2~3 周，最大张口度不宜超过 1 cm，可采用颅颌弹力绷带固定。复位的方法有口内法和口外法，以口内法最常用。

2. 脱位时间较长而之前复位未成功者，复位前应先进行颞下颌关节及咀嚼肌群封闭。

3. 陈旧性脱位者可以先行全身麻醉，在肌肉松弛状态下行手法复位、牵引复位，如不成功则行手术切开复位。复位后应制动 2~3 周。

（二）复发性脱位

复发性脱位是指颞下颌关节前脱位反复发作，又称习惯性脱位。急性前脱位后治疗不当，如复位后未制动或制动时间不够，被撕裂的韧带、关节囊未得到修复，导致关节韧带、关节囊松弛，则可造成复发性脱位。全身关节囊松弛、长期翼外肌功能亢进、老年人肌肉张力失常所致的韧带松弛也可引发复发性脱位。

【临床表现与诊断】

1. 复发性脱位可为单侧，也可为双侧。其临床表现与急性前脱位相同。

2. 有时数月发作一次，有时 1 个月发作多次。顽固性复发性脱位患者，仅轻微的下颌运动即可发作，甚至 1 天数次。

3. 关节造影可见关节囊扩大，关节盘附着松弛。

【治疗】

对于复发性脱位，为防止再脱位的发生，可进行注射治疗或手术治疗。

1. 注射治疗　方法是关节囊内注射 50% 葡萄糖 1~1.5 ml，可做重复性注射。注射后应限制下颌运动 1~2 个月。注射硬化剂使关节囊纤维化，从而限制髁突过度运动。亦可采用口外法行 A 型肉毒杆菌毒素翼外肌注射，治疗肌功能异常所致的习惯性脱位。

2. 手术治疗　对顽固性复发性脱位或用上述方法治疗失败者，则应采取手术治疗，如关节囊紧缩术、关节结节增高术、关节结节凿平术等。关节镜手术可在直视下于关节盘双板区注射硬化剂或用激光烧灼使盘后附着及关节囊产生瘢痕，从而限制下颌运动。术后使用颌间结扎或颅颌绷带限制下颌运动 4 周。

（孟娟红）

第六节　口腔颌面部神经性疾患

一、经典（原发）性三叉神经痛

临床简称为三叉神经痛。以三叉神经分布区阵发性电击样剧痛为特点，包括有血管压迫三叉神经根表现和病因不明确者。

【诊断】

1. 临床表现

（1）症状

1）40岁以上的中老年人多见，男女比例为2∶3。

2）疼痛部位：多为单侧，范围在三叉神经某分支的区域内。

3）疼痛性质：似电击、针刺、烧灼、刀割样的锐痛，持续几秒至几分钟，常沿神经分支区放射。可伴有患侧面肌抽搐，流涕泪，结膜充血。

4）扳机点：为单个或多个敏感位点，分布在疼痛神经分支区域内，洗脸、说话、进食甚至风吹局部等均可诱发疼痛。

5）发作特点：突然发生、骤然消失，发作时每日疼痛数次至数十次不等，与遇冷热无关，间歇期无不适；睡眠时甚少发作。有反复发作史，有自然缓解期，缓解期随着病程延长逐渐缩短至消失。

（2）体征

1）口腔颌面部及神经系统检查无阳性体征。曾有神经毁损治疗者，相应部位的皮肤感觉异常。

2）神经干阻滞麻醉可暂时抑制疼痛发作，亦可用于确定患支。卡马西平治疗有效，可作为诊断参考。

2. 实验室检查　无异常结果。

3. 特殊检查　磁共振检查可有血管压迫三叉神经根的表现。

【鉴别诊断】

1. 牙源性疾患　阵发性或持续性疼痛，遇冷热敏感，有夜间痛，有病源牙，无扳机点。三叉神经痛主要易与急性牙髓炎混淆。

2. 继发性（症状性）三叉神经痛　疼痛性质及发作与三叉神经

痛很相似，但持续时间可相对较长，可伴有听力丧失、内斜视及面部感觉减退等其他脑神经受损的症状或功能异常。CT 或 MRI 检查在同侧脑桥小脑三角区可见明确病变。对于年轻患者或双侧罹患、常规药物治疗无效者应高度警惕。

3. 疱疹后神经痛　有面部带状疱疹病史，老年人、第一支区多见。可有持续性烧灼、针刺样疼痛，面部相应皮肤可见疱疹愈后的瘢痕及色素沉着。

4. 颞下窝及翼腭窝恶性肿瘤　持续性疼痛，张口受限，面部皮肤感觉异常。X 线片有相应骨质破坏或占位性病变。

5. 上颌窦炎　持续性钝痛，鼻塞、有脓涕。X 线片显示窦腔炎症表现，抗菌药物治疗有效。

【治疗】

遵循"先药物后手术"的治疗原则。

1. 非手术治疗

（1）药物治疗：①卡马西平 100 mg，每日 2 次，口服。效果不佳时以 100 mg/d 递增至疼痛停止，其后连续服用 2 周以上，再逐渐减少每次剂量或用药次数，达维持量或停药。最大剂量为每日 1 200 mg。注意药物过敏反应的发生。定期检查血常规、肝肾功能，监测血药浓度。②口服奥卡西平，初始剂量为 300～600 mg/d，根据效果增加剂量和用药次数，剂量为 600～1 200 mg/d 时大多可见效果。不需要监测血药浓度，与卡马西平有交叉过敏反应。③加巴喷丁 300 mg，每日 1 次，口服。逐天增加至每日 3 次，再根据效果调整剂量，最大剂量为每日 2 700 mg。疼痛控制稳定后逐渐减量，不可突然停药。④巴氯芬、氯硝西泮、野木瓜片等也为临床选用药物。

（2）神经阻滞疗法：2% 利多卡因 2 ml 加维生素 B_{12} 0.5 mg 行受累神经干阻滞或扳机点浸润注射，每周 1～2 次，5～7 次为一疗程。

2. 手术治疗

（1）三叉神经周围支撕脱术。

（2）三叉神经周围支射频热凝术。

（3）经皮穿刺三叉神经半月节及感觉根射频温控热凝术。

（4）经皮穿刺三叉神经半月节微球囊压迫术。

（5）三叉神经根微血管减压术、感觉根切断术。

二、经典（原发）性舌咽神经痛

病因不十分明确，部分患者与血管压迫神经根有关。临床简称为舌咽神经痛，较少见。

【诊断】

1. 临床表现

（1）症状

1）40岁以上者多发。

2）有反复发作史，发作时为阵发性电击、针刺、刀割样剧痛，持续时间数秒至数分钟，次数不定，睡眠时可发作。间歇期及缓解期如正常人。

3）疼痛部位为舌根、扁桃体区及咽部，可沿神经分布区域放射。

4）扳机点在舌根、扁桃体窝等处，吞咽、说话、咀嚼可诱发。

5）部分患者发作时伴咽部异物感或咳嗽、心率缓慢等迷走神经症状。

（2）体征

1）因恐惧进食，患者消瘦或营养不良。

2）口腔颌面部及神经系统检查无阳性体征。

3）表面麻醉剂喷涂于患侧舌根及咽部可暂时抑制疼痛发作。

2. 实验室检查无异常结果。

3. 特殊检查 磁共振检查可能有血管压迫神经根的表现。

【鉴别诊断】

1. 茎突综合征 咽侧疼痛，放射至耳、颈部，局部可有异物感，吞咽及头部转动时疼痛加剧，相应部位有压痛。X线片可辅助诊断。

2. 翼钩综合征 软腭区疼痛，可放射至咽、耳颞等处，进食、说话时尤甚，局部压痛明显，可有局部黏膜充血。局部麻醉可暂时止痛。

3. 鼻咽部恶性肿瘤　持续性疼痛，伴有相应部位感觉障碍，可伴有听觉异常。X 线片可见相应部位骨质破坏。

4. 颅内疾患　多为持续性疼痛，常伴有其他脑神经症状或神经功能异常。CT 或 MRI 有阳性表现。

5. 有时三叉神经和舌咽神经同时患病，应注意区别。

【治疗】

1. 药物治疗　同三叉神经痛的治疗。

2. 神经阻滞治疗　舌咽神经阻滞，方法同三叉神经痛。

3. 手术治疗　①微血管减压术。②颅外或颅内舌咽神经切断术。③颅外神经干射频温控热凝术。

三、翼腭神经痛

病因不确切，可能与上颌窦感染有关。有人认为属于丛集性头痛的范畴。

【诊断】

1. 症状

（1）中老年女性多见。

（2）反复发作的神经性痛，持续时间为几分钟至数小时不等，睡眠时可发作，伴有畏光、流涕泪、球结膜充血等自主神经系统症状。

（3）疼痛剧烈，多始于鼻根、单侧内眦、眼眶及腭部，可累及同侧颞区。

（4）无扳机点。

2. 体征

（1）明显阳性体征。

（2）翼腭管阻滞麻醉可止痛。

（3）可能有同侧上颌窦慢性感染病灶。

【鉴别诊断】

上颌深部及颅底恶性肿瘤：持续性疼痛，可见相应部位的感觉障碍及运动失调。X 线片显示骨破坏改变。

【治疗】

1. 清除感染病灶。

2. 药物治疗 ①镇静抗焦虑类药物，如地西泮等。②卡马西平。③其他药物，如维生素 B_1、维生素 B_{12}、谷维素等。

3. 阻滞或射频治疗 经腭大孔、翼腭管或乙状切迹入路，行翼腭神经节阻滞、脉冲射频或射频热凝。

四、灼口综合征

病因尚不明确，指发生于口腔黏膜，以烧灼样痛、异样感为主，患者自觉口干、味觉减退，没有明显的临床及病理损害的一组症候群。

【诊断】

1. 临床表现

（1）症状

1）更年期女性多发，病程为迁延性。

2）持续性烧灼样痛或感觉异常，患者自觉口干、味觉减退；晨起时轻，逐渐加重至傍晚时最重，睡眠、注意力分散及进冷饮时轻。与情绪及精神状态关系较密切。

3）可发生于口腔黏膜的任何部位，但以舌黏膜或与舌黏膜并发者多见，一般无固定界限。

4）患者可有焦虑、抑郁、疲乏及失眠等表现。

（2）体征：症状与体征不符，全身及局部检查无临床损害体征。

2. 实验室检查 无特殊改变。

【鉴别诊断】

1. 糖尿病神经病变 起病慢，针刺样或烧灼样感觉，夜间加重。具有糖尿病史且病程长。

2. 口腔烫伤感觉综合征 有长期服用血管紧张素转换酶抑制剂史，口腔烫伤样灼痛，检查无阳性表现，停药后症状即消失。

【治疗】

1. 去除局部不良因素，如不良充填体或义齿、残根等。

2. 药物治疗 ①镇静抗焦虑药：氯硝西泮、艾司唑仑等有一定效果。②其他药物：谷维素、甲钴胺。

3. 局部止痛　1%～2%利多卡因含漱或1%丁卡因喷涂局部。

4. 中医治疗。

5. 心理治疗。

五、非典型面痛

病因不明，为性质、部位、范围均无规律的颜面部疼痛。

【诊断】

1. 30～40岁者多发，女性多见。

2. 发作性疼痛，性质不定，持续时间较长，疼痛部位深在并可转换，夜间有发作。发作与情绪及精神状态关系明显。

3. 部位不定，无三叉神经分布规律可循。范围广泛，可超出三叉神经分布区域或越过中线。

4. 无扳机点，无明显阳性体征。

5. 阻滞麻醉止痛无效。

6. 常伴有神经衰弱症状。

7. 卡马西平治疗无效。

【治疗】

1. 药物治疗　①镇静或抗抑郁药物，如地西泮、氯米帕明（氯丙米嗪，Clomipramine）等。②止痛药。

2. 心理治疗。

六、特发性面神经麻痹

指病因不确切且不伴有其他体征的周围性面神经麻痹，亦称贝尔麻痹（Bell's palsy）或面神经炎。

【诊断】

1. 临床表现

（1）症状

1）20～40岁者多发，男性多于女性。

2）可有局部寒冷刺激或感冒、疱疹史。起病急，绝大多数为单侧发病，多在晨起时发现；发展快，24 小时可达高峰。

3）饮水、漱口时洒漏，溢泪，鼓腮漏气，口眼歪斜。

（2）体征

1）患侧额纹消失，抬额、皱眉功能障碍。

2）患侧睑裂增大，眼睑闭合不全。可伴下睑外翻、溢泪。用力闭眼时，眼球转向外上方。

3）鼻唇沟变浅或消失，不能鼓腮、吹哨，口角下垂，口裂向健侧歪斜，笑时尤甚。

4）根据味觉、听觉、泪液分泌的检查结果，判断面神经的病变部位。

A. 茎乳孔外：面瘫。

B. 鼓索与镫骨肌神经之间：面瘫，舌前 2/3 味觉、涎腺分泌功能障碍。

C. 镫骨肌与膝状神经节之间：面瘫，舌前 2/3 味觉、涎腺分泌及听觉功能障碍。

D. 膝状神经节：面瘫，舌前 2/3 味觉、听觉、涎腺及泪腺分泌功能障碍。

E. 脑桥与膝状神经节之间：除面瘫外，还可有眩晕、耳鸣等听神经受损的表现。

2. 特殊检查

（1）神经电图（ENoG）、神经兴奋性测定（NET）及最大刺激试验（MST）等对诊断、疗效和预后判断有意义。

（2）高分辨率磁共振：特别是辅助增强时，病变神经显示影像明显增强。

【鉴别诊断】

1. 拉姆齐 - 亨特综合征（Ramsay-Hunt 综合征）　带状疱疹病毒感染膝状神经节所致。临床表现除面瘫外，尚有外耳道、耳廓皮肤疱疹及局部疼痛，可伴有耳鸣、听觉过敏。

2. 中枢性面神经麻痹　由脑外伤、颅内出血或肿物等引起，眼裂以下表情肌瘫痪，抬眉、皱额等功能正常，可伴有同侧肢体等功能障碍。

3. 糖尿病神经病变：发病较突然，年长者多见，有糖尿病史且病程久，有相应的临床症状和体征，以及血糖高。

【治疗】

发病 1～2 周为急性期，以控制神经炎症水肿为主；3 周至 2 年为恢复期，以恢复功能为主；2 年以上为后遗症期，以矫正畸形为主。

1. 非手术治疗

（1）药物治疗：①激素治疗宜尽早应用。泼尼松 10～20 mg，每日 3 次，饭后服。每日不得超过 70 mg，连服 6 日后逐渐减量，共 7～10 日。或地塞米松 10 mg 静脉滴注。②地巴唑 5～10 mg，每日 3 次。③加兰他敏 2.5 mg，肌内注射，每日 1 次；或 10 mg 口服，每日 3 次。④维生素 B_1 100 mg、维生素 B_{12} 0.5～1 mg，肌内注射，每日 1 次，10～15 次一疗程。

（2）物理疗法：急性期可在颌后至乳突区行热敷、红外线治疗或超短波治疗；恢复期可用电按摩或碘离子透入，按摩瘫痪面肌。

（3）针刺疗法：急性期及恢复期均可应用，但急性期不宜有较强烈的刺激。

（4）预防发生角膜炎：可滴眼药、戴眼罩，减少户外活动。

2. 手术治疗　经上述治疗 2 个月无效者，可考虑面神经管减压术、神经移植等。2 年后仍有面瘫者可酌情考虑肌肉筋膜悬吊治疗。

七、原发性面肌痉挛

病因不十分明确，多数学者支持血管压迫面神经根部致病的观点。本病简称面肌抽搐或面肌痉挛。

【诊断】

1. 临床表现

（1）症状

1）多见于中老年人。

2）半侧部分或全部表情肌不自主地抽动，多先从下睑开始。

3）情绪紧张及激动可诱发或加重。睡眠时少有发作。

4）少数可伴耳鸣及舌前 2/3 味觉减退。

（2）体征

1）单侧表情肌甚至颈阔肌可有阵发性、有节律的抽搐，不能自控，额肌较少受累。

2）发作时间数秒至十数分钟不等。

3）久病者可出现表情肌轻度瘫痪。

4）神经系统检查无其他阳性体征。

2. 特殊检查　磁共振检查可有血管压迫神经根的表现。

【治疗】

1. 非手术治疗　目前尚缺少理想的非手术治疗方法。

（1）药物治疗：抗癫痫药物（卡马西平、奥卡西平等）和镇静药物（地西泮等）。

（2）神经阻滞治疗：维生素 B_1、维生素 B_{12} 或山莨菪碱（654-2）等注射于茎乳孔外的面神经干。

（3）注射治疗：肉毒杆菌毒素 A 注射于抽搐的表情肌。易复发。

2. 手术治疗

（1）面神经根微血管减压术的效果较好，适用于抽搐严重、能够接受手术治疗的患者。

（2）脉冲射频或射频热凝面神经干：有止抽搐或缓解作用，复发率较高，后者术后有面瘫。

（翟新利）

第七节　口腔颌面部畸形及缺损

一、口腔颌面部先天性畸形

（一）唇裂

唇裂是口腔颌面部最常见的先天性畸形，可以单独发生，也可并发腭裂，多伴有牙槽突裂。国际公认的唇腭裂发病率约为

1/（500～700）。唇裂患者中男女之比约为2：1。发病原因有多种，主要发病机制是遗传因素与营养、药物、病毒感染、放射、精神刺激等多种环境因素协同作用，导致胚胎早期（妊娠5～7周）唇部中胚叶组织发育障碍，相关面突未能正常融合所致。

【诊断】

一般唇裂的诊断并不困难，其诊断要点在于分类和伴发畸形。

1. 分类　唇裂的分类方法很多，主要结合裂隙部位和裂隙程度进行分类（图3-24）。

（1）单侧唇裂：约2/3的单侧唇裂发生在左侧。

1）隐裂：又称微型唇裂。皮肤及黏膜完整，肌肉发育或连接不全。主要表现为红唇凹陷，唇白线连续性中断，以及白唇皮肤存在线性沟纹。

2）Ⅰ度唇裂：裂隙仅限于红唇部，亦称红唇裂。

3）Ⅱ度唇裂：裂隙包括红唇和部分白唇。Ⅰ度和Ⅱ度唇裂常统称为不完全唇裂。

4）Ⅲ度唇裂：亦称完全唇裂。裂隙包括红唇、白唇和鼻底。部分患者鼻底有上皮条索相连，称为Simonart带。

（2）双侧唇裂

1）隐裂：同单侧唇裂。

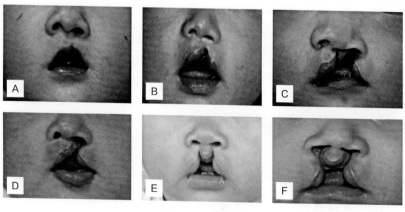

图3-24　各类唇裂

A. 左侧唇隐裂；B. 左侧Ⅱ度唇裂；C. 左侧Ⅲ度唇裂；D. 双侧混合型唇裂（右侧唇隐裂，左侧完全唇裂）；E. 双侧不完全唇裂；F. 双侧完全唇裂。

2）双侧不完全唇裂。

3）双侧完全唇裂。

4）双侧混合型唇裂：一侧为不完全唇裂，另一侧为完全唇裂。

2. 伴发畸形 唇裂的最常见伴发畸形是不同程度的牙槽突裂和唇裂鼻畸形。唇腭裂患者有时还伴有其他畸形，如多指、并指、腹疝、脊柱裂、先天性痴呆、肛门闭锁、小颌畸形和小舌畸形等。唇裂伴有其他畸形时称为综合征性唇裂。

【治疗】

外科手术修复是唇裂治疗的主要环节。手术应达到以下基本要求：①精确的皮肤、肌肉和黏膜连接。②唇红缘对称、连续。③上唇轻度外翻。④鼻孔、鼻底对称。⑤恢复人中形态。⑥瘢痕轻微。

对于严重的唇裂，特别是双侧完全唇裂伴有前颌骨扭转、前突的，可以进行术前矫形治疗，缩窄裂隙，诱导颌骨至正确位置，同时矫正鼻翼形态，利于获得更好的手术修复效果。唇裂修复同期可以进行一期鼻畸形矫正。术后戴用鼻模半年至1年，有助于外鼻保持对称性。

（二）腭裂

腭裂可以单独发生，也可并发唇裂。唇腭裂较单纯腭裂更为常见。单纯腭裂患者以女性居多，约占60%~80%。腭裂主要影响语音、进食等生理功能，也容易继发渗出性中耳炎（分泌性中耳炎）。

【诊断】

1. 分类 腭裂的分类原则基本同唇裂，按裂隙部位和程度进行分类（图3-25）。

（1）腭垂裂：仅悬雍垂裂开。

（2）Ⅰ度软腭裂：裂隙仅局限在软腭部分。

（3）Ⅱ度不完全腭裂：裂隙涉及软腭和部分硬腭。裂隙未及切牙孔者为浅Ⅱ度，涉及切牙孔者为深Ⅱ度。

（4）Ⅲ度完全腭裂：软、硬腭以及牙槽突全部裂开，有单侧和双侧两种类型，且多伴有同样类型的牙槽嵴裂和唇裂。

（5）腭隐裂：又称黏膜下裂。软腭黏膜完整，但两侧腭部肌肉

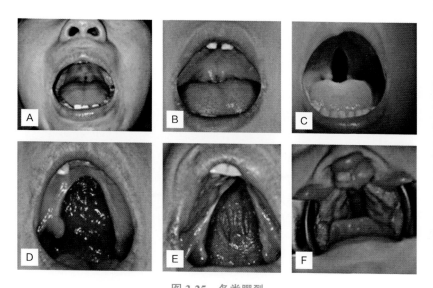

图 3-25 各类腭裂

A. 腭垂裂；B. 腭隐裂；C. 浅Ⅱ度腭裂；D. 深Ⅱ度腭裂；E. 右侧完全腭裂；E. 双侧完全唇腭裂。

未连接，常有透明带发生，常伴有悬雍垂分叉和硬腭后缘骨缺损。

2. 伴发畸形　唇腭裂多为非综合征性异常；30%～50%的单纯腭裂可能伴有其他畸形，为综合征性异常。

【治疗】

腭裂可以通过手术进行修复。建立正常的腭咽闭合功能是腭裂治疗的主要目的，应重视腭帆提肌解剖重建。腭垂裂对语音功能基本不产生影响，可以不进行手术修复。部分腭隐裂患者也可获得良好的语音功能，可以追踪观察患者的语音状况，决定是否手术。腭裂患者容易继发颌骨发育畸形，需要长期随访颌骨发育情况，必要时及时给予正畸干预。对于腭裂术后患者，应进行语音评估；对于语音异常伴有腭咽闭合不全的患者，需要二期手术重建腭咽闭合功能。

（三）面裂

除常见的唇腭裂外，胚胎发育时期还会发生多种面裂畸形，如面横裂、面斜裂、唇正中裂等。面裂发生率为1/（5 000～100 000），为少见先天性畸形。Tessier 颅面裂分类法对颅面先天软组织缺损、骨缺损进行了系统分类，以矢状位面中线为参考线，以睑裂为赤道，以数字表明裂的位置，将颅面裂标记为 0 ~ 14 号裂（图 3-26）。

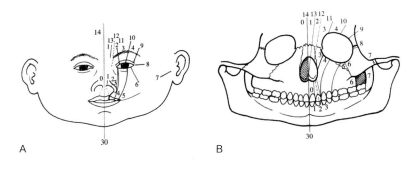

图 3-26　Tessier 颅面裂分类示意图
A. 软组织面裂分类；B. 骨组织颅面裂分类。

【诊断】

1. 面横裂

（1）面横裂是口腔颌面部常见先天性畸形之一，发生率约为 1/5 600，由胚胎第 4 ~ 5 周时上颌突和下颌突融合障碍所致，即上、下颌突未能融合或融合不全。可两侧同时发生，但以男性单侧裂为主。在 Tessier 颅面裂分类中为 7 号裂。

（2）面横裂又称先天性大口畸形。大口畸形程度差异很大，从口角到耳前整个面颊部可完全裂开，大多数裂隙止于咬肌前缘。

（3）面横裂可单发，也常伴发其他畸形，如副耳畸形、外耳廓畸形，甚至外耳缺如、外耳道闭锁、眼裂畸形、眼球表皮样囊肿以及脊柱四肢异常等，作为多种综合征畸形的主要表现之一。

（4）与面横裂相关的综合征有第一、二鳃弓综合征，半侧颌骨发育不良，半侧小颜面畸形（hemifacial microsomia），半侧面部发育异常，Goldenhar 综合征，耳 - 下颌骨发育不良等。因大多伴有不同程度的耳畸形、副耳畸形、眼部畸形以及脊柱四肢的异常，目前提倡将伴有大口畸形的不同表现统称为眼 - 耳 - 脊柱疾病谱（oculoauriculo-vertebral spectrum，OAVS）。

2. 面斜裂

（1）面斜裂的形成原因是胚胎时期上颌突和侧鼻突未能融合。裂隙自上唇经人中外侧至鼻底或绕过鼻翼至眶底中部，有时可继续向上达上睑和前额，眶底骨性支持结构破坏，局部皮肤、肌肉发生缺损和移位畸形。

（2）面斜裂按裂开位置和程度不同，在 Tessier 颅面裂分类中包括 3、4、5、6 号裂。3 号裂为鼻眶裂，其骨性裂位于侧切牙经梨状孔向上。4 号裂位于侧切牙与尖牙之间，在梨状孔外侧与眶下孔内侧之间，终止于眶下缘与眶底内侧部，梨状孔完整。5 号裂位于尖牙与前磨牙之间，上行经眶下孔外侧至眶下缘和眶底中 1/3 处。6 号裂为颧骨上颌骨裂，由于覆盖表面的软组织萎缩，从口角至下眼睑外侧呈沟状，下眼睑外 1/3 外翻。

3. 唇正中裂

（1）多发生在上唇，系因中鼻突的球状突在胚胎时期未融合所致。两侧下颌突在中线未融合则形成下唇正中裂。在 Tessier 颅面裂分类中为 0 号裂。

（2）上唇正中裂常合并鼻畸形，鼻部有纵向裂沟，鼻小柱增宽，鼻孔不对称，鼻中隔缺损，鼻翼软骨移位或发育不全等，偶可形成双重鼻。

（3）下唇正中裂多数只发生在下唇软组织，少数病例累及下颌骨、口底、舌等部位。

【治疗】

整形外科手术是面裂的主要治疗方法。修复原则包括以下几方面。

1. 应根据畸形程度和缺损范围做具体设计，对涉及的皮肤、黏膜、肌肉以及骨组织缺损应进行分层修复，尽可能恢复面部静态和动态的对称性，兼顾形态和功能统一。

2. 临床多采用 V-Y 改形术、局部旋转皮瓣及 Z 成形术等方法进行修复，充分利用剩余正常组织，减少瘢痕，预防瘢痕挛缩。

3. 尽可能完全保留和恢复具有明显解剖标志的结构，如口角、唇红缘、内眦、睫毛缘等部位，保持泪腺引流通畅。

4. 对缺损严重者可分次手术进行修复。对软组织缺损严重者可进行皮肤扩张，对合并下颌骨缺损的下唇正中裂、合并眶底骨缺损的面斜裂应行植骨术修复，合并泪囊炎者应先行泪囊摘除术。

（朱洪平）

二、口腔颌面部后天性缺损及畸形

口腔颌面部后天性或继发性皮肤、软骨、脂肪及骨组织等缺损，以及多种组织复合缺损，多造成器官畸形和功能障碍，成为口腔颌面外科中常见的疾患。

【缺损及畸形的原因】

1. 损伤性

（1）机械性：切割伤、撕脱伤、交通事故及动物咬伤造成的创伤等。

（2）化学性：强酸、强碱造成的腐蚀破坏。

（3）温度性：烧伤、冻伤等。

（4）其他：如电击、电离辐射、紫外线照射和放射治疗导致的组织损伤。

2. 感染性　某些严重或特殊感染可造成组织广泛破坏和畸形，如走马疳、梅毒、结核等。

3. 手术继发性　口腔颌面部各种良、恶性肿瘤手术后常造成组织缺损，器官解剖形态异常。

4. 其他原因　颞下颌关节强直继发牙颌发育畸形，面瘫继发面部软组织萎缩、畸形，放疗继发软组织瘢痕挛缩等。

【外科治疗的基本原则】

1. 兼顾功能重建与形态重建。

2. 严格执行无菌操作　整形手术中，组织常呈暂时缺血状态，抗感染能力降低，对无菌技术要求尤为严格。某些整形手术伤口感染、愈合不良将严重影响治疗效果。所以，与整形外科治疗有关的各环节都应严格遵守无菌技术原则，包括手术室、手术器具用品、手术人员、手术野、病房和换药室等。

3. "保存外科"原则 是指尽量减少组织、器官切除，保留并合理利用正常组织，尽量保留组织的血液供应。

4. 微创操作原则 指尽量减小组织损伤程度的外科操作。手术操作要准确、轻柔、细致，止血要完善，异物要少。要在无张力情况下缝合和包扎，一般不能遗留创面。

【技术操作的基本要点】

1. 切口 整形外科手术的切口往往位于损伤及组织缺损周围，其设计要求包括：①切口与皮纹、皱纹或皮肤张力松弛线一致，以免过多切断皮肤弹力纤维，增加局部张力。②隐蔽，一般位于发际内、下颌下缘、皮肤黏膜交界处或鼻唇沟等自然皱褶处。③与血管、神经平行，以免损伤，面部切口尤要注意保护神经。④面部由数个美容或区域单位组成，每一单位又由组织解剖性状不同的亚单位组成，手术切口应尽量设计在美容单位或亚美容单位的交界线上。

2. 剥离 有钝性剥离和锐性剥离两种技术。无论是直视下剥离还是潜行剥离，均要做到解剖层次清晰准确，尽量不要跨越组织层次做大面积分离；减少出血和损伤，创面不能遗留瘢痕和异物。

3. 止血 要求使用精细小巧的止血器械（比如双极电凝器、高频电刀、射频针），避免过多夹持组织，尽量减少结扎。对于较大面积的毛细血管渗血，可用温热（50~70℃）盐水纱布压迫止血。

4. 缝合 应选用小巧纤细的缝针、缝线，伤口对合精确，不可有张力，避免创缘内卷，分层缝合，注意消灭死腔。缝线多应在术后4~6天拆除。

5. 包扎 术后包扎是整形手术的组成部分，常可固定组织形态、减少张力，对维持术后远期外形和功能起到重要作用。①面积：达创口周围5~8 cm。②压力：适当的压力有利于消灭死腔，减轻肿胀，促进伤口愈合。应选用松软敷料，敷料覆盖厚度达3 cm。③减张：采用具有减张作用的敷料或弹性敷料，将周围组织动员到切口附近，减少切口张力。此包扎方法有利于促进伤口愈合。④ 制动：器官成形、皮肤移植术等要求敷料包扎稳定，不可移位松脱。

（刘筱菁）

第八节 阻塞性睡眠呼吸暂停低通气综合征

阻塞性睡眠呼吸暂停低通气综合征（obstructive sleep apnea hypopnea syndrome，OSAHS）是一种病因十分复杂的病理状态，属睡眠呼吸调节紊乱疾患。OSAHS 不仅由于睡眠打鼾（snoring）和日间极度嗜睡（excessive daytime sleepiness，EDS）影响患者生活质量及社会接受性，还可由于睡眠中反复发生低通气（hypopnea）或呼吸暂停（apnea）引起患者频繁出现低氧血症（hypoxemia），甚至血中二氧化碳潴留以及酸碱平衡失代偿，进一步导致肺血管和其他重要生命器官的并发症，直至发生猝死。所以，OSAHS 是一种潜在致死性疾患。近年来随着对这种疾患认识的逐渐加深，以及患者要求提高生命质量的强烈愿望，OSAHS 已日益受到整个医学界的重视。认识OSAHS 并进行治疗是临床医学综合考虑的范畴。由于其病因及致病因素的特点，口腔颌面外科手术作为 OSAHS 外科治疗手段之一，对一部分病例的治疗可收到令人满意的效果。

【病因与分类】

1. 定义及分类 睡眠呼吸暂停通常指睡眠中口鼻气流中止超过10 秒。根据其不同表现又分为以下几类：

（1）因上气道阻塞而引起的呼吸暂停，表现为口鼻气流中止时胸腹呼吸动作仍存在，称为阻塞性睡眠呼吸暂停（obstructive sleep apnea）。

（2）由中枢神经系统的某些器质性或功能性疾患造成的呼吸暂停，表现为口鼻气流和胸腹呼吸动作同时停止和同时恢复，称为中枢性睡眠呼吸暂停（central sleep apnea）。

（3）上述二者并存，以中枢性呼吸暂停继发阻塞性呼吸暂停，即口鼻气流与胸腹呼吸动作同时停止，但胸腹呼吸动作恢复后，口鼻仍无气流者，称为混合性睡眠呼吸暂停（mixed sleep apnea）。

此外，睡眠中潮气量减少 50% 以上，伴血氧饱和度（SaO_2）下降 4% 以上者，称为呼吸不全或低通气。

如果睡眠中出现的呼吸暂停以阻塞性为主，并伴发一系列相应的症状和体征，这就是 OSAHS。临床上以 OSAHS 最为常见。

2. 病因和发病机制　目前认为 OSAHS 是上气道狭窄和（或）其本身在睡眠中发生内陷长期作用的结果。

上气道周围肌肉，特别是颏舌肌等肌肉，能对抗吸气时由胸腔负压导致的上气道内陷倾向，这对保持呼吸顺畅和正常气道阻力有十分重要的作用。睡眠中上气道周围肌肉的张力较清醒时明显减弱，与卧位重力因素共同作用时，使上气道内陷程度和气道阻力均增加。OSAHS 患者在睡眠中频繁发生上气道周围肌肉张力突然消失，造成了上气道的严重狭窄甚至完全闭塞，继而发生了呼吸暂停或低通气。

OSAHS 患者出现这种现象的机制不明，可能与神经 - 肌肉调节因素有关，是一种神经病理现象。

上气道的狭窄与上气道周围器官或结构的解剖形态异常或空间位置异常有关。这些异常可能发生在一处或多处。上气道形态结构异常包括舌根肥厚、软腭过长和（或）过厚、腭弓低平、下颌弓狭窄、下颌骨后缩和（或）下颌骨发育不全等，还有鼻中隔偏曲和鼻甲肥大。

上述因素中，下颌骨处于较后的位置（包括下颌后缩以及下颌骨发育不全）使得附着于其上的舌肌和舌亦处于较后的位置，造成舌根过于接近咽后壁而上气道狭窄，与口腔颌面外科关系最为密切。OSAHS 患者多见软腭和舌根两个位置发生狭窄。

有些 OSAHS 患者还具有颅底短缩、颅底角减小、后面高不足、面下 1/3 高度增加等颅面特点。Pierre Robin 综合征、唐氏综合征、Treacher Collins 综合征等颅面综合征患者都因为具有小颌畸形或巨舌症而易发生 OSAHS。黏液性水肿、甲状腺功能低下、肢端肥大症等可造成上气道组织的水肿或肿大，鼻咽、下咽部肿瘤可直接阻塞，亦可继发 OSAHS。

睡眠中上气道狭窄和内陷导致了气道阻力增加，甚至发生呼吸受阻，继而发生血氧下降。中枢神经系统通过改变睡眠结构，使睡眠处于较浅的状态，加大肌肉的张力以克服内陷，甚至在发生呼吸暂停时，使患者突然惊醒以恢复呼吸。但是若致病因素的作用长期存在，机体将对血氧下降逐渐处于耐受状态，呼吸中枢的调节作用也将发生病理性改变，使患者反复发生睡眠呼吸暂停和夜间缺氧，并由此引发一系列并发症，OSAHS 便发生了。

【诊断与鉴别诊断】

1. 病史询问　OSAHS 的临床表现如下。

（1）打鼾：鼾声响亮、不规则、有暂停（即发生呼吸暂停）期。

（2）极度日间嗜睡：日间发生与所处环境极不相称的无法抗拒的困倦感，睡眠后疲劳感并无减轻。

（3）睡眠中有伴随呼吸暂停发生的异常行为：常表现为惊醒、坐起、大汗淋漓并有濒死感，有些患者会发生拍击样、震颤样四肢运动和梦游症。

（4）夜间遗尿症（enuresis）。

（5）晨起头痛，醒后数小时缓解。

（6）性格变化：急躁、压抑感、神经过敏、敌视和好斗、焦虑和沮丧等。

（7）其他：病态肥胖（mobid obesity）、性功能障碍（阳痿）和胃液食管反流。

2. 临床检查　包括上呼吸道和上消化道的全面检查。患者接受检查时的体位应分别为立位和仰卧位，检查内容应涉及各种可能存在的上气道狭窄和结构异常。

3. 多导睡眠监测（polysomnography，PSG）　PSG 不仅用于睡眠呼吸暂停的诊断，也用于疗效评价的定量分析，是诊断各种睡眠呼吸紊乱的权威方法。每个患者在治疗前和治疗后都至少应监测一次。PSG 是将患者脑电图、眼电图、颏肌电图、心电图、胸腹呼吸运动 [使用感应性体积描记器（inductive plethysmography）]、口鼻气流 [微变温度计（themister）]、血氧饱和度（SaO_2，耳或指端脉搏血氧含量计）等数据，与每 30 秒标记一次的睡眠时间同步记录于一张记录纸上，每次检查应至少包括 4 小时夜间睡眠及呼吸情况。所得到的结果通过人工或计算机的计算和分析，得出如下结果：

（1）睡眠总时间、睡眠分期（快动眼睡眠、非快动眼睡眠各期的时间及所占比例）、惊醒及肌痉挛情况。

（2）各种类型的睡眠呼吸暂停以及低通气发生的次数。

（3）最长呼吸暂停和低通气时间、平均呼吸暂停和低通气时间以及呼吸暂停和低通气时间占睡眠时间的比例。

（4）清醒时 SaO_2、睡眠中最高与最低 SaO_2 和平均 SaO_2，以及 SaO_2 降到 89%～80%、77%～70%、69%～60%、50% 以下的次数。

（5）计算得出呼吸紊乱指数（respiratory disturbance index，RDI），即睡眠中平均每小时发生呼吸暂停和低通气的次数。

$$RDI = \frac{呼吸暂停总数 + 低通气总数}{睡眠总时间（分钟）} \times 60$$

若 RDI＞5，最低 SaO_2＜85%，睡眠呼吸暂停的诊断可以成立。

4. 影像学评估　标准的头颅侧位 X 线片及头影测量方法可用于 OSAHS 诊断，主要判断上气道狭窄部位和程度。测量项目包括以下几项。

（1）SNA 角：上颌骨相对颅底的位置。

（2）SNB 角：下颌骨相对颅底的位置。

（3）ANB 角：上下颌骨相对位置。

（4）PNS-P 线距：PNS 为后鼻嵴点，P 为悬雍垂点，PNS-P 表示软腭长度。

（5）后气道间隙（posterior airway space，PAS）：B 点（下齿槽座点）与 Go 点（下颌角点）连线或延长线上，舌根距咽后壁的距离。

（6）MP-H 线距：MP 是下颌平面，H 为舌骨体最前最上点。

MP-H 表示舌骨位置。

（7）腭厚度（soft palate thickness，SDT）：软腭最厚处厚度。

（8）舌长度（tongue depth，TD）：Ge（颏棘点）至舌外形最后最上点线距，表示舌长度。

正常参考值见表 3-9。

表 3-9　上气道及相关结构 X 线头影测量正常参考值

	SNA（度）	SNB*（度）	ANB*（度）	PNS-P*（mm）	PAS（mm）	MP-H（mm）	SPT*（mm）	TD*（mm）
男性均值	80.90	78.18	2.72	38.16	12.12	11.08	10.52	59.96
（标准差）	（3.41）	（3.04）	（1.90）	（3.20）	（2.91）	（4.82）	（1.64）	（2.67）
女性均值	79.74	76.15	3.59	35.36	11.36	9.42	9.10	56.26
（标准差）	（2.92）	（2.84）	（1.74）	（3.77）	（3.01）	（5.08）	（1.59）	（3.18）

* 表示该值在男女性之间存在统计学显著性差异。

5. 纤维内镜（fiberoptic endoscope）　使用纤维鼻咽镜对上气道进行仔细检查，并通过 Muller 动作、Valsalva 动作和前伸下颌骨动作动态评估上气道内情况、其顺应性以及下颌骨运动对上气道口径的影响，对整个上气道进行动态评估。

6. 鉴别诊断　OSAHS 首先应与发作性睡病（narcolepsy）相鉴别，因为后者可引起类似 EDS 的症状，但发作时出现肌张力突然消失致猝倒（cataplexy）。经过一段时间睡眠后，患者感到轻松。发作性睡病患者入睡即出现快动眼睡眠，与正常人入睡后 70~90 分钟才出现有别。

通过血生化检查，OSAHS 应与甲状腺功能亢进或减退、低血糖等疾病鉴别。

此外，OSAHS 还应与抑郁症、药物或酒精依赖、夜间肌痉挛等鉴别。

【治疗原则与方法】

1. 治疗原则　OSAHS 的治疗原则是扩大上气道口径，提高夜间血氧水平，改善睡眠质量，并通过恢复一系列中枢神经系统的调节功能，使 OSAHS 疾患本身及其产生的一系列并发症得到缓解。

2. 非手术疗法　即所谓保守疗法，由以下几项组成。

（1）经鼻持续气道正压通气（nasal continuous positive airway pressure，n-CPAP 或 CPAP）：是目前治疗 OSAHS 最成功的保守疗法，可单独完成对 OSAHS 的治疗，也可与外科手术治疗配合使用。患者能否坚持使用 CPAP 是其治疗持续有效的关键。

（2）正畸装置：又称功能性矫治器。患者睡眠中佩戴，可暂时前移下颌骨、舌根，还可抬高软腭并改善口呼吸习惯。适用于老年 OSAHS 患者，以及下颌轻度后缩、牙周健康、不宜行外科手术者。

（3）其他疗法：三环类抗抑郁药、醋酸甲羟孕酮（安宫黄体酮）和吸氧等方法可用于治疗 OSAHS，但效果不够理想。

3. 手术疗法　通过外科手术扩大上气道口径，其前提必须是存在确切的上气道阻塞且部位明确。由于外科手术是不可逆的，如果没能按照前述的诊断方法确定睡眠呼吸暂停的类型和阻塞部位而盲目手术，后果将不堪设想。

（1）耳鼻喉科手术

1）扁桃体、腺样体切除术（tonsillectomy and adenoidectomy，T&A）：用于青春期前由扁桃体、腺样体增生所致的儿童 OSAS 患者。

2）鼻手术（nasal surgery）：适用于由鼻中隔偏曲、鼻息肉和鼻甲肥大造成上气道阻塞者。但鼻阻塞可能不是造成 OSAS 的主要因素。

（2）气管造口术（tracheostomy）：由于其避开了所有可能的上气道阻塞，所以治疗 OSAHS 的成率是 100%。但气管造口术所带来的一系列问题使得选择这种手术应十分慎重。近年各种手术和非手术疗法的发展，使气管造口术或暂时性气管切开术多用于 OSAS 患者行复杂的头颈外科手术之前或多阶段手术间期或术后水肿期，一旦条件允许，即行拔管。个别重度肥胖伴严重心肺疾患，或有其他严重全身疾病、无法接受较大规模手术的 OSAHS 患者，也可考虑采用永久性气管造口术。

（3）腭垂腭咽成形术（uvulopalatopharyngoplasty，UPPP）：用于软腭过长和咽侧壁松伴扁桃体肥大的 OSAHS 患者。UPPP 适应证选择是否得当直接影响手术成功率。

（4）正颌外科手术：这类手术的主要治疗目的是扩大舌根部位的上气道口径。

1）下颌前徙术：正颌外科常用双侧升支矢状劈开截骨术（sagittal split ramus osteotomy，SSRO）。术中使用坚固固定（rigid fixation）技术，减少复发；术前正畸有助于保持手术效果。

2）颏前徙术：类似于水平截骨颏成形术并行相应改良，主要用于轻、中度 OSAS 患者伴颏后缩，以及与下颌前徙术联合应用于 OSAHS 的治疗，以加强其效果。

3）颏部前徙、舌骨肌群切断、舌骨悬吊术：这种手术包括颏部、下颌骨前下部前移，同时切断所有舌骨下肌群在舌体及舌骨大角处的附着，将舌骨以自体的阔筋膜悬吊于前移的下颌骨下缘上，同时使舌骨也前移。通过下颌前部及舌骨的前徙，使舌根充分前移，改善上气道狭窄，又不改变咬合关系。此种手术的适应证是颌骨发育正常或颏后缩，体重不超过正常体重 10%，中度 OSAHS（RDI < 50，最低 SaO_2 > 70%）。

4）双颌前徙术：上颌 Le Fort Ⅰ型截骨前徙与下颌 SSRO 手术联合应用，既可以做到充分前移颌骨、扩大上气道，又因为不改变𬌗关系，使术后能达到较稳定的疗效（图 3-27）。如与舌骨悬吊术一并使用，可最大限度前移舌根。手术的适应证是，重度 OSAHS（RDI > 50，最低 SaO_2 < 70%），体重超过正常体重 10% 以上，严重的小颌畸形和（或）下颌后缩畸形（SNB < 74°），以及其他疗法失败或不愿接受其他治疗者。

各种手术方法可综合运用于 OSAHS 的治疗：第一阶段包括 UPPP、鼻手术、颏部前徙、舌骨肌群切断及舌骨悬吊术，并同时减肥；第二阶段行双颌前徙术。两阶段间相距 5 ~ 6 个月，可用 CPAP 治疗或暂时行气管切开术，第二阶段术后 4 周考虑停止 CPAP 治疗或拔除气管插管。若患者第一阶段术后 PSG 监测表明 OSAHS 已明

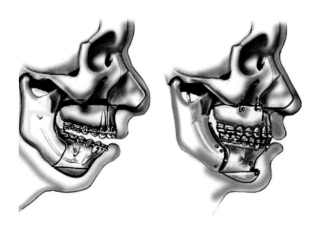

图 3-27　双颌前徙术

显缓解，可暂时不行第二阶段手术。

（5）儿童期发生的颞下颌关节强直、小颌畸形伴 OSAHS 的治疗：此类患者的手术应分两阶段进行。第一阶段主要以解决张口受限且确保不复发为原则，并行颏前徙术或舌骨悬吊术等无须颌间固定的改善上气道口径的手术，早期开始张口训练，使 OSAHS 得到初步缓解。术后继续使用 CPAP 等巩固，并坚持张口训练。患者成年以后，再采用第二阶段正颌外科手术，改善面型、咬合关系并进一步开大上气道。

【手术治疗的注意事项】

1. 首先应尝试非手术治疗方式，比如减肥、CPAP 治疗，效果不佳或无效后再采取手术治疗方式。

2. 外科手术治疗的成功与否关键是确定上气道阻塞的部位并针对病因施治。

3. OSAHS 是一种复杂的全身疾患，长期频繁发生的夜间低血氧状态使患者重要生命器官发生了许多病理变化，有些已经处于功能代偿期。选择外科手术前，应充分考虑患者的年龄、病情严重程度、全身各脏器的功能等。必须先确认单纯减肥、CPAP 和药物治疗无效或患者不愿接受上述治疗，才能选择手术治疗。术前进行由手术科室、麻醉与监护科室、呼吸内科等科室参与的科际会诊，对确保手术安全顺利进行和患者平安康复至关重要。

4. 多数 OSAHS 患者上气道极度狭窄，麻醉插管及术后短期的康复和呼吸道管理比正常人要困难得多。在行复杂的外科手术前或手术后，患者可能需要行气管切开术以满足上述需要。近来配合 CPAP 治疗，不仅可以在术前缓解 OSAHS 患者的症状和缺氧状态，为患者建立信心，也便于在术中顺利插管、麻醉并完成手术。术后暂时保留气管插管 1～2 日，待患者完全清醒、术后肿胀开始消退时，拔除气管内插管，继而使用 CPAP 治疗，可避免气管切开，取得满意的效果。

（李阳）

第九节　系统疾病在口腔颌面部的表征

一、造血系统疾病

（一）贫血

为各种原因导致的红细胞容量或血红蛋白浓度减少。贫血的原因和分类很多。不同种类的贫血，除一般贫血症状外，还有各自的口腔表现。

【诊断】

1. 一般症状　乏力、头晕、心悸、纳差、恶心、毛发干枯、记忆力减退、皮肤黏膜苍白等。

2. 缺铁性贫血　①血红蛋白低，血清铁降低，血清总铁结合力增加。②口腔表现：主要包括口角炎、唇炎、萎缩性舌炎或广泛口腔黏膜萎缩。具体可出现舌痛，丝状乳头与菌状乳头萎缩，舌面光滑发亮、角化不全，舌尖萎缩性改变，唇、颊及舌黏膜可形成溃疡。严重者口腔黏膜，特别是腭部、舌部黏膜苍白，鼻孔区龟裂，食管、舌及口咽部溃疡致吞咽困难。缺铁易使患者罹患念珠菌感染。

3. 恶性贫血 ①血与骨髓变化同维生素 B_{12} 缺乏，表现为红细胞增多。②口腔表现：早期有疼痛性舌炎和舌的烧灼感，随后出现舌部溃疡和舌乳头萎缩。晚期则有舌面光滑、清洁、无舌苔，舌乳头全部消失，舌部肌张力丧失。口腔黏膜可出现瘀斑、出血性水疱或浅表小溃疡。

4. 再生障碍性贫血 ①血常规表现为全血减少。②口腔表现：口腔黏膜苍白，牙龈出血，轻微的创伤即可引起溃疡和坏死，多见于龈缘、颊黏膜和硬腭。可伴有扁桃体炎和咽炎。

5. 镰状细胞贫血 ①黄疸，镰状细胞试验阳性。血红蛋白电泳中血红蛋白 S 为主要成分。②口腔表现：口腔黏膜苍白、黄染，牙齿萌出缓慢和牙齿发育不良。牙片上可见骨小梁数目减少，骨硬板显得致密、清晰，颌骨 X 线片可见大片透射区，有粗糙骨小梁形成，下颌骨下缘变薄。部分患者还可出现下颌骨骨髓炎、长时间的下颌神经感觉异常以及无症状的牙髓坏死。

6. 地中海贫血 ①系常染色体显性遗传性疾病，血红蛋白分析可以确诊。②口腔颌面部表现轻重不一。患者往往出现显著的无痛性上下颌骨膨隆，鼻窦体积减小或闭锁。典型者面容呆滞、上颌前突、错𬌗、上颌中切牙之间缝隙增宽并常有牙周病。牙冠可因溶血性黄疸而呈棕黄或棕绿色。X 线片显示颌骨髓腔增宽，骨皮质变薄，骨质疏松。

【治疗要点】

1. 病因不同，各种类型的贫血处理方法不同。

2. 缺铁性贫血应补充硫酸亚铁等铁剂，并通过膳食补铁纠正。对于选择性外科手术，应先纠正贫血；对于急症手术，必要时应输血。

3. 恶性贫血者肌内注射维生素 B_{12}，口服叶酸。

4. 再生障碍性贫血患者的外科手术治疗必须谨慎，即使是小手术，也能导致严重后果。

5. 镰状细胞贫血患者的手术治疗应尽量在局部麻醉下进行，全身麻醉可能诱发危象，需避免缺氧、血液淤滞、酸中毒、感染、机体低温或脱水的发生。

6. 地中海贫血患者应尽量避免口腔手术。

7. 各种贫血患者均应注意加强口腔卫生。

（二）白细胞减少症和中性粒细胞缺乏症

外周血白细胞持续低于 $4.0 \times 10^9/L$ 称为白细胞减少症。中性粒细胞持续低于 $2.0 \times 10^9/L$ 称为中性粒细胞减少症；若中性粒细胞低于 $0.5 \times 10^9/L$，称为中性粒细胞缺乏症。

【诊断】

1. 白细胞减少症患者少数无症状，验血时被发现，多数有乏力、头晕、多梦、失眠、低热及反复感染。白细胞总数减少，多数情况下可见中性粒细胞计数减少。

2. 中性粒细胞缺乏症多由氨基匹林、保泰松等药物引起，患者起病急骤，常有畏寒、高热、出汗、头痛及全身关节酸痛，多有全身性脓毒血症，病死率较高。血常规及骨髓象检查可明确诊断。

3. 中性粒细胞缺乏症的口腔表现为牙龈、颊部和腭部黏膜坏死性溃疡。可有坏死性咽峡炎，病变侵及牙周组织可引起牙周炎，牙槽骨吸收，牙周溢脓，牙齿松动和脱落，并伴有吞咽困难和口臭。

【治疗要点】

1. 病因治疗，关键是去除引起白细胞减少的病因。

2. 预防和控制感染。

3. 使用升白细胞药物。

4. 加强口腔卫生。

5. 各种口腔颌面外科手术都应慎重。

（三）白血病

白血病是造血系统的一种恶性疾病，其特点是体内白细胞及其前体细胞在骨髓和其他造血组织中异常弥漫增生，根据病程可分为急性白血病和慢性白血病。

【诊断】

1. 急性白血病多数起病急骤，患者有乏力、头晕、盗汗等，贫血呈进行性加重。感染多为首发症状，患者畏寒、发热，多表现为呼吸道、泌尿道、肛周等皮肤黏膜感染和败血症，并有显著的出血症状。

2. 慢性白血病起病缓慢，患者早期常无症状或有轻度乏力、消瘦、低热、盗汗等。

3. 口腔表现以牙龈最为突出，牙龈因白细胞浸润而极度肿大、增生，外形不规则，呈结节状。如伴炎症、黏膜下出血、瘀斑，则牙龈呈不均匀的红色或紫红色海绵状增生；如血管栓塞，则牙龈坏死；如继发感染，则有龈炎、口臭、溢脓；如浸润牙髓和牙槽骨，则有牙痛、牙髓炎、牙松动和脱落。

4. 口腔黏膜其他部位也可出现瘀斑，以软腭多见。牙龈可有自发性出血，常常不易止住。头颈部区域淋巴结可肿大，可合并口腔念珠菌感染或疱疹病毒感染。

5. 慢性白血病在口腔颌面部的表现较为轻微和隐蔽，但常有淋巴结肿大。

6. 血常规和骨髓象检查可明确诊断。

【治疗】

1. 化学治疗和免疫治疗。

2. 胎肝血细胞移植和骨髓移植。

3. 保持口腔卫生，预防继发感染。

4. 各种口腔颌面部的治疗均应在内科医师的会诊下进行，尽量采用保守治疗。

（四）血友病

为隐性遗传的血液凝固障碍性疾病，其特征为血性关节肿胀与深部组织出血。分为甲型血友病（凝血因子Ⅷ缺乏）、乙型血友病（凝血因子Ⅸ缺乏）和丙型血友病（血浆凝血活酶前质缺乏）。以甲型血友病最常见。

【诊断】

1. 外伤、注射或手术后出血不止。

2. 关节、内脏常有出血倾向。

3. 口腔表现和全身其他部位一样，有出血倾向。

4. 任何口腔颌面部手术后都可发生严重出血。

5. 颞下颌关节积血，可导致关节强直。

6. 实验室检查　活化部分凝血活酶时间明显延长，凝血活酶生成和凝血酶原消耗不佳，而出血时间、血小板计数及血块退缩试验正常。

【治疗】

1. 病因治疗　防止外伤，避免手术，必须行手术者须在术前补充凝血因子和血小板。

2. 替代疗法　输新鲜全血、血浆及浓缩凝血因子。

3. 药物治疗　如纤维蛋白溶解抑制剂等。

4. 应在血液科医师的会诊下完成口腔颌面部手术。

5. 血友病患者拔牙应慎重。

6. 加强口腔卫生，避免不必要的手术。

（五）原发性血小板减少性紫癜

为临床上常见的一种出血性疾病，主要表现为自发性皮肤瘀点和瘀斑，黏膜和内脏出血，血小板减少及出血时间延长。分为原发性和继发性两大类。原发性血小板减少性紫癜又分为急性型和慢性型。有口腔表现者多为急性型。

【诊断】

1. 急性型多见于儿童，起病急骤，患者畏寒、发热、血小板显著减少。皮肤、黏膜出血较为严重，可见大量瘀点、大片瘀斑。严重者出现内脏及颅内出血。

2. 慢性型较为多见，女性青年为多，起病缓慢，出血症状较轻，主要为反复发作的皮肤瘀点。

3. 口腔表现　口腔黏膜开始时出现紫血疱，红色，针头大小，常出现在软硬腭交界处、舌、唇颊等容易摩擦及刺激部位，融合后形成更大的瘀斑，破裂后形成有渗血的溃疡面。牙龈可有自发性出血。拔牙等各种小型口腔外科手术可造成创口出血不止。

4. 血常规及骨髓象检查可以确诊。

【治疗】

1. 避免外伤，停用损害血小板的药物。

2. 糖皮质激素治疗。

3. 脾切除术。

4. 免疫抑制剂治疗。

5. 各类口腔颌面部手术均宜慎重。

6. 保持口腔卫生，预防继发感染。

二、内分泌系统疾病——甲状旁腺功能亢进

甲状旁腺功能亢进是指甲状旁腺素（PTH）分泌亢进而造成的全身性疾病。本病分为原发性、继发性和遗传性三种类型。原发性甲状旁腺功能亢进是指甲状旁腺自身疾病引起的 PTH 分泌亢进，见于甲状旁腺过度增生和良恶性肿瘤患者；继发性甲状旁腺功能亢进是由维生素 D 缺乏、小肠吸收功能障碍及肾功能不全等原因引起的甲状旁腺持续性分泌功能代偿性亢进。遗传性甲状旁腺功能亢进是一种常染色体显性遗传病。临床中以原发性甲状旁腺功能亢进最为常见。

【诊断】

1. 多数原发性患者年龄大于 60 岁，女性患病率是男性的 2～4 倍。甲状旁腺素可促进溶骨作用，被溶解的钙进入血液，使血钙升高，继而引起一系列临床症状和体征。

2. 本病患者典型的三大临床特点为"结石、骨病变、腹部症状"。结石指本病患者易发生肾结石，这是由血清钙水平升高所致；骨病变指骨组织的吸收、骨小梁改变、骨密度降低；腹部症状指患者易患十二指肠溃疡和胰腺炎等。

3. 其他全身症状　患者可有肌肉松弛，肌张力减低，易于疲劳，心动过缓，心律不齐。部分患者出现腹部、脊柱和四肢的骨骼疼痛，不能持重物，行走困难和有压痛，重者发生病理性骨折和畸形。

4. 口腔颌面部表现　早期出现牙根周围骨硬板广泛性消失。随病情进展出现"棕色瘤"，由于病灶内大量出血，含铁血黄素沉积使其呈深棕红色，故而得名。其在影像学上表现为边界清楚的单囊或多囊性投射区。除颌骨外，还常累及锁骨、肋骨和骨盆。可为孤立性，但常为多发性。长期病损可导致颌骨膨隆。

5. 实验室检查示血清甲状旁腺素、钙和碱性磷酸酶含量升高，

血清磷含量降低。

【治疗】

1. 手术治疗　原发性患者可手术切除肿瘤或增生组织等病变；继发性患者可手术切除全部或部分甲状旁腺，并配合上胸腺切除。

2. 药物治疗　包括磷结合剂碳酸镧、碳酸司维拉姆，活性维生素 D 激活剂帕立骨化醇或者拟钙剂西那卡塞、依替卡西肽等。

3. 纠正甲状旁腺亢进后，骨骼症状可自行缓解。

三、代谢性疾病

（一）糖尿病

糖尿病是一种常见的多种病因引起的糖代谢紊乱性疾病，其由于胰岛素产生不足或组织对胰岛素出现耐受而导致血液中葡萄糖水平升高，即高糖血症。分为两型：1 型为胰岛素依赖型，约占 5%～10%；2 型为非胰岛素依赖型，约占 90%。

【诊断】

1. 1 型糖尿病多见于青少年人群；2 型糖尿病患者诊断年龄多大于 40 岁，80%～90% 为肥胖者。

2. 糖尿病典型症状为多饮、多食、多尿及消瘦，称为"三多一少"。次要症状为外阴及全身瘙痒、四肢麻木、腰背痛、顽固性腹泻或便秘、视力减弱、水肿及月经失调。

3. 口腔表现　糖尿病患者牙周病发病率高、进展快，血糖未控制或控制较差者可出现明显的牙龈红肿。易出现各种类型的口腔念珠菌病，文献报道中高达 30% 的患者可出现红斑性念珠菌病，表现为舌背中央舌乳头萎缩；血糖控制较差者可出现接合菌病或良性游走性舌炎。部分患者出现双侧腮腺的弥漫性无痛性肿大。约 1/3 的糖尿病患者自觉口腔黏膜干燥，即口干症。患者还容易出现颌骨骨髓炎、蜂窝织炎及间隙感染。

【治疗】

1. 饮食控制。

2. 使用胰岛素或其他降糖类药物。

3. 口腔颌面外科手术于血糖控制在一定的水平后方可施行。

4. 术前预防性应用抗生素，减少术后感染。

5. 术中、术后密切观察血糖及尿糖的变化。

6. 加强口腔卫生，防止继发感染。

（二）维生素 D 缺乏症

又称佝偻病或软骨病，是小儿常见病。主要表现为全身骨骼系统病变、神经系统症状、发育障碍及对感染的抵抗力降低。

【诊断】

1. 儿童缺乏维生素 D 可患佝偻病。成人缺乏维生素 D 可患骨软化症，易有自发性多发骨折。X 线检查示全身骨钙化不良，骨质疏松。

2. 口腔颌面部表现为方头、牙釉质钙化不良，患者易患龋齿，可出现牙齿萌出延迟和错位咬合。X 线片见骨小梁模糊，骨皮质和牙槽骨硬板变薄。

3. 血钙、磷、碱性磷酸酶和尿钙、尿磷的定量测定有助于诊断。

【治疗】

补充足够的维生素 D。

四、其他疾病

（一）结节病

结节病是一种病因不明的全身肉芽肿性自身免疫性疾病。好发于成年人，女性多于男性。

【诊断】

1. 结节病可以急性发作，症状多变。常见的临床症状有呼吸困难、干咳、胸痛、发热、乏力、关节痛及体重减轻等。全身各个器官均可受累，其中以肺、淋巴结、皮肤、眼和唾液腺受累最常见。肺部病变主要表现为两侧肺门淋巴结无症状增大，并可有广泛的肺实质纤维化；皮肤病变表现为结节性红斑、冻疮样狼疮、红斑及丘疹等；眼部病变包括葡萄膜炎、干燥性角结膜炎等；大唾液腺和小唾液腺均可受累，临床表现为腺体肿大，病情进展可引起唾液腺功能受损、口腔干燥。

2.　除唾液腺外，口腔颌面部还可见唇颊部受累，表现为唇颊组织肥厚，形成"巨唇症"。发生于口腔内的结节病多在黏膜下出现肿块，黏膜颜色正常或呈棕色或紫色，黏膜表现为过度角化，或出现凸起的小丘疹。颌骨受侵犯时表现为多灶性破坏，可有牙齿脱落。

3.　急性结节病可有两种独特的临床综合征：腮腺肿大伴前葡萄膜炎、面瘫和发热时称为 Heerfordt 综合征，同时出现结节性红斑、肺门淋巴结肿大和关节痛时称为 Lofgren 综合征。

4.　结节病的诊断主要依靠临床症状、影像学检查和组织病理学检查中的非干酪性肉芽肿。临床怀疑结节病时，可行小唾液腺活检或腮腺活检。

【治疗】

1.　对无症状的结节病可以不做特殊治疗。目前临床上判断结节病是否需要治疗取决于 3 个危险因素：①主要器官是否出现功能障碍或不可逆的损害；②是否出现致死性的进展；③是否持续存在影响日常活动的症状。有强烈治疗指征的结节病包括心脏、神经系统、肾、眼睛受累者以及有高血钙者。

2.　糖皮质激素为首选治疗用药。除此之外，氯喹等抗疟药物更适用于治疗皮肤结节病和高血钙结节病，激素抵抗时可选择甲氨蝶呤，TNF-α 拮抗剂英夫利昔等可用于慢性结节病患者。

（二）淀粉样变性

又称淀粉瘤，属单株型免疫球蛋白增多症，系由淀粉样蛋白沉积在组织中引起的全身性疾病。临床上分为器官局限型和系统型两大类。器官局限型者可发生于任何器官，系统型者又分为原发性、继发性、血液透析相关性、骨髓瘤相关性和家族遗传性五型。

【诊断】

1.　原发性淀粉样变性多见于 40 岁以上的中青年人。

2.　继发性淀粉样变性常发生在长期患骨髓炎、结核及结节病等慢性疾病的基础上，最常累及肝、脾和肾。

3. 血液透析相关性淀粉样变性与 β 微球蛋白有关，易导致骨和关节损害。

4. 骨髓瘤相关性淀粉样变性常伴有典型的多发性骨髓瘤表现。

5. 家族遗传性淀粉样变性罕见，有多发性神经系统障碍，可继发心肌病、充血性心力衰竭及肾衰竭等。

6. 口腔颌面部发生者多为原发性局限型。舌部最常受侵，表现为巨舌，舌巨大、光滑，不痛，因淀粉样物质浸润，舌与口底增厚而活动不灵，患者口齿不清，并因失去自洁作用而引起舌炎，下颌下及腭部等处也可受累。部分患者由于泪腺及唾液腺受侵，可出现眼干或口干症状。

7. 临床怀疑本病时，可选择直肠黏膜活检或腹部皮下脂肪穿吸活检，组织切片的刚果红染色对诊断具有特异性。

【治疗】

1. 多数情况下淀粉样变性无有效的治疗方法。

2. 与病原体感染有关的继发性淀粉样变性，经抗感染治疗后临床症状可缓解。

3. 对于血液透析相关性淀粉样变性，肾移植可防止骨病损进展。

4. 肝移植可改善某些遗传性淀粉样变性病例的预后。

5. 系统性秋水仙素治疗对家族性地中海热病例有效。

6. 本病预后不佳。

（三）猫抓病

又称猫抓热，是一种致病菌尚不明确的传染性疾病，主要发生于与动物接触较多，特别是嗜养小猫的人群。

【诊断】

1. 几乎所有患者均有与猫，特别是小猫接触的历史。

2. 损伤后 3～14 天在损伤局部出现丘疹及小疱样病损，3 周后出现淋巴结肿大，伴发热不适。

3. 面部受伤者多出现颌下淋巴结肿大，少数患者可单独在口腔内颊黏膜下形成肿块。耳前损伤时可致腮腺区淋巴结肿大，甚至出现疼痛或暂时性面瘫。

4. 损伤发生在眼睛时可形成结膜血肿，如伴耳前淋巴结肿大，则称 Parinaud 眼腺综合征。

5. 可伴全身性损害，包括全身皮疹、脾大、肝损害、贫血、血小板减少、肺炎、脑病以及反复感染等。

6. 病理表现为淋巴结皮质增生，周围有化脓坏死灶、组织细胞和中性粒细胞，Warthin-Starry 染色可见没有坏死的杆菌属病原体。

7. 猫抓病抗原皮试阳性。

【治疗】

1. 避免小猫所致的外伤。

2. 急性期用抗生素控制感染。

3. 肿大淋巴结可以局部热敷，如有脓肿形成，可抽吸或切开排脓。

4. 慢性淋巴结肿大者可不治疗，本病有自限性。

（四）溶骨症

又称大块骨质溶解症、急性自发性骨吸收、鬼怪骨及 Gorham 病，是一种以自发性、渐进性破坏一个或多个骨为特征的疾病。本病较为罕见且病因不明，目前认为与骨血管和淋巴管的增殖有关。临床表现为广泛性、多骨性、进行性骨质溶解。

【诊断】

1. 好发于儿童和青春期人群。

2. 可发生于全身任何骨骼，其中锁骨、肩胛骨、肋骨、髂骨等为高发部位。在颌面部，好发于下颌骨，也可上下颌骨同时患病。

3. 临床呈慢性进行性骨溶解病程。由于骨组织溶解后被纤维组织代替，且无新骨形成，故可发生牙松动、脱落，甚至病理性骨折和咬合紊乱。继发感染者出现局部疼痛、口臭、溢液或溢脓。

4. X 线检查可见骨质吸收、溶解，且无骨膜反应或骨质增生。

5. 病理表现为骨质消失，被高度增生的血管及纤维组织所替代，并伴有弥散性淋巴细胞和浆细胞浸润。

【治疗】

1. 本病目前尚无有效治疗方法，在有些患者中该疾病可呈自限性。

2. 合适剂量的放射治疗可以有效地减少溶骨活动，但预后尚不明确。

3. 手术治疗疗效有限，术后常常再次出现骨质溶解。

4. 文献报道的治疗药物包括激素、双膦酸盐类药物、降血钙素、贝伐单抗、干扰素 -α 等，效果均不满意。

5. 可使用抗生素预防和控制继发感染。

（五）石骨症

又称大理石骨症、骨硬化症、脆性骨硬化症、硬化性增生性骨病及 Albers-Schonberg 病，是一种遗传性骨骼疾病。由于骨骼破骨细胞缺乏改建能力，致使骨发生进行性密度增加、硬化，并最终导致骨松质消失，造血功能障碍。临床分为婴幼儿型和成人型两类，前者为常染色体隐性遗传，后者为常染色体显性遗传。

【诊断】

1. 婴幼儿型

（1）出生后几个月内即发病。

（2）全身骨骼进行性、广泛性硬化，以颅骨、肋骨、长骨病变最为明显，易导致继发感染或病理性骨折。

（3）神经系统病变：由于骨孔、骨管狭窄及颅骨生长受限而出现脑积水、视神经萎缩、失明、重听、面瘫等多种症状。

（4）造血系统病变：由于骨密质增厚、骨松质致密，致髓腔闭锁，并导致造血功能障碍，患者出现贫血、肝脾大、全血象下降。

（5）由于颅面骨硬化，患者常出现面部异常，如面部增大、眶距增宽、鼻扁平、前额突出等。

（6）牙迟萌或不萌，牙早脱落，牙间隙增大，拔牙或损伤后易继发颌骨骨髓炎。

（7）此型由于疾病发展快、可致死，故也称恶性型石骨症。

2. 成人型

（1）多无自觉症状，可因其他原因或 X 线检查被发现。

（2）临床特点为全身渐进性骨质硬化，X 线检查可确诊。

（3）口腔颌面部常见拔牙或损伤后创口长期不愈，并发局限性骨髓炎。

（4）很少发生神经和血液系统改变，预后良好，无严重并发症，故也称良性型石骨症。

【治疗】

1. 目前尚无有效的治疗方法，可行对症治疗。

2. 并发颌骨骨髓炎者可以手术治疗。

3. 婴幼儿型可尝试骨髓移植，整体预后极差。

4. 成人型石骨症预后较好。

（六）畸形性骨炎

又称骨佩吉特病、Paget 病，是一种原因不明的以骨不规则吸收和沉着为特征的慢性骨软化病，多见于老年人，男性发病率约为女性的 2 倍。

【诊断】

1. 常累及多骨，颅骨、脊椎骨、骨盆、骶骨和股骨最易被侵犯。因病期和病变程度不同，可有疼痛、长短畸形、步态异常、骨折等各种症状。

2. 负重骨被侵犯时，渐致弓状、凹胸、驼背畸形，表现为类人猿或猿猴样体型，步履摇摆。

3. 颌面部表现　颅骨与颜面骨溶解破坏期患者常有面部疼痛，成骨硬化期骨明显增大。上颌骨受侵常见，可使面中 1/3 膨大，形成狮面畸形；牙槽骨受累常为对称性，有牙患者可出现牙间隙增大，无牙患者则可致所配义齿无法就位，并影响咀嚼和发音，可伴牙齿伸长、倾斜松动。

4. 早期畸形性骨炎的 X 线表现为骨质密度降低，骨小梁排列紊乱，颅骨可出现透光区；在疾病的骨形成期，呈现斑点状的骨化表现，并可有牙骨质肥大症。

5. 实验室检查可见碱性磷酸酶明显升高，血钙、血磷正常，尿中的羟脯氨酸酶水平增加。

6. 组织学检查可见显著的不受控制的骨吸收与骨形成。

【治疗】

1. 局部畸形性骨炎无症状者无须治疗；如有显著疼痛，可给予止痛药。

2. 双膦酸盐类药物如唑来膦酸是治疗畸形性骨炎的首选药物。

3. 颌骨受累患者，一方面伴有牙骨质增生时拔牙手术十分困难，另一方面拔牙后易发生严重感染，临床应加以注意。

4. 有义齿者应经常修改义齿，或配用新义齿，以适应牙槽骨的增生。

（苏家增）

第十节　常见或知名头颈部综合征

综合征又称征候群，是一组体征和症状同时或先后出现而构成的一种疾病，包括变形征、序列征、阻断征、联合征等多种形式。目前已知与头颈部相关的综合征有 1 500 余种。因发病原因和表现十分繁杂，难以对综合征进行明确分类。本章选列了一些常见或知名的以颌面部异常表现为主的综合征，为便于查阅，按口面裂综合征、累及颅颌骨发育的综合征、累及颌面皮肤黏膜的综合征、累及中枢神经系统的综合征、累及牙齿和牙龈/牙周组织发育的综合征、染色体异常综合征等几类来进行描述。

一、口面裂综合征

（一）腭裂 - 小下颌 - 舌后坠畸形（Pierre Robin 序列征）

由 Pierre Robin 于 1923 年首先命名，以小颌畸形、腭裂和舌后坠三联征为基础。此征可单独存在，也可作为多种综合征的表现而存在。此征的病因有多种，羊水过少导致外源性下颌骨畸形、神经性肌张力下降引起下颌骨运动不足、生长不足引起内源性下颌骨发育不足、结缔组织紊乱而引起内源性下颌骨发育不足以及结缔组织不能跨越腭部等原因均可造成 Pierre Robin 序列征。此征的出生发生率约为 1/3 000 ~ 1/2 000。

【主要表现】

1. 出生时下颌骨小且双侧对称性后缩。部分患者出生后下颌骨有快速生长态势，4 ~ 6 岁时侧貌可接近正常。

2. 均有腭裂，腭裂宽度常较一般腭裂患者大，并多为倒 U 形或倒 V 形裂。

3. 出生时就存在明显的吸气相呼吸困难，表现有发绀、呼吸费力、胸骨和肋骨间隙凹陷等。

4. 大部分患者存在全身生长不足，单纯由呼吸不畅而引起者可随通气情况改善而好转。

5. 有些患者因舌控制能力不足，存在喂养困难。也可因伴发喉骨软化，吸气时有明显的喘鸣音，喂奶时容易反流。

6. 部分患者伴发先天性心脏病，容易早期死亡。

【鉴别诊断】

Pierre Robin 序列征以小颌畸形、腭裂和舌后坠三联征为诊断基础。多种综合征也可出现 Pierre Robin 序列征的典型表现，鉴别诊断时需要注意其他伴发畸形的表现。

【治疗原则】

注意新生儿期的喂养和呼吸管理。对于轻度通气障碍的患者，通过将体位改变为侧卧或俯卧位可改善症状，严重者可以使用持续增压呼吸设备辅助，必要时可考虑舌唇粘连手术、下颌骨牵引延长术、气管切开术。只有当呼吸功能无明显障碍时，方考虑腭裂修复手术。

（二）22q11.2 染色体缺失综合征（腭心面综合征，Shprintzen 综合征）

此征由 Shprintzen 等于 1978 年首先报道，具有典型面型、鼻梁宽而突出、下颌后缩、心血管异常、腭裂和学习困难等多种表现。此征是一种常染色体显性遗传性疾病，与 22 号染色体长臂 11.2 位点缺失有关。临床多因语音问题就诊而被发现。在存活的新生儿中发生概率约为 1/5 000，在腭裂患者中发生率为 8% 左右。

【主要表现】

1. 颅面部表现

（1）一半患者为小颅畸形，头发浓密。

（2）多数患者因上颌骨垂直高度过长而造成面形过长，颧骨扁平，下颌骨后缩。

（3）外鼻短小，鼻根低平，鼻翼发育不良，鼻腔狭窄。

（4）人中长，上唇薄，常呈开口状态。

（5）所有患者均有过高鼻音，患有腭裂、黏膜下裂或软腭肌肉麻痹者各占 1/3。

（6）近半数患者睑裂狭窄，伴眶下蓝染或"过敏发光"，可有视网膜残缺或血管扭曲。有些患者存在先天性角膜边缘混浊环。

（7）多数患者为小耳畸形或耳轮轻度增厚，有传导性耳聋，耳咽管咽孔明显缩小。

2. 80% 以上的患者有多种心脏异常，常见的有室间隔缺损、右位主动脉弓、法洛四联症和左锁骨下动脉异常等。部分患者的咽后壁上出现扩大的向中线移位和扭曲的颈内动脉。

3. 所有患者均存在学习困难，发育轻度迟缓，语言发育缓慢。患者有轻至中度智力障碍。

4. 在婴幼儿时期，常见肌张力过低和上呼吸道疾病。约 1/3 的患儿生长迟缓，身材矮小。患有此征的婴儿一半有阻塞性睡眠呼吸暂停。

5. 患者常伴有脐疝或腹股沟疝，脊柱侧弯，手指细长、呈圆锥形，可过度伸展。

6. 腺样体、扁桃体常缺如或过小，少数患者的胸腺缺如或过小。

【诊断和鉴别诊断】

通过典型面部表现、腭裂或先天性腭咽闭合不全、伴发先天性心脏病三方面表现基本可确立诊断，使用高裂解片段和 FISH 技术检测 22q11.2 染色体缺失则可明确诊断。注意 15% 的此征患者有 Pierre Robin 序列征的表现，而 Pierre Robin 序列征的患者中也有约 15% 患有此征，应加以识别。CHARGE 综合征患者也可存在 22q11.2 染色体缺失，但伴有面瘫表现。22q11.2 染色体缺失也可见于双侧唇腭裂伴面中部发育不全的患者，以及 DiGeorge 综合征等多种综合征。

【治疗原则】

通过腭裂修复手术和（或）咽成形术恢复腭咽闭合功能来改善患者的语音功能是常用的方法。手术前检查需要特别注意咽后壁是否存在异常搏动的血管。同时要注意患者是否存在腭咽部肌肉运动能力低下的问题，这些因素都会影响治疗效果。

（三）Van der Woude 综合征（唇腭裂 - 下唇旁正中瘘）

1845 年 Demarquay 首先报告了唇腭裂与先天性下唇瘘伴发的畸形。Van der Woude 于 1954 年对此征进行了系统的总结并因此命名。此征在面裂患者中的发生率约为 2%，是一种常染色体显性遗传病，遗传度为 0.89 ~ 0.99，与 1q32-41 缺失有关。

【主要表现】

1. 此征患者的下唇红唇中线两侧通常表现为对称的圆形或横条形凹陷。这种凹陷表现为盲瘘，可穿过口轮匝肌，深达 1 ~ 25 mm，可自行或在压力下向表面排泌黏性涎液。瘘直径大小不一，小至毛发难以探入，大至直径 3 mm 以上。瘘通常对称发生，但也可单侧发生或中间形成单一瘘。

2. 约 1/3 的患者下唇瘘伴有唇腭裂，1/3 的患者下唇瘘伴腭裂或腭隐裂，1/3 的患者仅有单纯性下唇瘘而无口面裂。下唇瘘伴单纯唇裂者甚少。

3. 有些患者存在颌间粘连，上下第二前磨牙缺失。

4. 少数患者存在马蹄性内翻足畸形，第 3、4 指并指畸形，睑缘粘连，副乳头，先天性心脏病等异常。

【鉴别诊断】

1. 下唇凹陷还可发生于腘窝翼状胬肉综合征、伴无神经节细胞的巨结肠和唇腭裂等，这些疾病与此征有本质的区别。

2. 此征的唇瘘不应与口角联合处的唇凹陷相混淆，后者可见于正常人群。

【治疗原则】

此征患者的唇腭裂修复遵循唇腭裂序列治疗原则。下唇瘘可在唇裂修复同期或单独手术切除，要求全面切除窦道黏膜，修整唇外形。

（四）歌舞伎面谱综合征

此征由日本学者 Niikawa 等和 Kuroki 等分别于 1981 年报道。此征患者轻度至中度精神迟钝，出生后进行性生长迟缓，因面型似日本歌舞剧场中的演员化妆面容而得名。此征患者均为散发，无性别倾向。在日本的发生率约为 1/32 000。

【主要表现】

1. 典型眼部特征：睑裂长，下睑外 1/3 外翻，眉毛呈弓状且向外侧逐渐稀少，睫毛长而密，部分患者巩膜蓝色。半数患者有斜视和内眦赘皮。

2. 多数患者耳廓突出呈大叶状，对耳轮发育不良，耳屏前有内陷。儿童时期易患有中耳炎，听力丧失。

3. 多数患者的鼻宽大，鼻尖扁平，鼻中隔短。

4. 半数患者有唇裂和（或）腭裂或黏膜下腭裂。牙间隙增宽。1/3 的患者下颌后缩。

5. 其他常见畸形有身材矮小、第 5 指短缩、脊柱侧弯、髋关节脱位、多种先天性心脏病、各种肋骨畸形、隐性脊柱裂等。

【诊断和鉴别诊断】

对此征的诊断主要依靠临床表型特征，长睑裂、下睑外侧外翻、眉毛宽且呈拱形、鼻小柱过短、鼻尖塌陷、耳突且呈杯状、发育迟缓且智力障碍等是其主要诊断标准。

Turner 综合征和 Noonan 综合征的表型与此征有一定重叠，均伴有身材矮小、心脏畸形，需加以鉴别。

【治疗原则】

主要根据面部畸形采取相应外科治疗。

（五）面中裂综合征

此征又称为额鼻畸形。患者因鼻囊发育不全，原始脑胞充满了正常鼻囊应占据的间隙，而产生颅前部隐裂，并形成面中部畸形。主要特点有眶距过宽、鼻根宽阔、鼻尖缺如、寡妇峰样发际以及颅前部隐裂等，并常见鼻和（或）上唇中线裂。此征多为散发。

【主要表现】

1. 额部有不同程度的脑膨出畸形。X 线片示前颅骨存在裂隙，额窦发育不全。额部发际呈寡妇峰样。

2. 眶距过宽是一种恒定表现。重度患者可见眦距过宽、眼球表皮样增生。少数患者有上睑残缺、先天性白内障、虹膜残缺畸形等。

3. 鼻根宽阔，鼻尖缺如。重度患者的鼻扁平、鼻孔间距较远，甚至出现鼻分离现象。有些患者的鼻翼存在切迹或鼻翼裂。

4. 重度患者常有面正中裂，甚至前颌骨缺如。少数患者伴有侧唇裂和腭裂。

5. 有些患者伴有耳前赘生物、低位耳、耳屏缺如等耳部畸形，还可有传导性耳聋。

6. 少数患者还可伴有轴前多指（趾）畸形、指（趾）弯斜或短缩畸形、小阴茎、隐睾、先天性心脏病、智力障碍等异常。

【鉴别诊断】

此征应与家族性无眶距过宽的鼻裂畸形、眼 - 耳 - 脊椎畸形、额 - 面 - 鼻骨发育不全、眼 - 耳 - 额 - 鼻综合征等疾病相鉴别。

【治疗原则】

采用整形外科技术修复正中唇裂，可行颅颌外科手术矫正眶距过宽。

二、累及颅颌骨发育的综合征

（一）Treacher Collins 综合征

又称下颌骨 - 面部发育不全，源于第一、二咽弓，咽裂以及咽囊的发育不全。系常染色体显性遗传。

【主要表现】

1. 眼睑异常，下睑沟深且下斜，下睑外方有裂隙样缺损。下睑无睫毛，有时上睑亦无睫毛。

2. 面骨发育不全，颧骨塌陷，下颌骨小，面型特殊。

3. 外耳发育畸形，中耳及内耳亦有时异常。

4. 口腔表现有巨口畸形，腭弓高起，有时形成腭裂。常见错殆畸形，牙间隙大，牙移位，开殆。

5. 外耳及口角处出现小窝、盲管，外耳道的缺失或骨性缺陷会引起耳聋。

6. 发型异常，两鬓呈舌状突起伸向双颊。

7. 其他畸形有面裂、骨骼变形。X线检查可发现颧骨、下颌骨、鼻窦等发育不足，听小骨、耳蜗、前庭常缺失。

【鉴别诊断】

应与 Goldenhar 综合征、Nager 综合征相鉴别。

【治疗原则】

进行对症的序列治疗，多偏重于颜面矫形；由于耳显微外科的进展，对传导性耳聋可进行听力重建手术。

（二）Crouzon 综合征（颅骨 - 面骨发育不全综合征）

由 Crouzon 于 1912 年首先描述，临床特征为颅缝早闭、上颌骨发育不全、眼眶过浅、眼球突出。本病发病机制为骨缝过早连接，导致颅缝早闭。此征发病有家族聚集性，属常染色体显性遗传，也有散发病例。

【主要表现】

1. 颅骨畸形表现为尖颅、狭颅或三角形颅及苜蓿叶状颅。畸形取决于颅缝早闭的开始时间和进程。

2. 颅、面、眼出现多种畸形，前额隆突，眶距增宽，上颌发育不足，下颌前突，面型特殊。

3. 眼球突出是所有患者共有的特征。常伴有暴露性结膜炎或角膜炎，外斜视，视神经炎、视神经乳头水肿等。少数伴有眼球震颤、虹膜缺损等。

4. 一半患者伴有传导性耳聋、外耳道闭锁，少数患者伴有进行性脑水肿，智力低下。

【诊断与鉴别诊断】

此征应与单纯性冠状缝早闭症、Apert 综合征，Pfeiffer 综合征、Pierre Robin 综合征、Waardenburg 综合征、Greig 综合征相鉴别。

【治疗原则】

及早行颅缝再造术，眶距增宽可经成形手术缩窄。

（三）Pfeiffer 综合征

此征由 Pfeiffer 于 1964 年报告，主要以颅缝闭合不全、拇指和拇趾宽大以及并指（趾）等畸形为特征。多数患者呈家族聚集性，为常染色体显性遗传；也有散发病例。

【主要表现】

1. 颅面特征　颅缝闭合不全，头颅通常为尖短畸形。上颌骨发育不足，下颌相对前突，鼻梁凹陷，眶距过宽，睑裂下斜，眼突出和外斜视，腭盖高拱，牙槽突扁平，牙齿拥挤。

2. 手足　拇指和拇趾宽大是其特征，并常伴有足外翻畸形、软组织并指（趾）畸形，多累及第 2、3 指（趾）。还可见短指（趾）、指（趾）弯曲等畸形。

3. 中枢神经系统　一般智力正常，有些患者智力低下，有脑水肿、癫痫发作等。

【鉴别诊断】

应与 Apert 综合征、Crouzon 综合征、Saethre-Chotzen 综合征和 Jackson-Weiss 综合征相鉴别。

（四）半侧颜面发育不全

此征表现多样，基本表现为颌面部不对称和耳部发育性畸形。又称 Goldenhar 综合征，Goldenhar-Gorlin 综合征，第一鳃弓综合征，第一、二鳃弓综合征，一侧面部发育异常，半侧小颅面畸形，耳 - 下颌骨发育不良，单侧下颌骨 - 面部发育不良，眼 - 耳 - 脊柱发育不良等；现统称为眼 - 耳 - 脊柱 - 肢端疾病谱。病因尚不明确，可能与胚胎发育时鳃弓发育受损有关。大多数病例是散发的，也存在家族性发病。新生儿中发病率约为 1/5 600，男女之比为 3：2，累及左、右耳之比约为 2：3。

【主要表现】

1. 面部 不对称畸形在婴幼儿时就可能出现，通常在 4 岁时呈现畸形面容。患者面部明显不对称。不对称畸形包括软、硬组织的发育不全，主要由下颌升支和髁突发育不全造成，也可见上颌骨、颞骨和颧骨的过小扁平畸形。少数患者可以双侧受累，但总有一侧畸形更为严重。

2. 眼 患侧眼睑下垂或睑裂过小。存在眼球肿物，主要为眼球皮样病和皮脂样病。还可有内斜视、外斜视、视网膜异常等。

3. 耳 赘耳畸形较为常见，可发生于从耳屏至口角的任何部位。轻型患者中可见耳廓畸形、小耳畸形、外耳道狭窄，重型患者中可见无耳畸形、外耳道闭锁。半数以上患者中可见传导性和感觉性听力丧失、听小骨发育不全或缺如、面神经迷走、耳咽管开放等异常。

4. 患者存在大口畸形或假性大口畸形（即轻度面横裂）。通常发生于单侧，且多见于耳受累的一侧。偶见同侧腮腺缺失、涎腺组织错位或涎腺瘘。患侧腭部可能狭窄，单侧软腭肌肉和舌肌发育不全。少数患者伴有腭裂和（或）唇裂畸形，腭咽闭合不全。

5. 中枢神经系统 几乎所有脑神经都有可能受累，常见面神经受累致面下部活动减弱，三叉神经麻痹。颅骨缺陷包括颅裂畸形、小头畸形、长头畸形、斜头畸形、颅底异常等。颅底异常包括枕部和额部的脑膨出、脑积水、脂肪瘤、皮样囊肿、畸胎瘤、全前脑畸形等。少数患者存在精神发育迟缓，易与小眼畸形和无眼畸形伴发。

6. 内脏异常 可存在肺叶或单侧全肺发育不全、气管-食管瘘，肾缺失、肾发育不全、肾盂积水等各种肾畸形，直肠阴道瘘、肛门闭锁等胃肠道畸形，室间隔缺损、法洛四联症等各种先天性心脏畸形。

7. 骨骼 患侧面部的前后径和垂直径变小，尤以面下部到耳的中心区域明显。颞下颌关节向前下方移位，眼眶变小且通常向下错位。还可存在颈椎融合、脊柱裂、脊柱侧弯等脊柱畸形，肋骨异常，马蹄形外翻足畸形，桡骨和（或）拇指发育不全或缺失畸形等。

【鉴别诊断】

此征应与 Townes-Brocks 综合征（耳异常、拇指异常、肛门缺失和肾异常）、鳃 - 耳 - 肾（BR）综合征（混合性听力丧失、赘耳、鳃裂瘘或囊肿、耳廓畸形、中耳和内耳形态异常、肾发育不全）、下颌骨 - 面骨发育不全、Nager 综合征（Nager 肢端面骨发育不全）、上颌骨 - 面骨发育不全等鉴别。

【治疗原则】

需要进行综合序列治疗。早期可行面横裂修复，颌骨缺损者可以进行早期肋骨移植手术或下颌骨牵引成骨术。

三、累及颌面皮肤黏膜的综合征

（一）Gorlin 综合征（多发性痣样基底细胞癌综合征）

Robert Gorlin 于 1960 年对此征进行了详细描述。此疾病为一种复合性类肿瘤异常综合征，共有 100 多种体征和症状，主要累及皮肤、中枢神经系统。为常染色体显性遗传，与 9q22.3 位点的 PTCH 基因突变有关。发病率约为 1/60 000。

【主要表现】

1. 颅面　头围增大，眶距增宽，鼻根部增宽，连眉，外斜视，下颌骨长度增加，下唇突出等。

2. 痣样基底细胞癌　主要在面部、颈部、躯干上部、眶周、眼睑、鼻颧骨部位。上唇是面部最常累及部位，较少出现在腹部、躯干下部及四肢。一般为单侧。多数病损处于静止状态。

3. 骨骼　大脑镰钙化，小脑幕钙化。肋骨畸形包括融合肋、分叉肋、肋骨发育不全或部分缺失。其他还有颈胸椎分叉、颈胸椎上部融合、指（趾）骨和掌指（趾）骨假性囊肿型溶骨型病损等。

4. 颌骨发生牙源性角化囊肿，下颌骨多于上颌骨，单发或多发。常为双颌同时累及。

【鉴别诊断】

多发性颌骨囊肿、多发性皮肤痣、骨骼畸形（包括肋骨分叉、脊柱畸形）及大脑镰钙化等可诊断为本综合征。

与其他表现有基底细胞癌的病损进行鉴别，如单发型痣样基底细胞癌、Bazex 综合征、Rombo 综合征等。

【治疗原则】

以对症外科治疗为主。

（二）神经纤维瘤病

该征首先由 Von Recklinghausen 在 1882 年提出，为一类具有特征性的独立疾病，所以又称为 Recklinghausen 病。分为神经纤维瘤病Ⅰ型（多发性神经纤维瘤型）和Ⅱ型（听力型）。Ⅰ型神经纤维瘤病较为多见，其发病率为 1/3 000 ~ 1/2 500，男性发病率较高。为常染色体遗传，多为散发。

【临床表现】

1. 多部位出现神经纤维瘤，在颌面部主要累及头皮、颊、颈和口腔。其他器官如胃、小肠、肾、膀胱、喉和心脏也可发生神经纤维瘤。有些可以转化为神经纤维肉瘤。另外，还可有其他肿瘤发生，如施万细胞瘤、脑膜瘤、星形胶质细胞瘤等。

2. 全身皮肤出现咖啡样斑，分布广泛，数目、大小不等，而在面部分布数目较少。斑颜色为黄色或褐色。临床上若出现 6 个以上直径大于 1.5 cm 的咖啡样斑，即可诊断为神经纤维瘤病。半数患者可出现腋部雀斑，也可作为诊断依据之一。

3. 颅面骨畸形常见有眶内病损，导致眼球突出，眼肌麻痹；还可见蝶骨、上颌骨、下颌骨、颧骨发育不全。

4. 口腔也可出现神经纤维瘤，可累及任何部位，但以舌部最为常见。

5. 其他异常还包括在儿童期出现性早熟、脑垂体功能低下、性功能低下等。

【鉴别诊断】

应与 McCune-Albright 综合征出现的咖啡样斑相区别。后者咖啡样斑表现为扇面样，而前者则边缘较光滑。其他还应注意与多发黏膜纤维瘤综合征、Klippel-Trenaunay-Weber 综合征、LEOPARD 综合征和半侧面部肥大等相鉴别。

（三）Cowden 综合征

该征主要表现为全身皮肤和黏膜病损，还可累及胃肠道、乳腺和甲状腺等。为常染色体显性遗传。

【主要表现】

1. 皮肤有苔藓样或乳头样丘疹和小结节。初发在眼睑及睑周、鼻翼、鼻唇沟、口腔、耳廓、颈侧、眉间、手及前臂背侧。病损为多发。

2. 多数女性患者有乳腺病损，包括纤维腺瘤、导管乳头状瘤和腺样囊性癌等；常有甲状腺肿物，包括甲状腺肿、腺瘤、腺癌等。男性患者尚未有发生甲状腺肿瘤的报道。

3. 胃肠道易发生结肠息肉。

4. 口腔可见丘疹和疣状突起样病损，发生在唇、舌、牙槽嵴、颊黏膜、腭和扁桃体窝。也可出现舌鳞状细胞癌。

【鉴别诊断】

该征皮肤病损类似于肢端角化症、上皮发育不全疣状变、Darier病、Muri-Torre 综合征、类脂质蛋白沉积症和结节性硬化症。口内病损主要与上皮增厚病、多发内分泌肿瘤综合征相似。

（四）Sturge-Weber 综合征

该征又称为脑三叉神经血管瘤病，以软脑膜静脉血管瘤为其特点。其他表现还包括单侧面部血管瘤、单侧脑皮质钙化、癫痫、智力发育不全等。所有患者均为散发，遗传类型不明确。

【主要表现】

1. 多数患者出现单侧面部焰色痣损害，常沿三叉神经走行分布，病变可波及颈部、胸部和背部。

2. 口内血管瘤常发生在颊黏膜、唇部，腭部则较少受累。舌受累时可出现半侧舌肥厚。眼睛受累时常出现脉络膜血管瘤。

3. 中枢神经系统损害特点以单侧软脑膜血管瘤为主，分布在后颞部、后顶部和枕部；偶可累及两侧。半数患者出现脑血管系统异常，在 X 线片上可观察到颅内钙化，一般从 2 岁开始，在 20 岁左右开始静止。

4. 患者常有癫痫史，智力低下。

【鉴别诊断】

应与 Klippel-Trenaunay-Weber 综合征、多发血管瘤病、神经纤维瘤病等相鉴别。

四、累及中枢神经系统的综合征

（一）肌紧张性营养不良症（Steinert 综合征）

Steinert 等在 1909 年首次明确地将肌紧张性营养不良作为一组症状进行描述，并与先天性肌紧张（Thomsen 病）进行鉴别。此征的成人型表现为肌强直、进行性肌无力和智力缺陷。不同的临床表现与多个系统受累有关。此征的发病率为 1/10 000 左右，为常染色体显性遗传疾病。此征的基因位于 19 号染色体着丝点的下部。其外显完全，临床表现与病程变化多样。一般发病年龄为 20～30 岁，但单独症状在确诊几年前即可出现。患者死亡年龄平均为 45～50 岁，死因主要是呼吸系统和心脏衰竭。

【主要表现】

1. 面肌无力较早出现且持续存在，逐渐加重。面形变窄，面具样面容，闭眼能力下降，不能皱眉、吹口哨或鼓腮，下颌松弛，三角状开口畸形。

2. 早期可因舌肌强直和（或）腭咽闭合不全而导致发音不清或存在过高鼻音，并存在口腔唾液滞留和高发龋病。患者的颌间距离增加，面高度增加，腭盖高拱，上颌弓狭窄，可有错𬌗、开𬌗、小颌畸形、口呼吸和复发性颞下颌关节脱位。

3. 上下肢远端最早受累，手肌萎缩较迟出现，但肌紧张始终存在。

4. 常存在视网膜异常，包括周边性色素改变、黄斑退化和暗适应异常，并可有上睑下垂。年龄较大的患者常有白内障，而先天性肌紧张患者中罕见。

5. 男性患者中早期秃顶最为常见。患者易出现不常见的皮肤良性肿瘤，如钙化上皮瘤。

6. 先天性肌紧张患者的智力一般低下；大年龄患者随病变的发展，智力水平也逐渐下降。

7. 常存在传导障碍和（或）房性心律失常等心脏受累情况，疾病后期会出现进行性呼吸窘迫。

8. 多数存在多发性胃肠道运动性功能异常，包括食管反流、滞留性胃炎、巨结肠、胆石症、吸收异常和便秘等。

9. 常存在多发性内分泌异常，男性患者出现睾丸萎缩、不育、性腺功能减退，女性患者出现痛经和卵巢功能异常。患者易患糖尿病、甲状腺功能减退等。

【诊断要点】

1. 诊断主要基于临床表现。

2. 前臂和手的肌电图检查有助于诊断。

3. 对危险家庭成员进行眼裂隙灯检查有价值，无症状患者若出现眼视网膜电图异常应高度怀疑此征。

4. DNA 检查有助于症状前诊断和产前诊断。

【鉴别诊断】

1. 对新生儿患者应与先天性重症肌无力、Moebius 综合征和 Prader-Willi 综合征进行鉴别。

2. 对大年龄患者应与先天性肌紧张综合征、先天性肌强直病、Schwartz-Jampel 综合征周期性麻痹的各种类型和其他类型的肌营养不良进行鉴别。

（二）伴有口腔自残行为的感觉异常综合征

1932 年 Dearborn 首先描述了此征，患者因先天性对疼痛不敏感或无反应，导致自残肢体、唇和舌软硬组织，造成组织缺损和瘢痕形成。此征最早被统称为先天性痛觉丧失，现在分为遗传性感觉和自主神经病变（HSAN）与遗传性非神经病变性痛觉缺如症（HNNA）两类，并根据遗传方式、病史和受累神经细胞或轴突的数目将 HSAN 患者分为 Ⅰ、Ⅱ、Ⅲ、Ⅳ、Ⅴ五型。除 HSAN Ⅰ型为常染色体显性遗传，无口腔病损外，其他 HSAN 四型及 HNNA 均为常染色体隐性遗传，有不同程度的口腔内外自残现象。

【主要表现】

1. 除 HSAN Ⅰ 型患者外，其他型患者中均可见到唇、舌、手臂和腿被自残的现象，面部有明显的瘢痕形成，甚至可见到因自残而致指骨截断的现象。牙齿萌出后即可出现自残现象。

2. 在所有患者中均可发生骨髓炎、无菌性骨坏死、骨折、脚趾和手指末端骨坏死并伴自发性骨吸收现象。有些患者的关节松弛。

3. 对疼痛刺激缺乏反应，痛觉缺如范围几乎遍及全身，肢体末端表现更为明显。但可有正常的感觉岛存在。

4. 四肢无出汗现象，温度觉、触觉也明显下降，且有嗅觉丧失。但 HNNA 患者除痛觉反应迟钝外，其他感觉基本正常。

5. 智力可能低下，以 HSAN Ⅲ、Ⅳ型患者明显。部分患者有癫痫发作。

【鉴别诊断】

1. Lesch-Nyhan 综合征患者也有自残体征，特别是唇和手的损害，但这些患者常有严重的智力障碍、舞蹈性手足徐动症和多尿症。

2. Critchley 等报告了一种常染色体隐性遗传性综合征，患者的舌、唇和颊黏膜常存在难以控制的自残性咬伤。这些患者对疼痛刺激有正常反应，但深腱反射缺如，自残多为夜间出现抽搐而引起。

（三）颌动瞬目和瞬目颌动综合征（Marcus Gunn 现象，Marin-Amat 综合征）

1883 年 Marcus Gunn 首次报道了此征。先天性单侧上睑下垂的患者，当下颌运动到对侧时下垂的眼睑快速过度上抬，而触及角膜或闭眼时则出现下颌骨向对侧运动，也可出现下颌前伸运动。此征的病因不清，推测与脑神经核上病损有关。由于第 Ⅲ 和第 Ⅴ 脑神经的神经核比较靠近，此征可能为此二脑神经发生交通所致。先天性眼睑下垂的患者中 5% 患有此征。

【主要表现】

1. 多数患者为先天性原发性上睑下垂，在年龄较大的患者中有可能自行改善，上眼睑上抬不明显。少数患者为双侧上睑下垂。

2. 部分患者有上直肌麻痹，双侧上睑提肌麻痹，有弱视和斜视表现。患者开口时斜视可被矫正。

3. 当压迫下颌骨或下颌骨向下垂眼睑的对侧移动时，患者出现过度睁眼表现，有时还可伴有眼球上移或下降。部分患者在动唇、吹口哨、微笑、牙关紧闭、咀嚼、鼓双颊、伸舌或做吮吸动作时，甚至在做吞咽运动、颌骨向同侧或双侧移动时，即可诱发此征表现。

【鉴别诊断】

Marin-Amat 综合征见于面神经麻痹后面神经部分再生而产生的面部内在反应，当患者下颌移向一侧时，部分下垂的眼睑进一步下垂，眼球上下跳动。

（四）味觉性泪腺分泌综合征（鳄鱼泪综合征，Bogorad 综合征）

此征首先由 Oppenheim 在 1913 年报告，Bogorad 在 1928 年对此征进行了更为详细的描述，并参考鳄鱼进食时流泪的特点，将其命名为鳄鱼泪综合征。此征患者多为后天性发病，继发于面部或岩浅大神经的创伤或炎症、神经性梅毒、听神经瘤、血管疾病和与耳部带状疱疹有关的面部麻痹。膝状神经节的近中出现病损，在神经再生过程中，支配下颌下腺和舌下腺的神经纤维与支配泪腺分泌的神经纤维可产生部分交换，当味觉刺激时泪腺就开始分泌。此征患者中有极少数为双侧和（或）先天性发病。先天性患者常与展神经麻痹或 Duane 综合征有关。

【主要表现】

1. 进餐时患侧眼睛流泪。

2. 流泪时常伴有面部痉挛或弥散的面部肌肉反应。如显露牙齿，则出现前额皱起和眼睑闭合；同样，皱前额或闭眼可以引起口角后缩和鼻唇沟加深。

【鉴别诊断】

此征不应与面瘫中的流泪现象相混淆。后者流泪是睑外翻的结果，与泪腺分泌过多无关，不受进食影响。

（五）味觉出汗和潮红综合征（耳颞神经和鼓索神经综合征，Frey 综合征）

Duphenix 和 Dupuy 分别于 1757 年和 1816 年最早在文献中提到味觉出汗和潮红综合征。1923 年 Frey 对此征进行了深入的研究，故又称为 Frey 综合征。多数患者的发病原因是由于损伤了耳颞神经，在神经再生过程中，副交感神经纤维错构且沿交感神经生长，当味觉刺激时便产生出汗和潮红现象。继发于保守性腮腺切除术后，也可继发于化脓性腮腺炎或对腮腺区和下颌髁突的直接损伤。此征也可偶见于婴儿中，并无创伤史。与耳颞神经综合征有关的是鼓索神经综合征，出汗和潮红现象局限在颏部和颏下区域，继发于外伤或下颌下腺手术后。

【主要表现】

1. 在进食时对唾液腺产生强烈刺激后，在耳前和颞区出现出汗、潮红现象，并有温热感，有时有轻度疼痛。

2. 在术后首次出现综合征表现的时间有很大差异，一般在术后 2 个月至 2 年内，平均为 9 个月。

3. 皮肤受累区域的范围和受累程度有很大差异。通常在耳颞部，也可出现于口角区域或向下扩展至下颌角及耳大神经分布区域。此征表现一旦出现，皮肤受累区域将增加且将终生存在，只有约 5% 的少数患者症状可减轻和消失。

4. 局部麻醉耳颞神经、封闭耳神经节，局部注射阿托品，局部应用 3% 氢溴酸东莨菪碱霜、1% 葡萄糖吡咯霜，切断耳颞神经、舌咽神经等均可消除此征表现。

【鉴别诊断】

1. 此征不应与有些人在食用辛辣或酸性食物时大量出汗的情形相混淆，后者出汗区域局限在前额、鼻尖和上唇。

2. 此征也不应与癔症或交感神经链切除后的出汗体征或症状相混淆。

五、累及牙齿和牙龈 / 牙周组织发育的综合征

（一）Murray-Puretic-Drescher 综合征（牙龈纤维瘤病伴青春期玻璃样变纤维瘤病）

Murray 于 1873 年首次报告了此征，特点是多发透明纤维瘤、皮肤白色丘疹、屈曲挛缩、溶骨性骨损害及牙龈纤维瘤病。此征为常染色体隐性遗传性疾病。

【主要表现】

1. 皮肤表现

（1）在 2 个月至 4 岁期间，头皮、面颊、颏部、耳、背部、指（趾）、股部及小腿等处出现多发性可移动的无痛性透明纤维瘤。肿瘤缓慢增大，至青春期有些肿块可退化，新肿瘤的出现可减少。

（2）颈部、耳廓、鼻、鼻中隔、上唇和耳后区域皮肤存在白色丘疹。同样的病损可见于舌、食管、胃、肠、脾、胸腺及淋巴结。

（3）皮肤常存在色素沉着、萎缩性改变和皮肤硬化现象。

2. 约在出生后 1 年内即出现牙龈广泛增生，以致覆盖牙咬合面。

3. 骨骼肌肉系统表现

（1）出生后第 1 年内在膝、肘、髋、踝、腕及肩部出现疼痛和进行性屈曲挛缩。颞下颌关节也可能受累。

（2）约一半患者中可见指（趾）肿瘤，末节指（趾）骨的骨质溶解，长骨、指（趾）骨和肩胛骨有小囊性病损。骨质疏松和胸腰椎侧凸现象更为多见。

（3）身高和体重均低于正常，骨发育和性成熟均延迟，可见广泛的骨皮质肥厚及骨膜反应。

【鉴别诊断】

此征应与先天性广泛牙龈纤维瘤病、神经纤维瘤病和 Winchester 综合征相鉴别。

（二）儿童掌跖皮肤过角化及牙周病综合征（Papillon-Lefevre 综合征和 Haim-Munk 综合征）

Papillon 和 Lefevre 于 1924 年首先描述了此征，其特点为掌跖皮

肤过度角化和牙齿支持组织破坏。此征为常染色体隐性遗传，发病率为 1/100 万~4/100 万。

【主要表现】

1. 皮肤表现

（1）在 2~4 岁或更早期掌跖开始发红，并出现鳞屑。掌部角化可达掌缘、鱼际隆凸及腕部。足跖角化通常更为严重，可延伸至跟腱处。病变区的皮肤类似烘烤状，足底增厚的皮肤开裂可能会导致行走困难。

（2）有些患者膝部、肘部、外踝、胫骨粗隆及指（趾）关节的背部皮肤也会发红并出现牛皮癣样鳞屑。

（3）部分患者有复发性脓皮病。

（4）皮肤病变程度是波动的，冬季较为严重，随年龄增长可有所改善。

2. 口腔表现

（1）乳牙的发育及萌出过程正常，但存在牙龈肿胀、出血、质地变糟，口臭明显。牙周组织的破坏几乎紧随最后一颗乳磨牙萌出而出现，4 岁左右所有乳牙松动脱落，而后炎症减轻，牙龈恢复正常。

（2）当恒牙萌出时重新出现牙周组织的破坏过程，牙槽骨破坏严重，14 岁左右大部分牙齿脱落。

3. 部分患者存在小脑幕及脉络丛附着处钙化。

【鉴别诊断】

具有弥散性掌跖角化的疾病有很多种，但仅有 Papillon-Lefevre 综合征和 Haim-Munk 综合征与早期牙周组织破坏相关。

（三）Rieger 综合征（少牙畸形和原发性虹膜中胚层发育不全）

此征的主要特点是上颌前牙缺失、眼球前房畸形和脐部异常。为常染色体显性遗传，外显完全，但表现度有所差异。Rieger 对此征的研究做出了重要贡献。

【主要表现】

1. 一般患者上颌乳、恒牙列的中、侧切牙缺失，前牙呈锥形。

上颌骨发育不足，下颌相对前突。

2. 眼部的特征性表现为虹膜角发育不全，虹膜的前层缺失，Schwalbe 线突出、增厚并断裂。也可出现小角膜、大角膜（巨角膜）、无虹膜、斜视等异常。约一半患者患有青光眼。

3. 脐部皮肤不能正常退化，部分患者存在脐疝。

4. 有些患者还存在尿道下裂、腹股沟疝、肛门狭窄及麦克尔憩室等异常。

【鉴别诊断】

1. 先天性牙齿缺失及锥形牙可见于少汗性外胚层发育不全症、Ellis-van Creveld 综合征、色素失调症及肢端 - 牙 - 骨发育不良症等，应加以鉴别。

2. 前房发育异常还可见于 Peter 畸形、先天性虹膜发育不全、Norrie 病、马方综合征及一些染色体异常疾病中，应加以鉴别。

六、染色体异常综合征

（一）21 号染色体三体综合征（Down 综合征）

此征由 Langdon Down 于 1866 年首先提出，当时称为"先天愚型"。1959 年 Lejeune 证实此征与 21 号染色体三体有关，由染色体不分离或易位造成。此征在所有的畸形综合征中最常见且为世人所熟知，在新生儿中的发生率为 1/650。智力障碍的患者中约有 15% 为此征患者。

【主要表现】

1. 出生前后均存在严重生长不足。成年男性平均身高 151 cm，女性为 141 cm。

2. 患者存在智力障碍，智商为 30 ~ 45。普遍存在肌张力低下，语音障碍。

3. 颅面部表现

（1）多为小颅畸形，枕部扁平，额窦和筛窦常缺乏，多数患者的上颌窦发育不全。

（2）面部特征为面中部凹陷，下颌骨相对前突，外鼻较小、鼻背扁平。

（3）常见睑裂上斜和内眦赘皮，还可存在晶体混浊、锥体形角膜、斜视、眼球震颤及白内障等异常。

（4）双耳常较小，耳轮上缘位置过高，耳垂较小，甚至缺如。

（5）双唇宽而不规则，干燥而有较深裂纹。常存在张嘴伸舌表现。

（6）腮腺分泌量减少，唾液 pH 明显升高。多有牙周病，6 岁以下儿童也可见严重病损。

（7）多数患者乳牙及恒牙萌出延迟，存在牙齿缺失，常见错𬌗畸形。

4. 常存在心血管畸形，包括房室交通、房间隔缺损、法洛四联症等。

5. 存在胃肠道畸形，包括气管 - 食管瘘、幽门梗阻、十二指肠闭锁等。

6. 患者的骨骼发育延迟，骨盆发育异常，小指弯曲，通贯手。

7. 常存在免疫缺陷，白血病、甲状腺功能减退症较为多见。

【诊断与鉴别诊断】

1. 通过临床典型表现即可进行诊断，染色体分析是确诊的必要根据。

2. 应与甲状腺功能减退症、XXXXY 综合征和 Zellweger 综合征鉴别。

（二）13 号染色体三体综合征

1960 年 Patau 等首次确认了此征，故又称 Patau 综合征，也称 D_1 三体综合征、13 号 -15 号染色体综合征。大部分为自由三体型，20% 的患者由染色体易位所致，5% 的患者为嵌合体型三体。此征的发生率约为 1/12 000。此征患者易早逝，平均生存时间是 130 天，多死于 3 岁以内，报道中最长可活至 19 岁。

【主要表现】

1. 出生体重较小，喂养困难，生长缓慢。

2. 小颅畸形，矢状缝及囟门宽大；有不同程度的全前脑畸形。

常伴有窒息发作和癫痫发作。

3. 颅面部表现

（1）颅顶部常见大小不等的溃疡。前额倾斜，常见毛细血管瘤。

（2）常有单侧唇裂、正中唇裂、腭裂和喉头畸形，也可存在小颌畸形和外耳畸形。

（3）常存在眼部异常，包括小眼畸形、虹膜裂、视网膜发育不全等。

4. 常存在多种心血管畸形，最常见的有动脉导管未闭、房间隔缺损、室间隔缺损。

5. 肾畸形亦较为常见，主要有多囊肾、肾小叶增生、肾盂积水等。

6. 男性患者常见隐睾、阴囊畸形；女性患者多见双角子宫，偶见双阴道。

7. 多指症、手指屈曲及通贯手等手部畸形较为多见。

【鉴别诊断】

假性 13 号染色体三体综合征、Meckel 综合征以及 Pallister-Hall 综合征可以有全前脑畸形及多指症表现，应与此征鉴别。Smith-Lemli-Opitz 综合征和致死性水肿综合征均可有此征的一些特点，也应予以鉴别。

（三）18 号染色体三体综合征

1960 年 Edward 等首先描述了此征，故又称 Edward 综合征。大多数病例为获得性，由合子在减数分裂过程中出现染色体不分离所致，约 10% 的患者为嵌合体型。此征的发生率为 1/7 000 ~ 1/5 000。女性患者居多，男女比为 1∶4。此征患儿一般存活 5 天（1 小时至 18 个月），最长可活至 15 岁。

【主要表现】

1. 出生体重较轻，生长缓慢，尤以骨骼肌、皮下组织、脂肪发育不良为特征。

2. 智力严重低下，肌张力减弱。有不同程度的发作性窒息、癫痫发作。

3. 颅颌面特征

（1）长头畸形，前额较窄，枕部突出。

（2）外耳低位且畸形；口小，腭弓狭窄，小颌畸形等较为常见。

（3）可见到眼球、眼睑、眼眶畸形及神经运动等异常，有听神经缺失、骨性或膜性迷路缺失等内耳缺陷。

4. 手指易发生重叠，指甲发育不全。足部常见畸形有拇趾背屈、马蹄形足内翻、扁平足等。

5. 多数患者有心血管系统疾病，主要有多瓣膜病变、室间隔缺损、右侧冠状动脉闭塞等。

6. 泌尿生殖系统畸形较为常见，包括隐睾、阴蒂肥大、多囊肾等。

7. 还可见到气管-食管瘘、麦克尔憩室、甲状舌管囊肿等畸形。

【鉴别诊断】

此征需与Pena-Shokeir综合征和13号染色体三体综合征相鉴别。

（四）5号染色体短臂缺失综合征（猫叫综合征）

此征主要是因5号染色体短臂14~15位点或中间段部分缺失所致。多数患者是获得性缺损，少数患者遗传于父母一方中不平衡易位型携带者，后者的表型更为严重。此征的发生率为1/50 000左右。患者的寿命普遍较短。

【主要表现】

1. 此征婴儿常有高声哭叫的特点，可能与中枢控制有关。

2. 身体和智力发育严重障碍。婴儿时期肌力过弱，但以后肌力渐增强，反射亢进，步态蹒跚。

3. 颅颌面部表现

（1）多为小颅畸形，头发常过早变白。

（2）多数患者睑裂下斜，眶距过大，常有内眦赘皮。

（3）耳廓向后旋转，有附耳畸形。

（4）鼻背较宽，鼻根突出，有小颌畸形。随生长发育，面部逐渐变得不对称。

（5）少数患者有唇腭裂畸形，错𬌗畸形十分常见。

4. 患者的手较小，且多有指（趾）弯曲。

5. 患者常有各种先天性心脏畸形，并易发生上呼吸道感染、中耳炎。

（朱洪平）

第四章

口腔颌面外科疾病常见症状的鉴别诊断

一、牙痛

牙痛是口腔科临床上最常见的主诉，也是患者就诊的主要原因。牙体、牙周组织的疾病是引起牙痛的主要原因。此外，一些非牙源性疾病也可引起牙痛。对以牙痛为主诉的患者，必须仔细询问病史，并做全面细致的检查，以得出准确的诊断。

【病史要点】

1. 疼痛的起始时间与可能的原因。

2. 疼痛的部位、性质、程度和发作时间。

3. 既往治疗史和疗效。

4. 有无不良习惯，如夜磨牙、咬硬物等。

5. 全身健康情况，有无全身性疾病史。

【检查要点】

1. 牙体疾病的检查　注意有无龋齿、牙隐裂、牙根纵裂、畸形中央尖、楔状缺损、重度磨耗、未垫底的深龋充填体、外伤露髓牙、牙冠变色或陈旧性牙冠折断等。

2. 牙周组织疾病的检查　注意有无咬合创伤，有无深牙周袋、牙龈乳头红肿坏死，牙周组织有无急慢性炎症或脓肿。

3. 颌面外科疾病检查　有无拔牙创口感染，龈颊沟和面部有无脓肿，张口是否受限，颞下颌关节有无弹响、压痛。

4. 叩诊　垂直与侧方叩诊有无不适或疼痛。

5. 牙髓活力测试有无异常。

6. X 线检查　可发现隐蔽部位的龋齿、髓石、牙内吸收、牙外吸收、牙根纵裂、根折、根分叉和根尖病变等，可发现有无阻生牙或埋伏牙、牙槽骨有无破坏、上颌窦与颌骨内有无肿物、颞下颌关节有无病变。

7. 全身性疾病有相应的症状和体征。

8. 必要的实验室检查和其他特殊检查。

【鉴别诊断】

1. 深龋　患者诉酸、甜、冷、热刺激可引起疼痛，停止刺激则疼痛消失，可见深龋洞，探之疼痛。

2. 牙髓炎　急性牙髓炎主要表现为严重的牙痛，特点是自发性痛、阵发性痛、夜间痛和反射痛。患者无法指出患牙部位。在牙髓炎初期，冷热刺激均可使疼痛加剧；进入化脓期后，冷水可使疼痛减轻。检查可见深龋，探痛明显，牙髓活力测试敏感，并可见导致牙髓炎的其他因素，如牙体缺损、牙折或深牙周袋等。

3. 根尖周炎　疼痛为持续性，与冷热刺激无关。患者常觉患牙伸长，咬合时有明显疼痛，能明确指出患牙部位。在急性化脓期可见根尖相应部位的软组织充血、水肿、有压痛，并可伴有相应的全身症状。

4. 牙周炎　可有程度不等的持续性钝痛。形成急性牙周脓肿时，疼痛加剧，检查可见牙龈缘红肿、易出血，牙周袋形成并溢脓。牙有不同程度的松动。

5. 下颌第三磨牙冠周炎　多发生于年轻人，常有自发性、持续性痛，伴张口受限，并有全身症状。检查可见第三磨牙阻生，冠周龈瓣红肿、压痛、脓肿形成，颌下淋巴结可肿大，白细胞升高。

6. 干槽症　有拔牙史，多在拔牙后 2~3 天内发生。为自发性、持续性痛，无冷热刺激痛及夜间痛。检查可见拔牙窝内空虚无血块，恶臭，触痛明显，邻牙有叩痛。

7. 原发性三叉神经痛　多见于中老年患者，为病因不明的突然的、自发的、如闪电样或刀割样的阵发性短暂面部疼痛，可由咀嚼、说话、刷牙、触摸面部某部位（扳机点）引起。常为单侧的三叉神经第二、三支痛,疼痛沿三叉神经分布区域放射。

8. 急性化脓性上颌窦炎 为面部持续性胀痛,重者可有颞部放射性或夜间痛,疲劳时加重,无冷热刺激痛及夜间痛。检查可见上颌窦前壁有压痛,中鼻道有脓性分泌物,全身症状明显,上颌窦穿刺可吸出脓液。

9. 颌骨骨髓炎 为自发性、持续性牙痛,放射至耳颞部,颌面部肿胀明显,下唇可有麻木。急性化脓性颌骨骨髓炎患者中毒症状明显,进入慢性期后,可在 X 线片上出现骨质破坏或骨质增生的特征性改变。

10. 药物相关性骨髓炎 患者有骨质疏松症或恶性肿瘤病史(肺癌、乳腺癌等),有常年服用双膦酸盐类药物或抑制血管生成类的靶向药物等用药史。出现自发性剧烈牙痛、病程较长者,可在 X 线片上出现早期牙槽骨吸收破坏的改变,但不特异,易被忽视;拔除患牙后易出现拔牙创不愈合。

11. 颌面部肿瘤 当肿瘤侵犯神经时可产生疼痛,相应神经分布区域可有发麻及其他异样感觉,应与牙痛相鉴别。常见的肿瘤有上下颌骨恶性肿瘤、翼腭窝及颞下窝肿瘤。

二、牙龈出血

牙龈出血是牙周组织炎症的常见症状之一,也是某些全身性疾病的口腔表征。牙龈出血的原因有牙龈慢性炎症、牙龈急性炎症、牙龈外伤和某些全身性疾病。

【病史要点】

1. 牙龈出血的诱因,是否受到外伤和刺激,可能的出血原因。
2. 牙龈出血的病程,出血的剧烈程度,是否有自限性。
3. 是否有牙周疾病和口腔黏膜疾病的病史。
4. 是否有全身性疾病的病史。
5. 是否处于妊娠期。

【检查要点】

1. 牙龈出血是局限在某个部位还是全口牙龈出血。
2. 出血部位有无刺激因素存在。

3. 出血的性质，是可以自行止血，还是流血不易止住。

4. 其他部位的出血情况，皮肤是否有出血点和瘀斑。

5. 口腔内是否有肿块存在。

【鉴别诊断】

1. 慢性牙龈出血的主要原因为局部因素引起的牙龈慢性炎症，如牙龈炎、牙周炎、增生性龈炎、食物嵌塞、咬合创伤和不良修复体等，牙龈出血缓慢且易自行停止。

2. 急性牙龈炎症性疾病如疱疹性龈炎和坏死性龈炎所致的牙龈出血较多，且常不易自行停止。坏死性龈炎还常于夜晚睡眠时发生显著的牙龈出血。

3. 妊娠期龈炎和妊娠期龈瘤发生的出血在分娩后多可停止或减轻，影响功能的大妊娠期龈瘤可在妊娠 4～6 个月时切除。

4. 牙龈外伤，如骨、鱼刺刺入，刷牙或牙签损伤，均可引起牙龈出血，但一般出血均较为短暂，去除外伤因素后多可自行停止。

5. 某些全身性系统性疾病导致凝血功能变化，也可引起牙龈出血，如白血病、血小板减少性紫癜、粒细胞缺乏症、血友病、恶性贫血、坏血病、肝硬化等。全身性疾病致牙龈出血的共同特点是牙龈多有自发性、持续性出血，口腔内黏膜和全身其他部位的皮下也可能有出血或瘀斑，并有全身症状和其他口腔表征。根据血常规、骨髓象和其他特殊检查，多可明确诊断。

三、牙齿松动

牙齿借助于牙周膜与牙槽骨紧密相连。正常情况下，牙齿稳固，并无临床可察觉的动度，只有当牙周组织已经出现病变或病变发展到一定程度时，牙齿才会出现松动。牙周炎是牙齿松动最常见的原因，其他的原因还包括咬合创伤、根尖周炎、牙外伤、颌骨骨髓炎、颌骨内肿瘤等。一些全身性疾病也可引起牙齿松动。另外，某些全身性因素，如妊娠期和月经期中，也可以出现牙齿松动。

【病史要点】

1. 牙齿松动的病程，是突发性还是逐渐发展加重。

2. 是否有牙龈炎、牙周炎的病史。

3. 是否处于妊娠期和月经期。

4. 有无下唇麻木、口内流脓和张口受限等症状。

5. 有无发热、寒战、食欲缺乏等全身症状。

6. 是否有全身性系统性疾病病史。

7. 是否有外伤史和正畸治疗史。

8. 是否有夜磨牙、紧咬牙等不良习惯。

9. 是否有牙周外科和口腔外科手术史。

【检查要点】

1. 牙齿松动的范围，是个别牙松动、多个牙松动，还是全口牙松动。

2. 牙齿松动的程度。

3. 牙龈有无充血、肿胀、流脓和出血。

4. 是否有牙石、牙菌斑和软垢存在。

5. 是否有咬合创伤存在。

6. 是否有牙体牙髓和牙周疾病存在。

7. 是否有颌骨和口腔黏膜肿块存在。

8. 是否有全身性系统性疾病存在。

9. 必要的实验室检查和特殊检查。

【鉴别诊断】

1. 局部刺激因素所致的牙周炎症，病变损害是水平式的，在早期牙齿并不松动，只有到了晚期，水平式的损害大约达到根长的 2/3 时才出现牙齿松动。

2. 牙周创伤是由于𬌗力过大，引起牙齿相应部位的牙槽骨垂直吸收和牙周膜增宽，早期即有牙齿松动，但咬合调整后牙槽骨的吸收区域可以再形成新骨，牙齿可以恢复稳固。牙周创伤引起的牙松动一般仅为个别牙。

3. 牙周变性是牙周组织的非炎症性损害，牙槽骨可有水平或垂直吸收，牙周膜普遍增宽，多数牙出现松动；如个别牙伴有牙周创伤或严重的牙周炎症，则松动更为明显。

4. 牙周萎缩是由于牙槽骨吸收，牙龈随之退缩，当牙槽骨大部分吸收时牙齿才出现松动。所以牙齿松动是牙周萎缩的晚期才出现的，炎症不明显，可无牙周袋。

5. 颌骨内肿物如囊肿、良性肿瘤和恶性肿瘤等均有各自相应的临床症状和体征，X 线、CT、MRI 和血管造影等检查可协助诊断。

6. 颌骨骨髓炎可有相应的全身症状和局部症状，急性期全身中毒症状明显，多数牙松动，慢性期可有流脓和瘘管形成。X 线检查有助于诊断。

7. 全身性疾病有各自相应的阳性体征和症状，必要的实验室检查和特殊检查可协助诊断。

四、牙龈肿大

牙龈肿大是多种牙龈疾病的常见临床表现，可由多种原因引起，应详细询问病史，仔细鉴别，以利于准确诊断和治疗。

【病史要点】

1. 牙龈肿大的病程，是突发的还是逐渐发展的。

2. 有无牙周组织急、慢性炎症的病史。

3. 有无苯妥英钠、硝苯地平（心痛定）、环孢素等药物的服用史。

4. 是否处于妊娠期。

5. 家族成员中有无牙龈肿大者。

6. 有无全身性系统性疾病的病史。

【检查要点】

1. 牙龈肿大的程度和范围，是全口性还是局限性，在前牙还是后牙，在唇颊面还是腭舌面。

2. 牙龈肿大的局部情况，如质地、颜色、弹性，有无继发或自发出血。

3. 是否有牙周疾病，是否有牙石、菌斑、软垢等。

4. 如有全身性系统性疾病，可有相应的症状和体征。

5. 有无牙列不齐、开唇露齿及口呼吸等不良习惯。

6. 必要时做活检以明确诊断。

【鉴别诊断】

1. 慢性炎症性肿大　由长期局部刺激因素如牙石、牙列拥挤、口呼吸等引起。发展缓慢，患者多无自觉症状，病变较为局限，仔细检查可发现局部刺激因素。

2. 急性炎症性肿大　常见于急性牙龈脓肿、急性牙周脓肿、急性龈乳头炎，局部红、肿、热、痛，并可伴有较为明显的全身急性炎症症状。

3. 药物性牙龈增生　有相应疾病史和服药史。多为前牙唇侧，牙龈增生覆盖牙冠，呈实性，色正常，坚硬而有弹性。龈乳头呈小叶状，表面高低不平，无出血倾向。

4. 白血病牙龈肿大　好发于下颌切牙和上颌磨牙区。牙龈暗紫或苍白，表面光滑，外形不规则，呈结节状，有自发或继发的严重出血，且不易止住。常伴乏力、发热及白血病的其他症状，血常规和骨髓象检查可确诊。

5. 妊娠期牙龈肿大　多发生于牙龈乳头，牙龈鲜红色或暗红色，极易出血，重者形成妊娠期龈瘤，分娩后可自行消退或减轻。

6. 化脓性肉芽肿　牙龈肿大，色鲜红或暗红，质地柔软，病理表现为慢性炎症细胞浸润的肉芽组织。

7. 急性多发性龈脓肿　多发生于青壮年男性，起病急。多个牙间乳头红肿、疼痛、脓肿形成，口腔黏膜普遍充血，伴口臭、淋巴结肿大，全身中毒症状明显。

8. 牙龈纤维瘤病　又称家族性或特发性龈纤维瘤病，波及全口牙龈。龈色正常、坚实，表面光滑或呈结节状。

9. 牙龈浆细胞肉芽肿　牙龈鲜红、肿大、松软易碎，表面似半透明状或肉芽组织状，极易出血。病变范围包括附着龈，多数病例伴有牙槽骨吸收，可有牙移位、松动。病理检查有助于诊断。

10. 牙龈良性及恶性肿瘤，如白血病、乳头状瘤、牙龈癌等，有各自的临床表现，必要时可做活检以明确诊断。

五、口臭

口臭并非一个独立的疾病，而是一种临床症状，许多口腔疾病均可引起口臭。此外，口腔以外的疾病，如鼻咽部疾病、消化道疾病、呼吸道疾病及其他全身性疾病，也可出现口臭的症状。

【病史要点】

1. 口腔卫生差是口臭的常见原因之一。食物碎屑附着于牙齿或牙间隙中，如不及时除去，经细菌分解可产生口臭。

2. 患牙周病及根尖周病时，牙周袋溢脓或瘘管溢脓，如唾液分泌减少，可产生明显的口臭。

3. 龋洞内的腐质可产生臭味。

4. 沟纹舌的沟内堆积食物，或舌苔堆积，均可产生口臭。

5. 急性坏死性龈口炎可产生明显的口臭，如果治疗不彻底，转变为慢性，临床症状虽不明显，但仍有明显的口臭。

6. 拔牙或牙槽外科手术后的创口感染可引起口臭。

7. 慢性颌骨骨髓炎窦道及分泌物可引起口臭。

8. 口腔黏膜溃疡性恶性肿瘤继发感染可引起明显的口臭。

9. 不良修复体引起食物滞留或嵌塞，不易清除，可引起口臭。

10. 鼻咽部慢性炎症、慢性扁桃体炎、鼻窦炎的臭气进入口腔，可引起口臭。

11. 呼吸道病变如肺癌或肺结核的臭气可进入口腔而引起口臭。

12. 消化道病变如慢性胃炎和胃溃疡可引起口臭。

13. 糖尿病患者口腔内可呼出特殊的丙酮气味。

14. 进食大蒜等有臭味的食物或吸烟和饮酒后，可在呼气中闻到相应的臭味。

【检查要点】

1. 口腔卫生状况　如有无菌斑、软垢、牙石和食物残屑。

2. 牙体疾病情况　有无龋齿，龋洞内有无腐质，有无根尖疾病和瘘管。

3. 牙周疾病情况　有无牙龈坏死、牙周溢脓和瘘管形成。

4. 口腔黏膜疾病情况　有无沟纹舌、舌苔增厚，唾液量是否减少。

5. 口腔外科疾病　有无创口感染和血性分泌物，有无慢性炎症和肿瘤继发感染。

6. 口腔内有无不良修复体和食物嵌塞。

7. 鼻咽部疾病情况　有无慢性扁桃体炎、鼻窦炎等疾病。

8. 呼吸道疾病的检查。

9. 胃肠道疾病的检查。

10. 糖尿病等其他全身性疾病的检查。

11. 做必要的实验室检查和各种特殊检查。

【鉴别诊断】

1. 明确病因　口臭大多由口腔内疾病和口腔卫生差引起。临床上如发现存在口内原因，必须首先加以清除，如仍存在口臭，则需考虑口腔外的因素。

2. 如果怀疑口臭来自呼吸道，可密封口唇使呼气不通过口腔，如无臭味，则臭气可能来自口腔内。

3. 因口腔卫生差，残留食物分解引起的口臭，在早晨更为明显。

4. 急性坏死性龈口炎患者有典型的腐败性口臭。

5. 慢性胃炎和胃溃疡患者有恶心、呕吐和嗳气等症状。

6. 糖尿病患者呼出烂苹果样气味。

六、舌痛

舌痛是指由全身和局部因素引起的局限于舌部的疼痛症状。舌痛的原因很多，可由局部刺激引起，如牙齿的锐利边缘、不良修复体、长期伸舌自检、微生物感染、药物刺激等，也可由全身性系统性疾病引起，如贫血、糖尿病、肝病、硬皮病、营养不良、维生素缺乏、慢性酒精中毒和肿瘤等。另外，神经精神因素也可引起舌痛，如三叉神经痛、更年期妇女的舌灼痛等。

【病史要点】

1. 舌痛起始的时间和可能的原因。

2. 舌痛的部位、性质、程度和发作时间。

3. 既往治疗史及疗效。

4. 有无不良习惯，如频繁过度伸舌及舔牙。

5. 全身健康情况。

【检查要点】

1. 局部刺激因素是否存在。

2. 舌局部检查，有无舌充血、出血、水肿，舌乳头萎缩，溃疡及肿块，以及舌感觉与运动功能是否异常。

3. 精神和心理状况测试，是否有焦虑、情绪抑郁、心烦易怒等症状。

4. 全身疾病可有相应的症状和体征。

5. 必要时可做活检，以明确诊断。

6. 必要的实验室检查和其他特殊检查。

【鉴别诊断】

1. 局部刺激因素造成的舌痛，在去除相关的因素后，大多减轻并逐渐消失。

2. 丝状乳头发炎表现为萎缩，菌状乳头发炎表现为充血、肿大，这两种乳头发炎均有舌尖、舌缘及舌背前部的烧灼样疼痛。叶状乳头发炎时表现为舌根部持续性钝痛。

3. 全身性系统性疾病所引起的舌痛，局部可见某些特殊表征，如舌干少津、舌乳头萎缩、上皮变薄或上皮浅层剥脱等，舌痛为持续性并可波及全舌。

4. 三叉神经痛和舌咽神经痛多发生于舌的一侧，有扳机点，引发针刺样剧烈疼痛，持续几秒或几分钟，可向其他部位放射。

5. 由精神因素引起的舌痛多见于更年期女性，舌部多无任何异常，有灼痛、钝痛或刺痛，短暂或持续，发作时间、部位可固定也可不固定，多不影响进食和睡眠。舌部无触痛和味觉异常，运动自如，局部无刺激因素存在。

6. 舌部恶性肿瘤侵犯舌神经时可引起持续性钝痛，病理活检可以确诊。

七、口干

口干是口腔内唾液缺乏所引起的一种症状。唾液的量取决于其产生和消耗之间的平衡关系，如果产生的量低于消耗量，则出现负平衡，表现为口干。产生口干感觉的阈值因人而异，有些患者唾液分泌正常但自觉口干。

【病史要点】

1. 出现口干的时间，是持续性、周期性还是暂时性。

2. 是否使用过阿托品、抗高血压及抗精神病药物。

3. 是否接受过头面部放射治疗及其剂量情况。

4. 是否伴有眼干、关节疼痛等症状，有无糖尿病病史。

5. 有无鼻塞及张口呼吸的习惯。

6. 对于女性患者，了解其月经变化，是否处于更年期。

【检查要点】

1. 口腔黏膜是否干燥，口底唾液池是否存在，舌表面有无裂纹或"镜面舌"表现。

2. 扪诊腮腺、下颌下腺和泪腺有无肿大；挤压腮腺与下颌下腺，观察导管口唾液分泌量及其性质。

3. 有无腺样体增殖、新戴的义齿或其他口内异物。

4. 做唾液流量测定，必要时配合泪腺分泌功能测定（详见第五章"诊断技术"）。

5. 需要时，将蘸有 2.5% 柠檬酸的棉签置于患者舌背表面 3 分钟，观察唾液分泌的变化。

6. 需要时，局部口腔涂片检查或行唾液白念珠菌培养，以确认有无白念珠菌感染。

【鉴别诊断】

1. 涎腺腺体疾患　是造成口干最常见的原因。各种原因造成涎腺的破坏或萎缩，均可使唾液产生异常而致口干，如舍格伦综合征、鼻咽或口腔颌面部恶性肿瘤经放射治疗后致大小涎腺腺实质萎缩。此种口干症患者在无刺激或用酸性药物刺激时，唾液分泌量均明显减少，口腔黏膜干燥，严重者可有吞咽困难症状。

2. 药物因素　某些药物可使涎腺神经支配异常，涎腺分泌减少而导致医源性口干，最常见的是阿托品和颠茄制剂、抗高血压及抗精神病药物。这些口干症状在停药后很快得到缓解。

3. 神经精神因素　由于情绪、精神因素的影响，可发生中枢性唾液分泌异常。有些神经衰弱的患者常有口干症状，但多为暂时性。检查患者口腔黏膜无明显干燥表现，无刺激时唾液分泌量减少，但用酸性药物刺激后唾液分泌量并不减少。更年期妇女除有一般更年期症状外，常伴有口干、萎缩性舌炎、口腔黏膜糜烂、灼痛及刺激痛等症状。

4. 营养障碍　核黄素缺乏病可致口干、咽部与鼻腔黏膜干燥，同时伴有唇炎、舌炎、口角炎及阴囊皮炎等症状。

5. 真菌感染　白念珠菌感染时，菌丝繁殖消耗水分，从而出现口干症状。

6. 其他全身性疾病　涎腺的代谢取决于全身状态，在糖尿病、脱水、高热时，由于水的缺乏，使唾液产生减少而口干；严重的克罗恩病患者，以及接受造血干细胞移植的造血系统恶性肿瘤患者，均被报道出现不同程度的口干症状。

7. 局部因素　腺样体增殖或者前牙严重开𬌗造成习惯性张口呼吸的患者，常有口干症状，晨起时尤为明显。新戴的义齿刺激可增加唾液的消耗量，患者可有口干等不适感，检查时无刺激或用酸性物质刺激时唾液分泌量均正常。

八、口腔溃疡

由各种因素导致早期口腔黏膜水肿、上皮溶解，破溃脱落后形成的病变称为溃疡。好发于唇、舌、颊、口底、软腭等部位。

【病史要点】

1. 溃疡发生的时间长短，有无周期性或自限性。

2. 有无手术、创伤及药物过敏史。

3. 溃疡区是否有局部疼痛，是否伴耳颞区或患侧头痛，有无创面出血以及是否伴有其他体征。

【检查要点】

1. 溃疡是单个，还是多个散在、成簇或重叠。

2. 溃疡边缘是否规则，是潜行、外翻还是呈斜坡状，是否隆起呈堤状。

3. 溃疡底部是否清洁，有无脓性、血性分泌物及纤维素性渗出物。

4. 溃疡基底及其周围有无浸润。

5. 溃疡有无触痛，触诊时感觉是软的还是硬的。

6. 全身其他器官有无溃疡，或有无其他病损同时存在。

【鉴别诊断】

1. 复发性口腔溃疡（复发性阿弗他溃疡） 是口腔黏膜常见疾病，在临床多见 3 种类型。

（1）复发性轻型口腔溃疡：溃疡周期性反复发作，有自限性。临床上可见 1~2 个圆形或椭圆形孤立浅在溃疡，约绿豆或黄豆大小，轻微疼痛。愈后不留瘢痕。

（2）复发性口炎型口腔溃疡：本类型较复发性轻型口腔溃疡病情稍重。可伴低热、头痛等不适，区域淋巴结肿大。有较明显疼痛，唾液增多。可同时发生十几个或更多散在、大小不同的溃疡，但不成簇。溃疡呈圆形或椭圆形，质软，愈后不留瘢痕。

（3）复发性坏死性黏膜腺周围炎：此型又称腺周炎，是最重一型。患者可有不同程度发热，区域淋巴结肿大，局部病变剧烈疼痛，吞咽及进食困难。颊、舌、唇、咽等部位好发。出现较大溃疡时常为 1~2 个，也可伴数个小溃疡。较大溃疡形状不规则，边缘不齐，溃疡底达黏膜下层，波及腺体，基底微硬，表面有黄色伪膜。溃疡直径常大于 0.5 cm，并可达 1~2 cm 或更大。深而大的溃疡一般持续 1~2 个月才能愈合，愈合后遗留瘢痕。如发生在口咽部，可造成悬雍垂、腭舌弓或软腭等畸形缺损，也可与咽后壁粘连影响进食与发音。实验室检查可见白细胞增多，血沉加快。

2. 单纯疱疹性口炎 由 1 型单纯疱疹病毒引起，常见于婴幼儿，可伴全身高热、食欲不良、区域淋巴结肿大等。发病初期为成簇或重叠小疱，破裂后出现小圆形或不规则溃疡。一般 7 ~ 10 天自愈。

3. 创伤性溃疡　口腔内有局部刺激因素，如残根、残冠、不良修复体，或有创伤史。溃疡无一定形状，边缘有轻度的坚韧感，中央凹陷，周围组织有炎性浸润。去除刺激物后溃疡愈合，即可证实为创伤性溃疡。如经治疗仍不愈合，则应行切除活检或切取活检，排除恶性肿瘤。

4. 结核性溃疡　可有结核接触史，可伴低热、盗汗、消瘦、食欲不良等。刺激性疼痛剧烈。黏膜边缘呈紫色，厚而不齐，呈潜行性，底部覆有少许脓性渗出物，基底可见暗红色肉芽组织。

5. 白塞综合征　为主要发生在口、眼、生殖器，全身各系统也可受累的一种血管炎性疾病。口腔溃疡反复发作，好发于唇、舌缘、颊等易受损伤部位。溃疡深，愈合形成瘢痕。可并发结膜炎、角膜炎、脉络膜炎及视网膜炎，严重者有虹膜睫状体炎和前房积液；常发生泌尿生殖器溃疡。皮肤可出现结节性红斑、毛囊炎。膝、肘等大关节不疼痛。还可伴心血管、呼吸、消化等系统的损害。实验室检查可见白细胞正常或略高，中性粒细胞及嗜酸性粒细胞可增多。发作时血流加快，血清 γ 球蛋白升高。

6. 癌性溃疡　病变发展迅速，经久不愈。边缘不整齐，创面外翻呈菜花样，基底部硬，有明显浸润块。局部区域淋巴结可肿大。活体组织检查明确诊断。

7. 中性粒细胞缺乏症　多种病因和不同发病机制所致，可以是自限性病毒性疾病或药物引起的短暂骨髓抑制、隐匿的先天性疾病或继发于系统性疾病。严重者易合并各类感染，疾病异质性强。常伴有全身症状，如高热、寒战，以及口腔和咽部黏膜坏死性溃疡、牙龈炎、蜂窝织炎、上 / 下呼吸道感染、脓肿等。可伴有颌面部及颈部淋巴结肿大。实验室检查外周中性粒细胞绝对计数低于 $0.5 \times 10^9/L$。

8. 化脓性肉芽肿　又称小分叶状毛细管样血管瘤，为生长迅速的无痛性肿块。有损伤、刺激史，或有出血史，但有自限性。病变黏膜突起呈圆形或椭圆形，有蒂或无蒂，肿物呈暗红色，触之易出血。有时有溃疡，表面有白色或黄色纤维素渗出物，基底可稍浸润。好发于唇、舌、颊及牙龈。病变直径小至 0.1~0.3 mm，大至数厘米。当病变很小、伴有溃疡时，临床上很难与癌性溃疡区别，此时需切除活检以证实诊断。

9. 蕈样肉芽肿　此病与恶性淋巴瘤相似，都是侵及淋巴样网状系统的肿瘤。好发于躯干皮肤，也可发生于任何部位，偶尔发生于口腔及上呼吸道黏膜。在病变浸润斑块或正常皮肤上，可以出现大小及形状不一的结节或斑块，小的只有豆子大，大至拳头大小或更大。呈半球形或半环形，或基底部小而呈番茄或蕈状；呈淡红或暗红色。肿块破溃而发生深溃疡，溃疡上有坏死的灰色污物。有时溃疡的边缘卷起，像腐烂的番茄。组织病理检查是确诊的重要方法。

10. 寻常性狼疮　是最常见的皮肤结核病，可以破溃或增生而损毁面容或损害黏膜。结核分枝杆菌侵入皮肤的途径除外伤外，还可由口腔直接侵入，经口腔黏膜蔓延至皮肤。多发于青少年，病程长，患者无自发痛，有轻触痛。皮肤病损多发生在面部，最常见于鼻、颊及耳部，其次是颈部；也可发生在硬软腭、龈、唇黏膜，舌少见。最初为一群浅紫色柔软的小结节，破溃后形成浅在溃疡。狼疮性溃疡为圆形或环形，边缘凿入，不整齐，溃疡表面有红褐色肉芽组织及少量稀薄脓液，有时干燥，结成黄褐色污痂。进一步损害皮肤及黏膜下组织可形成瘢痕，并引起组织缺损畸形。压片法检查有狼疮结节或活检可明确诊断。

11. 克罗恩病　此病是引起肠道顽固的炎性反应的疾病。可发生于自口腔直至肛管消化道的任何部位。患者可有慢性腹泻，伴有腹痛、腹胀，严重时可伴全身发热，并出现肠梗阻症状。腹部检查有时可触及肿块。结肠镜检查可见结肠黏膜充血，可有溃疡形成。大便常规潜血阳性。口腔黏膜可有线状溃疡，颊黏膜及龈颊沟有条状组织增厚。

12. 恶性肉芽肿　此病又称坏死性肉芽肿，因病变沿面部中线分布，好发于鼻腔、口腔、腭咽部等部位，故又称中线致死性肉芽肿。当临床诊断为恶性肉芽肿时，应进一步鉴别为中线恶性网织细胞增生症（中线恶网）、恶性淋巴瘤抑或韦格纳（Wegener）肉芽肿。目前认为临床表现为恶性肉芽肿者均应诊断恶性淋巴瘤。韦格纳肉芽肿较少见。除临床上有坏死性肉芽肿表现外，还有全身播散性坏死性血管炎、灶性坏死性肾小球肾炎。属于自身免疫性疾病。

恶性肉芽肿的临床表现：原因不明的持续高热，可呈弛张热或间歇热（可达 39~40 ℃）。患者呈消瘦、贫血状，晚期表现出恶病质，可有淋巴结及远处转移，最后因大出血或全身衰竭而死亡。患者自述鼻塞、流黄水样或黏液样鼻涕，有时带血，无疼痛。病变好发于面中部，尤其是鼻腔、口腔、腭部、咽部等。患者出现进行性溃疡或肿块，鼻中隔或硬腭黏膜有表浅溃疡，进一步发展后溃疡加深，以致坏死，骨暴露、脱落，形成穿孔。软腭可有硬性水肿，运动受限，进而坏死，悬雍垂脱落。面部肿块破溃后患区恶臭。病理检查可进一步证实是恶性淋巴瘤，或是韦氏肉芽肿病。但病变区活检结果多报告为炎症，因此对于恶性肉芽肿，活检时要在病变深处切取。

九、皮肤及黏膜的瘘管、窦道

瘘管是指连接体表与脏腔或脏腔与脏腔的一种病理性管道，故有两个口。窦道是一种病理性盲管，由深部组织通向皮肤或黏膜表面，只有一个外口。

【病史要点】

1. 瘘管出现的时间及治疗经过。

2. 有无损伤、手术及炎症病史。

3. 瘘管是否持续有分泌物或暂时封闭，瘘管封闭后面部有无肿胀。

4. 瘘管分泌物性质和量的变化。

【检查要点】

1. 瘘管的位置。

2. 瘘管的走行方向及深度，窦道盲端的解剖位置，必要时可行造影检查。

3. 分泌物的颜色、性质（唾液、脓液、黏液或干酪样物）及多少。

4. 患处周围有无病灶牙、滞留牙。

【鉴别诊断】

1. 炎症性瘘管

（1）化脓性炎症

1）牙源性瘘：皮肤或黏膜瘘管有脓性分泌物，有时可自行封闭。可找到病灶牙。X线片上见根周有骨质破坏和吸收阴影，或有滞留牙。

2）慢性颌骨骨髓炎：有急性炎症病史。局部肿胀，探之骨面粗糙。瘘管分泌物为脓性。一旦瘘管封闭，则面部肿胀并可急性发作。X线片见骨质不规则破坏与增生，有时可见死骨。

（2）特异性感染

1）淋巴结结核：可见颌下、颈部有多个瘘口或溃疡，分泌物为干酪样稀薄脓液，瘘口多与皮肤粘连。

2）骨结核：瘘口好发于颧部、眶下部。有干酪样分泌物，瘘口周围有潜掘性溃疡。X线片示骨质疏松。

3）放线菌病：好发于腮腺咬肌部或上颈部，有多个瘘管。皮肤呈紫色板状硬变。涂片及病理检查可找到放线菌丝，脓液中可见硫磺样颗粒。

2. 放射性骨坏死伴感染 有放射治疗史。为持续性疼痛，瘘管口常位于放疗部位的皮肤和黏膜处，周围肉芽组织少，可探到死骨。X线片表现为骨质疏松，其界限不清，可见病理性骨折或大块死骨形成。

3. 药物相关性骨坏死伴感染 有骨质疏松症或恶性肿瘤（肺癌、乳腺癌等）病史，有常年服用双膦酸盐类药物或抑制血管生成类的靶向药物等用药史。多数患者有拔牙史，拔牙后牙槽窝不愈合，并继发感染、溢脓，形成口内或皮肤瘘口，经久不愈。

4. 涎瘘 有手术、外伤或炎症病史。好发于腮腺。瘘口位于腮腺及颊部，分泌物为清亮无色液体，分泌量与饮食有关。碘水造影显示导管系统完好者为腺瘘；如有主导管中断，造影剂外溢，则为管瘘。

5. 先天性瘘管

（1）甲状舌管瘘：多位于颈前正中线，其外口多在舌骨水平以下，内口可通至舌盲孔。瘘管可呈索条状，随吞咽上下移动。有时瘘口可自行封闭致局部肿胀，但不久又可破溃。

（2）鳃裂瘘：第一鳃裂瘘外口位于耳前、耳后、耳下，内口位于外耳道。第二鳃裂瘘外口位于颈侧胸锁乳突肌前缘与下颌角间，内口位于扁桃体窝。第三鳃裂瘘外口位于颈根部、锁骨上区，内口在梨状隐窝、食管上口。瘘管细小而弯曲，有时可自行封闭。碘水造影可了解瘘管走行和方向。

（3）唇瘘：发生于下唇者较上唇者多，上唇者多在唇红部，且多为单侧，下唇者多位于双侧。瘘口小而浅，仅有数毫米，有时可达 1 cm 以上。瘘口处有黏液样分泌物。常伴唇腭裂先天性畸形。

（4）颊瘘：位于颊部从口角到耳屏的连线上。

6. 损伤性瘘管　有外伤史，伤口内残留异物如木屑、金属片等，手术取出异物后瘘口可自行愈合。

7. 医源性瘘管　如拔牙后造成口腔 - 上颌窦瘘，口底、下颌骨等肿瘤切除手术后感染造成口腔及皮肤瘘。

8. 病理性瘘管　偶见某些位于后颊、腭、口底的腺上皮恶性肿瘤形成瘘管。深部多伴硬结、肿块，有疼痛。

十、口面部肿胀

口面部的局部水肿是各种原因导致毛细血管壁通透性改变、淋巴回流障碍或血管及淋巴管畸形等引起的组织间隙过量积液的一种病理现象。

【病史要点】

1. 为先天性抑或后天性，有无外伤、手术、过敏及其他治疗史。

2. 肿胀出现时间及发展过程。

3. 肿胀范围有无改变，有无全身反应。

4. 肿胀是质地松软还是较硬，皮肤颜色有无改变等。

【检查要点】

1. 肿胀部位，皮肤色泽。

2. 肿胀质地，有无压痛、波动感，有无可压缩性，或是否随体位改变大小。

3. 穿刺液性质、色泽。

【鉴别诊断】

1. 血管神经性水肿　突然发作的皮肤和黏膜的局限性水肿，数小时或 1～2 日可自行消退。皮肤、黏膜紧张发亮，有胀感，以唇颊为好发区域，也可发生在口底、舌与颈部。如口底及舌根部肿胀，可影响呼吸。患者体温正常，白细胞计数正常，嗜酸性粒细胞计数可升高。用皮质类固醇药物治疗效果明显。如反复发作，局部组织增厚，则药物治疗效果欠佳。

2. 炎性肿胀　病史中有牙痛、手术、外伤及结核接触史。分副性水肿及炎性浸润肿胀。前者肿胀松软、无痛，皮肤可捏起皱褶，常见于牙槽脓肿所致肿胀。后者肿胀较硬、疼痛、发红，皮肤光亮、捏不起皱褶，常见于蜂窝织炎，如进一步发展至脓肿形成，则穿刺有脓。

3. 损伤性水肿或血肿　损伤部位肿胀、压痛，皮肤伴出血性瘀斑，随着瘀斑的分解和吸收，颜色逐渐变浅。挫伤后形成的血肿开始较软，边界不清，以后逐渐变硬，边界逐渐清楚。伴有骨折时，肿胀部位可触及骨擦感及台阶感。

4. 淋巴管瘤　为先天性，呈慢性肿大，边界不清楚，皮肤颜色正常，柔软、无压痛，一般无可压缩性。发生在黏膜时表现为孤立或多发性散在小圆形、囊性结节状或点状病损，浅黄色、柔软，以舌、唇、颊部多见。

5. 血管瘤和血管畸形　为颌面部深在的血管瘤局部肿大，皮色正常，侵入皮肤则呈紫色斑。有可压缩性，低头试验阳性，穿刺有血液。对于静脉畸形（旧称海绵状血管瘤），瘤腔造影有助于诊断。数字减影血管造影（digital subtraction angiography，DSA）技术是动静脉畸形（旧称蔓状血管瘤）影像诊断的金标准。

6. 手术后淋巴回流不畅　多发生在面颈部手术，尤其是颈淋巴结清扫术后，因面颈部静脉及淋巴回流不畅所致。半侧面部肿胀，质地柔软，皮色正常。肿胀与体位有关，平卧时加重，下床活动后减轻。

十一、张口受限

是指颞下颌关节本身病变或关节外瘢痕、感染、外伤、肿瘤及精神因素所致的不同程度开口困难。

【病史要点】

1. 有无感染、外伤、肿瘤、放疗、精神因素及关节痛病史。

2. 张口受限程度，是持续性、进行性还是期限性。

3. 张口受限的同时是否伴有肿胀及疼痛。

4. 是否有全身疾患。

【检查要点】

1. 张口受限时间及经过。

2. 颜面部是否对称，有无红肿、疼痛、瘢痕及色素沉着。

3. 双侧髁突活动情况，有无弹响或杂音。

4. 张口度检查

（1）轻度张口受限：上下切牙切缘间仅可置两横指，开口度2.5～3.7 cm。

（2）中度张口受限：上下切牙切缘间仅可置一横指，开口度1.0～2.5 cm。

（3）重度张口受限：上下切牙切缘间距不足一横指，开口度不足1.0 cm。

（4）完全性张口受限：完全不能张口，也称牙关紧闭。

5. 有无开口型及开口运动异常。

6. 口腔内有无红、肿、热、痛及瘢痕组织。

7. 全身检查　全身肌肉、四肢、关节有无病变及变形。

【鉴别诊断】

1. 颞下颌关节疾患

（1）颞下颌关节强直：为关节内强直，多发生在15岁以前儿童，有外伤或感染史，多为重度张口受限。面下部发育畸形，患侧面部饱满，健侧扁平。双侧关节强直，呈小颌畸形。髁突活动度减小或完全消失。咬合关系紊乱，牙弓变小而狭窄。颞下颌关节侧位片示关节间隙消失，骨融合成球状。

（2）颞下颌关节紊乱病：发病前有𬌗关系紊乱、创伤、精神因素等，可由于翼外肌、咀嚼肌痉挛，关节盘后区损伤，关节盘不可复性盘前移位或关节盘穿孔伴不可复性盘前移位等致不同程度张口受限。有的可出现患侧关节弹响及杂音、下颌偏斜、开口型异常等。X线片及关节造影有助于进一步检查关节有无结构紊乱或器质性病变。

（3）颞下颌关节炎

1）急性化脓性颞下颌关节炎：可由创伤或感染扩散，或血源性感染所致。表现为颞下颌关节区疼痛、肿胀、张口受限，尤其在上下牙对𬌗时关节出现明显疼痛，患者不敢咬合，后牙不能对𬌗，息止𬌗位下颌向健侧偏。检查见关节区红肿、压痛，伴有体温升高、白细胞升高。颞下颌关节侧位片示关节间隙增宽。

2）类风湿颞下颌关节炎：常为双侧颞下颌关节同时受累，疼痛为深部钝痛，可伴局部肿胀及触痛。伴全身多个关节游走性、对称性关节病，特别是指、趾关节，严重者可见多个关节强直、变形。多数患者血沉加快，贫血，血清白蛋白降低、球蛋白升高，类风湿因子阳性。免疫球蛋白电泳示 IgA、IgG、IgM 升高。

3）原发性颞下颌关节骨关节炎：当此病伴有不可复性盘前移位或咀嚼肌痉挛时，其临床症状与颞下颌关节紊乱病类似。可伴有全身其他关节的骨关节病。

（4）颞下颌关节肿瘤：髁突及软骨的良恶性肿瘤患者可出现张口困难，关节区疼痛。颏部向健侧偏斜，健侧前牙反𬌗。患侧关节区可触及肿物。X线片显示髁突良性肿瘤为局限性骨质增生或吸收，恶性肿瘤可见骨质有破坏。

2. 颌面部炎症

（1）上下颌第三磨牙冠周炎、间隙感染、颌骨骨髓炎、放线菌病等，由于炎症刺激咀嚼肌，特别是颞肌、咬肌、翼内肌发生痉挛，导致不同程度张口困难，伴全身与局部炎性症状。如为慢性炎症，仅见局部肿胀，轻度疼痛。放线菌病可在好发部位出现炎性增生性硬性浸润块，皮肤有多个瘘管，脓液中有时可见硫磺样颗粒。

（2）破伤风：是由破伤风梭菌引起的一种急性特异性感染。患者有外伤史，潜伏期一般5~14天，短至24小时，长达几个月。患者肌肉阵发性痉挛，一般从咀嚼肌开始，以后出现强直性痉挛致牙关紧闭，并有面部肌肉抽搐或苦笑面容。可有呼吸及吞咽困难。颈与背部肌肉收缩形成角弓反张。

3. 瘢痕

（1）颌间瘢痕：坏疽性口炎致口腔溃烂、上下颌骨损伤或理化因素致口颊深度烧伤，造成上下颌间形成大量瘢痕条索引起张口困难，属关节外强直。患者面下部发育障碍和𬌗关系错乱均较关节内强直轻。颌面部或口腔有瘢痕挛缩或缺损畸形。髁突有明显动度或活动减弱，下颌骨尚可左右活动。关节侧位片示髁突、关节窝和关节间隙清楚可见。

（2）放射性瘢痕：口腔、涎腺恶性肿瘤或鼻咽癌经大剂量放射治疗后，颜面、颌周组织变性及纤维化形成大量放射性瘢痕，导致张口受限。

4. 颌面部外伤　颌骨骨折后由于疼痛，咀嚼肌运动失调和反射性痉挛，骨折片移位，以及颧骨、颧弓骨折后内陷移位压迫颞肌或阻碍喙突运动等，均致张口受限。有不同程度肿胀、疼痛、皮肤出血性瘀斑等骨折症状。X线片上有骨折线。

5. 肿瘤　发生在口腔颌面部、鼻咽、副鼻窦的深在肿瘤可引起张口困难。在诊断不明时不应轻易进行理疗，以免促使肿瘤生长。应详细询问病史及进行临床检查，判断病变部位。为了确定诊断，可进一步做CT扫描及MRI检查了解病变部位、性质及范围。

（1）颞下窝肿瘤：由于翼内肌受侵，致张口受限。下颌神经分布区持续性疼痛或感觉异常，疼痛可向耳颞部放射，下颌偏向患侧，以颧弓部为中心的患侧丰满。早期有耳鸣，后期有听力减退至耳聋。后颊部及上颌结节处可触及肿物。可压迫上牙槽后神经出现后上磨牙后区疼痛及麻木。

（2）翼腭窝肿瘤：原发者少见，多为继发性。如果上颌窦癌侵犯上颌窦后壁进入翼腭窝，翼内肌受侵致张口受限并出现以下症状，称为翼腭窝综合征：①张口受限；②三叉神经第二支持续性顽固性疼痛，并向磨牙后区放射；③相应部位如眶下区麻木；④晚期出现三叉神经第三支症状。

（3）鼻咽癌：侵犯咽侧壁，破坏翼板，侵犯翼内肌导致张口受限。头痛为持续性，位于颞、顶、枕部，夜间加重，可有血涕或鼻出血、鼻塞、耳鸣、听力下降。可出现颈部淋巴结转移。

（4）腮腺深叶肿瘤：恶性肿瘤侵犯翼内肌时出现张口受限、咽部异物感或吞咽困难，可见腮腺区及咽旁膨隆。

6. 骨化性肌炎 由外伤所致或原因不明。咀嚼肌变硬、增厚致张口受限。X 线片示钙化及骨膜增生。

7. 全身性疾病

（1）癔症：多见于女性青年，发病急，患者突然牙关紧闭。有癔症史，发病前有精神因素，采用语言或 2% 利多卡因封闭的间接暗示治疗可缓解。患者神志清楚，哭笑无常，伴全身其他肌肉痉挛、抽搐症状。

（2）硬皮病：发生于面部时可出现张口受限。面部皮肤发硬如皮革样，逐渐变薄，但不能提起。口唇萎缩致使面部表情丧失，呈假面具样。患者全身发热，关节痛。

（3）嗜酸性筋膜炎：属于结缔组织病变，皮下、筋膜、肌外膜、肌束膜与肌肉有局限性炎症及硬化改变。侵犯咀嚼肌时出现张口受限。全身肌无力和（或）肌肉疼痛，受侵肌肉挛缩和（或）硬化，可伴有皮疹。血常规显示嗜酸性粒细胞增加，血沉加快，免疫球蛋白升高。

十二、口面部麻木

由于口腔颌面部损伤、炎症或肿瘤等，造成支配口面部的三叉神经功能障碍而出现感觉异常、迟钝，甚至痛觉丧失。

【病史要点】

1. 有无外伤、手术、感染、肿瘤史。

2. 麻木的部位，发病的经过及目前情况。

3. 麻木是否进行性加重，有无缓解期。

【检查要点】

1. 检查面部触觉、痛觉、温度觉，以及直接与间接角膜反射，以确定麻木的范围及三叉神经第几支受损；检查咀嚼肌运动，如下颌有无偏斜，两侧肌张力与收缩力是否相等，有无咀嚼肌萎缩。

2. 检查引起麻木的病因 ①有外伤史者检查上下颌骨有无骨摩擦音、骨不连续、压痛及异常动度。②有无面部肿胀、多数牙松动，以及有无发热、乏力等症状。③有无颌骨膨隆、牙齿松动、张口受限、下颌偏斜。

【鉴别诊断】

1. 外伤 上颌骨、颧骨骨折可损伤眶下神经，出现上唇、鼻、眶下区麻木；下颌骨骨折可出现下唇麻木。患者有外伤史。X线片可见骨折线。

2. 颌骨炎症 急性化脓性中央型骨髓炎因炎症沿下颌管扩散，使下牙槽神经受损而出现下唇麻木。可有多数牙松动、面部肿胀，并伴全身中毒症状。X线片见骨质密度改变波及下颌管。待炎症控制后，麻木可缓解或消失。

3. 手术损伤 拔除阻生的下颌第三磨牙损伤下牙槽神经或舌神经时可出现下唇或舌麻木。下颌下腺、舌下腺手术时损伤舌神经可致舌麻木。

4. 肿瘤 ①下颌骨恶性肿瘤：进行性下唇麻木，病灶区牙齿松动、剧烈疼痛。X线片示弥散的溶骨性破坏，下颌管受侵。②颞下窝肿瘤：下颌神经分布区持续性疼痛及感觉异常，颊长神经受侵时最早出现颊部麻木。患者张口受限，下颌向患侧偏。可有耳鸣和听力下降。CT扫描可见占位性病变。③翼腭窝肿瘤：可为原发或继发性恶性肿瘤。患者眶下区麻木，张口受限。三叉神经第二支持续性疼痛，向磨牙区放射。继发于上颌窦癌者X线片可见骨质破坏，CT扫描示翼腭窝有占位性病变。

5. 口面部感觉减低或消失 绝大多数是由于三叉神经周围支病变所致，但有时也可能因脑干的三叉神经中枢传导束有关通道病变，引起患者三叉神经分布区痛觉、触觉等改变，此时应转神经内科进一步确诊。

十三、腮腺区肿大

腮腺在正常情况下不易触及，能触及并可度量时为腮腺肿大。腮腺区肿大可分为三类：腮腺肿大而无自觉症状者为肿大，伴疼痛或胀痛为肿胀，能触及肿块者为肿块。有时三者不能严格区分。

【病史要点】

1. 肿大时间、经过，与进食是否有关。

2. 有无外伤、手术、炎症史。

3. 有无全身疾患。

【检查要点】

1. 肿胀是单侧还是双侧。

2. 肿胀范围、大小、质地，有无移动及波动感。

3. 皮肤颜色，有无红肿、压痛。

4. 张口度，腮腺导管分泌物的性质与量。

5. 根据情况可做腮腺区 B 超检查及腮腺造影。有时须采用 CT 扫描检查协助确定诊断。细针吸活检有助于明确诊断，为治疗提供参考。

【鉴别诊断】

1. 腮腺肿大

（1）症状性腮腺肿大：常为一些全身疾患的症状，随原发疾病而消长。多表现为双侧腮腺弥漫性肿大，均匀而对称，质地柔软，腮腺导管口分泌物正常。

1）营养代谢紊乱：一般性或特殊性营养不良，如蛋白质、维生素 A、维生素 B 缺乏症以及糙皮病、脚气病等。

2）全身疾患：肝炎、酒精性肝硬化、食管扩张症、胰腺或甲状腺疾病、胃溃疡、肺结核、肾炎、肾盂肾炎、尿毒症、红斑狼疮等。

3）内分泌失调：内分泌代谢病如糖尿病、肥胖等。也见于女性妊娠期、哺乳期及绝经期。

（2）单纯性腮腺肿大：多发生在青春期男性，无全身疾病和症状，大多数为暂时性肿大，少数可永久性肿大。

（3）药物反应性肿大：由各种药物反应所致，如应用三碘甲状腺素、硫脲嘧啶和硫氰化合物后引起的腮腺肿大。

（4）综合征

1）舍格伦综合征：有口干、眼干、结缔组织病三大症状。腮腺弥漫性肿大。唾液分泌量减少，泪液分泌试验（Schirmer 试验）阳性，类风湿因子和抗核抗体阳性，γ 球蛋白升高，血清 IgG 升高，IgM 和 IgA 可升高。腮腺造影见末梢导管呈点球状扩张。

2）葡萄膜腮腺热：也称 Heerfordt 综合征。以腮腺肿大、眼葡萄膜炎及面瘫为特征。腮腺肿大多为双侧，较硬，结节状，无痛。腮腺导管口无脓性分泌物。可伴有全身其他器官结节病。

2. 腮腺肿胀

（1）急性炎症肿胀

1）流行性腮腺炎：多见于儿童与少年，患者有发热、乏力等全身症状。腮腺肿大先表现为一侧肿大，4～5 日后累及对侧，亦可双侧同时肿胀，有时可累及下颌下腺及舌下腺。腮腺区弥漫性肿胀，皮肤发亮、不潮红、有压痛，腮腺导管口略红，无脓性分泌物。白细胞计数正常或偏低，血液及尿淀粉酶可升高。

2）急性化脓性腮腺炎：全身中毒症状严重，腮腺区以耳垂为中心红肿、剧烈疼痛、触痛明显，脓肿形成后有凹陷性水肿。腮腺导管口黏膜发红、水肿，有脓栓从导管口溢出。可见于大手术后、严重全身性疾病、长期禁食或卧床患者。

3）假性腮腺炎：即腮腺淋巴结化脓性炎症。有腮腺区红、肿、热、痛，但病情较轻，肿胀局限。腮腺导管口不发红，无脓液流出。

（2）慢性炎症肿胀

1）慢性化脓性腮腺炎：分为两种类型。由于涎石、异物、瘢痕等使导管阻塞或狭窄，致唾液分泌减少后引起逆行性感染者，称为慢性阻塞性腮腺炎，多见于成年人；由于自身免疫功能异常等所致者为复发性腮腺炎，见于儿童，有数月至几年反复发作史，成年后可自愈。均有口内异味感，腮腺区略肿胀，触之稍痛。腮腺导管口发红、水肿，挤压腮腺有脓液或黏稠蛋清样分泌物。腮腺造影如为阻塞性腮腺炎可见导管系统扩张，粗细不均，形似腊肠；如为复发性腮腺炎，末梢导管呈点球状扩张。

2）腮腺结核：①腮腺淋巴结结核：病史长，肿大局限，触诊无痛或微痛；腮腺造影类似良性肿瘤。②腮腺实质性结核：局部肿痛，导管口可流出稀薄脓液；腮腺造影可见碘油池，如同恶性肿瘤。

3）腮腺放线菌病：腮腺区肿胀，较硬如木板状，皮肤呈紫红色，轻度疼痛。局部有多个瘘管。脓液中有硫磺样颗粒，镜检可见放线菌丝。

（3）过敏性腮腺炎：常有其他过敏史。腮腺反复肿胀，突然肿大，很快消退。腮腺导管口无发红、水肿，唾液分泌正常。末梢血常规嗜酸性粒细胞计数可升高。

（4）腮腺气肿：常见于长期吹气（吹奏乐器或吹玻璃作业）者。最初腮腺导管扩大，随之肿胀，并可蔓延到达颈部及锁骨上区；伴皮下捻发音。挤压导管可见清亮液体及气泡流出。

（5）腮腺导管阻塞：多由腺导管结石致唾液分泌受阻。进食后腮腺迅速增大，几小时后消退。有继发感染时腮腺区有轻压痛。腮腺平片可见导管结石。

3. 腮腺肿块

（1）良性肿瘤

1）多形性腺瘤及肌上皮瘤：早期为无痛性肿块，生长缓慢，常无自觉症状。肿块大小不等，小至蚕豆大小，大至直径数十厘米，肿物呈球状、分叶状或不规则形，周界清楚，质中等硬，可活动。如位于颌后区，因肿瘤在乳突与升支后缘之间骨间隙而表现固定，深叶肿瘤突向咽旁间隙，临床检查可见咽旁膨隆或咽侧、软腭突出。

2）沃辛瘤（Warthin 瘤）：也称腺淋巴瘤或乳头状淋巴囊腺瘤。男性多于女性，50 岁以上老年人多见。绝大多数位于腮腺后下极，可表现为双侧腮腺肿瘤或同侧多灶性肿瘤。肿瘤表面光滑、质地较软，可有弹性感或囊性感。常有消长史，^{99m}锝核素显像表现为"热结节"。

3）其他腮腺良性肿瘤：如基底细胞腺瘤、嗜酸性腺瘤、乳头状囊腺瘤等少见良性肿瘤，生长缓慢，体积不大，其临床表现同多形性腺瘤。

（2）恶性肿瘤

1）原发性恶性肿瘤：以上皮性肿瘤为主，又分低度与高度恶性肿瘤。①低度恶性肿瘤有高分化黏液表皮样癌、腺泡细胞癌及乳头状囊性癌。临床表现为肿瘤生长较快，病程短，肿块质地硬，与周围组织粘连，基底不活动。②高度恶性肿瘤多见腺癌、腺样囊性癌、低分化黏液表皮样癌、鳞癌、未分化癌等。除了低度恶性肿瘤表现外，常有胀痛、触痛等神经症状。侵犯面神经时出现面瘫。表面皮肤可破溃，颈部淋巴结转移，并可发生肺、骨、脑等远处转移，尤其是腺样囊性癌。

2）腮腺转移癌：原发灶以眼睑、鼻咽部常见，其他可见于前额、颞部、后颊及耳廓前区。病理类型多为睑板腺癌、鳞癌及黑色素瘤。患者除有原发灶病史外，还有腮腺恶性肿瘤表现。

4. 瘤样病变

（1）第一鳃裂囊肿：多位于耳垂到下颌角部位，病程较长，无痛。触之有囊性感，边界清楚，可活动。穿刺囊液多为乳白色皮脂样分泌物或棕色清亮液体，涂片可见胆固醇结晶。

（2）腮腺囊肿：腮腺区无痛性肿块，生长缓慢，质软、囊性感、边界不清楚，与皮肤、皮下组织无粘连，但基底活动差。穿刺为无色透明涎液，淀粉酶试验阳性。

（3）嗜酸性粒细胞增生性淋巴肉芽肿：又称嗜酸性淋巴肉芽肿，为原因不明的肉芽肿疾病。腮腺慢性肿大，多为双侧，肿块时大时小，边界不清，质地柔韧。皮肤瘙痒，粗糙增厚。有区域性及全身浅表淋巴结肿大，尤以肘后滑车上淋巴结明显。末梢血常规嗜酸性粒细胞比例明显升高，可达60%～70%，绝对计数也明显增加；淋巴细胞也增加。

（4）腮腺血管瘤及血管畸形

1）微静脉畸形：旧称毛细血管瘤，以6个月婴儿多见，出生后发现，1个月后腮腺出现肿块，迅速增大，致面部不对称。肿块边界尚清，韧性大，压缩性不明显，低头试验弱阳性或阴性。青春期前后可缓慢消失。

2）静脉畸形：旧称海绵状血管瘤，见于年龄大的儿童及成年人。肿瘤如发生在浅层，皮肤呈浅蓝色，界限不清、质地软、可压缩，低头试验阳性，可触及静脉石。位置深在的血管瘤皮肤颜色正常。

（5）腮腺区淋巴管瘤：多为海绵状或大囊型淋巴管畸形，病变范围弥散，界限不清，咽旁可膨隆。触之柔软，有波动感，无压缩性。体位试验阴性，透光试验阳性。大囊型淋巴管畸形可穿刺出透明、淡黄色液体，镜检有淋巴细胞。

十四、颈部肿块

颈部肿块在口腔颌面外科临床中较常见，根据发生部位可分为中线部与颈侧部肿块，根据肿块性质可分为发育异常、炎症性肿块及肿瘤性肿块。下面着重分析颈侧部肿块。

【病史要点】

1. 是先天性还是后天性。

2. 肿块出现的时间、发展情况，有无疼痛，肿块大小与进食的关系，出现肿块时有无全身发热不适等。

3. 有无其他部位肿瘤、结核、化脓性感染史。

【检查要点】

1. 肿块部位、大小、数目、硬度、移动度，与周围组织的关系，有无压缩性及压痛，有无波动、搏动。

2. 肿块是实质性还是囊性。

3. 穿刺液的性质、色泽。

4. 特殊检查　超声检查可鉴别肿块是囊性还是实质性。颈动脉造影可帮助确定颈动脉体瘤的诊断。CT、MRI 检查不仅可以了解肿瘤大小和范围，还可以了解肿瘤与颈动脉鞘的关系。细针吸活检术有助于了解病变性质。同位素 ^{131}I 检查有助于除外异位甲状腺。

【鉴别诊断】

1. 炎症性肿块

（1）慢性淋巴结炎：多继发于头面部炎症病灶。病程进展缓慢，可无自觉症状或有轻微不适及疼痛。肿块有反复肿大史。受累淋巴结多为颈侧、下颌下淋巴结，中等硬度，表面光滑，可活动，轻压痛或无压痛。检查可发现病灶。病理检查可明确诊断。

（2）颈淋巴结结核：颈部一侧或两侧有多个大小不等的肿大淋巴结，初期为单个或多个，为可活动、无痛、发硬肿块，可波及周围组织，与皮肤粘连，淋巴结可融合成团而不活动。可发生干酪样坏死形成寒性脓肿或窦道，不易愈合，周围有瘢痕组织，全身症状不明显。

2. 肿瘤性肿块

（1）良性肿块

1）第二鳃裂囊肿：为先天性，常见于青年人，颈上部胸锁乳突肌前缘与下颌角之间最多见。生长缓慢，患者无自觉症状。发生上呼吸道感染时可骤然增大，继发感染时有疼痛。囊肿表面光滑，质地软，有波动感。反复感染者质地呈中等硬度，似实性肿物。囊液多为乳汁样分泌物，也可为黄色或棕色的液体，可含或不含胆固醇结晶。

2）皮样、表皮样囊肿：多见于儿童及青年人。好发于口底、颏下，也可见于颈侧部，患者一般无自觉症状。肿块呈圆形或卵圆形，与周围组织无粘连。触诊坚韧而有弹性，似面团状。能穿刺出乳白色豆渣样分泌物。皮样囊肿囊腔内可见毛发。

3）大囊型淋巴管畸形：又称囊性水瘤，旧称囊性淋巴管瘤，多见于婴幼儿，生长缓慢。触诊肿块界限不清。瘤体可通过下颌升支内侧直达颅底与静脉相通。与皮肤无粘连，柔软，有波动感，透光试验阳性。穿刺囊液为透明清亮或微黄色水样液体，镜下有大量淋巴细胞。

4）静脉畸形：旧称海绵状血管瘤，为低流速血管畸形。颈侧部深在海绵状血管瘤者皮肤颜色正常，表浅肿瘤呈浅蓝色或紫色。边界不清，触之柔软，有压缩感，可触及静脉石，体位移动试验阳性。穿刺为很快凝固的血性液体。

5）脂肪瘤：生长缓慢，患者无自觉症状。位置表浅者皮肤颜色正常，触之柔软，边界不清或呈分叶状。位置深在的肿瘤可借 CT 或 MRI 检查作出明确诊断。

6）神经源性肿瘤：①神经纤维瘤：位于颈上部的单发神经纤维瘤生长缓慢，患者无自觉症状，触之中等硬度，界清、可活动。多发神经纤维瘤伴有其他部位瘤结节或色素斑。②神经鞘瘤：多来自迷走神经或交感神经，病程长。肿瘤为单个椭圆形肿块，坚韧、无痛、边界清，与周围组织无粘连。肿物水平方向移动度大，上下移动度小。肿物表面有时可扪及传导性动脉搏动，听诊无杂音。穿刺可能抽出血样不凝固液体。

7）颈动脉体瘤：肿瘤生长缓慢，患者无自觉症状，或伴疼痛，发生在颈动脉三角区，呈圆形或椭圆形。肿块可左右移动，而不能上下移动。肿物表面可触及弥漫性搏动，闻及血管杂音、震颤。颈动脉造影可见颈动脉分权处变宽及肿瘤染色现象。

（2）恶性肿瘤

1）转移癌：颈侧或下颌下淋巴结肿大，持续性生长，较硬。初为单发，可活动，无痛；以后很快出现多个肿大淋巴结，与周围组织粘连，肿块固定并有放射痛。原发灶在头颈部者占 65%～80%，以鼻咽癌及口腔癌最多见。

2）恶性淋巴瘤：早期多为表浅淋巴结无痛性肿大，淋巴结中等硬度，坚韧，一般不与皮肤粘连；晚期淋巴结增大，可融合成一块，可伴有发热、消瘦以及其他器官淋巴结肿大。

3. 巨大淋巴结增生　为不明原因的淋巴结肿大，呈结节状，可复发，或于肿块周围有小的卫星结节，有时有发热、贫血等全身症状。肿物切除后症状消除。

4. 异位甲状腺　异位甲状腺发生的原因是胚胎发育、移行过程中出现异常。胚胎第 4 周甲状腺始基起源于舌盲孔，第 10 周时向下移行，经甲状舌管降至颈部。如甲状腺在下移过程中停留于某部位，则形成颈部缺如的异位甲状腺。如果甲状腺已移行到正常颈部解剖部位，但还残留一部分腺体于行程中，则成为正常甲状腺并存异位甲状腺。对于口腔颌面部及颈部正中部位的任何实性肿块，在诊断不明确时均要考虑到异位甲状腺疾患的可能，否则误诊切除后可发生甲状腺功能低下，导致黏液水肿。异位甲状腺最多发生于舌根部与颈中线。

（1）舌异位甲状腺：多见于女性患者，任何年龄均可发生。临床初期常无症状，即便有也轻微，故常无意中发现。肿块逐渐长大，可产生不同程度异物感。患者有吞咽障碍，言语不清晰，严重者出现呼吸困难及阻塞症状。甲状腺血液供应丰富，可因刺激发生刺伤或溃烂引起出血。临床检查可见舌根部相当于舌盲孔处与会厌之间有圆形或椭圆形肿物，表面光滑，呈分叶状，多为紫红色。触诊有坚韧感，中等硬度并富有弹性，无波动、压痛，基底广，不能推动。

（2）颈部异位甲状腺：多发生于颈中线，与肿块表现相似，一般无任何症状，只在增大时无意中发现；也可出现不同程度不适感，如发生甲状腺癌，则出现相应症状。临床检查时因有黏膜或皮肤覆盖，触之为有韧性、中等硬度的肿块，与周围组织无粘连，可活动、无压痛，大小不一，大至鸡蛋大小。B超检查提示为实性占位病变，界清、均质；如发生癌变，边界不清，不均质。可通过细针吸细胞学检查明确性质。^{131}I同位素扫描检查可判断原有位置或其他部位是否有甲状腺。通过基础代谢测定以及T3、T4、TSH检查明确甲状腺功能情况。术中快速冰冻切片可用于术前未能确定诊断的病例。

应强调的是，异位甲状腺如果不引起患者的语音异常、进食吞咽困难、呼吸障碍等，可观察而不予处理。如发生肿瘤改变，应根据肿瘤病理类型，遵守相应的原则进行手术处理。

十五、颜面部不对称

颜面部眉间点、鼻端中点及颏中点连线为面对称中线。两侧不对称超过一定限度为不对称畸形，多由颌骨发育畸形、外伤以及某些颞下颌关节畸形、错𬌗畸形或颜面软组织瘢痕所致。

【病史要点】

1. 病程时间及发展，是先天性还是后天性。
2. 有无外伤、手术、炎症病史，有无不良习惯。

【检查要点】

1. 不对称程度检查 ①正面观：面上、中、下三份高度是否相等，以及颏点位置。②侧面观：观察颜面前后方向和垂直方向的位置及比例关系。

2. 颞下颌关节髁突动度，有无膨隆及缺如。

3. 开口度。

4. 牙弓形态、牙齿排列及𬌗关系。

【鉴别诊断】

1. 颞下颌关节疾病

（1）单侧关节强直：①多为15岁以前由感染或外伤所致。②患侧面部丰满、下颌明显短小，健侧扁平。③患者髁突活动度小或完全丧失。④𬌗关系紊乱，牙弓变小而狭窄。

（2）髁突良性肥大症：①面部明显不对称，患侧下颌髁突变粗、变长，同时下颌骨变长、变宽，使中线偏向健侧。②严重者患侧有开𬌗、反𬌗畸形。③X线片可显示一侧髁突肥大。

2. 一侧咬肌良性肥大 ①原因不清或与偏侧咀嚼有关。②多发生在青年人。③患侧整个咬肌肥大，尤以咬肌附着处明显，咬牙时呈一肿块。

3. 单侧颜面肥大畸形 ①一侧颜面软组织与骨组织过度增生，伴同侧或对称性肢体肥大。②肥大区皮肤可伴毛细血管畸形，或丛状神经纤维血管瘤。③一侧上下颌骨、颧骨甚至颅骨也可明显增大，舌及扁桃体也增大。④可伴有先天性心脏病、多指或并指、多生乳头等先天性畸形。

4. 一侧颜面萎缩症 ①一侧颜面皮肤、皮下组织、肌肉及骨骼均发生萎缩。原因不明，多见于三叉神经分布区，从眶周开始，以后发展到半侧颜面，形成颜面不对称。②成年人多见，多发生在左侧。③有时同侧肢体或对侧肢体亦可萎缩。④萎缩区皮肤变薄、脱毛，色素变化。⑤由于皮肤附属器及口鼻腔黏膜萎缩，可表现为无汗、唾液分泌减少。⑥眶内容物可发生萎缩，眼球可内陷，影响视力。

5. 髁突发育不全 可由生长发育期间创伤、感染或放射治疗等因素引起，也可呈特发性，导致髁突发育不全或缺如。表现为颜面部不对称，患侧下颌骨短缩，颏部偏向患侧，健侧面部扁平（下颌升支短缩侧肌肉收缩而显得丰满，健侧肌肉伸长而变得扁平）。下颌偏斜引起错殆畸形。

6. 殆畸形　儿童期由于严重错殆、锁殆及反殆，颏部多偏向反殆侧，面下部明显不对称，青春发育期更明显。

7. 先天性发育畸形

（1）先天性颜面发育不对称：患者幼年时表现出颜面不对称，随着年龄增长而更显著，但到一定年龄时趋于稳定而不继续发展。

（2）先天性斜颈：因先天性胸锁乳突肌纤维化、钙化而使其缩短，头颈向一侧倾斜，头偏向患侧。可致患侧颌面部继发性发育障碍，患侧颜面显著瘦小，颏部偏向患侧。

（3）第一、二鳃弓综合征：单侧第一、二鳃弓综合征患者的患侧比健侧明显小，颏部偏向患侧，患侧颜面部皮肤、皮下组织萎缩，可见耳瘘、附耳并伴面横裂，可见外耳畸形或耳屏至口角的凹陷沟。重者有中耳畸形及听力障碍。患侧颌骨、颧骨、颞骨发育不良，甚至下颌骨缺如。

（4）下颌骨颜面发育不全（特雷彻·柯林斯综合征，Treacher Collins 综合征）：不对称性耳低位及发育不全，眼裂下斜，小颌畸形，有时伴有腭裂。

十六、下颌下区肿块

下颌下区肿块包括下颌下腺、淋巴结等的炎性肿胀，下颌下腺肿大，以及淋巴结、下颌下腺的肿块等。

（一）下颌下区肿胀

1. 急性炎症性肿胀

（1）流行性下颌下腺炎：指由腮腺炎病毒引起的急性传染性病。有接触史及流行病学史。少年儿童好发，多发生在春秋季。伴发热、头痛、食欲缺乏等全身症状。初期多见腮腺区肿大，继而下颌下区弥漫性肿胀。皮肤不充血，可能触及肿大下颌下腺，质软，有触痛。也可在发病初期仅单发下颌下区肿胀，后期伴腮腺肿大。下颌下腺导管口不发红，无脓液。实验室检查可见白细胞计数正常或偏低，血清及尿淀粉酶升高。

（2）急性下颌下间隙感染：下颌下区肿胀、发红，炎症浸润变硬，脓肿形成，皮肤有凹陷性水肿或波动感，全身发热，白细胞升高。

1）腺源性下颌下间隙感染：多发生于儿童，多有扁桃体炎或淋巴结炎病史。病程缓慢，可达半个月甚至1个月。下颌下区肿胀，皮肤发红，无张口受限。切开后脓较少而稠。

2）牙源性下颌下间隙感染：有牙周炎、根尖周炎，多发生于青壮年。起病急，早期高热，全身症状重。皮肤有明显炎症表现，张口受限。切开后有较多脓液。

（3）急性下颌下淋巴结炎：下颌下淋巴结肿大、变硬，大小不等，有压痛。未波及周围组织时界清、可活动，无粘连；如炎症波及周围组织，则触诊淋巴结轮廓不清，不活动。患区皮肤有副性水肿，伴低热、疼痛、头晕和全身不适。

（4）急性化脓性下颌下腺炎：多由下颌下腺导管结石所致，有下颌下区及口底明显肿胀及疼痛病史。患者全身发热，进食疼痛以至于不能进食。下颌下三角区肿胀，边界不清，压痛明显。舌下区肿胀，黏膜充血、水肿，舌下阜肿胀发红。压迫下颌下腺，脓液从导管口溢出。

2. 慢性炎症性肿胀

（1）慢性化脓性淋巴结炎：下颌下区肿块有反复肿胀史，与进食无关。肿块部位较表浅，位于下颌骨下缘内下方，可活动。下颌下腺导管口无红肿，分泌正常。口腔颌面部可找到病灶。

（2）慢性淋巴结结核：有结核接触史。伴低热、夜间盗汗、食欲缺乏等全身症状，也可无全身典型结核症状。下颌下淋巴结肿大，最初单个或多个，可活动，无疼痛，发硬，以后可融合。皮肤不发红，可形成冷脓肿，以后反复破溃流出干酪样物，最后形成经久不愈的瘘管或溃疡，愈合形成瘢痕。下颌下腺侧位片可显示不规则钙化区。

（3）慢性硬化性下颌下腺炎：病史长，可达几个月至几年，其间可能时轻时重。肿大与进食有关，进酸性食物后症状明显。有涎石病史。下颌下腺肿大，变硬，可反复肿胀。后期虽触诊较硬，但大小与原腺体大小相似或反而缩小，此时称为慢性硬化性下颌下腺炎，又称 Küttner 瘤；可触及导管结石。横断殆片及下颌下腺侧位片可见结石，或下颌下腺造影有阴性结石。

（二）下颌下腺肿大

1. 舍格伦综合征　属自身免疫性疾病，有口干、眼干、结缔组织病三大症状，常见于 40～60 岁女性患者。下颌下腺肿大，在肿大基础上有时出现结节，可伴反复腮腺肿大，唾液分泌减少致口干。眼干，有干燥性结膜炎、角膜炎；泪液分泌试验（Schirmer 试验）阳性。实验室检查可见类风湿因子和抗核抗体阳性，γ 球蛋白升高，血清 IgG 明显升高，IgM、IgA 可能升高。下颌下腺造影可见末梢导管点状扩张。

2. 淀粉样变性　是一种极少见的代谢性疾病。淀粉样物质沉积在血管壁及组织中引起多种病变和症状，主要累及心、肝、肾、脾、胃肠、肌肉、皮肤等组织。原发性淀粉样变性除心、胃肠、肌肉等受损外，舌也可受侵，临床上可出现舌体肿大。肿块型病变呈局部浸润，主要发生在皮下、眼、呼吸道、泌尿道、心脏、淋巴系统，也可见下颌下腺同时肿大，质中等、偏硬，界清。组织病理检查可进一步确诊。

（三）下颌下区肿块

1. 良性肿瘤

（1）多形性腺瘤：又称混合瘤，生长缓慢、病史长，偶然发现。为无痛性肿块，患者无自觉症状。肿瘤大小不等，呈球状、分叶状或不规则状，界清，质地中等硬度。B 超检查肿瘤呈圆形或卵圆形，边界清楚、光滑，内部回声均匀。

（2）肌上皮瘤：为几乎完全由肌上皮细胞组成的涎腺肿瘤。生长缓慢，病程长。患者无疼痛及其他症状。肿瘤表面光滑，质地坚实，界清，可活动。

（3）神经鞘瘤：见于下颌下腺的后下方，多位于胸锁乳突肌的深面，可位于颈动脉浅面，也可在颈动脉深面，肿物表面可触及传导性动脉搏动。肿物可水平方向移动，而不能上下移动。来自感觉神经者有压痛及放射痛，来自颈交感神经者可出现 Horner 综合征，来自迷走神经者有声音嘶哑、呛咳。可穿刺抽出陈旧性血样液体，不凝固。

（4）神经纤维瘤：下颌下区可单发或多发。

1）单发神经纤维瘤：在下颌下区有肿物，无任何症状。肿物周界清，表面光滑，中等硬度，与周围组织不粘连，可活动。

2）多发神经纤维瘤：可发生在下颌下区，或发生在其他部位波及下颌下区。肿物呈结节状或丛状隆起，大小不一，柔软或中等硬度，部分有条索感。肿物与皮肤粘连，巨大时呈松垂状，有弹性，不能压缩。全身皮肤有散在的大小不一的咖啡斑。多伴颜面畸形和颌骨肥大。

（5）脂肪瘤：下颌下区脂肪瘤生长缓慢，无任何症状。可发生在下颌下区皮下或更深层次。肿块质地柔软、光滑，呈圆形、椭圆形或分叶状，可活动。穿刺阴性。

（6）颈动脉体瘤：常见于颈动脉三角区，其位置靠下颌下腺后下部。肿瘤表面可能触及动脉搏动及闻及血管杂音。颈动脉造影对诊断有特殊意义，其特点为颈内、外动脉分权处呈杯状增宽，分权处有肿瘤染色团块，可见供应肿瘤的营养血管。禁忌做活检，一般也不做穿刺检查。

2．恶性肿瘤

（1）下颌下腺原发性恶性肿瘤：以腺样囊性癌最常见，其他包括黏液表皮样癌、恶性混合瘤、鳞状细胞癌、腺癌、未分化癌、乳头状囊腺癌及腺泡细胞癌。下颌下腺肿物生长速度较快，但也有少数腺样囊性癌患者病程长。局部有麻痛感，检查有触痛。舌神经受累者发生舌麻木，舌下神经受累者舌运动受限，伸舌时舌偏向患侧，严重时舌肌萎缩、舌肌震颤；面神经下颌缘支受累者下唇向外下牵拉，红唇不能外翻。下颌下腺肿瘤固定，与下颌骨粘连。X 线片可见下颌骨体部骨质破坏。

（2）下颌下区恶性淋巴瘤：早期可有全身症状，晚期常有发热、食欲减退、消瘦、乏力、肝脾大。下颌下淋巴结肿大，肿块位置在下颌下区较表浅处，可单发，表面皮肤正常，无压痛，可活动，淋巴结可互相融合成团块而固定。腹部 B 超检查可见肝脾大。

（3）下颌下淋巴结转移性恶性肿瘤：下颌下淋巴结肿大，质硬，开始为多个结节，可活动、无痛，随病变发展淋巴结融合成团块并且固定，与周围组织粘连。恶性肿瘤多为舌、口底、颊、牙龈等癌，或口腔部位的其他恶性肿瘤如肉瘤、恶性纤维组织细胞瘤、黑色素瘤等；还可以是原发于鼻咽部、上颌窦、口咽的恶性肿瘤。可有不同部位原发性恶性肿瘤的症状，也可有少数病例找不到原发灶。

3. 瘤样病变

（1）舌下腺囊肿口外型：又称潜突型舌下腺囊肿，可无任何症状。肿块位于下颌下区，触诊柔软，不可压缩。口内无肿块突入，黏膜正常。有的病例用手指在下颌下区囊肿处往上推，可能见到口底浅蓝色肿块。B超显示内部为低回声区，后壁及后方回声显著增强。穿刺为蛋清样黏稠液体。

（2）第二鳃裂囊肿：生长缓慢，无任何症状，当继发感染时有轻微疼痛。一般位于下颌角与胸锁乳突肌之间，有时突到下颌下腺后方，比一般下颌下区肿瘤靠后。肿块质软，可触及波动感。反复感染者，质地可变硬，颇似实性肿瘤；位置浅时界清、光滑，位置深时界限不清。B超显示为囊性肿物表现，内部为无回声区。当继发感染时，囊液混浊，可见散在点状回声。穿刺为乳汁样或脓液样分泌物，涂片有胆固醇结晶，有时为棕色或黄绿色不含胆固醇结晶的分泌物。

（3）血管畸形：多为静脉畸形（旧称海绵状血管瘤）、低流速血管畸形。下颌下区膨隆、质软，皮肤颜色可正常，也可呈蓝色或紫色。可压缩，触诊软，有时触及静脉石。低头试验阳性。

（4）淋巴管瘤或淋巴管畸形：下颌下区可见微囊型及大囊型淋巴管畸形。微囊型淋巴管畸形呈质软肿块，无界限，皮肤颜色正常，不可压缩；低头试验阴性；患侧口底膨隆，黏膜颜色正常。大囊型淋巴管畸形呈边界不清肿块，质软，有波动感，不可压缩；透光试验阳性，低头试验阴性。穿刺为浅黄色透明水样液体，镜检有大量淋巴细胞。

4. 其他

（1）淋巴结嗜酸性淋巴肉芽肿（木村病）：肿块无疼痛及压痛，

可时大时小。下颌下区肿块界限不清，质地初期为橡皮样，进一步发展变得坚韧。患区皮肤瘙痒，可见皮肤粗厚及色素沉着。全身浅表淋巴结肿大，尤以滑车上淋巴结显著。实验室检查白细胞轻度增多，嗜酸性粒细胞可达 60%～70%，嗜酸性粒细胞直接计数明显增加，淋巴细胞也增多。

（2）结节病：又名类肉瘤病（sarcoidosis），是病因不明的肉芽肿病。发病缓慢，约半数患者无症状。如涎腺及泪腺受影响，可出现干燥综合征症状。下颌下腺出现无痛性肿胀或下颌下淋巴结肿大，无压痛，可活动、质软。肺门淋巴结肿大，继而肺纤维化。实验室检查嗜酸性粒细胞增加，血沉加快，血清免疫球蛋白可有不同程度升高。结节病皮试（Kveim 试验）为阳性，胸内淋巴结受累时可做此试验。

十七、张口偏斜

患者张口时，下颌向一侧偏斜，可由感染、外伤、肿瘤、颞下颌关节疾病、关节外瘢痕累及翼外肌，致其痉挛或功能亢进所致。

（一）感染所致张口偏斜

多为颞下间隙感染波及翼外肌所致。①多来自上下颌磨牙感染，个别病例可在上颌结节、翼腭窝麻醉时将外界感染带入。②以颧弓为中心肿胀，严重病例颞、颊、腮腺区肿胀，全身症状较严重。③张口受限，下颌向患侧偏斜。患侧上颌结节的龈颊沟处黏膜红肿、压痛明显。

（二）外伤所致张口偏斜

患者有外伤史，下颌骨区肿胀、疼痛、麻木，有流涎和不同程度张口受限。

1. 颏孔区骨折　长骨段向下后内移位，并微偏患侧致下颌偏斜，短骨段向前上方移位。

2. 下颌角骨折　当下颌角骨折时，若骨折发生在咬肌和翼内肌附着的前部，则骨折线是不利骨折线，长骨段向下、向患侧移位，短骨段向上前内移位，致张口微向患侧偏斜。

3. 髁突骨折　髁突向前内移位，下颌被拉向前上，后牙早接触，下颌偏向患侧，可伴有开𬌗。

（三）颞下颌关节疾患所致张口偏斜

1. 急性化脓性颞下颌关节炎　①由颞下颌关节邻近区域化脓性感染扩散所致。②张口运动、咀嚼时疼痛，上、下牙不能对合。③关节区皮肤红肿、压痛明显。④张口时下颌微向患侧偏斜。

2. 颞下颌关节紊乱病

（1）翼外肌功能亢进：①张口、咀嚼运动时不疼痛。②张口运动末期发出单声、清脆弹响。③开口度过大。④张口偏向健侧。⑤颞下颌关节 X 线片示关节骨质正常。

（2）髁突后区损伤：①开口及咀嚼时疼痛，有时可放射达颞区、耳后、枕区等。②髁突后区可有明显疼痛。③张口受限，一般开口度为 2 ~ 2.5 cm。④无弹响。⑤张口偏向患侧。⑥X 线片示关节骨质正常。

（3）翼外肌痉挛：①开口、咀嚼时疼痛。②乙状切迹上方或上颌结节后上方压痛。③开口受限，一般开口度为 2 ~ 2.6 cm。④无弹响。⑤张口偏向患侧。⑥X 线片示关节骨质正常。

（4）关节盘穿孔、破裂：①髁突区、关节结节常有压痛。②张闭口运动过程中可有多声破碎声。③开口度可正常，发生急性肌肉痉挛时张口受限，并偏向患侧。④X 线片示关节间隙比例失调，关节造影可以证实关节盘穿孔或破裂。

3. 颞下颌关节肿瘤　①可来自髁突及其软骨，无论是良性还是恶性肿瘤，均可出现下颌向患侧偏斜及疼痛。②张口受限。③X 线片示骨质有改变。

（四）肿瘤所致张口偏斜

1. 翼腭窝肿瘤　翼腭窝原发性恶性肿瘤少见，多为继发。①肿瘤侵犯翼外肌及翼内肌致张口受限并偏向患侧。②早期三叉神经第二支分布区域持续性、顽固性疼痛及麻木。③铁氏位 X 线片见颌间间隙增宽。④CT 片示翼腭窝有边界不清的占位性病变。

2. 颞下窝肿瘤　颞下窝原发性恶性肿瘤多见，也可有良性肿瘤。

（1）颞下窝良性肿瘤：①以颧弓部为中心患侧面颊部丰满，皮肤颜色正常，后颊部及上颌结节后方可触及肿物。②张口轻度受限。③张口偏斜。④下颌侧位 X 线片上可见髁颈变细，乙状切迹受压变深，鼻颏位片可见喙突向外移位，上颌窦腔受压变小。⑤ CT 检查可见有占位性病变，界清。

（2）颞下窝恶性肿瘤：除良性肿瘤表现外，还可有以下表现。①三叉神经第三支分布区域持续性疼痛或感觉异常，早期先出现颊神经支配区麻木及感觉异常。②张口受限及下颌偏斜更重。③后颊部及上颌结节处可触及肿物，触痛。④早期出现耳鸣，后期听力减弱，甚至耳聋。⑤ CT 片显示颞下窝有占位性病变，边界不清，下颌骨及颅底有破坏。

3. 上颌骨或上颌窦恶性肿瘤　上颌骨或上颌窦恶性肿瘤侵犯窦后壁，除上颌骨及上颌窦恶性肿瘤临床表现外，可有以下表现：①可累及翼外肌出现张口受限，并向患侧偏斜。②三叉神经第二支分布区有持续性疼痛及麻木。③上颌骨侧位体层片显示，除上颌窦各壁有破坏外，后壁骨质及翼突有破坏。④ CT 检查可见翼腭窝处有占位性病变，边界不清，翼突及上颌窦后壁有破坏。

4. 鼻咽癌　除有头痛、鼻塞、鼻出血、耳鸣、眼球突出、重听、颈部肿块外，还可表现为：①鼻咽癌侵犯咽侧壁或翼腭窝、颞下窝、翼外肌时，可出现张口向患侧偏斜。②张口受限。③ CT 检查示翼板破坏，鼻咽部及颞下窝有占位性病变。

5. 腮腺深叶恶性肿瘤　除临床上有腮腺区生长迅速的肿物，触痛、固定，并出现面瘫症状外，还可有以下表现：①可见咽旁或上颌结节后方及后颊部膨隆，触痛。②张口受限。③张口向患侧偏斜。④ CT 检查显示腮腺深叶占位性病变并突向咽侧、颞下窝，边界不清。

（五）瘢痕所致张口偏斜

颊黏膜及上颌牙龈恶性肿瘤扩大切除、部分上下颌骨切除、颊部缺损修复、术后放疗患者，因下颌升支前部及喙突切除后离断颞肌附着，下颌失去颞肌向后上方的提颌作用，颊部组织瓣未能一期愈合，瘢痕严重挛缩，加之放疗后在颞下颌关节及颊部形成放射性瘢痕，将髁突牵引向前超过关节结节，造成髁突前脱位。临床上可有以下表现：①可触及关节结节处髁突有动度，耳屏前方触诊有凹陷。②下颌明显向对侧偏斜。③张口受限。④可触及后颊部瘢痕。⑤关节侧位片示髁突脱位于关节结节的前上方。

十八、语言障碍

人类的交流在日常生活中必不可少，语言是人类交流的重要工具，它是在中枢神经活动参与下，通过周围神经及其支配的肌肉运动所实现的交流链来完成的。此交流链包括八个阶段，即：前语言阶段（prelinguistic stage）、语言编码阶段（language encoding）、组织发音运动阶段（motor programming）、发音运动执行阶段（motor execution）、接收阶段（reception）、感受及认识阶段（perception/recognition）、语言破码阶段（language decoding）以及信息破码阶段（message decoding）。这八个阶段既相对独立，又相互联系，其中任何一个过程受到干扰或产生异常，都会导致不同类型及不同程度的语言障碍。语言障碍是指不能用语言表达、语言表达不清以及发音不清三大方面。与口腔颌面部有直接密切关系的语言障碍的类型为发音不清。

【病史要点】

除按一般性疾病询问病史外，还应特别注意以下几点。

1. 母亲生产史　是顺产还是剖宫产，是否为足月产，产后婴儿是否有缺氧史或其他并发症。

2. 家族史　家族是否有语言障碍的病史。

3. 既往史　是否有外伤史、高热史、癫痫病史等。

4. 社会史　家庭生活背景，受教育程度。

5. 语音发育史　语音开始发育的时间，即开始讲"婴儿语"和发出有意义语音的时间，以及语音的内容。

6. 询问语言障碍或发音不清的反映者。

7. 是否伴有其他先天性畸形或已诊断的综合征。

【检查要点】

1. 发音检查

（1）单音素（元音、辅音）。

（2）单音节。

（3）1~20 连续数数。

（4）字表及实验句。

（5）一般日常对话。

2. 听力检查及中耳功能评价　应由耳鼻喉科医师配合检查气传导和骨传导的听力情况，以及中耳功能情况。

3. 智力检查　应由儿科的儿童发育专家配合，按各个年龄阶段进行智商的测定。

4. 发音器官检查

（1）唇的形态及运动功能。

（2）牙齿的位置、排列及上下颌的关系。

（3）牙列的发育阶段及牙齿缺失情况。

（4）舌的大小、形态及运动功能。

（5）舌系带的形态及长度。

（6）腭弓、软腭及悬雍垂的形态。

（7）腭舌弓及腭咽弓的形态和长度。

（8）软腭运动功能（发 /ɑ/ 音）。

（9）扁桃体大小。

5. 与发音有关器官功能的客观检查

（1）唇、舌、腭的肌电检查。

（2）头颅侧位 X 线片检查：评价软腭静止长度、咽腔深度、软腭发 /i/ 音时的运动情况及腭咽闭合情况。

（3）头颅正侧位 X 线动态录像检查：评价连续发音时软腭及舌的运动情况。

（4）鼻咽纤维镜动态录像检查：腭咽闭合类型及连续讲话时软腭运动情况。

（5）鼻音计：评价鼻共振情况。

（6）语图仪：全面评价所发语音的正确性。

（7）腭电图：评价发音时舌与腭的相对位置。

【鉴别诊断】

1. 感觉 - 运动方面疾患导致的语音障碍

（1）器质性异常

1）解剖结构异常：见于唇裂和（或）腭裂（完全、不完全及隐裂）、腭盖高拱、先天腭咽闭合不全、腭舌弓过短、舌体过大或过小、舌系带过短、牙齿缺失、牙齿错位、上下牙列关系异常（深覆𬌗、反𬌗或开𬌗）、扁桃体过大、咽扁桃体（即腺样体）切除术后、舌及腭部肿瘤切除术后继发畸形，以及鼻咽腔及口腔的肿物。此类发音障碍多为个别音发音不清，并可找出明显可见的解剖结构异常。不同解剖结构异常所致的发音不清特点不同。例如牙𬌗疾患引起的发音不清以舌尖前音的塞擦音（/z/、/c/、/s/）及唇齿音（/f/）不清为主，腭咽闭合不全引起的发音不清以塞音（/b/、/d/、/g/ 等）及塞擦音（/j/、/zh/、/z/ 等）不清为主并有异常的鼻腔共振。

2）神经系统异常：见于中枢神经系统和周围神经系统的疾患。可为先天性，也可为后天性，主要分为以下四大类。

A. 构语障碍：又分为 5 个亚型，分别是松弛型、痉挛型、运动失调型、低张力型和高张力型。各亚型构语障碍的发音特点略有不同，但总的表现为语音发出不准确，包括语音变形和遗漏。其语音错误与非发音期的异常肌肉运动关系密切。

B. 皮层失用性语音障碍：此类语音障碍是由大脑皮层损害所引起的语音组织能力的障碍。表现为选择正确音素的能力下降，常出现的语音错误为音素的错误代替，即在发一个音时加入多余的音素或在发音时重复一个音素。

C. 脑瘫性发音障碍：由出生前、出生时以及出生后两年内大脑缺氧性损伤所造成。其发音的错误类型为：音节初始流音 /l/ 均由半元音 /w/ 代替，将词组省略为单词，音节初始的清塞音由浊塞音代替，擦音边音化和齿音化。总之，脑瘫性发音障碍的错误类型类似于儿童语音发音过程中的发育性错误。

D. 后天大脑皮层语音区域损伤：可以由脑外伤及脑血管意外等造成。其语音障碍的类型及程度取决于损伤的部位、面积以及程度，可以由轻度发音不清至完全性失语。

（2）功能性发音不清：此类患者无明显可见的发音器官解剖结构异常，而是由于感觉 - 运动疾患，不能正确运用发音器官而引起发音不清。例如一些腭裂患者，在术后虽然裂隙已经封闭，软腭具有了正常的解剖结构及功能，但由于患者在发音时不能够正确运用软腭达到完全的腭咽闭合，并且不能使舌及咽部的肌肉协同配合，致使在腭裂术后仍存在过高鼻音及代偿性错误发音。

2. 听觉 - 感受方面疾患导致的语言障碍

（1）听力障碍：听力障碍的儿童往往在理解语音信号的声音与意思表达的关系方面出现困难。此类患儿不能听到高频信号的声音，而辅音中的塞音及擦音是在高频信号区域出现的。其发音错误特点有：①易发错的音与在发此音时是否有动作可见有关。如此类患者可区分唇音及齿音，但对舌腭辅音多出现发音错误。②在发清、浊辅音方面不稳定，两者发生错误代替。此特点可区别于由运动系统或结构异常引起的发音错误。另外，听力障碍儿童出现擦音的发音错误较多，这是因为擦音的声频信号多在高频区，听力障碍的儿童很难听到。

引起听力障碍的原因很多，包括先天性（多作为综合征的症状之一出现）及后天性。后天性听力障碍常见药物性的听力损害，腭裂患者的异常咽鼓管功能引起中耳功能障碍所致的听力下降，以及过大咽扁桃体引起中耳引流不畅所致的听力下降。听力障碍的程度不同引起不同程度的语音障碍。听力障碍出现的时间不同，所引发的语音障碍的程度也不同。

（2）语言感受能力障碍

1）区别音素声音信号特点的能力障碍：此类患者不能区别出语音中的声音信号特点，因而形成不正确的音素发音体系。对于一对音节，只有其中一个音素不同时，此类患者很难说出这对音节彼此的不同之处。因此，此类患者所存在的发音错误与不能辨别的音节关系密切。

2）音素分类能力障碍：此类患者在被告知一对对比音素的不同时，可以说出它们的不同，否则很难加以区别，所犯的语音错误与此关系密切。

3. 认知 - 语言方面疾患导致的语言障碍

（1）总体智商：总体智商的高低并不代表病理性发音错误的多少，而与语音发育的年龄有关。总体智商在正常低限或在不正常范围内的儿童，相应语音发育迟缓，但所犯的语音错误与语音发育过程中的语音错误相同。

（2）语言能力

1）语言障碍与发音不清：语言障碍主要是指运用语音的能力障碍。语言障碍反过来可以造成发音不清，如音节的丢失和代替。

2）组织概念障碍与发音不清：此类组织概念障碍可以发生在 3 个水平，即音节水平、音素水平和特点水平。主要表现为非正常性代替或遗漏词组中的音节、音节中的音素，导致与之相应的字发音不清。

（葛娜）

第五章

诊断技术

一、唾液流量测定

唾液流量测定在研究唾液腺疾病以及某些代谢性疾病中起一定作用，有助于确定口干症是否存在以及口干的程度和类型。包括全唾液流率测定、腮腺唾液流率测定、下颌下腺唾液流率测定及小唾液腺唾液流率测定，其中前三者又包括静息状态流率测定和刺激状态流率测定。

【适应证】

1. 舍格伦综合征。

2. 各类口干症。

3. 唾液腺功能检测。

【方法】

1. 测量条件　因唾液分泌有一定的节律性，且受多种因素影响，因此应严格规定测量条件：选择上午 9:00—11:00 测量，测量前禁食、禁水至少 1 小时，禁止吸烟、剧烈活动至少 1 小时。用清水漱口后静息 5～10 分钟，然后先进行静息唾液流率检测，其后以 2% 柠檬酸棉球置于患者舌背测量酸刺激唾液流率，或以温水泡软 5 g 医用白蜡，嘱患者咀嚼后测量咀嚼刺激唾液流率。

2. 全唾液流率测定　患者坐位，上半身稍前倾，头略低，收集开始前先将口内唾液吞咽干净，然后使唾液在口底聚集，开始计时，每隔 60 秒将唾液吐入或自然流入带刻度的容器，收集记录唾液体积。

3. 腮腺唾液流率测定　常用 Lashley 杯或改良的 Carlson-

Crittenden 装置收集。两种装置均为带有内腔和外腔的塑料或金属杯，内腔通过塑料管道将唾液输送至收集器，外腔连接负压吸引装置，使用时将杯子放在导管口上收集唾液。

4. 下颌下腺唾液流率测定　下颌下腺和舌下腺可通过 Wharton 导管共同开口于口腔，所以通常将其分泌物收集在一起。常用的方法有插管法和隔离法。插管法：将一端渐细的聚乙烯管插入下颌下腺导管口收集。隔离法：用棉卷将双侧腮腺导管挡住，将 Wharton 导管口隔离，使其分泌物集中于口底，用微吸量管以轻吸法收集。

5. 小唾液腺唾液流率测定（称重法）　裁剪 Whatman 滤纸片，规格为 2 cm × 1 cm，密封于消毒干燥密闭容器内，称重。暴露待测定部位口腔黏膜，干棉签擦干，范围大于滤纸片面积。将试纸放置于预定部位，轻触纸片保证紧密贴合，开始计时，30 秒后小心揭下滤纸片，迅速放入原密闭容器内密封，再次称重。计算两次称重差值，单位为 mg/（min·cm^2），测量 3 次取平均值。

【结果判断】

1. 静息状态下，全唾液流率低于 0.1 ml/min 为唾液分泌减少。

2. 静息状态下，15 分钟内腮腺正常分泌量为 0.3 ~ 2.5 ml，少于 0.3 ml 提示分泌减少，多于 2.5 ml 提示分泌过多。酸刺激状态下，15 分钟内腮腺正常分泌量为 0.5 ~ 10 ml，少于 0.5 ml 提示分泌减少，多于 10 ml 提示分泌过多。

3. 根据部位不同，正常状态下小唾液腺唾液流率为 2.22 ~ 2.82 mg/（min·cm^2）。

二、泪腺分泌功能测定

泪腺分泌功能测定主要用于舍格伦综合征的诊断，最常用的方法是施墨试验（Schirmer 试验，希尔默试验），简单易行，但只能做粗略估计。

【方法】

用 5 mm × 35 mm 的滤纸条，置于睑裂内 1/3 与中 1/3 交界处，闭眼夹持 5 分钟后检查滤纸湿润长度。

【结果判断】

小于 5 mm 表明泪腺分泌减少。

三、活体组织检查及术后病理检查

活体组织检查简称活检，其首要目的是明确疾病的诊断，这是对疾病实施有效治疗的前提。主要分为一般组织活检和冰冻组织活检。术后病理检查是对经过或未经过术前活体组织检查的术后标本进行病理学检查，其目的除确定诊断外，对肿瘤患者还可确定切除的组织边缘是否有肿瘤残留以及淋巴结是否有肿瘤转移等，并据此来判断患者的预后和确定术后治疗方法。

【原理】

取一定量的病变组织，将其制成组织切片，再进行染色。通过光学显微镜观察病变的组织结构，从而明确病变的性质，确定疾病的诊断。特殊情况下，可通过电子显微镜观察组织的超微结构，或用组织化学、免疫组织化学方法鉴定组织中的特殊成分，还可以用分子生物学方法检测组织中特定的 RNA、DNA 序列，达到对疾病进行诊断和鉴别诊断的目的。

活体组织检查是诊断疾病的有效手段之一，其前提是所取组织必须具备疾病的基本特征。但有时病变体积或范围较大，所取的小块组织不一定代表病变的本质。因此，临床和病理医生应密切合作，全面分析患者的临床及其他各项检查结果，进行综合分析，方能得出正确诊断。

【适应证】

1. 临床上不能明确诊断的性质不清的肿块。

2. 某些分型不明确的良、恶性肿瘤。目的是确定组织分型，以利于治疗。

3. 不明原因的、治疗两周以上不愈合的溃疡。

4. 某些长期按炎症治疗无效的病变。

5. 口腔黏膜白斑、红斑，为明确其上皮异常增生的程度或是否有癌变而进行活检。

6. 临床上某些鉴别困难的黏膜病。

7. 因肿瘤或其他疾病手术切除的标本。

冰冻活体组织检查的适应证主要是不适宜先行一般组织活检的病变和组织。主要目的是术中确定疾病的诊断，确定恶性肿瘤切除的边界，特殊情况下可用来监测深部肿瘤的活检，判断所取组织是否正确。

唾液腺肿瘤一般不应进行切开活检。伴急性炎症的病变应在炎症消退或得到控制后再行活检。

【方法】

同一般无菌手术。

【注意事项】

1. 为避免影响组织染色，切取表面溃疡及黏膜病变时，尽量不用有色消毒液。

2. 在进行局部麻醉时，注射针不应穿过肿瘤组织。麻醉药应尽量远离拟切取的组织，以免麻醉药影响组织结构（特别是口腔黏膜组织），不利于诊断。

3. 切取肿瘤及其他组织时，要有足够的深度。对于口腔黏膜，应包括上皮、固有层和黏膜下层。切取溃疡组织时，应取溃疡边缘与正常组织交界处及部分溃疡组织。无论是溃疡还是肿物的切取，都应避免切取坏死组织。

4. 活检所用手术刀应锋利，禁忌挤压、钳夹拟切取的组织，否则组织因挤压变形，无法诊断。特别是淋巴细胞丰富的组织，更易发生组织变形。

5. 口腔黏膜有多处或大范围的病变，临床上表现多样时，可在有代表性的区域切取 2 块以上的组织。

6. 要求对术后标本的特殊部位如组织边界、淋巴结等进行病理检查者，应在此部位做适当的标记，或单独切取，单独固定。

【组织固定】

1. 切取的组织应立即置于 10% 福尔马林中固定（用于冰冻病理检查者除外），固定液的体积至少为组织标本体积的 10 倍，否则固定效果不佳。

2. 薄片状组织如上颌窦黏膜、已剖开的薄囊肿壁，直接投入固定液中易卷曲，造成切染及观察困难。可将其平铺在滤纸上，再置于固定液中。

3. 需电镜检查的标本，应分切成 1 mm³ 大小的组织块，用新配制的 2.5% 戊二醛固定。

【病理申请单填写】

正确而适当的申请单填写有助于疾病的病理诊断。病理检查申请单正是为此设计的，应逐项填写。下级医生填写的申请单应由上级医生校阅。主要病史、临床检查所见、实验室检查结果、X 线检查结果、患者的既往史（特别是肿瘤病史）、全身皮肤病的现病史及既往史均应填写。需病理医生特别注意的部位可用缝线做标记，并在申请单中说明。

四、细针吸细胞学检查

细针吸细胞学检查是用外径 0.6 mm 的细针头抽取病变组织涂片做细胞学检查，是一种安全、简便、经济、能迅速做出诊断、颇有价值的术前诊断方法。

【适应证】

各类表面皮肤或黏膜完整的肿块，包括炎性肿块或肿瘤性肿块。

【方法】

进针点周围的皮肤或黏膜常规消毒，局部麻醉，用外径为 0.6 mm 的 6 号针头接 10 ml 注射器，并将其固定于特制手柄 CAMECO（CAMECO 的作用为仅用一只手即可回抽注射器针芯，使术者腾出另一只手固定穿刺部位）。以左手示指及拇指固定肿块，右手握持 CAMECO，待针进入肿块后回吸，在注射器内呈负压状态下，针尖在肿块内反复穿刺以获取细胞材料。拔出针头前应使针芯回复原位以消除负压，避免细胞材料进入注射器内。拔出针头后，将吸取物推到载玻片上，如同血液涂片法制备。将涂片立即置入 95% 乙醇和乙醚混合的固定液中，半小时后进行巴氏染色，光镜下观察。

【结果判断】

1. 炎性肿块内为炎症细胞，无肿瘤细胞。

2. 良性肿瘤细胞形态较一致，异型不明显，无有丝分裂像。恶性肿瘤细胞异型，可见有丝分裂像。

3. 某些肿瘤具有细胞学特征以助诊断，如黏液样间质呈波纹状或絮丝状，成团瘤细胞位于其内时，瘤细胞团周围呈现羽绒状"拔丝"现象，为多形性腺瘤。腺样囊性癌的特征性表现为癌细胞呈球状排列，聚集在球体四周，中心为无色、半透明的黏液样物质。

【注意事项】

1. 针吸组织是肿物的某一点，获取组织较少，少量组织的涂片难以概括肿瘤的全貌，故诊断时应结合临床综合考虑。

2. 位置深在的小肿瘤可能漏诊，如能在超声导引下进行针吸，则可避免漏诊。

（苏家增）

五、腭裂语音诊断技术

腭裂术后有相当一部分患者存在着不同程度的语音功能障碍，给患者生活、学习和工作带来很大影响，并对患者心理健康产生了不良作用。因此，恢复腭裂患者的语音功能是腭裂治疗的重要任务之一。

（一）语音评价方法

【原理】

语音评价目的主要是准确发现患者语音缺陷的不同特点及语音障碍机制。可以通过各种主观或客观评价手段进行。

【适应证】

1. 腭裂术后语音不清。

2. 各种原因造成的腭咽闭合不全。

3. 其他非腭裂疾患出现语音不清的症状，如舌系带过短、软腭麻痹、腭舌弓过紧或不良发音习惯等。

【方法】

1. 主观评价方法

（1）耳听评价：即检查者通过耳听对患者的语音质量进行评价，作出主观判断，主要评价鼻音、鼻漏气和代偿性发音。此方法简便易行，易于临床医师采用，但其结果常易受各种主观因素的影响。

（2）语音测试：采用各种语音试验评价表，由受试者按评价表的音标读音，录下后由语音病理学专家评价。受试者的语音清晰度评价目前由国内北京大学口腔医学院与中国科学院声学研究所共同研制，根据汉语语音特点设计了语音清晰度字表，并进一步根据腭裂患者发音特点设计了腭裂字表，进行发音的检测。分析方法如下：

$$Si=Ci/75 \times 100\%$$

其中，Si 为某一记录音节清晰度得分，Ci 为某一记录正确响应音节个数。

结果判断：

语音清晰度（%）	评价
85 以上	优秀
70～84	良好
55～69	中等
40～54	不好（差）
39 以下	很差

临床意义：当语音清晰度在 70% 以下，即中等水平及以下时，则应进行相应的临床治疗或语音训练。

（3）镜子试验：将一镀铬金属镜片置于患者鼻和上唇之间，由于镜面温度低，当患者发非鼻辅音时，如有气流从鼻孔漏出，即在镜面留下雾气。此法简单易行，且较灵敏。

（4）鼻孔阻放试验：在患者发 /i/ 和 /u/ 音的同时，将鼻孔一捏一放。如果声音无变化，说明腭咽功能良好；如果声音随捏放而变化，说明腭咽功能不全。

2. 客观评价方法　是采用各种仪器设备，对患者的腭咽闭合功能、过高鼻音、鼻漏气、额外共振峰等发音生理学、声学和形态学方面的特点进行分析。

（1）内镜检查：目前临床常用的是光导纤维内镜，亦称鼻咽纤维镜。此法属于侵入性检查方法，使内镜从鼻腔中鼻道进入鼻咽部，向下调整镜头，动态观察发音时软腭和咽部的动作，根据发音时咽部遗留间隙大小，评价腭咽闭合状况。内镜检查可直接观察，也可录像和照相，是分析腭咽闭合功能的一种较好的方法，但只能进行定性分析。

（2）影像学检查

1）X线平片：主要是拍头颅定位正、侧位片，通过发音瞬间的平面影像，从正、侧位分析软腭、舌、咽侧壁、下颌等的位置状况。

2）荧光显影技术：在上述X线片的基础上，将钡剂等金属糊剂滴涂于软腭、咽壁或舌表面，以增强软组织边缘的影像，再拍片或摄影，则可更清晰地显示检查部位的形态。

3）X线动态录像：通过连续摄影，动态观察腭咽部、软腭、舌及下颌等运动，显示运动状态下患者发音的缺陷所在。

4）CT检查：通过电子计算机断层扫描，使采集的部位更准确，图像更清晰。

以上均是通过放射影像技术，从形态学上直观地反映出发音者发音时各发音部位的状况，从而发现其语音障碍所在。

结果判断：包括软腭运动评价和咽侧壁运动评价。

软腭运动评价：按以下标准将软腭运动分为3级。

A：软腭运动良好，发音时可与咽后壁接触。

B：软腭有一定程度运动，U点向后上的移动超过1/2 UD，但仍存在明显的腭咽间隙*。

C：软腭运动不良，U点的移动不超过1/2 UD。

咽侧壁运动评价：也分为3级。

A：两侧咽壁运动明显，达咽后壁中线水平。

B：咽侧壁运动达到或超过同侧咽后壁宽度的2/3。

---

* U点：自静止软腭中后1/3交界之鼻侧面相应部位设的点。D点：腭平面延长线与咽后壁相交点。UD代表形成腭咽闭合时软腭需移动的距离，1/2 UD为过UD连线中点之垂直平分线。

C：咽侧壁运动未达同侧咽后壁宽度的 1/3。

临床意义：通过头颅定位正、侧位的两维方向分析，并结合鼻咽纤维镜的水平方向观察，可以较准确地反映腭咽闭合的形态学状况。

（3）空气动力学技术：较成熟的方法是压力-气流检测技术，即测定口、鼻腔的压力和气流变化，经公式计算后可得出被试者腭咽闭合所遗留间隙的面积。较典型的方法有 PERCI 法。

结果判断：①腭咽闭合完全或临界闭合：口鼻腔压力差 $> 3.0\ cm\ H_2O$，腭咽口面积 $< 0.1\ cm^2$。②腭咽闭合中度不全：口鼻腔压力差 $1 \sim 2.9\ cm\ H_2O$，腭咽口面积 $0.1 \sim 0.2\ cm^2$。③腭咽闭合严重不全：口鼻腔压力差 $< 1.0\ cm\ H_2O$，腭咽口面积 $> 0.2\ cm^2$，

（4）声学检测技术：目前常用的是鼻音计。其原理是通过分析口鼻腔输出的声能比率，评价过高鼻音的情况，并可间接反映出腭咽闭合状态，其与计算机连接，结果准确、迅速。以鼻音化率形式进行分析。

结果判断：①腭咽闭合完全或临界闭合：鼻音化率 $< 35\%$，属正常范围。②腭咽闭合不全：鼻音化率 $35\% \sim 50\%$。③腭咽闭合严重不全：鼻音化率 50% 以上。

（5）超声检查：可用于检查发音时软腭和舌体运动状态，但由于颌骨重叠的影响，成像质量不理想，故临床上较少使用。

（6）语音频谱分析：所用仪器为语图仪，现在常用的音频分析软件也可以做频谱分析。通过记录发音时的声学图谱，从而分析包括语音频率、振幅、时长、共振峰等声学参数，作出计量，可较准确地发现患者语音障碍所在。

（7）腭位图：通过腭部佩戴的带电极的腭托，与计算机连接，屏幕可显示发音时舌、腭接触位点，分析发音时舌与腭部接触的位置关系，从而判断发音部位正确与否。

以上是目前临床较常用的评价语音的方法，此外还有许多方法，有些还没有统一的判断标准。但任何一种方法都有其局限性、片面性，无法全面分析，应强调综合评价，即根据每种方法的特点

综合分析，以更准确地诊断语音功能障碍机制。

（二）腭咽闭合不全的诊断

完善的腭咽闭合是获得清晰语音的必需条件，腭咽闭合不全是造成腭裂术后语音不清的主要原因之一。腭咽闭合不全的诊断目前尚无统一标准，应根据上述的语音评价方法综合分析，才能较准确地判断。以下判断结果可作为临床诊断的参考指标。

1. 压力 - 气流测试　口鼻腔压力差＜ 3.0 cm H_2O，腭咽口面积＞ 0.1 cm^2。

2. 声学检测——鼻音计　鼻音化率＞ 35%。

3. 影像学检查　① X 线平片：头颅定位侧位片示软腭上抬与咽后壁无正常接触，正位片示咽侧壁运动未达到同侧咽后壁宽度的1/2。② X 线动态录像：软腭与咽后壁运动有明显间隙。

4. 鼻咽纤维镜　在腭咽部运动水平方向观察，发音时存在明显的腭咽间隙。

【分类】

腭裂患者与正常人腭咽闭合方式有很大不同。正常人以软腭运动为主，与咽后壁接触，形成闭合；腭裂患者由于裂隙的存在，出现明显的咽后壁、咽侧壁代偿运动。关于腭咽闭合的分类和程度存在不同观点，我们目前在临床应用的分类大致如下。

Ⅰ类：软腭或咽侧壁运动良好，发音时能形成腭咽闭合或达到边缘闭合。

Ⅱ类：腭咽闭合不全，但软腭及咽侧壁均有明显动度，即所谓的环状闭合不全。

Ⅲ类：腭咽闭合不全，发音时以软腭运动为主，咽侧壁运动不良，即所谓的冠状闭合不全。

Ⅳ类：腭咽闭合不全，发音时以咽侧壁运动为主，软腭运动不良，即所谓的矢状闭合不全。

Ⅴ类：腭咽闭合不全，软腭及咽侧壁均运动不良，为严重的闭合不全。

以上所述仅作为临床诊断参考。

【临床意义】

腭咽闭合不全的诊断及不同类型闭合不全的分析可以指导临床采用不同方法的手术加以矫正，从而达到满意的疗效。

（三）功能性语音障碍的分类

功能性语音障碍是指具备正常的腭咽闭合条件，而由于各种不良的发音习惯导致的语音不清。

在腭咽闭合完全的前提下，语音的清晰取决于正常的发音方式和发音部位。功能性语音障碍则表现为发音方式和发音部位异常，被各种不良的发音习惯所替代。

【分类】

目前临床上将其分为 3 类。

1. 发音部位异常　发音时发音方式无明显缺陷，但唇、舌等发音器官不能形成发各类辅音时所需的正确的发音位置关系。

2. 发音方式异常　发音时各发音器官能形成正确的发音位置关系，但口腔内气流压力的阻碍方式异常。

3. 发音部位及发育方式均异常　发某类辅音时发音部位异常，发另一类辅音时表现为发音方式异常；或在某一辅音发音时既有发音部位异常，又有发音方式异常。

（周治波）

六、面神经运动功能评价方法

面神经运动功能评价有许多方法，目的在于更精确地反映各种不同程度面瘫，或面神经继发性损害后的恢复情况，指导临床诊断并判断面神经修复或其他治疗的疗效。这里介绍几种常用的评价方法。

【原理】

根据面神经支配的面部各区域表情肌运动的情况来判断神经损伤的程度。目前临床常用的有主观评价系统和客观量化的评价系统。

【适应证】

1. 主、客观评价系统均适用于面神经损伤后各个时期。

2. 主、客观评价系统在损伤后 15 天对预后的判定有意义。

【方法】

1. 主观评价系统　见表5-1 House-Brackmann（H-B）评价系统。

表 5-1　House-Brackmann（H-B）评价系统

分级	表现	特征
I	正常	面部所有区域正常
II	轻度功能障碍	总体：仔细观察时才能发现轻微的功能减弱，可能有轻微的连带运动
		静止：正常对称，张力正常
		运动：上额运动中等，轻用力时眼睑可完全闭合，口轻度不对称
III	中度功能障碍	总体：明显的功能减弱但双侧无损害性不对称，可观察到并不严重的连带运动、挛缩和（或）半侧面部痉挛
		静止：正常对称，张力正常
		运动：上额运动微弱，用力后眼睑可完全闭合，可移动口角，但明显不对称
IV	中重度功能障碍	总体：明显的功能减弱和（或）损害性不对称
		静止：正常对称，有张力
		运动：上额无运动，眼睑不能完全闭合，口唇功能不对称
V	重度功能障碍	总体：很少见有运动
		静止：不对称
		运动：上额不动，眼睑不能完全闭合，口唇仅有轻微运动
VI	完全麻痹	无运动

2. 客观评价系统　主要采用临床量化面神经功能评价系统（QFES）。

（1）定点：So，瞳孔中心上方眉弓最高点；Io，眶下点；Lc，外眦点；Mc，内眦点；M，口角点；L，鼻翼最低点；F，正中线与双侧 So 连线的交点；Mid，正中线与上唇或下唇唇红缘交点（图 5-1）。

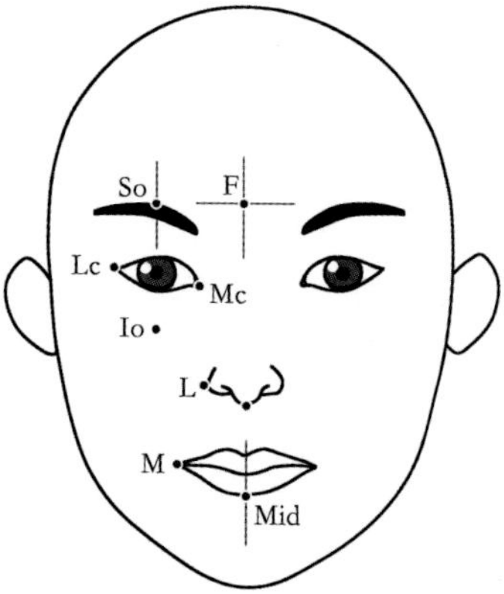

图 5-1　临床量化面神经功能评价系统的面部定点

（2）测定指标：抬上额测 So-Io（①），闭眼测 So-Io（②），皱眉测 So-F（③），耸鼻测 Mc-L（④），微笑测 Lc-M（⑤）和 M-Mid（⑥），噘嘴测 Lc-M（⑦）和 M-Mid（⑧），大张口测 M-Mid（⑨），正常及用力闭眼测上下睑缘距（⑩）。

测定指标排序为①～⑩。

（3）面神经功能评价指数

设 D_1 为健侧静止距离，D_2 为健侧运动时距离；d_1 为患侧静止距离，d_2 为患侧运动时距离。

$$\text{位移百分比：}PD=\frac{d_1-d_2}{D_1-D_2}$$

FNI_1 至 FNI_{10} 表示各测定指标的PD值，为各指标功能评价指数。

$$\text{整体面神经功能评价指数：}TFNI=\frac{\text{各指标 FNI 之和}}{\text{指标总数}}$$

$$\text{面神经运动功能百分比：}TPr=\frac{\text{伤后 TFNI}}{\text{伤前或正常 TFNI}}$$

面神经功能指数（FNI）分布按各指标均占 10% 计，则分区面神经功能指数：

$$RFNI = \frac{面神经各支支配区 FNI 之和}{面神经各支支配区测定指标总项次}$$

（4）注释：用力闭眼时可完全闭合，轻闭眼时上下睑缘距 0～4 mm 者，按每 1mm 25% 计；用力闭眼不能完全闭合，且用力闭眼时睑缘距 0～2 mm 者，按每 0.5 mm 25% 计；轻闭眼时上下睑缘距大于 4 mm 或用力闭眼时上下睑缘距大于 2 mm 均计为 0。以上各指标动态测定均在最大动度时测定。

【结果判定及临床意义】

结果判定和临床意义见表 5-2。

表 5-2　面神经损伤后预后与 QFES 及 H-B 评价系统的对应关系 *

临床恢复时间（天）	QFES		H-B 评价系统
	TFNI	TPr	
< 60	76%～86%	84%～96%	Ⅰ～Ⅱ级
60～89	62%～76%	72%～94%	Ⅱ级
90～179	57%～72%	73%～89%	Ⅲ级
180～360	52%～70%	65%～89%	Ⅲ～Ⅳ级
> 360	25%～67%	28%～78%	Ⅳ级以上

* 主、客观评价均在损伤后 15 天进行。

【注意事项】

1. 应用主观评价系统时，为避免评价的系统误差，最好采用 3 个不同评价者的平均意见。

2. QFES 要求患者做的各项动作均应在最大动度时测定，从而使预后判定具有可比性。这一点对有些患者而言是有一定难度的。因此，要求测定者在测定前对患者进行各项动作的训练，以达到测定要求。同时，这些动作也可作为对患者进行功能训练的项目。

七、神经电图及肌电图诊断技术

（一）神经电图

【原理】

神经电图（electroneurography，ENoG）是对出自茎乳孔的面神经干施以电刺激，根据其各周围支支配的表情肌记录整块肌肉的复合动作电位（compound muscle action potential，CAP），来判断周围性面瘫程度的电生理学诊断方法。

【适应证】

1. 神经受损后其兴奋性未完全消失，可进行暂时性和不完全性面瘫的功能评价。

2. 神经损伤行神经修复后，对已有电传导的神经功能恢复进行评价。

【方法】

将刺激电极置于颌后间隙，施以一定波宽（0.1～1.0 ms）的方波脉冲电流刺激面神经干，并用接收电极从待检肌肉获得反应波。刺激强度从 0 mA 开始增大至反应波波幅达最大，但刺激强度以不超过其阈值的 150% 为宜，并以相同方法测定对侧相应肌肉的反应波波幅，双侧最大波幅比值即为 CAP。

【结果判断】

测试结果以 CAP 表示。

【临床意义】

1. CAP ＝ 0 表明受损神经电传导中断或神经损伤修复后电传导功能尚未恢复，常提示神经损伤程度严重或神经功能恢复较差。

2. 0 ＜ CAP ≤ 20%，提示神经损伤程度严重，神经功能不能完全恢复。

3. CAP ≥ 60%，提示神经损伤程度轻，神经功能可望恢复正常。

4. 如在神经损伤后 6～12 个月 CAP 无改善，临床面神经功能也无恢复，则预示着解剖上的功能废用及神经功能恢复的预后不良。

【注意事项】

1. 测定应在非麻醉状态下、于静电屏蔽环境中进行，应使用地极以避免干扰。

2. 测定应尽量在恒定室温下进行，以 20～26 ℃为宜。

3. 测定时，刺激强度应从 0 mA 开始，逐渐增大，禁忌直接使用较大电流刺激。最大刺激强度不应超过其阈值的 150%。

4. 如有可预见性医源性损伤可能，应于术前测得相对正常的 CAP 值，于术后再次测得此值后进行比较会更准确。

5. 如神经受损后 CAP 值大于 1，则预示神经功能有超兴奋改变，预后良好，其程度可以用其导数表示。

6. 神经电测试结果可能受多种因素影响，因此要作出正确的预后判定还应密切结合临床表现。

（二）肌电图

【原理】

肌电图（electromyography，EMG）是将接收电极直接置于需测定肌肉表面或插入肌肉内检测肌肉本身运动功能改变的一种方法。

【适应证】

1. 神经受损后其兴奋性完全消失，即永久性和完全性面瘫的功能评价。

2. 各种类型面瘫的受累肌肉功能评价。

3. 神经严重损伤后功能恢复及修复效果的评价。

【方法】

使接收电极（针电极）直接接触待检肌肉，分别于静止状态及相应肌肉最大功能运动时记录各种肌电反应波进行分析，以判断相应肌肉功能并间接了解其支配神经的功能。

【结果判定及临床意义】

1. 静息电位（RP）是指面肌处于松弛状态时，插入肌肉内的针电极所记录的肌纤维的动作电位，一般为 0。

2. 纤颤电位（FV）是面肌在失神经支配情况下单个肌纤维的动作电位。波形可为单相、双相或 3 相，一般不超过 5 相，双相多见。

起始相为正相，随后是一负相，电压 10～200 μV，时程 0.5～2.0 ms，一般在神经损伤后 8～21 天发生。

3. 正锐波（PSW）是肌肉失神经支配放松时，常与 FV 伴发自发出现的正相波，多为双相。开始为一正相峰值的锐波，之后紧跟一缓慢的振幅极小的负后电位，多不回至基线，形状似"V"字形。

4. 多相神经再生电位（PP）是指神经损伤或神经修复术后，至少 1 个月或数月后肌肉随意收缩时可出现的再生电位。一般波相 ≥ 5 相，电流 1.5 mA，时程 10～20 ms，可有短棘波多相电位。该电位的出现提示周围神经损伤或神经再生过程开始，一般在损伤或术后 3 周最为丰富。

【注意事项】

1. 测定条件及环境要求同 ENoG。

2. FV、PSW 及 PP 等的出现对诊断神经损伤和恢复有重要价值。FV 及 PSW 只能判断神经有无损伤，而不能确切地表明损伤的程度和性质。PP 的出现表明神经纤维的再生恢复，但不能表明其恢复的程度，也不能准确提示再生是否完全。

3. 实际应用中应结合临床表现，有助于得出正确判断。

（三）运动传导潜伏时

【原理】

运动传导潜伏时（motion conduction latency time，MCLT）是指对面神经干施以电刺激，在其支配的相应肌肉处诱发出电位，记录自刺激开始至检测到诱发动作电位之间实际传导所需时间。

【适应证】

适用于神经损伤后兴奋性未完全丧失的神经功能及神经修复后开始出现兴奋性后修复神经功能的定量评价。

【方法】

MCLT 测定方法基本上与 ENoG 相同，自刺激开始至可记录到反应波出现即可获得该值。

【结果判定及临床意义】

1. 面神经各周围支支配相应肌肉的 MCLT 平均值及相应 95%

置信区间如下（单位为 ms）：额肌 3.94（3.00～4.88），上眼轮匝肌 3.27（2.80～3.94），上唇口轮匝肌 3.64（2.48～4.80），下唇方肌 3.38（2.56～4.20）。各肌肉测得的 MCLT 值如不在此范围内，均提示神经功能损害。

2. MCLT 延迟在 14% 以下提示神经功能恢复预后良好；延迟在 25%～40%，则预后欠佳；如 MCLT 延迟超过 40%，则预后较差。

【注意事项】

1. 测定条件及环境要求同 ENoG。

2. MCLT 测定值受年龄因素影响较大，以上结果适用于青少年及成人，婴幼儿 MCLT 值变异较大。

3. 运用 MCLT 判定预后时，以自身作为对照结果更精确。

4. MCLT 测定值在神经损伤后 15 日对预后判定意义最大，损伤后 15 日内可能存在假象。

（单小峰）

第六章

治疗技术

第一节　冷冻治疗

【原理】

生物组织冷冻后，细胞内外冰晶形成，细胞脱水，电解质及酸碱平衡紊乱，细胞膜脂蛋白分解及温度休克致细胞膜破裂。冷冻后血流淤滞、微血栓形成造成局部缺血，组织继发性坏死。在复温过程中，被破坏的组织蛋白质具有抗原特性，刺激机体的免疫系统，使其产生自身免疫反应。

【适应证】

1. 良性肿瘤　表浅且局限的血管畸形、毛细淋巴管瘤、乳头状瘤、舌及牙龈部位纤维瘤。

2. 恶性肿瘤　因全身情况而不能耐受麻醉及手术者，手术或放疗后范围局限的复发癌，晚期癌肿的姑息性治疗，同时发生的口腔多中心癌，腮腺低度恶性肿瘤侵及面神经但术中可分离面神经并将其保留者。

3. 其他　黑色素斑、扁平苔藓、疣赘等。

【方法】

1. 接触法　用冷冻头稍施加压力与病灶直接接触。根据病变性质、大小及血供情况可将冷冻时间掌握在 30 秒至 5 分钟之间，可反复进行冷冻，一般称之为"冻-融"周期。

2. 喷洒法　将液氮通过冷冻机适当加压，距病变表面 1~2 cm 直接喷洒到组织表面。

3. 灌注法 直接向骨肿瘤刮除后所形成的创腔或骨髓腔内灌注液氮。

4. 刺入法 在麻醉条件下，将一个细长的冷冻头直接刺入病灶中心深处。

【冷冻反应、并发症及注意事项】

1. 疼痛 冷冻过程中一般无疼痛反应，但在复温融化时，因血管从收缩到扩张，疼痛逐渐加剧。故冷冻前应行局部传导阻滞或浸润麻醉并配合镇痛药物治疗。

2. 水肿 为冷冻后正常的组织反应，可给激素及雾化吸入。舌根、口底部位冷冻后大面积组织水肿可致呼吸道梗阻，重点在预防，冷冻前可行气管切开。

3. 麻木 冷冻后冻区可有感觉异常，一般可短期内自行恢复。颏部、下唇及舌冷冻区可完全丧失感觉，持续较久。维生素 B_1、维生素 B_{12} 等药物有一定治疗作用。

4. 出血 多发生在冷冻后 7 ~ 10 天坏死组织脱落时，常见于硬腭癌肿及舌癌冷冻后的病例。可电凝或缝扎止血。

5. 死骨形成 骨组织冷冻后失活变成死骨呈淡黄色，表面有痂皮覆盖，无触痛，多能自行分离脱落，但费时较长，复生速度缓慢。

6. 张口受限 磨牙后区、颊部冷冻治疗后可因瘢痕挛缩致张口受限。应嘱患者早期开始张口锻炼。

7. 冷冻治疗过程中，要注意保护邻近正常组织，避免发生冻伤。

（刘筱菁）

第二节 激光治疗

激光是 20 世纪 60 年代发展起来的一种新的光电技术，具有方向性好、亮度高、单色性好和高度相干性等特性，现已被广泛用于包括口腔科在内的临床各科。

【原理】

激光与组织的相互作用体现在以下 6 个方面。

1. 选择效应　光线照在组织上会被组织吸收，而组织细胞中吸收光能的成分主要是水、黑色素、血红蛋白。这些成分对于特定波长的光具有选择性高吸收的能力。因而当特定波长的光通过皮肤或黏膜照射在组织上时，特定组织细胞成分能够吸收很高的能量，而其他细胞或组织不吸收或只吸收很少的能量，这一现象称为光的选择效应。

2. 热效应　激光束照射至生物体可迅速在局部产生高温，温度达到 300℃以上可引起组织气化。激光治疗的原理主要基于热效应。热效应的反应层次分为温热、红斑、水疱、凝固、气化、炭化、燃烧。

3. 生物刺激效应　弱激光照射生物组织时只产生某种与超声波、针灸、艾灸等机械的和热的物理因子所获得的生物刺激相类似的效应。

4. 光化学效应　激光的光化学反应过程可分为光分解、光氧化、光聚合及光敏化 4 种主要类型。光敏化效应又包括光动力作用和一般光敏化作用。

5. 压强效应　聚焦激光的表面压强可高达 200 g/cm^2。生物组织吸收强激光后的热效应可使其膨胀，加上组织的炭化、气化，体积剧增产生很大的瞬时压强，称为激光的第二次压强。

6. 电磁场效应　激光是一种电磁波，聚焦后的激光能量较大，使焦点处组织电离、细胞核分解。

【激光器的种类】

目前医疗上应用较普遍的激光按波长从短到长顺序排列有：准分子激光（紫外光）、Ar$^+$ 激光（氩离子激光、蓝绿色光）、倍频 Nd:YAG 激光（倍频掺钕钇铝石榴石激光、绿光）、He-Ne 激光（氦 - 氖激光、红光）、半导体激光（红光 - 不可见光）、Nd:YAG 激光（掺钕钇铝石榴石激光、不可见光）、CO$_2$ 激光（二氧化碳激光、不可见光）。需要注意的是有些波段有两个以上的激光器，所以治疗某种疾病所用的激光器并不是唯一的。

最近出现的压缩脉宽的激光器，如调 Q- 固体激光器、超脉冲 CO_2 激光器，用于面部去皱以及去除蓝、黑色斑（如太田痣）有很好的疗效。随着激光器的不断改进，疗效也不断提高。

【适应证】

1. 位置表浅的口腔黏膜、咽喉、舌根等部位的良性病变或癌前病变，如乳头状瘤、黏液囊肿、白斑等。相对于常规外科手术，激光治疗有不出血、无须缝合、正常组织损伤少等优点。

2. 口腔颌面部的脉管畸形。选择性光热效应可以达到病变区域畸形血管萎缩、闭合、组织纤维粘连等治疗效果。

3. 颜面部色素病变，如斑、痣、疣。

【治疗方法】

1. 激光治疗浅表良性病变

（1）Nd:YAG 激光凝固治疗：激光功率 5 ~ 20 W。常规消毒并局部麻醉后，导光纤维距病灶 0.2 ~ 1.0 cm 扫描式照射，照射至瘤体发白，即组织凝固为适度。有蒂肿物可从蒂部照射。黏液囊肿可直接照射，也可将光纤插入囊腔照射，直至囊壁组织凝固。治疗后 3 ~ 5 天组织脱落，表面形成溃疡，漱口水含漱，保持口腔卫生，两周左右愈合。

（2）CO_2 激光气化治疗：对于位置较浅、暴露较好的病灶，可用 CO_2 激光气化治疗，功率 3 ~ 10 W，扫描式照射，治疗过程中不断去除炭化层，直至病灶组织完全气化掉。CO_2 激光气化治疗在组织气化过程中会产生烟雾，污染环境，应有相应的排烟装置。

2. 激光治疗颜面部病变

（1）血管畸形

1）毛细血管型（鲜红斑痣）：使用 Ar^+ 激光器。局部麻醉（不加肾上腺素）后，导光纤维与病变区垂直距离 0.2 ~ 0.5 cm，功率 0.5 ~ 1 W，以 5 mm/s 的速度扫描式照射，肉眼观察病变区颜色略发白为止。可先做实验斑，3 个月后观察效果。倍频 Nd:YAG 激光波长和 Ar^+ 激光波长相近，也可用于治疗鲜红斑痣。

2）静脉型（海绵状血管瘤、血管淋巴管瘤）

A. 扫描式照射：对范围较局限、病变不深的病变可用 Nd:YAG 激光器，功率 10～20 W。成人常规传导阻滞加浸润麻醉，婴幼儿给予盐酸氯胺酮 4～8 mg/kg，肌内注射。导光纤维距离病灶 0.5～1 cm，垂直于病灶扫描式照射，至病灶区萎缩呈现灰白色或灰黑色。

B. 组织间照射：对较深在的病变用 16 号针头于肿瘤侧方基底部穿刺，以该处为中心将导光纤维呈扇形缓慢插入，功率 20 W 左右，边照射边进针。或将导光纤维自黏膜表面垂直插入瘤体多点照射，每次照射时间依瘤体大小决定。

3）淋巴型（淋巴管瘤）：对于发生在舌、颊、唇等部位的淋巴管畸形，可用 10～20 W 的 YAG 激光气化黏膜表面的病灶。对于较深在的病变，可切开黏膜或皮肤，将光纤穿刺插入畸形部位照射，以组织凝固为主。

（2）颜面部褐色斑、痣、疣：局部麻醉，用 3～5 W 的 CO_2 激光气化病灶，边做边用酒精棉擦拭炭化层，直至病变组织完全去除。较深的痣治疗后会留有凹痕。术后创面涂保护性药膏（如抗生素眼膏）数日，并暴露。

（3）面部太田痣等蓝、黑色斑：最近利用调 Q- 固体激光器治疗色斑取得了很好的效果。能量密度为 5～10 J/cm^2，治疗需几次完成。术后发生瘢痕和皮肤结构性改变的可能性很小。

（4）面部去皱：超脉冲 CO_2 激光已用于皮肤磨削术。在操作人员的精确控制下，可去除皱纹部位的数层皮肤细胞。一般能量密度为 5～6 J/cm^2，配以计算机控制的点阵扫描模式完成。术后短期有色素沉着的不良反应，通常可自愈。

3. 激光治疗癌前病变

（1）激光切除法：用高功率（30 W 左右）CO_2 激光或 50 W 左右的 Nd:YAG 激光作为光刀，甲紫（龙胆紫）画线标定治疗范围，无菌纱布覆盖肿瘤表面，光刀以同一顺序方向在同一平面切割，将肿瘤完整切下，创面可直接缝合或移植皮片覆盖。

（2）激光气化治疗：应用 CO_2 激光或 Nd:YAG 激光，由肿瘤周围正常组织开始，先气化至真皮深层或皮下，再对准瘤体由浅至深、从外向内连续气化至基底部，将瘤组织彻底消除净。

（3）光动力学疗法：光敏剂能标记全部肿瘤组织，吸收光能后产生光化学反应，从而高选择地破坏恶性肿瘤组织。临床上使用最普遍的光敏剂是血卟啉衍生物（HpD），浓度为 5 mg/ml，皮试阴性后静脉给药。用药后避光 1 个月。用大功率 He-Ne 激光器或 Ar^+ 激光泵浦的染料激光器（红光），输出功率 0.3 ~ 1 W。

【治疗后反应】

1. 照射区出现水疱，破溃后形成溃疡，创面覆盖一层假膜。

2. 照射后 2 ~ 3 日软组织肿胀达到高峰，局部可以 1.5% 过氧化氢、氯己定擦洗。

3. 组织间照射后，组织渗出和肿胀严重。照射剂量大的病灶区可出现大量渗出和结痂，痂下有坏死组织或脓性分泌物，要及时清除坏死组织。愈合时间 3 ~ 6 周。

4. 光动力学疗法治疗后，阳光照射身体暴露部分可发生光敏性皮炎，主要表现为面部、眼睑有明显充血水肿，应注意避光。

【注意事项】

1. 工作人员及患者应佩戴相应波段的防护镜，避免光照射到反光器械上。

2. 激光气化治疗时会产生污染，要有相应的吸烟和排烟设备。

（刘筱菁）

第三节　放射治疗

【原理】

放射治疗（也称放疗）系在正常组织可耐受的条件下，利用放射线对细胞电离辐射的作用治疗或根治恶性肿瘤。由于肿瘤细胞群体与同组织类型群体之间对放射的敏感性不同，在放射治疗后，照射损伤的正常组织细胞仍可修复，并恢复生长增殖能力，而恶性肿瘤组织细胞则恢复较慢甚至不能恢复。

【放射治疗方式】

1. 远距离放射　临床最常用直线加速器和 ^{60}Co 射线，深部 X 线近来已很少应用。

2. 近距离放射　将微型放射源放入人体腔内或手术插入肿瘤靶区组织内，进行近距离照射。治疗技术涉及腔管、组织间和术中、敷贴等多种方式。后装技术不仅用于妇科肿瘤治疗，还可以用于治疗鼻咽、食管、支气管、直肠、膀胱、乳腺、胰腺、脑等肿瘤。放射性粒子植入治疗肿瘤是将放射性粒子均匀地植入肿瘤靶区，通过放射性粒子持续释放射线起到最大限度地杀伤肿瘤细胞的作用。

【适应证】

1. 根治性放射治疗　以放射为单一治疗手段，给癌肿以致死量照射称为根治性放疗，如治疗某些口咽癌、上颌窦癌、鼻咽癌等。除上述部位发生的恶性肿瘤外，临床上也常根据恶性肿瘤病理组织学类型（如未分化癌、神经母细胞瘤等）、患者的具体情况等综合考虑。

2. 术前放射治疗　手术前照射 2/3 根治量（5 000～6 000 cGy）有利于手术切除，提高对肿瘤的局部控制率，减少局部种植并降低局部复发率。

3. 术中放疗　手术中直接照射术野内无法切除的癌瘤组织，可较大剂量单次照射，而又不致造成对周围正常组织的损伤，但因操作复杂，设备与技术条件要求高而较少应用。

4. 术后放疗　手术后经病理切片检查，根据病灶、分期及淋巴结转移情况，可在切口愈合后给予辅助照射。对于某些局部复发率高、细胞分化程度差的肿瘤（如未分化癌、腺样囊性癌等）以及颈淋巴结清扫后证实淋巴结被膜及被膜周围组织有癌细胞浸润者，可行局部照射（5 000 ~ 6 000 cGy）。

5. 放疗与化疗的综合治疗 根据肿瘤的病理组织学类型、肿瘤的位置和大小、局部和全身脏器转移与否以及全身情况决定是否采用放疗与化疗的综合治疗。

6. 姑息性放疗 对于某些无法实施手术治疗的晚期恶性肿瘤，低剂量照射可使肿瘤部分缩小，控制其发展，缓解压迫症状。

【禁忌证】

1. 广泛远处转移者不宜放疗。

2. 伴有急性炎症、心力衰竭、肿瘤压迫者需经治疗后方可放疗。

3. 已处于恶病质状态者。

【注意事项】

1. 放疗前必须有病理学诊断。

2. 恶性肿瘤首次治疗方案是决定疗效的关键。颌面外科医师应同放疗科等专业医师共同设计治疗方案。

3. 对于术后放疗者，应使放疗科医师充分了解术前原发部位、术中所见及病理诊断等，以利于确定照射野与照射量。

4. 放疗前应常规行牙周洁治。照射野包括上下颌骨者，应拔除病灶牙，治疗龋齿，更换金属充填体，拆除金属套冠及牙桥。

5. 放疗期间注意保护照射野周围正常组织器官；每周复查血常规，观察白细胞、血小板下降幅度；注意加强营养及维生素补充。

【放疗反应与处理】

1. 皮肤反应 照射剂量较大时皮肤可出现红斑、色素沉着、脱屑及毛发脱落等干性皮炎样损害。可用 0.1% 冰片滑石粉外涂，必要时暂停放疗 1 周。皮肤充血、水疱形成则为湿性皮炎，给予相应处理，如 5% 硼酸溶液湿敷、局部涂擦四环素可的松软膏等。放疗期间应加强皮肤护理及保护，如穿软领布服，忌搔抓局部照射野皮肤等。

2. 黏膜反应 可在放疗（> 2 000 cGy）2 周后出现并随放疗量

增加而渐重。轻度反应表现为口腔、鼻腔、口咽腔、鼻咽腔黏膜充血水肿、弥散性红斑，舌乳头萎缩，唇红脱屑；严重反应表现为黏膜糜烂、溃疡、烧灼痛，进食及吞咽困难。一般在停止放疗后 1～2 周内逐渐减轻消退。出现黏膜反应者可用含漱液制剂、中药等减轻症状，剧痛影响进食者可用表面麻醉剂含漱。

3. 全身反应　主要表现为全身乏力、食欲减退、恶心、呕吐、失眠及白细胞和血小板减少等。经加强营养、中药治疗及对症处理可缓解，重者需暂停放疗。

（张杰）

第四节　化学药物治疗

【原理】

化学药物治疗（也称化疗）是应用抗肿瘤药物杀伤癌细胞，其作用是通过直接破坏已合成的 DNA 结构、抑制 DNA 的重新合成或同 DNA 结合影响其功能而完成的。

【抗肿瘤药物的分类】

细胞增殖周期可分为有丝分裂期（M 期）和间期。间期又可分为 DNA 合成前期（G_1 期）、DNA 合成期（S 期）和 DNA 合成后期（G_2 期）。M 期后增殖细胞可继续增殖，非增殖细胞（G_0 期细胞）处于静止状态。抗肿瘤药物对各期肿瘤细胞的作用方式以及对增殖细胞和非增殖细胞的作用强度不同。根据抗肿瘤药物对细胞增殖周期的不同作用，将其分为细胞周期非特异性与特异性两大类。

【化疗方式】

1. 诱导化疗　又称新辅助化疗，用于手术前或放疗前，有利于提高手术根治的效果，对于肿瘤侵犯范围广者可增加手术扩大切除率。放疗前使用某些具有放疗增敏作用的化疗药物（如顺铂等），可提高放疗缓解率和治愈率，减少肿瘤组织乏氧细胞数量。

2. 同期化放疗　在放疗同时给予化疗。通过化疗的协同和增加作用，增强局部控制并减少转移。某些抗代谢药物［如甲氨蝶呤（MTX）、氟尿嘧啶］作用于 S 期细胞，使 DNA 结构发生变化，提高了肿瘤细胞敏感度。顺铂和某些抗代谢药物还可使肿瘤细胞受照射后的 DNA 修复过程受到抑制。同期化疗还可减少乏氧细胞数目，增加对放疗的敏感性。

3. 辅助化疗 用于手术后或放疗后。通过化疗的辅助作用，抑制或杀死残存的肿瘤细胞，提高局部治疗的疗效，消除远处亚临床转移灶。

4. 姑息性化疗 用于晚期癌及转移癌。其目的为缓解症状，延长生存期。

5. 介入治疗

（1）动脉灌注化疗：根据肿瘤发生的部位，将导管经股动脉或颈外动脉选择性插入相应肿瘤的供养动脉，低剂量灌注顺铂（40 mg/m^2）100 ml/h，每周 2～3 次。灌注化疗后可进行手术切除或放疗；对不能手术切除者，可继续灌注化疗。

（2）化学性栓塞：将导管选择性插入肿瘤供养动脉后，把化疗药物与栓塞剂混合在一起经动脉注入。化疗药物逐渐缓慢释放，提高局部药物浓度，并可减少手术切除时术中出血。

【注意事项】

1. 化疗前必须有明确的病理诊断。

2. 了解既往是否应用过化疗、应用的药物、剂量、疗效、毒性及副作用。

3. 在化疗前应综合考虑恶性肿瘤病理组织学类型、临床分期，患者全身情况，药物作用机制、毒性、副作用及药物动力学等。

4. 检查患者肿瘤细胞对化疗药物的耐药性。

5. 在化疗前后常规检查血常规，化疗期间每 3～5 天查一次血常规。

6. 对接受化疗的患者定期检查，以了解其疗效、远期毒性及副作用。

7. 停药指征

（1）剧烈频繁呕吐、腹泻。

（2）白细胞总数在 $3 \times 10^9/L$ 以下或血小板计数在 $60 \times 10^9/L$ 以下。

（3）出现严重肝肾功能损害。

（4）出现心肌损害、化学性肺炎或肺纤维化。

（张杰）

第五节 生物治疗

【原理】

肿瘤生物治疗是应用现代生物技术及其产品进行肿瘤防治的新疗法。它通过调动宿主的天然防御机制或给予天然（或基因工程）产生的靶向性很强的物质来取得抗肿瘤的效应。目前常用的生物治疗方法有免疫治疗、分子靶向治疗等。

【适应证】

1. 淋巴瘤、黑色素瘤。

2. 口腔颌面部恶性肿瘤辅助治疗。

【方法】

1. 免疫治疗

（1）主动免疫治疗

1）细胞因子治疗：细胞因子具有控制细胞生长发育，参与机体免疫应答、炎症反应，抑制或促进肿瘤细胞生长的功能。主要包括白细胞介素、干扰素、肿瘤坏死因子等，有良好的抗肿瘤活性。

2）肿瘤疫苗治疗：肿瘤疫苗是利用患者的免疫系统，诱导产生持续性抗肿瘤免疫力，以治疗和预防肿瘤复发或转移。到目前为止，在预防性肿瘤疫苗开发方面，美国食品药品监督管理局（FDA）已经批准了用于预防肝癌的乙肝病毒疫苗和预防宫颈癌、肛门癌等癌症的人乳头瘤病毒（HPV）疫苗。

3）免疫检查点抑制剂疗法：免疫检查点是存在于免疫系统中的抑制性信号通路，负性调节 T 细胞反应，防止 T 细胞过度活化，可以帮助体内的正常细胞免受攻击。细胞毒性 T 细胞相关抗原 4（CTLA-4）、程序性细胞死亡蛋白 1（PD-1）和程序性细胞死亡配体 1（PD-L1）检查点抑制剂已取得了良好的临床研究结果。2011 年，美国 FDA 批准了首个免疫检查点抑制剂 CTLA-4 单克隆抗体用于黑色素瘤的治疗。2014 年，PD-1 和 Opdivo 单克隆抗体成为美国 FDA 批准上市的第二个免疫检查点抑制剂，被誉为 FDA 突破性药物。

（2）被动免疫治疗

1）过继性细胞免疫治疗：过继性细胞免疫治疗是将自体或同种异体的淋巴细胞在体外活化、培养、繁殖后回输到患者体内发挥抗瘤作用的一种被动免疫方法。采用的淋巴细胞包括树突细胞（DC）、自体淋巴因子激活的杀伤细胞（LAK）、细胞因子诱导的杀伤细胞（CIK）、自然杀伤细胞（NK）、肿瘤浸润淋巴细胞（TIL）、细胞毒性 T 细胞（CTL）、基因修饰改造 T 细胞（CART）。

2）单克隆抗体治疗：一些单克隆抗体有直接抗肿瘤作用，如 CD20 的单克隆抗体药物利妥昔单抗（美罗华，MabThera），临床用于治疗非霍奇金淋巴瘤。而大多数单克隆抗体通过偶联一种细胞杀伤介质，靶向作用于肿瘤位点，起到特异性杀伤肿瘤细胞的作用，从而减少对正常细胞的损害。

2. 分子靶向治疗

（1）表皮生长因子受体靶向治疗：人类表皮生长因子受体（EGFR）是一种酪氨酸激酶受体，基因扩增及过度表达可见于非小细胞肺癌、胶质瘤、乳腺癌、卵巢癌、胃癌、膀胱癌、结肠癌等。

西妥昔单抗（Cetuximab）应用于结直肠癌、胃癌和头颈部鳞状细胞癌（HNSCC）；拉帕替尼用于 HER2 过度表达乳腺癌；凡他尼布（Vandetanib）用于甲状腺髓样癌；吉非替尼（易瑞沙）用于转移性非小细胞肺癌；厄洛替尼（特罗凯）用于转移性或局部晚期非小细胞肺癌（NSCLC）；阿法替尼用于转移性 NSCLC 与 EGFR 外显子 19 缺失或外显子 21 突变；Osimertinib（Tagrisso）用于转移性 EGFR T790M 突变阳性 NSCLC，在一线 EGFR-TKI 治疗后具有进行性疾病。

（2）抗新生血管生成治疗：在肿瘤中形成新血管，这一过程称为肿瘤血管生成，是致癌过程中的关键步骤，预期阻断肿瘤血管生成对肿瘤生长具有深远的影响。

目前，抗肿瘤新生血管常用的治疗药物有：①单克隆抗体类药物，如贝伐单抗应用于卵巢癌、结肠直肠癌、肾癌、乳腺癌、前列腺癌、NSCLC、胶质母细胞瘤；②小分子多激酶抑制剂类药物，如索拉非尼；③Raf激酶的分子抑制剂，应用于肝细胞癌、甲状腺癌、卵巢癌和肾癌等。

（张杰）

第六节　栓塞治疗技术

【原理】

经选择性动脉造影术确定病变范围，以及供血动脉数目、形态、变异及局部血流动力学变化等。根据不同的病变特点与治疗目的，选择不同的栓塞材料，通过对病变区的供血动脉、病变血管进行栓塞，从而达到治疗血管性病变及某些肿瘤性疾患的目的。

【适应证】

1. 血管畸形　主要适用于口腔颌面部动静脉畸形、动静脉瘘及混合型血管畸形。

2. 颅底、颞下窝、上颈部、咽旁等部位血运丰富的良、恶性肿瘤　经选择性动脉造影检查，了解肿瘤与重要血管的关系及供血动脉，也可观察颅内 Willis 环（大脑动脉环）的情况，并对供血动脉行选择性栓塞，可有效减少术中出血量。

3. 恶性肿瘤栓塞化疗　适用于上颌骨、颞下窝、翼腭窝等部位恶性肿瘤的术前化疗。在栓塞肿瘤供血动脉的同时，使肿瘤组织内维持高浓度化疗药物的作用，从而获得较好的治疗效果。该治疗也适用于晚期恶性肿瘤的姑息治疗。

【禁忌证】

1. 碘过敏患者。

2. 严重高血压、动脉粥样硬化、糖尿病患者，以及严重心、肝、肾功能障碍者。

3. 全身性出血性疾病患者。

【方法】

1. 经股动脉插管 在腹股沟中点附近触摸股动脉搏动最强处，局部浸润麻醉后，在距此远心端 2 cm 处皮肤切开约 2 mm 长小切口，以使穿刺针和导管进入时无阻力。穿刺成功后应有持续喷血，此时将短导丝经穿刺针插入动脉，一般导丝应插入血管 20 cm 左右。若导丝送入血管无阻力，表明其在动脉主干内位置良好，可拔出穿刺针，否则应在透视下调整。然后经导丝送入大小合适的动脉鞘。

2. 选择性动脉插管及造影 应选择大小、形态合适的导管，如 4-6F 多用途导管或椎动脉导管，一般双侧颈总动脉、椎动脉均可直接插入；若主动脉弓明显迂曲，可采用 Cobra 导管。颈外动脉分支超选择性插管多需采用导丝引导，进出导丝应在透视监视下进行，操作应轻柔，遇阻力时不可强行进入。一般导丝在体内停留时间不宜超过 90 秒，否则易形成血栓。造影剂目前一般采用非离子型造影剂。造影完成后，股动脉穿刺点压迫 10 ~ 15 分钟，加压包扎。

3. 栓塞治疗 口腔颌面部栓塞治疗就其目的可分为术前栓塞、姑息性栓塞及治疗性栓塞 3 种。术前栓塞的目的是减少病变区血供，从而减少术中出血，使病变更易切除，并减少并发症；可采用明胶海绵等可吸收栓塞剂或聚乙烯醇等颗粒性栓塞剂。姑息性栓塞则是对不能手术切除的高血运肿瘤或血管畸形进行栓塞，以减少其自发性出血的可能。治疗性栓塞指使病变被永久性栓塞，主要用于治疗动静脉畸形（图 6-1 和图 6-2）、动静脉瘘，可采用聚乙烯醇、α-氰基丙烯酸正丁酯（N-butyl-2-cyanoacrylate，NBCA）、弹簧圈、可脱性球囊和无水乙醇等永久性栓塞剂。

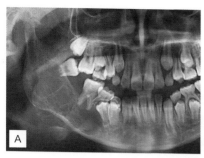
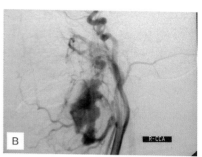
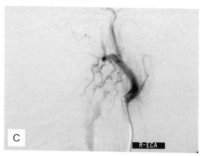

图 6-1　右下颌骨动静脉畸形栓塞治疗

患者女性，10 岁，因右下颌后牙区急性大出血就诊。A. 曲面体层片示右下颌大范围多房性低密度病变，47 及 46 明显移位；B. 右侧颈总动脉造影显示右下颌升支及体部大范围畸形血管团，呈瘤腔状，供血主要来自上颌动脉及面动脉；C. 颈外动脉分支选择性栓塞后造影示畸形血管消失。

【注意事项】

栓塞治疗时应注意以下几方面：①使导管头尽量靠近病变中心，并远离颈总动脉分权，必要时采用微导管。②注射栓塞剂应在透视严密监视下进行，并应低压、分次、缓慢注射，发现栓塞剂流注减慢即停止注射并进行造影复查，避免过度栓塞或反流。③在使用 NBCA 时，应根据病变动静脉循环时间调整碘剂的比例，使之均匀流注于畸形血管中。若使用无水乙醇作为动脉栓塞剂，应注意将导管超选择性插入病变中心血管，避开正常组织供血支，并控制好用量，同时严密观察患者心率、血压等生命体征，应避免造成明显组织坏死或肺动脉痉挛等严重并发症。在使用颗粒栓塞剂时，粒子

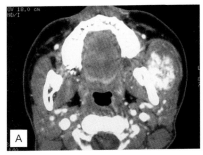
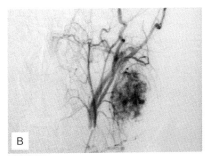
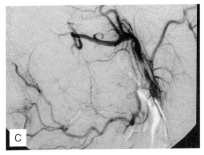

图 6-2　左侧咬肌区动静脉畸形栓塞治疗

患者女性，18 岁，因左侧咬肌区肿大伴搏动及皮温升高就诊。A. 增强 CT 轴位图像显示左侧咬肌形态增大，可见迂曲扩张的血管团；B. 左侧颈外动脉造影正位图像显示左侧咬肌区密集的畸形血管网；C. 颈外动脉分支选择性栓塞后造影示畸形血管消失。

直径应适当，避免造成栓塞过度或栓塞不足。④动脉栓塞与瘤腔栓塞相结合：动静脉畸形病变区动脉及静脉均呈扩张状态，只有使之完全闭塞才可达到根治目的。所以在动脉栓塞时，可穿刺畸形静脉进行瘤腔栓塞，这样既可以达到较好的治疗效果，又可减少单纯动脉栓塞的风险。

【术后处理】

1. 卧床休息 24 小时，常规应用抗生素 1～3 天。

2. 密切观察神志、瞳孔、肢体感觉及活动度变化。及早发现颅内血管栓塞、肺栓塞等并发症，力争早期治疗。

3. 对栓塞化疗者，应按化疗方案、化疗药物使用要求密切观察患者的病情变化，并给予相应的常规处理。

【并发症及处置要点】

1. 一般并发症 包括颌面部疼痛、肿胀、麻木、张口受限及恶心、呕吐等，一般在1周左右缓解，可对症处置。当采用较细的颗粒栓塞剂或液体栓塞剂时，可引起面部组织坏死，此时需较长时间换药待坏死组织脱落。

2. 严重并发症 包括颅内误栓和肺栓塞，可导致失明、失语、半侧肢体麻木、偏瘫，急性呼吸、心搏骤停，甚至死亡，其发生率为1%~2%。其原因主要包括：①栓塞剂反流入颈内动脉造成误栓；②栓塞剂通过颅内外病理性交通支或危险吻合入眶、入颅；③插管过程中颈动脉粥样斑块脱离入颅；④机械或造影剂刺激造成颈内动脉广泛痉挛；⑤栓塞剂超流入肺。

其预防及处理的方法为：①栓塞前全面了解病变的供血来源及是否存在危险吻合，对于多次手术或栓塞的病例更应特别注意；②栓塞剂的选择应根据栓塞目的、病变性质及导管位置而定，在上颌动脉、咽升动脉或椎动脉栓塞时，栓子不宜过细；③若疑有危险吻合存在，栓塞时向靶动脉注入2%利多卡因进行激惹试验，确认没有神经麻痹后方可栓塞；④导管尖端尽可能靠近病变中心，必要时采用微导管，以避免栓塞正常血管而病变中心栓塞不足；⑤应注意栓塞材料的直径，同时注意压迫颈部，避免栓塞剂超流入肺；⑥术中、术后密切观察患者反应，了解有无脑神经损伤表现。一旦发生严重并发症，应积极进行溶栓和扩血管治疗。

（柳登高）

第七节　口腔颌面外科常规手术

一、牙及牙槽突外科手术

（一）一般牙拔除术

【适应证】

牙拔除术的适应证是相对的。随着口腔医学的发展、治疗技术的提高，以及材料和设备的改进，牙拔除术的适应证理应不断变化，故应根据具体条件合理选择牙拔除术的适应证。

1. 一般情况下拔牙适应证

（1）牙体病损：牙体组织有广泛、严重的龋坏，不能用现有修复手段利用者。

（2）根尖周病：根尖周因病变不能用根管治疗、根尖切除等方法保留者。

（3）牙周病：牙周骨组织大部分丧失，无法通过牙周手术治疗而保留者。

（4）牙外伤：冠根折应依据断面在龈下的位置、断根长短、有无松动及牙周组织状况等因素综合考虑，并考虑可否通过冠延长或正畸牵引方法保留牙根。根中1/3折断通常为拔除适应证。脱位或半脱位牙无法复位固定保留者也应拔除。

（5）移位或错位牙：影响咬合功能、美观，导致食物嵌塞、邻近组织病变、邻牙龋坏，妨碍义齿修复，不能用正畸方法纠正其位置者。

（6）埋伏牙、阻生牙：冠周炎反复发作、食物嵌塞、邻牙龋坏、邻牙牙根吸收、牙列拥挤不齐者。

（7）多生牙：形状异常、位置不正、影响美观者，或导致正常牙萌出障碍或错位萌出者。

（8）治疗需要：因正畸治疗需要进行减数的牙；因常规义齿修复或种植牙修复需要拔除的牙；恶性肿瘤进行放射治疗或化学药物治疗前，为预防严重并发症而需要拔除的牙；以及囊肿或良性肿瘤波及，因不能保留或治疗需要而应拔除者。

（9）滞留乳牙：影响恒牙正常萌出的滞留乳牙应予以拔除；但成年人牙列中的滞留乳牙，若无对应恒牙或恒牙阻生，乳牙无松动且有功能，则不必拔除。

（10）病灶牙：引起某些局部疾病如颌骨骨髓炎、上颌窦炎等的病灶牙，在急性炎症控制后也应予以拔除；对可疑为某些内科疾病（如风湿病、肾炎等）或某些眼病（虹膜睫状体炎、视神经炎、视网膜炎等）的感染病灶牙，在相关科医生的要求下，可予以拔除。

（11）骨折线上的牙：应视牙本身情况而定，以尽量保留为好。

2. 系统性疾病患者牙拔除术适应证及禁忌证

（1）心脏病：一般情况下，心功能分级Ⅰ、Ⅱ级患者可以耐受拔牙，但要注意保证良好的镇痛效果，而心功能Ⅲ级者，则属于拔牙禁忌证。以下5种情况应视为拔牙禁忌证，即：①6个月内发生过心肌梗死；②不稳定的或近期频繁发作的心绞痛；③充血性心力衰竭；④三度或二度Ⅱ型房室传导阻滞及未控制的心律不齐；⑤明显未控制的高血压。

（2）先天性心脏病、风湿性心脏病、瓣膜病及瓣膜手术术后的患者，为预防细菌性心内膜炎的发生，术前应使用抗生素。首选药为青霉素族抗生素，其次是大环内酯类抗生素。

（3）高血压病：单纯性高血压，未合并心、脑、肾等器质性损害者，一般是可以拔牙的。如血压高于180/100 mmHg，应先行血压控制，再拔牙。

（4）糖尿病：血糖得到控制的糖尿病患者一般可拔牙及接受小手术，但未控制的糖尿病是拔牙的禁忌证，因为拔牙后易引起创口愈合不良或出现创口感染并可累及周围组织。如需拔牙，空腹血糖值（FBG）应控制在 8.88 mmol/L（160 mg/dl）以下，FBG ≤ 10 mmol/L 且糖化血红蛋白值（HbA1c）≤ 8.5% 也可作为一般拔牙术的评判指标。结合手术创伤大小、病源牙状况及患者体征状态，应考虑预防性使用抗生素。

（5）甲状腺功能亢进：拔牙及小手术应在甲状腺功能得到控制

的情况下进行，因为拔牙等手术刺激可导致甲状腺危象的发生。一般基础代谢率应控制在超过正常值 20% 以下，脉搏不超过 100 次/分。注意减少刺激，预防术后感染，局部麻醉药中不加肾上腺素。

（6）其他内科系统疾病：肾炎、肝炎、血液病等患者，应在专科医师的配合下，待全身症状、体征得到控制后方可拔牙，且术前和术后应采取各项预防措施。急性肾病患者应暂缓拔牙。慢性肾病患者若临床无症状，且内生肌酐清除率＞50%、血肌酐＜132.6 μmol/L，可行牙拔除。慢性肾衰竭接受透析的患者可在透析后拔牙，但要注意避免使用加重肾负担的药物。急性肝炎为拔牙禁忌证，慢性肝炎肝功能损害患者应注意预防拔牙后出血，术前进行必要的凝血功能检查，术中注意充分止血。贫血患者应综合考虑，一般血红蛋白在 80 g/L 以上、血细胞比容在 30% 以上可行拔牙手术。急性白血病为拔牙禁忌证。慢性白血病患者必须拔牙时应与专科医师合作，注意预防出血和感染。慢性血小板减少性紫癜等出血性疾病患者若需拔牙，应满足血小板计数不低于 50×10^9/L，并要注意预防出血。血友病患者应先补充血浆凝血因子Ⅷ，使其浓度提高到正常的 30% 时，方可行牙拔除术。

（7）妊娠：对于反复引起炎症、使患者极为痛苦且必须拔除的患牙，在健康正常者妊娠第 4、5、6 个月时进行手术较为安全。

（8）月经期：拔牙后有可能出现代偿性出血，一般暂缓拔牙，但并非禁忌。

（9）感染急性期：要结合感染部位、波及范围、急性程度、创伤大小，患者全身状况，抗生素使用情况及有无并发症等因素进行综合分析。对牙源性感染局限、拔牙有利于去除病灶和引流、无全身并发症并有抗生素支持者可行牙拔除。在急性炎症未能控制的状态下进行复杂牙拔除可导致感染扩散，加重病情。

（10）恶性肿瘤：恶性肿瘤累及的牙应视为拔牙禁忌证。放疗前照射区内牙拔除应至少在治疗 1 周前完成，一般认为放疗后 3～5 年禁忌拔牙。

（11）药物相关性骨髓炎：慎重拔牙，因其易导致创口不愈合及骨坏死。术前应详细询问病史，了解相关用药种类、剂量、使用方法等，避免盲目操作，导致严重的后果。

（12）长期抗凝药物治疗：对于长期服用抗血小板药及抗凝药的患者，拔牙前应综合评估停药与血栓形成的风险。长期服用小剂量抗血小板药阿司匹林者通常术前可不停药，术中注意充分止血。服用抗凝药华法林的患者若需拔牙，凝血酶原时间国际比值（INR）应控制在 1.5~2.2，不用停药；若需停药，应与专科医师配合，调整剂量，至少在拔牙 1 周以前停药。

（13）长期肾上腺皮质激素治疗：并非拔牙禁忌证，但应与专科医师配合，术前调整用药剂量，术中减少创伤、减少刺激、预防感染，防止肾上腺危象的发生。

（14）神经精神疾患：并非拔牙禁忌证，关键在于患者能否配合，必要时应在镇静或全身麻醉下拔牙。对于癫痫患者，要了解病情是否稳定、药物控制情况及拔牙难易程度，与专科医师合作，确定术前是否用药，术中减少刺激、减少创伤，控制手术时间，预防癫痫发作。

【术前准备】

1. 术前检查　依据患者的主诉，询问病史，明确患牙是否符合拔牙适应证。对患牙牙体及牙周组织进行全面检查，判断拔除难度。多颗牙拔除时要合理设计拔除的数目和区段，减少创伤、出血及对咀嚼的影响。查阅复杂患牙的既往病历和 X 线片也十分重要。特别要关注邻牙的状态及位置关系，排除邻牙隐患对诊断的影响，判断拔除患牙是否会对邻牙造成伤害等。了解患者的全身状况，判断有无拔牙禁忌，必要时应做各种补充检查。影像学检查非常重要，常规拍摄牙片，必要时辅以曲面体层片或 CBCT 检查。

术前检查要明确的是拔何牙、为何拔以及何时拔。

2. 麻醉方法　通常选用局部麻醉，但对低龄儿童以及紧张焦虑、咽反射敏感或全身状况较差的患者，应根据拟拔牙齿的复杂程度及手术预估时长等因素进行综合分析，可在吸入或静脉镇静下辅以局部麻醉，必要时选择全身麻醉。采用局部麻醉时，应按不同的牙位选用标准的麻醉方法，不能仅选用局部浸润麻醉。牙周膜注射可作为单颗牙麻醉效果不佳的辅助选择，但要注意局部能否获得良好的封闭效果及血管收缩剂对软硬组织血运的影响。局部麻醉注射要缓慢，避免因注射过快导致疼痛或其他并发症。

3. **器械准备**　其中包括检查器械、麻醉器械和拔牙器械。常规拔牙器械应含牙龈分离器、牙挺、拔牙钳和刮匙等，辅助拔牙器械包括切开、翻瓣、去骨、增隙、分牙、牙槽骨修整、缝合等操作所需器械。微创拔牙器械包含牙周膜刀、微创拔牙刀等切割器械以及气动涡轮手机、电动增速手机、超声骨刀等微动力器械。

4. **方法设计**　拔除方法的设计非常重要，运用微创理念按创伤最小的原则进行操作。按创伤由小到大的顺序依次为钳拔除法、挺松拔除法、去骨增隙法及切开翻瓣法，尽量减少锤击牙凿去骨增隙、劈牙、分根，可采用微创或微动力器械替代。复杂牙拔除应包括去骨增隙、去冠分根等步骤，阻生牙拔除应包括分牙去冠、去骨增隙、分根减径等步骤。术前应对术中操作可能出现的情况及对策有所预估，按规范的程序和步骤操作，避免不合适的器械或错误的手法导致牙龈、邻牙或对殆牙的损伤，对术中出血、断根的处置方法等也应有所预判。

5. **患者准备**　术前应做好充分的沟通和告知工作，告知患牙拔除的必要性，获得患者信任，消除患者疑虑。对复杂牙的拔除，应说明操作的复杂性，对术中、术后可能出现的问题给予充分的解释，使患者知情和配合，增强其信心并使其保持情绪稳定，必要时应签署手术知情同意书。

6. **医患体位**　拔上颌牙时应使患者头稍后仰，保持上颌殆平面与地平面成45°，高度与术者肩部平齐；拔下颌牙时应保持患者下颌殆平面与地平面平行，高度与术者的肘关节平齐或稍低些。术者站位或坐位操作均可，但前者在重心平衡和支撑稳定上优于后者；术者通常位于患者右前方，但拔除下前牙时可位于患者右后方，采取抱头姿势。

7. **术区准备**　口腔内存有的病原菌使之无法达到无菌环境，但也不能省略无菌处理的步骤，应尽可能减少口腔内的细菌量，更不能把外界细菌带入。所用器械和敷料均需进行严格的灭菌处理。

术前口腔内可用 0.05% 复方氯己定溶液含漱，2% 碘酊消毒局部麻醉注射位点和拟拔牙龈周组织。切开拔牙术前应用 0.2% 苯扎溴铵（新洁尔灭）行口内术区消毒，75% 乙醇行口周皮肤消毒，铺无菌孔巾。

【手术注意事项】

1. 与患者（或家属）共同核对应拔牙的牙位，并得到患者（或家属）的确认。对于转诊拔牙的患者，必须认真复习病历，以确定牙位。正畸减数拔牙应用甲紫（龙胆紫）标记，并请其他医师核对后方可拔牙。

2. 拔牙器械中牙钳为造成创伤最小的器械。

3. 彻底分离牙龈附着，特别是残冠、残根，以减少牙龈撕裂及遗留残片的发生。

4. 使用牙钳时应注意：①再次核对牙位。②钳喙尖应插入牙龈与牙体之间的间隙，尽量根向推入夹持于釉牙骨质界部位，稳定持握，避免夹伤牙龈。③钳喙长轴应与牙长轴一致，以防伤及邻牙或断根。④根据所拔牙牙根形态、区域牙槽骨的特点、牙体组织破坏情况决定用力的方向、大小、幅度。使用摇动、转动或牵引及组合力向阻力小的方向用力，使患牙脱位。⑤术中应注意保护邻牙及对𬌗牙，用力幅度逐渐增大，切忌使用无法控制的暴力。

5. 使用牙挺时应注意：①挺喙大小适宜。②应以牙槽嵴作为支点，禁忌用邻牙作为支点。③应使用楔力（楔入）、轮轴（旋转）、杠杆（撬动）的组合力，切忌使用暴力。④顺时针或逆时针方向旋转牙挺取决于挺上刃或下刃所触的牙槽嵴高低位置。⑤用左手指夹压邻牙，以防挺伤。右手应有支点，以防牙挺滑脱，伤及邻近组织。

6. 使用牙凿时应注意：①根据牙及牙根的大小选择凿的大小和宽窄。分牙应选择双面凿，去骨增隙应选择峨眉凿（凹面凿）。②应注意控制力的大小、方向、角度，预防牙槽骨或颌骨骨折，勿伤邻牙，避免将牙推入上颌窦、舌下间隙、咽旁间隙。③用凿增隙取根时，锤击将凿刃楔入根周间隙内，扩宽间隙，避免凿刃抵于牙根断面上，以防使断根移位而伤及邻近重要组织。

7. 使用涡轮机或微动力系统时应注意：①钻针、机头和水冷系统应消毒。②涡轮钻旋转切割去骨增隙要避免伤及牙龈组织，必要时应切开翻瓣。超声骨刀线性切割去骨增隙要提拉式进出，充分冷却刀头，避免骨灼伤。③支点稳，动作准。④注意保护软组织，钻针停止后再移出口腔。⑤冷却水必须喷射到钻针上，以保证降温，防止灼伤骨质。⑥避免过度加压或强加扭力，防止钻针折断。⑦预防气肿的发生。

8. 拔牙创的处理：①检查牙根是否完整。②探查根尖病变。③去除根尖病变、残余肉芽组织、异物、残片，必要时冲洗牙槽窝。④牙槽窝有明显扩大者可压迫复位。⑤缝合裂龈。⑥牙槽中隔及骨尖修整。⑦创伤大时可放入止血材料或预防干槽症的药物。

【术后处理】

1. 咬纱卷半小时至 1 小时，以达压迫止血目的。

2. 术后当日勿刷牙、漱口，勿进热硬食物。

3. 可采用术后冷敷，减少肿胀。

4. 有明显出血、疼痛、肿胀、发热者应及时复诊。

5. 有缝合伤口者，术后 7~10 日拆线。

（二）阻生牙拔除术

【适应证】

1. 阻生智齿反复引起冠周炎症者，应予以拔除。

2. 阻生智齿本身有龋坏、引起第二磨牙龋坏、引起食物嵌塞，或因压迫引起第二磨牙远中骨质吸收、冠周囊性变等，均应拔除。

3. 因正畸或正颌手术需要时，可考虑拔除。

4. 可能为颞下颌关节紊乱综合征诱因的阻生智齿，应该拔除。

5. 因完全骨阻生而被疑为某些原因不明的神经痛病因者，或可疑为病灶牙者，也应拔除。

6. 内科系统疾病对阻生牙拔除的影响与其对一般牙拔除术的影响基本相同。

【术前准备】

1. 阻生牙拔除术的常规术前准备同一般拔牙术。

2. 术前照 X 线片应作为常规，必要时行 CT 检查。

3. 对阻生牙本身的检查可了解其形态、龋坏，阻生位置、类型和方向，牙根形态及数目，与邻牙的关系，与毗邻重要组织器官（下牙槽神经管、上颌窦）的关系等。

4. 周围牙龈及软组织有无炎症、溃疡、瘢痕、增生物。

5. 邻牙应检查有无龋坏、充填体、修复体、牙根及牙周状况。

6. 了解阻生牙周围骨质情况，骨组织包绕牙体的范围，有无囊肿存在。

7. 了解颞下颌关节的功能状况，特别是开口度；了解既往有无关节弹响等症状。

8. 综合检查结果，分析阻力，制定创伤最小、效率最高的手术方案，切忌盲目操作。

9. 应向患者交代阻生牙拔除的困难性、复杂性，尤其是下唇麻木、肿胀、疼痛、开口受限、出血、感染、关节不适等术后反应和并发症。取得患者理解后，签署手术知情同意书。

10. 为预防感染，可在术前应用抗生素、行药物含漱、冲洗冠周盲袋。

【手术注意事项】

1. 对于埋伏阻生牙，特别是上颌前部埋伏多生牙，一定要拍定位 X 线片，有条件时应拍 CBCT 或螺旋 CT，确定其与牙列的位置关系及与唇腭侧骨板的远近后，方可决定手术入路。术中参照 X 线片，确定骨窗的位置及大小。

2. 去骨显露牙冠轮廓时尽量保证牙冠的完整性，以便辨别。术中应根据暴露后的牙、骨、邻牙关系随时调整手术方案，选择适宜器械，切割分牙不超出牙齿边缘，避免伤及邻牙。

3. 拔除下颌智齿时颊侧切口尽量不超过龈颊沟底，远中稍偏颊侧。要切透骨膜，形成完整黏骨膜瓣。

4. 黏骨膜瓣应在骨膜下翻起，避免骨膜上翻瓣导致出血和气肿。

5. 使用涡轮钻去骨开窗显露牙冠，再沿牙长轴方向在冠与骨之间去骨，制备沟槽间隙，使牙冠外形高点充分暴露。用凿去骨时，应防止因骨的纹理走向引起去骨范围扩大而伤及邻牙，设计远中纵向去骨线。

6. 使用钻机分牙时，依据阻生类型、阻生高低、牙根形态而采用斜向、纵向和横向截冠法。原则上先取冠后取根。取根时要依据根数目、根分叉大小、根尖弯曲度等综合判断。对于较长的断根，可在根面上制备支点，用角挺或根尖挺取根。若用双面凿分牙，要注意发育沟位置、凿的角度和力量。

7. 使用牙挺时应特别注意保护邻牙、舌侧骨板，避免滑脱。

8. 注意将牙的各片加以拼对，并检查拔牙窝，以确认牙体是否完整。

9. 注意检查舌侧骨板有无骨折，视情况复位或取出。

10. 龈瓣复位缝合不宜过紧，必要时可放置引流条，以减轻术后反应。

11. 置入碘仿明胶海绵可明显减少干槽症的发生。

12. 使用涡轮机或微动力系统时应注意：①钻针、机头和水冷系统应消毒。②术野暴露较一般情况要大。③支点稳，动作准。④注意保护软组织，钻针停止后再移出口腔。⑤冷却水必须喷射到钻针上，以保证降温，防止灼伤骨质。⑥避免过度加压或强加扭力，防止钻针折断。⑦预防气肿的发生。

【术后处理】

1. 术后可适当给予抗生素、止痛药、漱口液。为减轻术后反应，亦可短时应用肾上腺皮质激素。

2. 冰袋冷敷或加压包扎有利于止血和减轻肿胀。

3. 术后第一日应复查，去除引流。

4. 对较严重的术后肿胀和开口受限可进行理疗。

5. 对严重的疼痛、开口受限应警惕干槽症和感染，不可一味认定是术后反应。

6. 术后 5~7 天拆线。

（三）断根拔除术

【适应证】

1. 根尖周组织有明显病变者，应尽量取出断根。

2. 断根可能影响正畸治疗、种植体植入时，应当取出。

断根小、无病变、取根创伤大、可能伤及下牙槽神经或上颌窦时可以不取断根。

【术前准备】

1. 要向患者解释清楚断根遗留、断根拔除的问题，取得患者的理解与合作。

2. 应充分了解患者全身状况、拔牙前患牙病变情况及麻醉效果。

3. 断根情况不明时，需拍 X 线片。要注意下牙槽神经管及上颌窦的位置。

4. 体位适当，照明充分，器械适宜。

【手术注意事项】

1. 应注意拔牙创的止血，可使用肾上腺素棉球压迫，以保证术野清晰。禁忌盲目挺凿。

2. 检查已拔出的部分，判断牙根断面情况。原则上自断面高的一侧插入挺或凿。

3. 挺或凿刃的宽窄、弧度应与牙根断面的形态相适应。

4. 挺或凿应插入牙根与牙槽骨之间，必要时可进入牙槽骨，切忌将刃顶在牙根断面上。建议选用微创器械或微动力系统去骨增隙。

5. 三角挺适用于多根牙有一根已拔出的情况。可将牙槽中隔连带断根一并拔出，且仅限用于下颌。

6. 当出血多、断根深、距上颌窦或下牙槽神经近，用其他方法难以取出时，可采用切开翻瓣去骨法。此方法术野大，直视下操作，侧方去骨取根，故较为安全。

7. 如断根已移位进入上颌窦等邻近腔隙，必须拍 X 线片定位后，方可手术取根。

8. 取根后，应注意清理拔牙创，避免残余牙片、骨片造成拔牙窝愈合不良。

【术后处理】

1. 术后处理基本同一般牙拔除术。

2. 亦应注意预防干槽症。

3. 如断根进入上颌窦，取出后要进行上颌窦瘘修补术。

4. 如出现神经损伤症状，应及早采取相应措施，可使用肾上腺皮质激素、理疗、神经营养支持等促进神经恢复的方法。

（四）牙再植术

【适应证】

1. 牙体基本完整、无根尖病变、牙槽窝无缺损、牙周组织无明显炎症的外伤脱落的牙，应尽早再植。

2. 有牙体病变（如畸形舌侧沟）、牙髓病和牙根尖病而不能用常规方法治愈者，可行意向性再植，即先拔除，行牙体、根管治疗以及牙根尖切除和倒充填后再植（图 6-3）。此适应证须严格掌握。

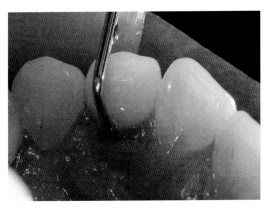

图 6-3 畸形舌侧沟牙意向性再植

【术前准备】

1. 外伤离体牙应立即用生理盐水冲洗，再植入牙槽窝内。若为离体时间较长且有污染的牙，则应用生理盐水反复冲洗及清除坏死组织，然后置于抗生素（每毫升生理盐水含庆大霉素 0.1 g）内 20 分钟。

2. 若需根管充填等处理后行意向性再植，准备相应的器械和材料。

3. 准备再植牙固定器材，如结扎线、不锈钢结扎丝、牙弓夹板、釉质黏合剂等。

4. 刮匙、冲洗器、调𬌗牙钻等。

5. 告知患者再植牙会有感染、牙根吸收而致松动脱落的风险，使其知情同意。

【手术注意事项】

1. 注意牙的离体时间及保存方式。离体牙争取立即再植，或半小时内完成再植。离体牙应保存在生理盐水内，以免牙周膜坏死。

2. 牙根未发育完全、根尖孔宽大者，再植后牙髓可能成活，故应先再植，然后定期观察。若证实牙髓确已坏死，再做根管充填治疗。届时去死髓后，一般应用氢氧化钙糊剂暂填根管，每隔 3 个月复查并更换一次糊剂，直到根尖孔已被诱导钙化封闭，再按常规充填根管。

3. 牙根发育已完全者再植后牙髓多坏死。但为了争取时间，利于让牙周膜成活，除非术前设计为意向性再植，否则多主张先再植牙，术后 2～3 周牙周膜愈合后再及早做根管充填。但对于离体时间已久、牙周膜已坏死者，可于再植前清理牙周并做根管充填。

4. 行体外根管充填及意向性再植相关牙体治疗时，操作过程中要用生理盐水纱布包裹牙根，以保持湿润状态（图 6-4）。

5. 再植牙的固定可采用钢丝结扎、釉质黏合剂以及牙弓夹板等方式，固定装置应远离牙龈，以免刺激牙龈引发炎症（图 6-5）。

6. 调𬌗，以免与对𬌗牙早接触，发生𬌗创伤。

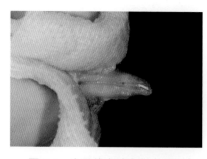
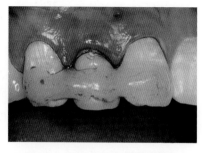

图 6-4　生理盐水纱布包裹牙根　　　图 6-5　釉质黏合剂固定再植牙

7. 术后拍摄 X 线片留底，为复查备用。

【术后处理】

1. 保持口腔清洁，2 周内避免再植牙侧咀嚼食物。

2. 应用抗生素 3 ~ 5 天。

3. 再植牙固定 2 ~ 4 周，不宜过久，以免发生牙根的骨性粘连。牙已固定即可拆除固定装置。

4. 术后要定期复查。检查项目包括牙冠颜色，牙髓活力测验，叩诊反应、叩诊音调，松动度，牙周袋（6 个月内不要试探牙周袋），牙龈有无红肿、压痛及瘘管，以及𬌗创伤等，并拍摄 X 线片。若有牙髓及牙周病变，应及时处理。

（五）自体牙移植术

【适应证】

1. 上下颌智齿移植到不能治疗而拔除的其他磨牙处，以下颌第一磨牙最为常见。

2. 其他完整的需拔除牙齿，移植到外形接近的已拔除或待拔除牙位上。

3. 移植牙以选用年轻的、牙根尚未发育完全（根长发育至1/2 ~ 3/4）者最佳。若牙根完全形成、患者年龄在 25 岁以上，移植牙易发生牙髓坏死及牙根周围的骨性粘连。

【术前准备】

1. 临床检查及拍摄 X 线片，特别是通过 CBCT 检查供体牙及受植牙区的情况。包括测量牙冠、牙根及牙槽窝的宽度、长度及深度，评估是否相匹配，判断植牙区两侧的邻牙及对𬌗牙是否妨碍移植牙的就位，以及植牙区牙槽骨、牙龈、下颌管和上颌窦等情况是否适合牙移植（图 6-6）。

2. 准备器械：除拔牙手术的常规器械以外，应备牙外科动力系统以做牙槽窝成形，并准备生理盐水冲洗器及吸引器。

3. 随着数字技术的发展，可借助数字化技术制作移植术中代型、导板和术后固定用夹板。

4. 向患者交代移植牙的后果及并发症，使其知情同意。

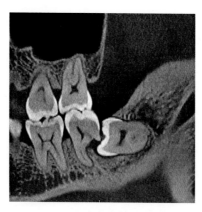

图 6-6　影像学评估植牙区条件

【手术注意事项】

1. 先拔除受植区牙齿，用外科动力系统制备该植牙窝，使其大小及深度适合移植牙。用钻时一定要同时配合冲洗降温，并且冲洗清除牙槽窝内的碎片并吸除。

2. 要完整取出移植牙，注意保护其牙周膜及根尖乳头。争取立即进行移植，或在 15 分钟内完成移植。在此期间禁忌将移植牙干燥暴露，应浸泡在生理盐水中或用生理盐水纱布包裹以及重置于原牙槽窝内，以保证牙周膜存活。如有条件，可借助数字化技术预先制备供体牙的代型，作为制备植牙窝的参考实物（图 6-7）。

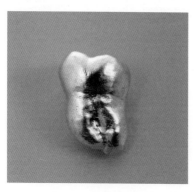

图 6-7　供体牙代型

3. 为了使移植牙成功就位于受区的牙槽窝，有时要对移植牙的牙冠、受区两侧邻牙及对殆牙做适当的调磨。调磨时要注意用生理盐水湿纱布包裹移植牙根，保护好牙周膜。调磨厚度不要超过1 mm，以免暴露牙本质。

4. 其他注意事项与牙再植术相同。

【术后处理】

1. 移植牙固定方式可选择钢丝结扎和釉质黏合剂，有条件时可结合数字化技术制作个性化夹板，效果更佳（图 6-8）。固定时间为4 周，并每周复诊，清理牙及牙龈周围菌斑、软垢。

2. 移植牙通常在离体后牙髓即失去活力，故应在术后 2 周尚未拆除固定装置时开始牙髓治疗，以减少治疗时外力对移植牙固位的影响（图 6-9）。

3. 随诊观察同牙再植术。

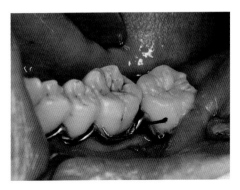

图 6-8 采用数字化技术制作的个性化夹板

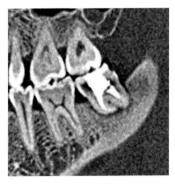

图 6-9 移植牙牙髓治疗后

（六）牙槽骨（骨隆突）修整术

【适应证】

1. 牙槽骨的骨尖、骨嵴因义齿基托压迫而出现疼痛者。

2. 骨隆突影响义齿就位或稳定者。

3. 上前牙槽突前突畸形影响美观，或妨碍义齿排牙及咬合平衡者。

4. 拔牙后高于牙龈边缘的牙槽中隔。

【术前准备】

1. 手术时机视情况而定：①拔牙同时即发现牙槽突异常者，可即刻修整。②一般骨尖、骨嵴修整在拔牙后 1~2 个月进行。③戴用义齿后出现的骨尖，应待局部黏膜愈合恢复后再手术。

2. 仔细检查骨尖、骨隆突的部位、形态、范围，以确定手术的切口类型和范围。

3. 注意表面黏膜状况，包括黏膜的厚度、活动度以及咀嚼角化上皮分布。

4. 检查牙槽嵴的形态和高度。

5. 修整骨隆突者应注意对侧情况。

6. 手术器械包括手术刀、骨膜分离器、骨凿、骨锉、冲洗器、持针器、缝针、缝线等。推荐选用涡轮钻或微动力系统去骨。

7. 常规消毒、铺巾。

【手术注意事项】

1. 切口及翻瓣范围应比骨尖、骨嵴或骨隆突大。组织瓣的基底部应比其顶部略宽，以保证血运供给。

2. 切口可适当偏颊侧，以便软组织过多需去除时，不会损失太多的角化上皮。

3. 骨膜下翻瓣以减少出血，注意保护黏骨膜瓣，尤其是下颌舌侧黏骨膜瓣。

4. 去骨量要适中，避免降低牙槽嵴高度，注意保持牙槽嵴顶的圆钝外形。单面凿锤击去骨时注意凿面的方向及角度，钻针或磨头去骨时注意去骨量的把握，可通过调整钻速进行控制。采用超声骨刀更易把握和控制去骨量。

5. 修整上颌结节时，应参照对侧。必要时可保留适度倒凹。

6. 清除骨碎片后，将黏膜瓣复位检查牙槽嵴的平滑度。

7. 应注意避开低位的上颌窦及颏神经。

8. 注意修整过多的软组织，防止牙槽嵴顶软组织呈浮动状。

9. 缝合时要避免黏膜撕裂。

【术后处理】

1. 压迫止血。可冷敷，较大范围手术可加压包扎。

2. 保持口腔卫生、漱口。适当给予抗生素。

3. 进流食或软食。

4. 术后 1 周拆线。

（七）龈颊沟加深术

【适应证】

1. 因牙槽嵴严重萎缩而使龈颊沟消失者。

2. 因瘢痕或唇颊系带而使龈颊沟变浅者。

【术前准备】

1. 检查牙槽嵴的高度、颌骨体的高度、龈颊沟的深度和肌肉附着点的位置。决定手术的范围和方式。了解颏孔位置，以免损伤。

2. 术前了解义齿基托伸展拟达到的范围，必须做好成形固位基托，边缘应伸展至理想的龈颊沟底。

3. 如加深范围较大，应做好游离植皮术的准备。

【手术注意事项】

1. 切开黏膜后，要将附着的肌肉充分推向下方，勿伤及骨膜，然后将剥离的黏膜缝于龈颊沟底的骨膜上。

2. 对于较局限的牙槽骨骨膜暴露的创面，可用碘仿纱条覆盖，缝合固定。

3. 较大的创面用中厚皮片游离移植，或采用脱细胞异体真皮、脱细胞异种真皮替代自体皮片，用碘仿纱条打包缝合固定。

【术后处理】

1. 口腔清洁、含漱。

2. 进流食或软食。

3. 注意预防口底血肿及水肿。

4. 术后 10 天拆线并去除压迫敷料，戴入预成牙托。伤口愈合后应立即制作永久义齿。

（八）牙槽嵴增量术

【适应证】

牙槽嵴萎缩导致牙槽骨宽度和高度不足，而影响义齿修复者。

【术前准备】

1. 通过临床检查、拍摄 X 线片及 CT 扫描，评测牙槽嵴的高度与宽度、萎缩的范围，颏孔的位置，上下颌的殆关系及颌位，牙槽嵴上软组织的厚度、韧性及骨粘连情况，以及龈颊沟的深度和肌肉附着的高度。

2. 决定手术方法、选用材料和手术入路。手术方法包括骨移植增量术、骨切开移位术、骨劈开成形术、三明治式骨成形术、引导骨再生骨增量术等。植骨材料包括自体骨，脱矿冻干同种异体骨、异种骨、人工骨等。

3. 此类技术现多用于辅助解决与种植修复相关的严重骨量不足问题。对于骨移植手术，可通过数字化模拟技术进行手术设计，数字化导板引导移植骨块的就位和固定，弥补常规手术的不足。

4. 对于局限性牙槽骨萎缩，可采用引导骨再生骨增量术，这也是较为常用的方法，其水平骨增量效果优于垂直骨增量。

5. 与患者充分沟通非常重要，要使患者了解手术的效果、并发症，取得患者的充分理解和同意。

6. 术前取牙槽嵴的研究模型，数字化扫描，制备合适的导板、夹板等。

7. 清洁口腔，应用抗生素。

【手术注意事项】

1. 要保证移植骨块与牙槽嵴有适宜的嵌合和稳定的固位，黏骨膜瓣要充分减张松弛，保证切口严密缝合。

2. 骨切开移位术、骨劈开成形术、三明治式骨成形术都要保证移位骨块的良好固定。下颌注意勿损伤下牙槽神经和颏神经。骨块间间隙根据大小可用自体骨块、脱矿冻干骨块、骨粉等填塞。

3. 引导骨再生骨增量术要保证植入骨粉的稳定，采用与自体骨 1 ∶ 1 的混合植骨效果最佳。覆盖膜的支撑固定作用也非常重要，通常可采取膜钉固定方法。

4. 切开翻瓣法的切口要远离植骨加高区，以保证植入体不与外界相通。

5. 保证植入材料无菌、消毒，以及术区的冲洗、止血。

【术后处理】

1. 保持口腔清洁，进流食。

2. 术后应用抗生素 5~7 天。

3. 术后 2 周拆线。自体骨移植术后 3~6 个月开始修复，其余均在术后 8 个月以上方可修复。

二、唇、舌系带修整术

【适应证】

1. 舌系带过短，伸舌、抬舌受限，以致影响发音者。

2. 上唇系带附着低、宽大质韧，造成中切牙出现间隙者。

3. 唇、颊、舌系带因附着位置近牙槽嵴顶或附着宽大，而影响义齿稳定和固位者。

【术前准备】

1. 对儿童患者应做好劝慰工作，以取得其配合。必要时选用基础或全身麻醉。

2. 了解义齿基托伸展拟达到的范围。

3. 常规口腔清洁消毒。

4. 手术器械包括手术刀、分离器、剪刀、手术镊、小止血钳、缝针、缝线等。

【手术注意事项】

1. 采用局部浸润麻醉时勿注入过多麻药，避免系带变形。

2. 舌系带手术时，注意勿损伤下颌下腺导管口，并且少破坏舌肌，以免远期瘢痕影响舌运动。

3. 因牙间隙修整上唇系带时，应将系带附着处的纤维条索切除。

4. 颊系带过宽者，应按龈颊沟加深术进行手术。

【术后处理】

1. 口腔清洁。

2. 术后 5~7 天拆线。

3. 舌系带术后必须进行功能训练。

三、口腔上颌窦瘘封闭术

【适应证】

口腔上颌窦瘘较大而不能自愈，且无上颌窦炎者。

【术前准备】

1. 检查瘘管的大小、位置，有无分泌物。

2. 拍摄 X 线片，了解上颌窦的状况和瘘管周围骨质情况。

3. 术前反复冲洗瘘管，并使用滴鼻剂。

4. 向患者交代手术方案，告之复裂的可能。

5. 常规口腔清洁消毒。

【手术注意事项】

1. 应将整个组织瓣覆盖区域的上皮切除，形成新鲜创面，以利愈合。

2. 组织瓣与瘘管口比应足够大，蒂部的长宽比例要适当以保证血运。

3. 组织瓣必须充分减张。无张力缝合是保证成功的关键。

【术后处理】

1. 注意口腔清洁，进软食或流食。

2. 禁忌擤鼻、鼓颊。预防感冒。

3. 使用抗生素和滴鼻剂。

4. 10 天后拆线。

四、脓肿切开引流术

【适应证】

1. 浅在脓肿，有波动感。

2. 深部脓肿形成，包括：急性化脓性感染经抗生素治疗 5~7 天，体温不下降，全身中毒症状加重，白细胞计数继续升高；局部皮肤暗红，触痛明显，有凹陷性水肿，穿刺有脓。

3. 口底蜂窝织炎（特别是腐败坏死性），不宜等脓肿形成，应早期切开引流，以解除局部压力，防止呼吸道梗阻等。

4. 脓肿已自行破溃，但引流不畅。

5. 结核性脓肿，穿刺后有液化物，注射抗结核药物无效或即将破溃时应手术切开引流。

【术前准备】

1. 颌面部蜂窝织炎伴严重并发症（如中毒性休克、脓毒败血症等）者，除做好脓肿切开术前准备外，应针对并发症给予积极抢救与抗感染治疗。

2. 由于颌面部蜂窝织炎患者全身中毒症状明显以及进食差，一般有水、电解质紊乱，应在术前输液，避免在切开引流术中患者休克或出现虚脱。

3. 正确诊断并确定脓肿部位。

【手术注意事项】

1. 切口部位　选择脓肿最低处。切口方向与皮纹一致并在隐蔽处，如发际、下颌骨下缘、下颌骨后缘及耳后。尽量选择口内切口。

2. 切口长度　除腐败坏死性蜂窝织炎须广泛切开外，根据脓肿的大小、部位及深度确定切口长度，但一般不要超过脓肿的边界。多间隙感染应做多个切口，使脓肿贯通引流。

3. 切口深度　牙槽脓肿或颌周间隙（咬肌、翼颌、颞下及颞间隙）感染应切开骨膜；面部切口达皮下、颈阔肌，然后钝性分离达脓腔。注意勿损伤脓肿附近的面神经、腮腺导管或重要血管等。可用穿刺针做切开后分离深度导向。

4. 手术操作　应准确、快速、轻柔，切忌挤压，切开后注意探查有无异物，骨面是否粗糙，有无死骨形成。观察脓液色泽、性状等，并做脓液的细菌培养及药物敏感试验。

5. 冲洗引流　牙槽脓肿与面部表浅脓肿切口可用橡皮引流条，口内也可用碘仿纱条。位置较深的口外脓肿切开后首次引流可用凡士林油纱条或盐水纱布，以起到保持引流口通畅与减少创口渗血的作用。每次换药时应用 3% 过氧化氢及生理盐水交替冲洗。脓液多时可用橡皮管或橡皮条引流，然后用消毒纱布包扎。

【术后处理】

1. 伴有严重并发症的颌面部脓肿切开后应继续积极进行针对性治疗。

2. 一般术后 24 小时更换一次敷料及引流物，换药时用生理盐水冲洗。腐败坏死性感染可用 1% ~ 3% 过氧化氢或 1 : 5 000 高锰酸钾液与生理盐水交替冲洗创腔。放置引流物要保证引流通畅。如脓液较多，每日可换药 1 ~ 3 次，直到创口无脓时换药次数才可以减少。

3. 如术后局部疼痛加重，体温不下降或下降后又升高，白细胞升高，应考虑脓肿引流不畅，宜扩创引流，直到引流通畅。

4. 引流物放置时间根据脓腔分泌物多少而定。当脓腔已变浅、缩小，或已被新生肉芽组织充满，脓液减少时，应停止放引流物，改用油纱布，保护肉芽组织创面；如肉芽组织有水肿，可用高渗盐水湿敷。

五、颌骨骨髓炎病灶清除术

【适应证】

1. 经过药物治疗、切开引流、拔牙后，仍遗留长期不愈瘘管的慢性化脓性及结核性颌骨骨髓炎。

2. 慢性中央性骨髓炎局限型，手术一般在感染发生后 3 ~ 4 周进行；弥散型的手术一般在感染后 5 ~ 6 周进行；边缘性骨髓炎在感染 3 ~ 4 周后可行手术。

3. X 线片发现颌骨有明显破坏灶或死骨，与周围的正常骨有一定分界。放射性骨髓炎不必等死骨分离，只要死骨已形成（骨扫描可为确定死骨范围提供参考），即应在健康骨质范围内尽量切除死骨。

4. 急性炎症已控制，患者全身状况改善，可以耐受手术。

【术前准备】

1. 慢性骨髓炎一般病程长，特别是伴有瘘口长期溢脓者。患者常消瘦、贫血，术前要做详细的全身检查，并予以适当处理和纠正。

2. 化脓性感染者在术前应根据脓培养的药敏试验选择有效抗生

素。结核性感染者在手术前后配合抗结核治疗。放射性骨髓炎患者术前配合高压氧治疗。

3. 术前行 X 线检查，了解死骨的位置、大小、是否与周围骨组织分离，有无病理性骨折，以及骨髓炎与病灶牙的关系等。

4. 如骨髓炎合并病理性骨折，或手术中可能因摘除死骨而造成骨折，应在手术前做上下颌带钩牙弓夹板，以便术中或术后颌间结扎，或术前做健侧斜面导板。

5. 在病灶清除术前或术中必须拔除病灶牙。

6. 术前对瘘管要反复冲洗引流。口内进行死骨摘除术，或从口外入路而术中可能与口内发生贯通者，术前应做好洁牙或反复用漱口液漱口。

7. 病变范围广或手术时间长致手术出血多者应做好输血准备。

【手术注意事项】

1. 慢性中央性骨髓炎　将死骨摘除后，应将骨膜中病变肉芽组织以及窦道等一并刮除，骨创应呈碟形，以便软组织复位消灭死腔，利于愈合。分层缝合，放置引流条。如手术创口与口腔相通，应先严密缝合口内创口，若不能缝合，应在口内创口填塞碘仿纱条；口外伤口分层缝合。

2. 边缘性骨髓炎　主要破坏骨皮质，手术中要刮除软化骨质、小块片状或沙石状死骨。注意检查下颌角、下颌升支后缘、乙状切迹或髁突颈部骨面，任何部位遗留病变骨质或脓性肉芽组织，都将导致创口不愈合。

3. 婴儿骨髓炎　感染波及牙胚时，应与死骨一起刮除。

4. 放射性骨髓炎　在摘除死骨的同时，连同周围病变组织一起切除，以免术后切口经久不愈，或引起更广泛坏死。缺损待二期修复。

5. 弥散型病变需做大块或全下颌骨死骨刮除术时，由于舌后坠可致窒息，因此术毕应根据患者情况行预防性气管切开以保证安全。

【术后处理】

1. 术后配合抗生素治疗，进流食或软食。

2. 口外引流条应在手术后 1~2 日更换；若仍有分泌物，应另更换引流条继续引流。缝线在 5~7 天后拆除。

3. 口内缝线一般于 7~10 天后拆除。口内碘仿纱条应在术后 5~7 天更换，待创腔内新生肉芽填满为止。

4. 为了加速创口愈合，减轻局部肿胀，改善开口度，术后可配合理疗。

5. 大块死骨摘除后，可颌间结扎固定 3~4 周。因死骨摘除后造成一侧颌骨缺损，术后应立即戴入斜面导板。骨髓炎治愈后如有缺损畸形，修复术至少在愈合 6 个月后进行。

（王恩博）

六、唾液腺手术

（一）下颌下腺导管结石摘除术

【适应证】

1. 位于下颌第二磨牙以前部位的下颌下腺导管前部结石，以及腺体尚未纤维化，^{99m}锝功能测定腺体功能存在者。

2. 下颌下腺后部、靠近腺门部的结石。有经验者也可采用口内切开取石，需要时可在唾液腺内镜辅助下进行。

【禁忌证】

1. 位于腺体内的结石。

2. 腺体已发生纤维化，^{99m}锝功能测定腺体功能已丧失者。

3. 合并有急性炎症时应控制炎症后再行结石摘除术。

【方法】

1. 体位　患者取坐位，头后仰。

2. 麻醉　采用舌神经传导阻滞加局部浸润麻醉。

3. 固定结石　在结石后方将缝线从导管深面穿过，提起牵引线的两末端以提起导管及其周围组织，防止结石向后滑行。也可以用棉花镊或弯血管钳，其长轴沿导管方向，在结石的深面将其固位。

4. 切开取石　在结石部位沿着导管方向切开黏膜，钝性分离黏膜下组织，显露导管，然后沿长轴切开导管，用刮匙或其他器械取出结石。

5. 冲洗　用生理盐水冲洗遗留的小块钙盐颗粒，以免再形成结石。

6. 切口处理　有两种方法：①导管切口与口底黏膜缝合，形成新的导管开口。②导管再通术：自正常下颌下腺导管口插入塑料管，通过导管切口处，然后用8个0丝线吻合导管壁。塑料管留置1周后撤除。通过 ^{99m}锝显像测定患侧下颌下腺功能，行导管再通术者功能恢复优于未行导管再通术者。

【并发症及其处理要点】

1. 伤口感染　术后可预防性应用抗生素。

2. 导管狭窄　术中仔细处理导管切口，建议行导管再通术。

【注意事项】

1. 保持口腔卫生。

2. 术后1周拆线。

（王洋）

（二）唾液腺内镜取石及导管冲洗扩张治疗

【原理】

唾液腺内镜技术主要用于大唾液腺导管良性阻塞性疾病的诊断和治疗。基本原理是自下颌下腺或腮腺导管口插入适当直径的内镜探头，对下颌下腺或腮腺的导管系统进行探查，观察导管炎症、狭窄、损伤、异物或结石等，并可进行导管冲洗、导管扩张及异物或结石取出术等，从而达到对这类疾病进行微创治疗的目的。

【适应证】

1. 唾液腺结石或异物。

2. 唾液腺导管炎症及导管损伤，包括慢性阻塞性唾液腺炎、儿童及成人复发性腮腺炎、舍格伦综合征伴导管炎、^{131}I 相关性唾液腺炎及外伤或手术造成的导管损伤或闭塞等。

通过内镜探查可以观察导管壁炎症，明确诊断导管异物、结石、狭窄、扩张、迂曲、息肉和黏液栓等可导致腺体肿胀的原因，或观察导管壁破损或闭锁等情况，同时可进行相应治疗，包括内镜下导管内取石术、内镜辅助导管切开取石术、内镜下导管冲洗扩张术、内镜辅助导管重建或改道术、内镜下冲击波碎石或激光碎石等。

【禁忌证】

1. 唾液腺导管炎症或结石伴感染急性发作期。

2. 严重全身性疾病，包括严重高血压、动脉粥样硬化、糖尿病患者，以及严重心、肝、肾功能障碍者。

【器械准备】

1. 唾液腺内镜系统　包括冷光源、视频采集系统、显示器及专用计算机设备。

2. 内镜专用器械　包括导管探针、一体式或组装式探头、单腔或双腔套管（直径 0.8～2 mm）、连接管、注射器（5 ml 及 20 ml）、弯盘、麻药杯、取石篮、取石钳、支架导管、扩张球囊及加压泵等。

3. 一般外科手术器械。

【方法及注意事项】

局部麻醉或全身麻醉下，以探针逐级将下颌下腺或腮腺导管口扩张，然后经管口引入内镜探头。随后，沿着导管方向插入内镜，并通过冲洗通道注射冲洗液使导管充盈。若导管粗细均匀、走行顺畅，一般插入较顺利；对于导管狭窄、迂曲者，不宜强行插入，需要不断调整角度，使近心端导管腔尽量位于内镜视野的中央。上述过程中，可发现导管狭窄、扩张、迂曲、息肉、絮状物、异物及结石等，并进行相应治疗。具体操作技术如下。

1. 内镜辅助下颌下腺结石取石术　位于下颌下腺导管腺外段、直径小于 5 mm、可移动的结石多可采用网篮或抓钳等器械，向前牵引至导管口直接取出，这样可不破坏导管口或仅做很小的切口就将结石取出。对于位于腺门或腺内的结石，如结石较小，可尝试内镜下网篮套锁或钳夹取石（图 6-10）；若结石较大，嵌顿于导管内，则可先采取体外、体内碎石，然后使其逐渐排出，或辅以内镜取石。

若无碎石设备，则采用内镜辅助下口内切开的方法取石。具体方法是：①内镜确定结石存在后，助手将患侧下颌下腺推向前上方，抬高口底黏膜；②于口底后部切开 2~3 cm，解剖下颌下腺导管，切开导管相应部位取石；③再次引入内镜，探查腺门及腺内分支导管，取出残余结石；④缝合口底黏膜，或将导管切开段与口底黏膜缝合形成改道口。

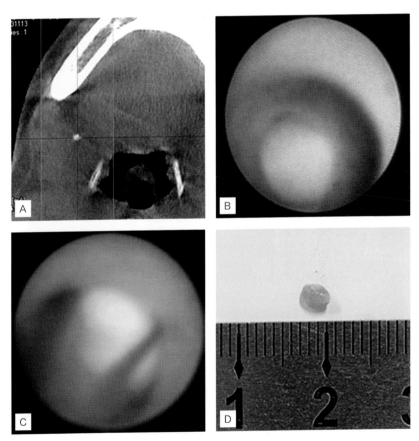

图 6-10 右下颌下腺腺内结石

A. CBCT 示右侧下颌下腺腺内结石；B. 内镜见右侧下颌下腺腺内导管结石；
C. 结石被网篮套锁；D. 经网篮直接取出的结石。

2. 内镜辅助腮腺结石取石术　对于直径较小的可移动结石，内镜引导下网篮套锁取石是首选的方法（图 6-11）。对于直径较大、嵌顿于导管壁的结石，则可考虑体外或体内激光碎石，将结石击碎后取出。若无碎石设备，则采用内镜辅助下口内或口外切开的方法取石。对于位于管口附近的腮腺结石，可在导管末端切开后取出。若结石距管口大于 1 cm，则可在导管旁切开取石。方法是在距管口 1 cm 前上方切开黏膜 2～3 cm，切开颊肌，暴露导管终末段 1～2 cm，然后切开导管取石，术毕一般需放置支架导管 1～2 周，避免导管狭窄。若结石嵌于导管中段或腺门段，可在颊部切开取石。方法是内镜引导下在颊部做约 2 cm 长的水平或垂直切口，解剖导管，在结石处切开取石。对于腺门或腺实质内结石，可采取腮腺翻瓣，暴露主导管后切开取石。后两种术式取石后均应严密缝合导管，并在导管内放置支架导管，维持 1～2 周后取出。

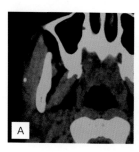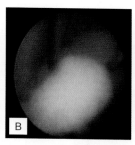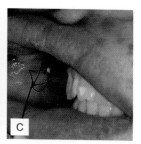

图 6-11　右腮腺导管结石经内镜取出
A. CT 轴位图像显示右腮腺导管中段结石；B. 内镜下网篮套锁结石成功；
C. 结石自管口直接取出。

3. 内镜下导管探查及冲洗扩张治疗　内镜下可观察导管是否存在炎性狭窄或纤维性狭窄、异物、阴性结石、管壁息肉及纤维黏液栓等。异物、黏液栓及阴性结石可采用冲洗、网篮套锁等方法取出，而导管狭窄可通过机械扩张及球囊扩张等方法治疗（图 6-12）。

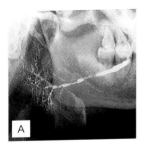
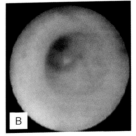
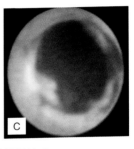

图 6-12 慢性阻塞性腮腺炎内镜下冲洗扩张治疗
A. 腮腺造影图像显示导管狭窄，毛糙不整；B. 内镜图像显示导管重度狭窄；
C. 内镜机械扩张后，导管狭窄解除。

【并发症及处置方法】

涎腺内镜探查的并发症主要包括导管损伤、术后腺体肿痛、术后感染、神经损伤、涎瘘等。

导管损伤主要表现为管壁侧穿，需要及时发现并回抽内镜，然后可在导丝引导下调整，直到进入正常的导管腔。较小的管壁侧穿一般反应较轻微，不需要特殊处理。术后腺体肿痛主要由注射冲洗液造成，一般可于术后数小时内缓解。术后感染表现为患侧腺体肿痛持续时间过长，伴有脓性分泌物，故内镜术区要严密消毒铺巾，术中无菌操作，术后常规给予抗生素 5~7 天预防感染。另外，结合口内、口外切开取石者，可出现面神经颊支或舌神经损伤，一般损伤较轻，经相应治疗后可恢复。口底切开取石者，可引起舌下腺囊肿，应注意切口位置的选择，并尽量避免对舌下腺腺泡的直接损伤。腮腺结石经颊部或耳前切口取石者，可引起涎瘘，一般经加压包扎和抑制腺体分泌后可痊愈。

（柳登高）

（三）舌下腺切除术

【适应证】

1. 各种类型的舌下腺囊肿。

2. 局限于舌下腺内的良性肿瘤。恶性肿瘤需做扩大切除，与骨膜粘连者需做下颌骨切除。

【方法】

1. 体位 患者取仰卧位，头后仰并偏向健侧。

2. 麻醉 通常采用经鼻腔或口腔插管全身麻醉，成人也可采用局部麻醉（舌神经传导阻滞及局部浸润）。

3. 切口 显露患侧口底，在舌下皱襞外侧做弧形切口。切口与牙龈缘平行，后方达第二磨牙近中。

4. 分离摘除腺体 在黏膜下用蚊式血管钳自舌下腺表面仔细分离周围组织，提起舌下腺前端，逐步分离舌下腺的深面及内外侧面。结扎切断舌下腺通向黏膜表面和下颌下腺导管的小分泌管，分离切断靠近腺体的舌下腺囊肿的囊壁。继而分离舌下腺后份，在其与下颌下腺前内相接处将其全部游离，如连接紧密不易分离，则可先钳夹后切断，遗留的残端予以缝扎。最终将舌下腺完整摘除。

5. 创面处理 口底创面需严密止血，黏膜伤口对位缝合 3～5 针，创腔内留置橡皮引流条并缝合固定。

【并发症及其处理要点】

1. 术后出血 为舌下腺摘除术的严重并发症，严重者可导致窒息甚至死亡。术中注意结扎舌下动静脉的分支，术后应留置舌牵引线，保证术区引流通畅。

2. 下颌下腺导管和（或）舌神经损伤 分离舌下腺内侧时应注意保护下颌下腺导管及舌神经。术中可从下颌下腺导管口插入银质探针或塑料管导向。如不慎剪断导管，应游离标记，手术结束时行端-端吻合或将断端与口底黏膜缝合形成改道口。

【注意事项】

1. 在摘除腺体过程中，尽量切除囊壁、吸净囊液。囊壁与周围组织粘连紧密者也可残存，不致复发。对于口外型舌下腺囊肿，摘除腺体后从口外托起下颌下区囊腔，吸净囊液，术后加压包扎。

2. 术中如误将下颌下腺导管结扎或缝扎，唾液排出受阻，术后数小时即可发生急性下颌下腺肿胀，此时应将可疑缝线拆除，松解被结扎的导管。

3. 术后 24 小时内应严密观察口底有无活动性出血、是否形成血肿，以及呼吸道通畅情况。

4. 术后给予漱口液含漱，预防性应用抗生素。

5. 若无异常情况，术后 1 ~ 2 日撤除引流条及舌牵引线，术后 1 周拆除缝线。

（四）下颌下腺切除术

【适应证】

1. 慢性下颌下腺炎，腺体功能已丧失者。

2. 腺体内结石，或腺门部结石经内镜及切开取石失败者。

3. 下颌下腺良性肿瘤。

4. 口腔颌面部恶性肿瘤需做颈淋巴结清扫术，其中包括下颌下腺切除术。

5. 下颌下腺恶性肿瘤，需做包括下颌下腺切除在内的舌骨上、肩胛舌骨肌上或全颈颈淋巴结清扫术。

【禁忌证】

急性下颌下腺炎或慢性下颌下腺炎急性发作期，应控制急性炎症后再行手术。

【方法】

1. 体位 患者取仰卧位，垫肩，头偏向健侧。

2. 麻醉 通常采用经鼻腔或口腔插管全身麻醉。

3. 切口 在下颌骨下缘下 1.5 ~ 2 cm 处，平行于下颌下缘做切口，逐层切开皮肤、皮下组织及颈阔肌。

4. 结扎面动静脉，保护面神经下颌缘支 于颈阔肌深面向上翻瓣至下颌骨下缘平面。在咬肌前缘下方，颌上淋巴结的前、后缘之间找到面动脉和面静脉的远心端，保护面神经下颌缘支，分别切断、结扎面动脉及面静脉。

5. 分离腺体 切开颈深筋膜，显露下颌下腺浅面，将腺体上提，用钝、锐性剥离的方法，逐步分离腺体前、后缘。显露面动脉近心端，确认后钳夹切断，双重结扎。

6. 切断下颌下腺导管 将腺体尽量向外下方牵拉，并将下颌舌骨肌向前牵拉，充分暴露舌神经和下颌下腺导管。切断舌神经进入腺体的分支，游离下颌下腺导管至口底平面后钳夹、剪断、结扎，完整摘除腺体。

7. 创面处理　冲洗创面，仔细检查出血点并止血。创口内置橡皮引流条或负压引流球，分层缝合颈阔肌、皮下组织及皮肤，然后加压包扎以消除死腔。

【并发症及其处理要点】

1. 术后出血　术中应注意严密止血，对于面前动脉断端应予以双重结扎；术后严密观察术区肿胀及引流情况，必要时需手术探查止血。

2. 面神经下颌缘支损伤　下颌缘支在面动脉及面静脉的浅面或深面越过下颌下缘走向前上，分离血管时应注意保护。由神经牵拉引起的患侧下唇运动能力减弱一般可很快恢复。损伤较重者，可肌内注射维生素 B_1 及维生素 B_{12}，辅以理疗及面部表情肌功能训练以促使其恢复。

3. 舌神经损伤　腺门部炎症较重的患者，腺体与局部组织粘连紧密，需耐心分离以防损伤舌神经。术后出现舌麻木者可予以神经营养药物治疗。

4. 舌下神经损伤　舌下神经位于二腹肌中间腱上方，分离时应注意紧贴腺体，避免分离过深而损伤舌下神经。如不慎切断，应行即刻吻合，术后配合神经营养治疗。

5. 口腔穿通　分离下颌下腺深部和导管时应注意避免穿通口腔。一旦发生，应严密缝合口腔黏膜和黏膜下层。

6. 吞咽疼痛及呼吸困难　术后口底肌肉反应性肿胀可导致吞咽疼痛，严重者可引起呼吸困难，可应用激素减轻肿胀反应。

【注意事项】

1. 切开皮肤至颈阔肌的过程中应注意垂直，如斜行向上则实际位置接近下颌下缘，易损伤面神经下颌缘支。

2. 对于下颌下腺导管后部结石，结扎导管时应尽可能沿导管向前追踪，以免遗留结石。

3. 术后酌情应用抗生素预防感染。

4. 术后 1~2 日撤除引流条，加压包扎 3~4 日，术后 1 周拆除缝线。

（五）腮腺切除术

【适应证】

1. 腮腺良、恶性肿瘤。根据肿瘤部位、性质等，可采取腮腺部分切除术、腮腺浅叶切除术和全腮腺切除术。

2. 慢性阻塞性腮腺炎反复发作，^{99m}锝功能测定腺体功能已丧失者。

3. 范围广泛的涎瘘经保守治疗无效者。

4. 结节型舍格伦综合征、嗜酸性淋巴肉芽肿等类肿瘤性病变。

【禁忌证】

1. 原发腮腺肿瘤不能被彻底切除者。

2. 肿瘤晚期，全身情况差或有急慢性疾病，不能耐受手术者。

3. 全身已有多处转移，而又不能彻底治疗者。

【方法】

1. 体位 患者取仰卧位，垫肩，头偏向健侧。

2. 麻醉 通常采用经鼻腔或口腔插管全身麻醉。

3. 切口 一般采用 S 形切口，上端自耳屏前颧弓根部开始，顺纵向皮纹切开，绕过耳垂下方至乳突尖，再转向下经颌后区，在下颌角下方 1.5~2 cm 处转向前止于接近舌骨平面处，切开皮肤、皮下组织及下颌下区颈阔肌。部分腮腺切除术切口可较短，例如肿瘤位于耳前区时，下方切口至下颌角即可；如果肿瘤位于腮腺后下极，则上方切口绕过耳垂即可。

4. 翻瓣 在腮腺咬肌筋膜前面或深面翻起皮瓣，翻瓣范围根据肿瘤范围、性质决定。

5. 显露面神经 有两种主要方法：一种是从末梢解剖到主干的逆行解剖法，另一种是从主干解剖到末梢的顺行解剖法。

（1）逆行解剖法：于腮腺前缘逐层向深面分离，显露面神经的分支，然后于神经浅面循其走行分离解剖至主干处。

（2）顺行解剖法：沿乳突前缘向深面钝性分离，显露二腹肌后腹，可在二腹肌后腹上缘与鼓板（乳突前面）之间分离找到面神经主干。保护面神经主干，在其浅面向前解剖至颞面干、颈面干分叉，然后向各分支分离。

6. 切除腺体　在分离面神经的同时，将腮腺浅叶逐步翻起分离，连同肿瘤一并切除。如肿瘤位于腮腺深叶，可用神经钩或橡皮条轻轻牵开面神经，获得足够空间后，将肿瘤和腮腺深叶组织一并切除。

7. 创面处理　冲洗创面，彻底止血。检查面神经分支是否完整，如不慎切断，应即刻行端-端吻合术。复位皮瓣后分层对位缝合，留置橡皮引流片或负压引流。术后术区行加压包扎。

【并发症及其处理要点】

1. 局部积液及涎瘘　术中严密缝扎腺体残端，术后及时和有效的加压包扎可预防其发生。如积液较多，应将其尽量吸净后重新加压包扎。嘱患者忌进食刺激性食物，可口服阿托品以减少唾液分泌。上述处理无效、经久不愈的患者可给予小剂量放疗以促使腺体萎缩。

2. 面神经损伤　术中分离、牵拉等钝性损伤可导致面神经不同程度损伤，但只要神经未切断，有望在 3~6 个月内恢复。其间可给予理疗、维生素 B_1 和维生素 B_{12} 肌内注射，配合表情肌功能训练。

3. 味觉出汗综合征　为腮腺手术后最常见的并发症。表现为味觉刺激伴有咀嚼运动时，患侧皮肤出现潮红及出汗。处理措施包括：①植入自体或异体材料形成组织屏障，阻断交感神经和副交感神经通路。②翻瓣时保留腮腺咬肌筋膜，使其成为神经间的机械性屏障。③局部注射 A 型肉毒杆菌毒素。

【注意事项】

1. 解剖分离面神经时应注意以下几点，以尽可能减少机械损伤：①在神经浅面循其走行逐步分离，切忌在面神经深面分离。②分离时在腮腺和面神经之间的纤维结缔组织内谨慎操作，勿损伤面神经鞘膜。③暴露腺体后应改用盐水纱布止血而勿用干纱布，止血时应"蘸血"而勿"擦血"，以免摩擦损伤面神经；已分离出的面神经应用盐水纱布覆盖，以免暴露于空气中干燥而受损。④出血多时应先压迫止血而勿轻易钳夹止血，以免损伤面神经。毛细血管出血常可通过加压而停止，加压止血时可更换其他部位继续分离。⑤分离颞面干及颈面干时常涉及下颌后静脉，应将其多条细小属支逐一仔细结扎。如有活动性出血点，应用吸引器吸引，看清出血点后准确钳夹，以免损伤面神经。⑥应仔细辨别腮腺分支导管及面神经，勿将面神经误认作分支导管结扎切断。一般而言，面神经呈银白色，有光泽，而腮腺导管较灰暗，无光泽。

2. 面神经的处理　良性肿瘤或虽为恶性肿瘤但远离面神经者，应保留面神经。面神经功能正常，色泽与形态均无改变，虽然与肿瘤紧贴或粘连，但可从神经包膜外分离时，一般应力争保留面神经。当面神经与肿瘤粘连紧密，或肿瘤已经侵犯面神经引起面瘫症状时，应根据肿瘤病理类型、患者年龄和工作性质等多方面综合考虑。对于低度恶性肿瘤如高分化黏液表皮样癌，可以考虑保留面神经，配合术中冷冻、术后放疗（外照射或放射性粒子植入）等，以降低复发率。对于高度恶性肿瘤如鳞癌、导管癌、腺样囊性癌等，必要时需牺牲面神经。如肿瘤切除彻底，可根据缺损情况采用神经吻合或神经移植修复面神经缺损。

3. 术后 24~48 小时去除引流条或负压引流，及时更换敷料。术后 7 天拆线，继续加压包扎 1 周。

4. 面神经损伤造成面瘫者，涂敷金霉素眼药膏保护眼睛。

5. 肿瘤患者应定期随访复查。

（六）涎瘘整复术

【适应证】

1. 腮腺导管瘘，导管存在缺损且无法进行吻合者。

2. 腮腺腺体瘘经加压包扎等保守治疗无效者。

【禁忌证】

创口有感染时，应控制炎症后再进行手术。

【方法】

根据瘘口位置不同，可采取导管改道术或瘘管封闭术。

1. 导管改道术　腮腺导管断端接近口腔者，可行导管改道术。导管断端充分游离后，将其开口重置缝合于口腔黏膜，变外瘘为内瘘。

2. 瘘管封闭术　瘘口靠近腺体且为不完全瘘者，可行瘘管封闭术。手术方法如下：

（1）沿瘘口周围做皮肤梭形切口。

（2）分离皮肤显示瘘管，用丝线穿过瘘管周围组织做荷包缝合，严密结扎瘘管，并切除表面的梭形皮肤及周围瘢痕组织。

（3）分离皮下组织及皮肤，分层缝合。如切除的皮肤和瘢痕组织较多，可在创口两侧做对偶三角皮瓣，换位缝合。

【注意事项】

1. 缝合创口时应尽可能使皮下组织、皮肤的缝合线和瘘口的结扎线不在同一直线上。

2. 行导管吻合术或导管改道术后，应在导管内置入塑料管 10～14 天，以避免吻合口狭窄。术后 3 个月内应定期扩张导管。

3. 术后 1 周拆线，腮腺区加压包扎 10 天，同时口服阿托品抑制唾液分泌直至创口愈合。

（王洋）

七、三叉神经痛的手术治疗

口腔颌面外科专业应用的手术方法基本属于神经毁损的范畴。治疗效果确切，遗留局部麻木的感觉。

（一）三叉神经半月节射频热凝术

【适应证】

1. 经典（原发）性三叉神经痛患者

（1）药物治疗效果已不佳，或者不能耐受副作用者。

（2）不能耐受微血管减压术者。

（3）各种手术治疗无效或复发者（包括射频热凝治疗）。

2. 某些颌面部慢性疼痛的镇痛。

【禁忌证】

1. 周围神经干阻滞麻醉效果不佳者。

2. 不能接受术后局部麻木感觉者。

3. 应用抗凝或抗血小板凝聚药物，停药未达相应时间者。

4. 装有起搏器者。

【手术步骤】

1. 卵圆孔穿刺

（1）卵圆孔的空间位置及体表投影：①空间位置位于两侧颧弓根关节结节之间的连线上，其内缘至中线的距离平均为 26.67 mm（S=1.36 mm），相当于眶下缘中点稍内侧的正后方；孔朝向前、下、外方向（图 6-13）。②体表投影位于患侧口角旁开 2.5～3 cm 处，也是穿刺的进针点。

（2）前入路法：即 Hartel 氏法，从口角旁开 2.5～3 cm 处进针，向后上内行进，穿过颊部、颞下间隙，深 6.5～7.5 cm 时到达颅底，探及卵圆孔后继续进针 1～1.5 cm，抵达三叉神经半月节（图 6-14）。

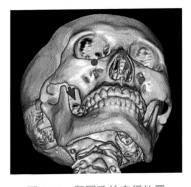

图 6-13 卵圆孔的空间位置

卵圆孔位于两侧颧弓根关节结节之间的连线上，相当于眶下缘中点稍内侧的正后方。红色箭头指向卵圆孔，黄色圆点为两侧颧弓根部的关节结节，红色圆点为眶下缘中点稍内侧。

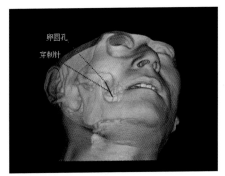

图 6-14 前入路穿刺法

即 Hartel 氏法，口角旁开 2.5～3 cm 处为进针点，向后上内行进，穿过卵圆孔，抵达三叉神经半月节。

（3）侧入路法：在乙状切迹中点下 5 mm 处进针，患者半张口，进针 4～4.5 cm 后抵住翼外板，标记针的深度，退针至皮下；将针的方向调整为后上 15°，再次进针，进针至标记深度时即达卵圆孔，可出现神经痛样反应。继续进针 1～1.5 cm，抵达三叉神经半月节。

2. 回吸　注射器回吸应无物质或有脑脊液流出。若回吸物为血液，须调整针尖位置。

3. 电刺激　以 0.1～0.3 V 的低压电流进行刺激，相应的区域有电击样感。下颌出现同步运动时，调整针尖位置至现象消失。

4. 热凝　初始温度为 60 ℃，逐步升温至 75～80 ℃，持续 2～3 分钟。

【并发症及其处理要点】

1. 咀嚼肌麻痹　肌力消失，无张口偏斜，可在 4 周内恢复；若有张口偏斜，则恢复较慢，大多需要 2～3 个月。开口偏斜严重者，可能出现肌肉萎缩，应注意康复训练。

2. 角膜麻痹　给予有助于角膜修复及抗菌的药物滴眼，并联合眼科治疗。嘱患者戴护目镜，避免异物进入眼内，出现球结膜充血及时到眼科就诊。

3. 痕迹反应　术后麻木区仍有神经痛发作，一般 1 周左右自愈。疼痛严重者，可继续服用卡马西平至疼痛消除。

【注意事项】

1. 穿刺针刺破口腔黏膜时必须更换。

2. 穿刺针进入卵圆孔时，可能发生心率骤然减慢甚至停搏，需密切关注，及时处理。

（二）三叉神经周围支射频热凝术

【适应证】

1. 经典（原发）性三叉神经痛，疼痛范围比较局限，能够接受术后局部麻木及复发率高的患者。

2. 继发性三叉神经痛和某些颌面部慢性疼痛的镇痛。

【禁忌证】

1. 周围神经干阻滞麻醉效果不佳者。

2. 装有起搏器者。

【注意事项】

1. 术后术区软组织水肿，3 天左右消退。

2. 出现痕迹反应者，可继续服用卡马西平。

眶上神经射频热凝术

需同期热凝眶上神经、额神经和滑车上神经，方能止痛完全。

【手术步骤】

1. 确定眶上孔。眶上孔位于眶上缘内 1/3 和中 1/3 交界、紧邻眶缘的小凹陷处。

2. 从眉弓上缘中点进针，与骨面约成 45°，向内下方向行进至眶上缘内 1/3 和中 1/3 交界处，探入眶上孔（图 6-15）。

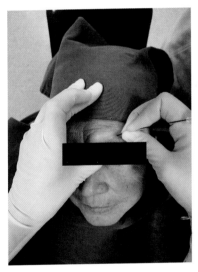

图 6-15 眶上孔穿刺进针点及行进方向

3. 电刺激或少量局部麻醉药阻滞定位后，可直接 80 ℃热凝，持续 2 分钟。

4. 调整穿刺针，使其与骨面成 10°，距眶缘 2 mm，深度为骨膜上，继续向中线方向行进，至眶上缘与内缘交界处的额切迹（相当于眉头水平）毁损额神经和滑车上神经。也可另行穿刺额切迹。电刺激、热凝同眶上神经。

【注意事项】

局部麻醉、穿刺及热凝时，防止针尖误入眶内。

眶下神经射频热凝术

【手术步骤】

1. 确定眶下孔　触及眶下缘中点稍内侧、眶下缘下方约 1 cm 处，可感觉到眶下孔的凹陷，孔的开口朝向下内方向（图 6-16A）。

2. 鼻翼旁开 5 mm 处进针，穿刺针刺入皮下后，沿骨面向眶下孔凹陷的方向行进，探及孔后继续深入 0.5 ~ 1 cm（图 6-16B）。

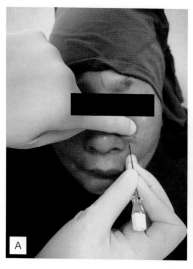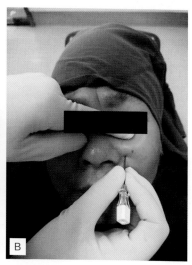

图 6-16　眶下孔穿刺

A. 确定眶下孔位置：在眶下缘中点稍内侧、眶下缘下方约 1 cm 处，可感知到眶下孔的凹陷。B. 穿刺针刺入皮下后，沿骨面向眶下孔行进；同时左手指抵住眶下缘，防止穿刺针越过眶下缘。

3. 回吸无血、无空气，否则必须调整针尖位置。

4. 电刺激或注射少量麻药定位后，直接 80 ℃热凝，持续 2 ~ 3 分钟。

【并发症及其处理要点】

眶内血肿：穿刺针入孔过深所致，下眼睑迅速肿胀。应及时发现，适度按压眼球及下眼睑以减少出血量，其他按血肿常规处理。

【注意事项】

若回吸时有空气，多为针尖经上颌窦前壁薄弱处刺入窦腔，需要调整。

颏神经射频热凝术

镇痛范围仅限于下唇，很少单独应用。

【手术步骤】

1. 确定颏孔 在下颌骨下缘上 1.5 cm、第二双尖牙根尖区下方的皮肤上按压，可感觉到颏孔的凹陷，孔的开口朝向后上方。

2. 穿刺方法 ①口外法：从颏孔的后上方 1.5 cm 处进针，沿骨面以与其成 45° 角的方向向前下方行进，另一只手的手指触摸颏孔引导入孔。②口内法：在颏孔后上方黏膜的转折处进针，沿骨面以与其成 45° 角的方向向前下方行进入孔，有明显落空感。

3. 电刺激或局部麻醉药定位后热凝，温度 80 ℃，持续 2 分钟。

【注意事项】

口内穿刺时，受到口角限制，口裂小的患者不适用。

下颌神经射频热凝术

【手术步骤】

采用三叉神经半月节射频热凝术的侧入路法或前入路法，操作步骤及程序与其基本相同，但是不进入卵圆孔，穿刺目标为卵圆孔外的下颌神经。

【并发症及其处理要点】

血肿：尽量选用直径较细的穿刺针，动作轻柔。退针后局部有效按压片刻。

【注意事项】

1. 穿刺针误入口腔内要更换。

2. 运动神经受到波及时要调整针尖位置。

上颌神经射频热凝术

【手术步骤】

1. 乙状切迹中点下 5 mm 处进针，患者半开口，进针至翼外板，标记针的长度后，退针至皮下。将针的方向调整为向上 10°、向前 15° 再次进针，进至标记深度时已达翼腭窝，患者出现神经痛样反应。

2. 回吸时无血液流至针管。

3. 电刺激验证。

4. 逐步升温至 70 ~ 80 ℃，达到温度后持续 2 分钟。

【并发症及其处理要点】

血肿：尽量选用直径较细的穿刺针，动作轻柔。退针后局部有效按压片刻。

【注意事项】

1. 严格掌握穿刺角度，特别是向上的角度，防止损伤眶尖组织。

2. 动作轻柔，避免反复穿刺造成深部血肿。

（三）三叉神经周围支撕脱术

【适应证】

1. 单纯第一支疼痛者。

2. 三叉神经半月节射频热凝术的疑难病例。

【禁忌证】

1. 对局部麻木及复发不能接受者。

2. 应用抗凝及抗血小板凝聚药物，停药时间未达相应时间者。

【术前准备】

1. 准确定位罹患的神经分支。

2. 第一支撕脱术术前不需要剃眉。

【术后处理】

1. 加压包扎 1 ~ 2 天，5 ~ 7 天后拆线。

2. 因渗血填塞的碘仿纱布 3 ~ 5 天后取出。

3. 常规应用抗菌药物。

4. 可有痕迹反应，药物对症治疗。

眶上神经撕脱术

【手术步骤】

1. 切口与眉弓上缘平行，长度约2.5 cm，中点在眶上缘中点的内侧。

2. 在骨膜上分离出眶上孔的神经干。于两钳喙之间切断神经，牵拉并连续转动血管钳，卷缠远端神经直至被抽出。

3. 贴血管钳喙切除近端神经残端。

4. 在眶上孔内侧的额切迹处，分离额神经和滑车上神经，以同样的方式撕脱远段，近端自眶缘处切断。冲洗、缝合。

【并发症及其处理要点】

眶内血肿：适度加压包扎，促进吸收。

【注意事项】

1. 离断神经近端前需用止血钳钳紧，以免造成眶内血肿。

2. 操作不要越过眶上缘，否则可造成眶脂肪疝。

3. 部分人的额神经自额孔中穿出，与眶上孔易混淆。额孔位于眶上孔的内侧，应注意区别。

眶下神经撕脱术

撕脱的是上颌神经的面前段，即穿出眶下孔以后的部分。

【手术步骤】

1. 从侧切牙至第一磨牙近中做平行于前庭沟的切口，深度达骨面。

2. 沿骨面向上剥离，暴露眶下孔。

3. 分离神经，在两血管钳之间将其切断。用钳喙卷缠、撕脱远端神经。

4. 血管钳进一步牵拉、钳紧近端神经，切除残端，片刻后取下血管钳。冲洗、缝合。

【并发症及其处理要点】

出血：切断与神经伴行的血管而出血，给予电凝或结扎。

【注意事项】

1. 切开时要确实切开骨膜。

2. 离断神经前需用止血钳钳紧，以免切断后不便找寻，或伴行血管出血。

3. 操作不要越过眶下缘，以免造成眶内组织损伤或血肿。

4. 撕脱远端神经的操作中，钳喙夹持神经时不得夹带周围组织，否则阻碍神经的牵出和撕脱。

上颌神经窦内撕脱术

目的是提高近端的离断水平，通过开放上颌窦实现上颌神经眶内段的撕脱，解除上牙槽前、中神经支配区域的疼痛。

【手术步骤】

1. 切口　从侧切牙至第一磨牙远中做平行于前庭沟的切口，深达骨面，沿骨面向上剥离，暴露眶下孔及血管神经束。

2. 分离神经，在两血管钳之间将其切断。钳喙卷缠、撕脱远端神经。

3. 充分显露上颌骨前壁，在前壁标记出一直径 2 cm、与眶下孔上缘重叠的类圆形，用超声骨刀或骨钻沿标记形成骨窗，开放上颌窦。

4. 剥离上颌窦窦顶黏膜，暴露眶下管下壁；用骨刀（钻）从眶下孔下缘开始，切（钻）开、取出眶下管及眶下沟下壁的骨板，使下壁形成缺损。

5. 用血管钳夹紧眶下孔外的神经残端，自前向后通过骨缺隙将眶内段神经向下牵至上颌窦内；在尽可能深处将其钳紧、断离，断端电凝处理。冲洗，前壁骨板复位、固定，严密缝合切口。

【并发症及其处理要点】

1. 出血　切断神经近端前必须用血管钳钳紧，电凝断端。出血时使用明胶海绵或止血纱布填塞。

2. 患侧溢泪　骨窗位置过于偏内上方，损伤鼻泪管所致。设计骨窗时应注意避免。

【注意事项】

1. 开窗的骨壁应整块取下，可减少出血，利于复位和固定。

2. 开放眶下管时，可用器械探入管内的方法，给予方向引导。

3. 去除眶下缘及眶下管下壁的骨质时，要准确、轻柔、支点稳定，以免造成眶底骨折或眶内组织损伤。

下颌神经多分支撕脱术

撕脱的顺序是颏神经、下牙槽神经、舌神经、颊神经，均可分别成为独立的术式。

【手术步骤】

1. 颏神经撕脱 ①在下颌双尖牙区围绕颏孔弧形切开，长约3 cm，凸向上，深达骨膜。②在骨膜表面翻黏膜瓣，显露出颏神经，分离。③在距颏孔5 mm处离断颏神经，牵拉、拖拽神经的远端并撕除。④锐分离颏孔周围的骨膜，完全显露颏孔，游离近端神经残端。⑤生理盐水纱布覆盖创面。

2. 下牙槽神经撕脱 ①切口（以左侧为例）：近似"∫"形，在翼下颌皱襞外侧0.5 cm处垂直切开，长约3 cm，上、下端附加切口各长1 cm左右。②从垂直切口中部向后外方分离至下颌支内侧骨面，显露下颌小舌。③可见从后上方进入下颌孔的下牙槽血管神经束，分离下牙槽神经。④钳紧神经干，向后上方用力将下颌管内的神经全部抽出。⑤沿神经干近端深入，在乙状切迹水平钳紧神经，切断后取出离断的神经。⑥近端结扎处理。

3. 舌神经撕脱 ①在下颌孔前内侧、翼内肌表面找出自后上向前下走行的舌神经。②尽可能分离后间隔3 cm左右钳紧，分别切断并取出离断的神经。

4. 颊神经撕脱 ①在切口上端的附加切口处，相当于大张口时上颌磨牙殆平面水平的颊肌内，用神经钩钩出颊神经。②切断神经并撕除其远端。分别严密缝合后颊部及颏孔处切口，局部加压。

【并发症及其处理要点】

出血：有渗血时，用碘仿纱布填塞止血。对于明显的活动性出血，必要时可结扎颈外动脉。

【注意事项】

1. 颏孔处切口的中心设计在第一、二双尖牙之间，便于后续操作。

2. 颏部切口不需要切开骨膜，只在处理颏神经近端时切开颏孔周围的骨膜，以免妨碍抽出下颌管内的神经。

3. 后颊部的垂直切口必须在翼下颌皱襞的外侧、下颌支前缘的内侧。

4. 如果下牙槽神经暴露不佳，必要时可去除下颌小舌。

5. 注意下牙槽血管近端的处理，需要结扎时离断的水平不宜过高，以便于操作。

（翟新利）

八、口腔颌面部软组织清创术

【适应证】

1. 生命体征稳定，无全身并发损伤或已妥善处理。

2. 口腔颌面部开放性损伤。

【术前准备】

1. 临床可疑有骨折或组织内异物者，应拍摄 X 线片或 CT 明确骨折情况，定位异物。

2. 用消毒纱布保护创面，周围皮肤备皮、消毒。

3. 根据创伤程度和手术需要，进行局部麻醉或全身麻醉。

【方法】

对于口腔颌面部软组织开放性损伤，应在伤情允许的情况下尽早实施清创术。清创术包括冲洗伤口、清理伤口和关闭伤口 3 个基本步骤。

1. 冲洗伤口　冲洗伤口的目的是清除进入伤口内的细菌和异物，防止感染，促进伤口愈合。一般认为，细菌进入伤口 6～12 小时以内多停留在损伤组织的表面，尚未大量繁殖，通过冲洗容易清除。先剪除伤口附近的毛发，用无菌纱布轻轻塞住伤口，再用肥皂水清洗皮肤。经伤口侧缘进针注入麻药，在局部麻醉下用大量外用盐水冲洗伤口。

清洗伤口时，各种毒性液体（乙醇、六氯酚、碘剂、强力肥皂液）都不应直接接触开放的伤口，因为这些物质能够杀伤细胞。防止伤口感染主要靠高压冲洗的机械作用，应采用带 18 号针头的 20 ml 注射器用力推注。污染严重的伤口可以用清洁剂清洗，然后用大量生理盐水彻底冲洗。动物咬伤也应该用清洁剂和盐水冲洗，去除动物的涎液和其他污染物。

2. 清理伤口　常规消毒、铺巾。冲洗后的伤口内仍可能残留沙砾、金属物、牙碎片、玻璃、草木或各种有机物质，必须仔细检查，彻底清除。定位准确的深部金属异物最好同时取出。面部伤口的扩创应遵循"保守原则"，组织切除只限于坏死和沾染尘土的部分。由于面部血供丰富，即使是蒂部窄小的撕裂组织也能成活，应予以最大限度的保留。不规则或斜面的皮肤创缘可以切除，形成整齐的创缘，以减少愈合瘢痕。清理伤口过程中，应注意完善止血。再次冲洗伤口，准备缝合。

3. 关闭伤口　关闭伤口的原则包括：保证组织床清洁；彻底止血；消除死腔；沿皮肤张力线和自然皱褶扩大伤口；将移位的组织准确对位，分层缝合；皮肤创缘无张力对合；细线缝合，创缘外翻。

创缘的皮肤与皮下组织交界处可做少许潜行分离，以减小张力；创缘接触的部分要保持轻度外翻；缝合张力较大时，可采用褥式缝合。连续皮下缝合可以保留 3~4 周，有助于减少皮肤张力和瘢痕形成。关闭伤口时应准确复位移位的组织，经过睑缘、鼻翼边缘或转折、唇皮肤黏膜缘、眉毛的伤口，要对齐解剖标志，使这些缘、线、纹、折形成平滑连接。

对于污染严重或已有初期感染的伤口，关闭伤口时，不要缝合过紧，并放置引流。对于组织严重肿胀或张力较大的伤口，可以先采用细钢丝铅丸、纽扣或碘仿纱块衬垫等褥式减张法拉拢缝合，待肿胀消退、张力减小时再进行细致缝合。此类损伤愈合后往往形成较明显的瘢痕，需二期手术整复。

直接拉拢缝合有困难或有较小皮肤缺损的创面可以做附加切口，形成局部皮瓣，以便关闭伤口。遇有大范围皮肤缺损的创面，可以考虑先行断层皮片游离移植，消除创面，后期采用皮肤扩张技术进行修复。

【并发症及其处理要点】

1. 伤口感染　定期检查创伤部位，及时引流，及时应用广谱抗生素，预防和控制感染。

2. 伤口裂开、不愈合　定期换药，充分引流，暴露创面可使用碘仿纱布覆盖，控制创口感染，待瘢痕愈合后二期修复。

【注意事项】

1. 标志解剖区如睑、眉、唇、鼻、耳的游离组织块应仔细对位、复位。

2. 对于感染伤口，首先应保证充分引流，做创缘拉拢缝合。对于穿通伤口，应先关闭窦腔黏膜，再依次分层缝合。组织部分缺损或伤口严重水肿时，可做减张定位缝合。若遗留畸形、缺损，后期整复。

3. 舌损伤应按舌长轴方向缝合。大唾液腺导管断裂时可做吻合、改变开口位置或结扎，神经断裂者应尽量吻合或移植。

4. 小范围组织缺损、创面新鲜、无严重污染或感染时，可行邻位旋转或滑行皮瓣修复。大面积洞穿缺损者可做创缘对合缝合，若遗留缺损，待后期修复。有严重污染或感染的大面积创面，应首先控制感染，然后植皮消灭创面，待二期修复。

九、颌面部骨折复位固定术

（一）颌面部骨折坚固内固定技术

坚固内固定是指固定骨折块在功能状态下保持稳定，临床目的是保证骨折骨早期无痛性功能运动。目前临床主要使用的技术包括部分负载固定、全负载固定、面中上部支柱固定等。

【适应证】

1. 部分负载固定适用于骨折断端可解剖复位者，并要求有足够的骨断面支撑，固定后骨段功能状态下应力由骨折段和内固定物共同承担（load sharing）。内固定物主要包括 2.0 mm 系统小型接骨板、拉力螺钉等。

2. 全负载固定适用于复杂粉碎性骨折、骨折伴缺损、骨折伴感染、游离植骨、萎缩性下颌骨情况下的固定，此时骨折断端无法提供可靠的应力支持，固定后功能状态下应力全部由内固定物承担

（load bearing）。可使用的内固定物包括 2.4 mm 和 2.7 mm 重建接骨板系统。

3. 面中上部支柱固定主要用于面中上部骨折的固定，固定位置遵循面中上部水平支柱和垂直支柱。内固定系统包括微型和小型接骨板系统。此法也适用于其他部位小骨折块的固定。

【术前准备】

1. 术前常规进行影像学检查，明确骨折部位及移位情况。

2. 口腔清洁，去除牙垢、牙结石，并做口周备皮。

3. 准备钢丝、牙弓夹板、骨折复位器以及固定用的接骨板和螺钉。

4. 准备固定配套器械，包括改锥、丝锥、测深尺、导向器、护套拉钩、穿颊拉钩、弯板钳、卡断钳、持板钳、持钉镊、动力骨钻、钻针（1.0 mm、1.5 mm、2.0 mm）等。

5. 下颌骨简单骨折可以在局部麻醉下完成治疗，下颌骨复杂骨折和面中上部骨折一般需在全身麻醉下完成治疗。根据手术需要选择麻醉方式，并做相应准备。

【方法】

颌面部骨折内固定手术步骤基本包括显露、复位骨段（必要时行拼对咬合）、坚固固定 3 个步骤。

1. 显露 颌面部骨折手术入路一般可采用受伤创口、口内入路和面部入路，需视具体骨折部位和骨折情况而定。

2. 复位骨段 骨折坚固固定前，必须充分松解骨折块，并做解剖复位。涉及咬合关系的骨折，经解剖复位后，要先做颌间固定，再做坚固固定。

3. 坚固固定 坚固固定方法需视骨折部位和骨折情况而定，各种固定系统的适应证已在上文说明。具体操作细节如下。

拉力螺钉固定：①要求螺钉有螺纹段旋在远离钉头的骨折片上，无螺纹段旋在靠近钉头的骨折片上。②用 2.7 mm 的皮质骨螺钉替代拉力螺钉时，要求先用等于钉杆直径（2.0 mm）的钻针钻孔，经骨折面穿透双侧皮质骨，再用等于螺纹直径（2.7 mm）的钻针以同心轴钻孔，止于骨折断面。③螺钉旋入方向应为骨面垂直线和骨折面垂直线的角平分线。④层片状骨折做拉力螺钉固定时，一般要求至少用 3 颗螺钉固定，并成角分布。

小型和微型接骨板固定有两种作用方式：一种是张力带固定，另一种是连接固定。前者固定部位应沿张应力轨迹，尽量远离"零位力线"；后者固定部位应沿主应力轨迹。小型接骨板具有一定的抗拉和抗扭强度，可用作中、低应力部位的固定。微型接骨板具备一定的抗拉强度，抗扭强度很弱，只限于无应力或仅需单向抗拉部位的固定。小型和微型接骨板均采用单层皮质螺钉固定，骨折线两侧每侧至少固定 2 颗螺钉。

采用重建接骨板行支柱固定时，要求准确定位接骨板桥接距离和髁突位置。跨越下颌角和颏部骨缺损的固定，在近心骨段至少应固定 4 颗螺钉，而且每颗螺钉都必须把持在双层皮质骨上。

接骨板固定前，必须弯制成形，使之与骨面贴合。骨孔预备要在注水冷却状态下进行，转速不宜太快，以免骨孔内表层骨坏死。骨孔直径应等于螺钉杆径。自攻螺钉的螺纹呈窄"V"字形，钉尖有切槽，可以自动切割攻出螺纹，直接旋入骨内。

接骨板和螺钉只能一次性使用，若术中发现接骨板有裂纹或锐性折角，必须更换。旋入螺钉时如出现钉头滑扣，必须更换螺钉，以防二次手术取板时困难。

术后注意保持口腔卫生。坚固内固定后，多数骨折不再需要颌间固定；少数稳定性欠佳者，仍需辅以颌间固定 1~2 周。

【并发症及其处理要点】

1. 内固定物松动　钛板钉植入物可以永久留滞于体内不取。如果板钉松动，或影响种植修复和外形，或患者要求取出，可以手术取出。

2. 术后伤口感染　通过换药和局部搔刮多可愈合。如果局部发生骨感染继发螺钉松动，则必须取板方能愈合。

3. 骨折断端感染和骨不连　术后短期急性感染者可通过延长颌间牵引固定时间，同时充分引流并换药、全身应用抗生素等多种方法控制感染。如果长期存在慢性炎症、骨不愈合，可手术取出内固定物，更换重建接骨板系统，视软组织创面情况同期或二期植骨。

【注意事项】

1. 合理选择手术入路。

2. 合理选择固定系统，了解每一种固定系统的适应证、使用原理和操作方法。

（二）牙槽突骨折复位固定术

【适应证】

1. 骨折局限于牙槽突区。

2. 骨折线双侧有牙。

【术前准备】

1. 清除牙垢、牙结石，口腔消毒。

2. 准备牙弓夹板、钢丝、自凝塑料或釉质黏合剂。

【方法】

1. 手术通常在局部麻醉下进行，一般采用手法复位移位的骨折块，同期复位松动、移位及脱落的牙齿。遇有骨折块嵌顿时，可在对应于骨折线的牙龈及黏膜上做纵行切口，撬动骨折块，解除嵌顿，然后复位。

2. 视伤情选择单颌牙弓夹板固定，用钢丝行牙间结扎，牙齿唇颊面采用钢丝结合釉质黏合剂固定或正畸托槽粘接固定。骨折线两侧每侧至少有 2 颗牙齿作为固位牙。

3. 复位固定完成后，调𬌗以避免固定期牙齿创伤性接触。

4. 保持口腔卫生，抗感染处理，固定 4~6 周后拆除固定。

【并发症及其处理要点】

骨折段上牙髓坏死：术后监测骨折段上牙髓状况，如出现牙髓坏死，行根管治疗。

【注意事项】

牙槽突骨折的固定类似外固定，固定后避免咬合干扰影响固定效果。

（三）下颌骨骨折复位固定术

【适应证】

1. 颌间牵引和颌间固定适用于无移位或轻度移位的、可闭合性复位的骨折，要求恒牙牙列完整或缺失不多。有心肺疾患、癔症、精神分裂症以及意识障碍的患者禁用。

2. 切开复位和坚固内固定适用于多发性或有明显移位的骨折，在髁突适用于髁颈和髁颈下脱位性骨折。对于无牙颌、牙齿缺失较多或因其他原因不能做颌间固定者，以及牙齿非承托区如下颌角、升支等的移位性骨折，也应切开复位后做内固定。

3. 下颌骨陈旧性骨折（包括错位愈合、延迟愈合和不愈合）需根据具体情况采用再骨折复位、截骨矫治术和植骨矫治术进行治疗。

【术前准备】

1. 术前常规行影像学检查，明确骨折部位及移位情况。

2. 陈旧性骨折患者需要取牙𬌗模型，上𬌗架，做模型研究和模型外科。

3. 口腔清洁，去除牙垢、牙结石，并做口周备皮。

4. 准备钢丝、牙弓夹板、骨折复位及内固定器械。

5. 根据手术需要选择局部麻醉或全身麻醉，并做相应麻醉准备。

【方法】

1. 牙弓夹板拴结要求夹板与上颌及下颌牙弓形态一致，结扎稳固，受力分散，夹板与牙齿之间无相对位移。先局部麻醉下手法复位，如不成功可做颌间牵引复位。牵引复位时需在骨折线处截断牙弓夹板。对于前牙开𬌗后牙早接触或一侧开𬌗另一侧早接触者，可以在早接触区放置 2～3 mm 厚的橡皮垫做撬动牵引，待复位后撤除橡皮垫。复位完成后进行颌间固定。

2. 开放性骨折　切开复位内固定术可选择伤口入路。一般除髁突骨折以外，下颌骨骨折选择口内入路，下颌角和升支区骨折可配合使用穿颊器。髁突骨折视骨折位置和移位程度可选择耳前入路、穿腮腺入路或环下颌角入路。下颌骨粉碎性骨折需使用全负载重建接骨板固定的，可采用口外入路。

游离骨折断端，应去除断面骨痂，做解剖复位，并用颌间固定暂时维持骨段复位和殆关系。根据骨折部位、骨折线类型选择坚固内固定方法。

3. 直线和垂直断面状骨折　通过（暂时性）颌间固定维持咬合关系，同时用骨折复位钳关闭骨折线至解剖复位状态直至完成固定。颏正中或颏旁骨折用两个 2.0 mm 小型接骨板固定，接近根尖方的接骨板放置在根尖下 10~15 mm 处，第二个接骨板平行放置于 5 mm 以下或下颌下缘。固位螺钉长度 6~8 mm，固定于唇侧皮质骨板上即可，骨折线两侧每侧至少要固定 2 颗螺钉。下颌体骨折经复位后再移位倾向不严重者（如简单骨折或有利型骨折），用一个接骨板固定即可，接骨板放在下颌管和牙根之间，用 6 mm 长的螺钉固位。如为双线或多线骨折，则必须用两个接骨板固定。为了避免过度牵拉颏神经造成术后下唇麻木，固定前可以先分离颏神经。

4. 斜线和斜面状骨折　颏正中或颏旁斜线骨折可以采用 2.4 mm 拉力螺钉固定，一般用单颗螺钉横行贯穿固定，再配合单颌牙弓夹板做张力带，即可获得稳定的固定效果。斜面状骨折可以采用 2~3 颗 2.0 mm 皮质骨螺钉按拉力螺钉方式做对穿固定。下颌体容易发生颊舌侧骨板分离的层片状骨折，复位时要彻底清除断面间纤维骨痂和碎骨片，复位后要用颌间固定维持复位，并用骨折复位钳从颊舌向适度夹持以保持稳定。骨断面的任何错动或断面间嵌顿物都可能影响复位效果，术后出现殆干扰。此类骨折不宜使用小型接骨板固定，应采用皮质骨螺钉按拉力螺钉方式做对穿固定。通常用 3 颗螺钉固定，成角分布。

5. 粉碎性骨折　发生于颏或颏旁及下颌体的粉碎性骨折，应按骨折片关系实施功能复位，不必要求解剖复位，否则很可能造成小骨折片特别是唇颊侧的骨折片发生游离，以致影响愈合，甚至发生骨坏死。由于粉碎性骨折缺少骨的有效连续性支撑，应采用 2.4 mm 重建接骨板固定，锁定板可以增加固定的稳定性。骨折区两侧的骨段用重建接骨板桥接固定，中间的小骨片可以用小型或微型钛板连接固定，也可以直接用螺钉做穿接固定。如果出现骨缺损，可以同时在重建接骨板下方放置移植骨块，前提是必须有足够的软组织覆盖。

6. 下颌角有利型骨折　常规采用小型接骨板张力带固定。手术采用磨牙后区角形切口，暴露骨折和外斜线。撬动远中骨折块，使骨折断面复位。由于外斜线处是张力部位，下颌角下缘是压力部位，张力部位复位后，压力部位可自动闭合。固定选用 2.0 mm 小型接骨板，沿外斜线放置，跨越骨折线。按解剖复位后的骨面弯制接骨板，使之与骨面贴合。骨折线两侧每侧至少用 2 颗螺钉固定。螺钉长 6 mm，入单层皮质骨，一般不会伤及牙根和下颌管。

7. 下颌角不利型骨折　这种骨折移位倾向较大，需要更稳定的固定，单靠张力带固定很难保证其功能性稳定，术后下缘骨折线很容易出现张裂；不稳定的固定还可能继发固位螺钉松动和感染。这时，应在张力带固定的基础上，进一步在下颌角下缘做补偿固定。补偿固定通常借助穿颊拉钩完成。

8. 髁突骨折　髁突囊内骨折外移位，低位髁颈和髁颈下骨折明显内移位或脱位，伴升支垂直高度明显降低（大于 4 mm）并继发错殆者，应采用手术治疗。髁颈下骨折通常采用环下颌角切口，乙状切迹以上的髁颈骨折宜采用穿腮腺的颌后切口，囊内骨折宜采用耳前入路。暴露骨折后行解剖复位，固定前需固定殆关系。髁突囊内矢状骨折用 1 ~ 2 颗 2.0 mm 的皮质骨螺钉做穿接固定；其他类型骨折用 2.0 mm 小型接骨板沿后外缘放置做张力带固定，髁颈下骨折还需要沿乙状切迹或在髁颈前缘做补偿固定。

9. 下颌骨陈旧性骨折伴骨缺损或骨不连接者，必须进行植骨修复。如果是下颌体部位有少量骨缺损（一般小于 1 cm），可以做水平或垂直阶梯形截骨矫治。植骨和截骨矫治时，骨折区软组织往往不够，可以考虑采用局部黏膜滑行瓣或远位皮瓣修复。

10. 采用颌间固定保守治疗者应保持口腔卫生，定期复诊调整牵引及固定。固定期间应保证营养摄入。下颌骨骨折一般固定 4 ~ 6 周，髁突骨折固定 2 ~ 3 周，并主张早期进行张口训练。

11. 坚固内固定术后一般不再进行颌间固定，但如果有肌源性和关节源性错殆（常见于陈旧性骨折），则需要做 2 ~ 3 周颌间弹性牵引和肌功能锻炼。如果坚固内固定稳定性欠佳（有时见于小型接骨板固定），需辅以颌间固定。

【并发症及其处理要点】

1. 颌面部骨折坚固内固定技术常见术后并发症见前文。

2. 术后秴关系不佳　对于术后短期内出现的咬合关系不佳，如术中解剖复位、咬合关系良好，术后可通过颌间牵引恢复咬合关系。对于陈旧性骨折或医源性咬合关系不佳，可通过正畸或截骨复位手术的方法解决。

3. 颞下颌关节强直　髁突骨折术后应坚持张口训练3个月，如出现进行性张口受限，则怀疑出现颞下颌关节强直，需行影像学检查明确诊断后尽早治疗。

【注意事项】

1. 合理选择手术入路。

2. 合理选择固定系统，了解每一种固定系统的适应证、使用原理和操作方法。

（四）上颌骨骨折复位固定术

【适应证】

1. 颌间牵引和颌间固定适用于上颌骨低位骨折（Le Fort Ⅰ型骨折）和矢状骨折。

2. 切开复位坚固内固定适用于上颌骨高位骨折（Le Fort Ⅱ型和Ⅲ型骨折），以及低位骨折和矢状骨折嵌顿而不能闭合复位者。

3. 上颌骨陈旧性骨折需通过 Le Fort Ⅰ型截骨术进行矫治。如颌弓间有骨折错位，需进一步分块截骨。

【术前准备】

1. 术前常规行影像学检查，明确骨折部位及移位情况。高位上颌骨骨折合并眼眶和鼻筛区骨折时，最好做 CT 检查。

2. 对上颌骨陈旧性骨折者要求取牙秴模型，上秴架，做模型研究和模型外科。

3. 清洁口腔和鼻腔，去除牙垢、牙结石，剪除鼻毛，并做口周备皮。

4. 准备钢丝、牙弓夹板、骨折复位及内固定器械。

5. 上颌骨手术要求全身麻醉，做相应麻醉准备。

【方法】

1. 低位水平骨折的治疗　上颌牙槽突骨折或区段骨折可在局部麻醉下行手法复位，然后用牙弓夹板做单颌固定 4 ~ 6 周。单纯下垂移位的骨折可采用头帽颏兜托颌骨向上使之复位，并制动 4 ~ 6 周。偏斜移位的横断骨折手法复位困难时，可行颌间牵引复位，然后颌间固定 3 ~ 4 周，并辅以头帽颏兜托颌骨向上制动。骨折后移位造成开𬌗或向一侧旋转移位造成错𬌗时，需切开复位，恢复咬合关系。通常使用上颌口内前庭沟入路，松解骨块，颌间结扎恢复咬合关系后，在颧牙槽嵴和梨状孔侧缘使用小型或微型接骨板做垂直支柱坚固内固定。当颧牙槽嵴粉碎或骨缺损大于 5 mm 时，须植骨。

2. 高位水平骨折的治疗　高位骨折一旦发生移位，通常需切开复位。手术应尽早进行。经冠状切口、口内切口和面部小切口联合入路暴露骨折。伤后 10 天之内的新鲜骨折可以直接复位。如果骨折后超过 2 周，骨折已发生纤维性愈合，或者骨折块嵌顿，则需行 Le Fort Ⅰ型截骨，松解上颌骨，再行复位。骨折复位后行坚固内固定，固定位置选择面中上部支柱部位，包括额颧缝 - 眶外侧缘 - 颧牙槽嵴、眶内侧缘 - 上颌骨额突 - 梨状孔边缘的 2 条垂直支柱，以及双侧眶上缘至鼻根、颧弓 - 眶下缘、牙槽突水平的 3 条水平支柱。高位上颌骨骨折多伴发眶底骨折，如术前 CT 提示有眶底破裂、眶内容物疝出，需通过睑缘下或睑结膜切口，复位眶内容物，修补眶底。

3. 矢状骨折的治疗　矢状骨折的复位要考虑两种情况：一种是垂直骨折线与上颌骨低位水平骨折线连通，实际上这属于单侧水平骨折。这种骨折单纯采用颌间牵引即可获得良好的复位效果。另一种是骨折线垂直向上，延伸至颅底或眶底，采用颌间牵引难以复位，必须通过手术解决。单纯上颌骨骨折时，首先要复位腭中份，恢复上颌骨牙弓的宽度，然后再复位垂直力柱。矢状骨折的固定一般设在前鼻嵴区。

4. 陈旧性骨折的治疗　上颌骨呈框架结构，骨折断面常有嵌顿或重叠，错位愈合后很难像下颌骨那样，准确地找到骨折线并沿骨折线重新凿开复位。通常需根据模型外科设计和定板进行 Le Fort 分型截骨复位。Le Fort Ⅰ型截骨适用于低位陈旧性骨折；合并矢状骨折并有移位时，需在 Le Fort Ⅰ型截骨的基础上进一步分块截骨。高位陈旧性骨折单纯以解决错殆为治疗目的时，也可以采用 Le Fort Ⅰ型截骨。Le Fort Ⅱ型和Ⅲ型截骨适用于高位陈旧性骨折继发面中部后缩畸形，要求上颌骨体完整，允许整体移动。陈旧性骨折较新鲜骨折需要更稳定的固定。

5. 术后处理　颌间固定者应保持口腔卫生，定期复诊调整牵引及固定。固定期间应保证营养摄入。上颌骨骨折一般固定 3 ～ 4 周。新鲜骨折坚固内固定术后一般不再行颌间固定，陈旧性骨折术后需再做 2 ～ 3 周颌间弹性牵引。

【并发症及其处理要点】

1. 颌面部骨折坚固内固定技术常见术后并发症见前文。

2. 术后殆关系不佳　对于术后短期内出现的咬合关系不佳，如术中解剖复位、咬合关系良好，术后可通过颌间牵引恢复咬合关系。对于陈旧性骨折或医源性咬合关系不佳，可通过正畸或截骨复位手术的方法解决。

3. 脑脊液漏　高位骨折累及前颅底者术后可能出现脑脊液漏。有脑脊液漏者禁忌冲洗和填塞，以防发生逆行性颅内感染继发脑膜炎。适当调整患者头位，使其呈高卧状态，同时限制液体摄入，降低颅压，从而减少脑脊液漏流量。伤后 24 ～ 48 小时可预防性使用抗生素。脑脊液漏多数在 10 天内自行愈合，如超过 4 周持续不愈，应考虑手术修补。

【注意事项】

1. 上下颌联合骨折时，原则上先复位下颌，再以下颌为基础复位上颌。如上颌有嵌顿，则不能依此原则强行做颌间牵引，必须先通过手术解除嵌顿，然后再复位。

2. 全面部骨折时，以 Le Fort Ⅰ型截骨线为界将骨折分为面中上部和上下颌骨单元分别复位固定。先复位下颌，并以咬合关系为标准复位上颌，将上下颌通过颌间固定连为一个整体。然后以颅骨为基础，对接复位固定面中上部。最后将上下颌与颧骨自然合拢，实现复位固定。

3. 上颌骨骨折切开复位时，需经上颌窦探查眶下壁，如发现眶底破裂、眶内容物下垂，需复位眶内容物，修补眶底。如果上颌窦存在化脓性感染，复位同期行上颌窦根治术。

（五）颧骨及颧弓骨折复位固定术

【适应证】

1. 骨折后造成张口受限或颜面畸形者。

2. 由于骨折块移位使眼球移位，眼肌及眶内容物嵌顿引起复视者。

【术前准备】

1. 通过 CT 检查明确骨折部位、骨折块移位及伴发骨折情况。

2. 具有眼科症状者，应明确症状机制，避免重复损伤。

3. 简单骨折采用局部麻醉即可，复杂骨折需在全身麻醉下进行手术。

【方法】

1. 单纯颧弓骨折以 M 形内陷型移位较为常见。常用的复位方法有以下 3 种。

（1）单齿钩复位法：方法是于骨折凹陷区的颧弓下缘处经皮穿刺插入单齿钩，至钩尖深度略超过 M 形骨折最凹点。一手放在骨折表面感知复位程度，另一手用力提拉单齿钩，使骨折复位。

（2）经喙突外侧复位法：方法是于下颌升支前缘做纵行小切口，插入扁平骨膜分离器，经喙突外侧和颞肌浅面伸至颧弓下方，向外用力抬起骨折片。然后将钝器前后移动，以恢复颧弓完整的外形。

（3）颞部切开复位法：方法是于颞部发际内做长约 2 cm 的切口，切开皮肤、皮下组织和颞筋膜，显露颞肌，在颞筋膜与颞肌之间插入颧弓复位钳，伸至颧弓深面，用力将骨折片向外方复位。

术后 X 线片或 CT 片可证实复位效果。颧弓 M 形骨折一旦恢复拱形结构，自身便可获得较好的稳定性，无须特别固定。但术后应予以保护，避免重新受力，避免过早大张口。如复位失败导致 M 形结构丧失或者颧弓骨折骨块整体塌陷、断端分离，则需在全身麻醉下经颞部至耳前入路切开复位后内固定。

2. 颧骨骨折移位常常造成面部畸形、张口受限和眼球内陷，需行切开复位。手术多采用口内切口和面部小切口联合入路，复位至少需 3 点对位，并根据骨折移位类型选择性地做坚固内固定。颧骨向后或向后内移位时，复位相对容易，方法是用单齿钩经口内入路钩住颧骨结节后面，向前或向前外提拉颧骨使之复位。颧骨向外或向后外移位时，复位有一定难度，要从口内、眉弓外、下睑缘下或结膜内切口联合入路，暴露骨折断面，充分松解骨折块，进行多点协同复位。

颧骨骨折复位后的稳定性与骨折移位类型及各骨折端的粉碎程度有关，复位后稳定性越好的骨折需要固定的点越少。仅下端内陷或外翘移位的骨折，只做颧牙槽嵴固定即可。如果骨折内陷并有下垂，还需固定额颧缝。当骨折移位并发生旋转时，必须增加第三点眶下缘固定。伴发颧弓骨折移位且为多段或粉碎性骨折时，必须增加颧弓固定，由冠状入路复位固定。颧骨骨折复位固定后，要根据 CT 提示进一步探查眶底，必要时行眼眶重建。

3. 对于颧骨陈旧性骨折，如果颧骨外形结构完整，应采用头皮冠状切口入路，再做骨折复位或截骨矫治；如果颧骨外形结构破坏，最好采用植骨或骨代用品衬垫纠正畸形。陈旧性颧骨骨折复位缺乏解剖标志和复位标准，可结合数字外科技术术前模拟、术中导航，精确确定颧骨位置。术前存在张口受限者，若颧骨复位后仍不能充分张口，可以直接经口内入路进一步做喙突切除。

【并发症及其处理要点】

1. 颌面部骨折坚固内固定技术常见术后并发症见前文。

2. 颧骨及颧弓骨折术后可能因复位不全或不当，导致术后面中部不对称。新鲜骨折强调解剖复位，陈旧性骨折可在数字外科技术辅助下精确复位。如遗留轻度面部畸形，可结合整形填充方法解决；采用冠状切口入路者术后可能出现颞部塌陷、萎缩，也可采用脂肪填充治疗。

【注意事项】

1. 合理选择固定位置和手术入路。

2. 颧骨及颧弓部位属于低应力区，一般使用微型或小型钛板固定系统。

（六）眼眶骨折复位固定和重建术

【适应证】

眼眶骨折经 CT 和临床检查发现有导致眼球内陷及复视的危险因素存在时，应尽早手术。早期手术的适应证如下：

1. 视觉障碍性复视持续存在。

2. 被动牵拉试验阳性，CT 片显示眼外肌嵌顿。

3. 眼球内陷＞ 3 mm 和眶壁缺损＞ 2 cm²。

【术前准备】

1. 通过 CT 检查明确骨折部位、眶壁缺损情况及伴发骨折情况。

2. 术前需进行相关眼科检查，包括视力、眼球运动度、复视情况、眶内压等。

3. 眼眶重建需要精确重建眶壁形态和准确放置植入物，可结合数字外科技术辅助精确重建。

【方法】

1. 对于非单纯性眼眶骨折，在修复眶壁之前，应先复位和固定眶缘。可经面部小切口，复位固定颧骨和鼻眶筛区骨折。

2. 单纯眶底或眶内壁骨折时，分别经睑缘下切口或睑结膜切口和内眦旁切口入路，仔细探查眶壁，将嵌顿于上颌窦和筛窦内的眶内容物还纳入眶腔，之后暴露眶壁缺损区边缘，特别是后界，用钛网、自体骨或骨代用品衬垫修补。需要特别提示的是，经眶底和眶内壁显露缺损后界时应注意深度，避免损伤视神经引起视力损害。放置钛网或骨代用品时同样也要注意这一点，要求植入体的后缘要搭在眶壁缺损的后缘上，做到这一点有难度。应用手术导航技术有助于解决上述两个问题。

3. 眼眶重建完成后术中即刻通过被动牵拉试验确定是否存在眼外肌嵌顿，术后注意观察患眼视力及瞳孔对光反射，及时发现眼科并发症，对症处理。术后常规使用糖皮质激素减轻术区肿胀。

【并发症及其处理要点】

1. 眼眶血肿及脓肿　通常在术后 1 周内发生，眶区持续肿胀，眶内压升高，眼球运动受限。应及早发现，尽早手术处理。

2. 视力下降及丧失　术后出现瞳孔扩大或视力下降可使用大剂量糖皮质激素冲击治疗，尽早行 CT 检查明确原因。如有必要，可取出植入物，缓解眶内压力。

3. 复视　在骨折术后早期症状比较明显。若 CT 检查未发现软组织及眼外肌嵌顿，眼外肌牵拉试验阴性，可以用一些糖皮质激素以减轻眶内肿胀性反应，以后进行肌功能康复训练。

4. 眼球内陷畸形　若眼眶重建术后仍存在一定程度的眼球内陷畸形，可通过在球后充填植入体进行补偿。

【注意事项】

1. 对于非单纯性眼眶骨折，需在准确复位眶缘位置后再行眼眶重建。

2. 眼眶重建术野狭小，手术风险大，操作应尽量轻柔、准确。注意尽量在骨膜下操作，注意安全界限，一般深度以距离眶缘 35 mm 以内为宜。

（七）鼻骨及鼻眶筛骨折复位固定术

【适应证】

1. 鼻骨骨折致外鼻畸形者。

2. 鼻中隔移位、扭曲致通气受阻者。

3. 鼻眶筛骨折后出现眦距增宽、内眦角圆钝、鼻梁塌陷、鼻尖上翘等畸形特征，也为手术适应证。

【术前准备】

1. 拍摄 CT 片明确骨折范围及移位情况。

2. 临床检查明确是否存在脑脊液鼻漏。

3. 清洁鼻腔。

4. 单侧鼻骨骨折手术在局部麻醉下进行，鼻眶筛骨折手术需在全身麻醉下进行。

【方法】

1. 仅有鼻骨骨折时，可采用闭合复位法。复位后用碘条填塞鼻腔作为内支撑固定 3~7 天，外用印模膏辅助固定。

2. 鼻眶筛骨折多伴发颅脑损伤，临床应首先正确评估和及时处理危及生命的颅脑创伤。在颅脑伤情得到控制后，再考虑早期实施面部手术。早期手术的重点内容包括：复位和固定中央骨段及内眦韧带，恢复内眦间距；重建眶壁，恢复眼眶容积；植骨重塑鼻骨支架，恢复鼻外形。通常采用受伤创口、鼻旁小切口或全冠状切口入路。

3. 由额骨鼻突和上颌骨额突分离找到中央骨段，确认内眦韧带附着点。Le Fort Ⅰ型骨折的眶缘完整，内眦韧带附着未剥脱，骨段解剖复位后，用微型接骨板固定。Le Fort Ⅱ型骨折的中央骨段虽然粉碎或游离，但内眦韧带附着未剥脱。先识别骨段移位并予以复位固定，再用 0.3 mm 的钢丝经中央骨段钻孔穿鼻结扎，以保持中央骨段的位置和内眦间正常距离；钢丝穿鼻点应位于泪囊窝上后方。Le Fort Ⅲ型骨折的中央骨段碎裂，内眦韧带剥脱，并常伴有眶壁、眶缘和梨状孔边缘骨折。手术应首先恢复破坏的骨结构，通过复位骨折片、修补骨缺损和坚固内固定完成眶壁和中央骨段的重建，然后悬吊内眦韧带。

4. 外鼻骨性支架重建　大约 75% 的鼻眶筛骨折需要植骨重建鼻骨性支架，因为骨折中鼻骨及其周围支持骨常常粉碎，重新复位几乎不可能，术后软组织会收缩、变形。一期植骨重建可以有效地减少软组织瘢痕化所继发的畸形。鼻眶筛骨折常伴发鼻中隔骨折，鼻中隔复位的目的是恢复中线间隔，保证鼻腔通畅，同时也有助于外鼻成形。手术复位时，一只手持鼻骨复位钳小心插入鼻内，夹住鼻中隔向上、向前用力，另一只手按扶外鼻，避免过度复位。如果鼻中隔粉碎，只需取出游离的骨片。

【并发症及其处理要点】

1. 脑脊液漏　具体处理可参见"上颌骨骨折复位固定术"的相关内容。

2. 额窦感染　鼻眶筛区域与额窦邻近，如涉及额窦和额窦引流系统，需同期处理，避免后期额窦感染。

【注意事项】

内眦韧带悬吊位置：泪后嵴后上方是内眦韧带分支的合力指向，钢丝只有经此方向悬吊才能保证韧带的功能性附着。

十、气管切开术

【适应证】

1. 因各种意外发生急性喉头梗阻，通过其他方法无法及时有效地解除梗阻者。

2. 手术或严重创伤导致颈部、口底高度水肿或血肿，以及舌后坠等，可能发生严重呼吸梗阻时，也可行预防性气管切开。

【术前准备】

1. 根据年龄大小选择合适规格的气管套管。成人一般选用内径 8～10 mm 的套管。

2. 患者平卧、头后仰、双肩垫高，使颈段气管保持正中位。

3. 单行气管切开可在局部麻醉下进行。

【方法】

1. 手术切口经皮肤沿颈白线深入，遇颈前静脉横行交叉，予以结扎；遇甲状腺峡部可向上牵拉、推开。

2. 气管切开部位一般选择第 2～4 气管环。用尖刀反挑，不宜太深，以免损伤气管后壁或食管。

3. 插入气管套管后，可将细棉丝放在套管口，观察棉丝是否随呼吸飘动，以确认套管已准确插入气管。

4. 术后定时清洗、消毒套管，保持套管清洁、通畅。及时吸除分泌物。

5. 呼吸道梗阻解除后即可考虑拔管。拔管前可先试堵管，经过 24 小时观察无呼吸困难时即可拔管。然后用蝶形胶布拉拢粘贴伤口，5～7 天自行愈合。

【并发症及其处理要点】

1. 肺部感染　术后应保持套管清洁、通畅，加强吸痰，预防肺部感染。

2. 术后出血　气管切开后出血多见于咳痰动作剧烈时引起的创面渗血，可使用碘仿纱条填塞止血；如有活动性出血，则需手术探查。

3. 气管食管瘘　切开气管软骨环时，刀尖刺入过深，若损伤气管后壁和食管前壁，可以导致气管食管瘘。患者常出现呛咳，需消化科钡餐造影确诊，早期禁食或鼻饲饮食，给予抗感染治疗。

4. 皮下气肿　切口过大或缝合过紧时，气体由气管切口逸出进入皮下间隙，可以引起皮下气肿。

【注意事项】

注意切开深度，避免伤及气管后方的食管。

十一、颈外动脉结扎术

【适应证】

1. 颜面部大出血，其他方法不能有效止血者。

2. 一些大手术为控制术中出血，也可预防性结扎颈外动脉。

【术前准备】

1. 术前常规备皮、消毒。单行颈外动脉结扎可在局部麻醉下进行。

2. 患者平卧，头偏向健侧，肩部垫高，突出暴露胸锁乳突肌及前缘区。

【方法】

1. 切口起自下颌角下 1 cm 处，沿胸锁乳突肌前缘做 5～7 cm 切口。

2. 术中遇面总静脉时可结扎处理，遇舌下神经和二腹肌后腹可向上牵开。

3. 暴露颈动脉鞘，于鞘内注射少量 1% 利多卡因，以防止颈动脉窦反射。然后打开颈动脉鞘。

4. 仔细分离并分辨颈外动脉

（1）颈外动脉在颈内动脉的前面内侧。

（2）颈外动脉在颈段有多个分支，而颈内动脉在颈部无分支。

（3）用粗线提拉颈外动脉做暂时阻断，同时触摸颞浅动脉搏动消失。

5. 结扎部位应位于甲状腺上动脉和舌动脉之间。

【并发症及其处理要点】

作为手术的必需程序，在结扎颈外动脉之前应仔细辨认颈外动脉和颈内动脉，以防误认结扎，导致失语、偏瘫等严重并发症。

【注意事项】

仔细辨认颈内动脉和颈外动脉，避免结扎错误。

（贺洋）

十二、色素痣切除术

【适应证】

1. 色素痣影响面容。

2. 有恶变倾向的色素痣。

3. 可疑恶变的色素痣。

【术前准备】

1. 确定手术切除方案及创面关闭方式。

2. 对于较大病变，可采用分次切除的方式；但如果怀疑已有恶变，或疑为色素性基底细胞癌时，不应采用分期切除术。

【手术注意事项】

1. 手术应在痣边界以外 1~2 mm 的正常皮肤或黏膜上做切口。

2. 较小的痣切除后，可潜行剥离创缘后直接拉拢缝合；较大者可采用局部皮瓣转移或游离皮肤移植修复创面。游离皮片可选用锁骨上、耳后、上臂内侧、大腿或腹部全厚皮片；口内创面还可选择生物材料覆盖；腭部较小创面可直接旷置。

3. 分期多次切除者，每次均应在病损中心行梭形切除，直至全部切除为止。两次切除之间间隔 3~6 个月。

4. 手术切口的长轴方向应尽量与皮肤纹理一致。

【术后处理】

1. 标本应行病理检查，明确有无恶变。

2. 术后 5～7 天拆线。

十三、皮脂腺囊肿摘除术

【术前准备】

1. 应尽量避免在囊肿感染期手术。

2. 一般局部浸润麻醉即可达到麻醉效果。

【手术注意事项】

1. 沿颜面部皮纹方向做梭形切口。

2. 应切除与囊壁粘连的皮肤。

3. 应将囊肿壁完全摘除，否则容易复发。

4. 若术中囊壁破裂，应将囊壁连同相邻的正常组织一并切除。

【术后处理】

1. 标本应行病理检查，排除恶变。

2. 术后 5～7 天拆线。

十四、皮样、表皮样囊肿摘除术

【术前准备】

1. 对于口底皮样、表皮样囊肿，应行术前 CT 检查，明确其在下颌舌骨肌或颏舌骨肌之上或之下，以便确定手术入路。

2. 尽量避免在囊肿感染期手术。

【手术注意事项】

1. 位于口底下颌舌骨肌以上的囊肿（邻近口底黏膜），在口底黏膜上做弧形切口，应避免损伤下颌下腺导管及其开口；位于下颌舌骨肌以下者（邻近皮肤），可在颏下皮肤做切口。

2. 颜面部其他部位皮样、表皮样囊肿，可沿皮纹在囊肿上皮肤切口。

3. 因囊肿壁较厚，可多用钝性分离。

4. 囊肿摘除术后死腔较大者应放置引流，尤其是口底区的囊肿术后。

【术后处理】

1. 术后根据引流液的量和性质，选择撤除引流的时机。

2. 口底囊肿手术后，应严密观察口底肿胀情况。若出现血肿，应及时探查止血。

3. 皮肤切口可于术后 5 ~ 7 日拆线。

十五、甲状舌管囊肿及瘘切除术

【术前准备】

1. 手术应在无急性感染时进行。

2. 术前应行影像学检查，明确囊肿的位置及与周围组织的关系。

3. 对于甲状舌管瘘，术前应行瘘管造影检查，与其他皮瘘相鉴别，比如牙源性皮瘘。

【手术注意事项】

1. 仰卧垫肩，头后仰 45°，充分显露舌骨区。

2. 对于甲状舌管瘘，手术开始时，可自瘘口注入 2% 亚甲蓝，以助识别。

3. 如病变在舌骨以下较低位置而不便进行舌骨以上操作，可在舌骨水平处做第二个横切口。

4. 剥离囊肿时，应避免损伤其深面的甲状舌骨膜。

5. 解剖至舌骨时，应将囊肿或瘘管与舌骨粘连部显露清楚，将附着肌肉切断，于囊肿或瘘管附着的两侧剪断舌骨，一般剪除宽度为 1 cm。

6. 甲状舌管瘘应连同瘘管周围 1 ~ 3 mm 的软组织一起行柱状完整切除。舌根下面残端应做严密贯穿缝扎。如开口于舌盲孔，则应将瘘口周围黏膜切除一部分，并在黏膜下做荷包缝合，以封闭与口咽的通道。

7. 缝合时，舌骨两侧残端不必完全拉拢，仅行几针定向缝合即可。创腔内置橡皮条引流，轻压包扎。

【术后处理】

1. 甲状舌管瘘及有继发感染的甲状舌管囊肿术后应使用抗菌药物。

2. 术后 5 ~ 7 日拆除皮肤缝线。

十六、鳃裂囊肿及瘘切除术

【术前准备】

1. 手术应在无急性感染时进行。

2. 术前应行影像学检查，明确囊肿的位置及与周围组织的关系。

3. 对于鳃裂瘘，术前可行瘘管造影检查。

【手术注意事项】

1. 鳃裂瘘手术前用生理盐水冲洗瘘管。手术开始时，可先注入 2% 亚甲蓝以助识别。

2. 切口设计　第一鳃裂来源者，可采用腮腺手术切口；第二鳃裂来源者，可选择沿颈部皮纹做横行切口，也可在胸锁乳突肌前缘做纵行切口。鳃裂瘘瘘口处应做梭形切口；瘘管行程较长时，可做多个平行的横行切口。

3. 第一鳃裂囊肿及瘘手术时，应注意保护面神经和封闭外耳道瘘口。第二鳃裂囊肿及瘘手术时，应注意保护颈动脉鞘、舌下神经及副神经等重要结构。第三鳃裂囊肿及瘘手术时，应注意勿损伤颈部血管、臂丛、膈神经和胸导管。

4. 鳃裂瘘手术时，以锐性分离为主。在剥离时，应稍离开瘘管，避免破损。

5. 鳃裂瘘手术应切除全部瘘管，并在内瘘口做荷包缝合。

【术后处理】

1. 鳃裂瘘及有继发感染的鳃裂囊肿术后应使用抗菌药物。

2. 对于鳃裂囊肿切除后的死腔，应放置引流，并加压包扎。

3. 皮肤无张力切口于术后 5 ~ 7 日拆线。

十七、黏液囊肿摘（切）除术

【术前准备】

1. 囊肿如已穿破，应行囊肿切除术。

2. 一般选用局部麻醉。

【手术注意事项】

1. 对于唇部黏液囊肿，一般沿垂直于口裂的方向做梭形切口。

2. 应将囊肿及其深部的黏液腺（小唾液腺）一并切除。

3. 可选择激光切除。

【术后处理】

1. 口内切口一般于术后 10～14 天拆线。可吸收线可免拆。

2. 注意口腔卫生，防止伤口感染。

十八、颌骨囊肿摘除术

【术前准备】

1. 术前行影像学检查，以明确囊肿的范围和与邻近组织（如牙根、上颌窦、下颌管等）的关系。

2. 术前应排除颌骨内血管畸形的可能。

3. 手术应在无急性炎症时进行。

4. 考虑是否需同时行上颌窦根治术或植骨术；对于已有病理性骨折或手术后可能发生骨折者，应事先做好准备（如颌间结扎或坚固内固定）。

5. 对于多次手术后复发的下颌骨囊肿（尤其是角化囊肿）或骨质破坏过多者，可做下颌骨切除术并同期修复。

6. 对于牙根位于囊肿内的患牙，应尽量于术前行牙髓活力测试。如为死髓牙，则应术前行牙髓治疗；如有必要，术中再行根尖切除和倒充填。

7. 根据情况选择局部或全身麻醉。

【手术注意事项】

1. 一般选择口内入路。根据病变大小和位置，可选择弧形切口、龈缘角形切口、龈缘梯形切口（图 6-17）等。附加切口应位于囊肿边缘外正常骨组织表面。切口以能充分显露手术野，便于彻底清除囊肿壁为原则。

2. 在骨壁上开窗时，应从骨壁最薄处着手，先开一小窗，然后用动力系统或咬骨钳扩大，注意要尽量保留牙槽突骨质。

3. 彻底刮除囊肿壁（图 6-18）。在分离囊肿壁时，应减小创伤。在下颌应尽量避免损伤下牙槽神经，在上颌应尽量避免与上颌窦或鼻腔穿通。刮治上颌囊肿时，应尽量保存腭部黏膜完整性。

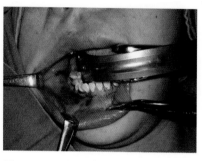 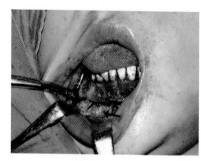

图 6-17　设计龈缘梯形切口（蓝色记号笔标记）　　图 6-18　彻底刮除囊肿壁（黑色箭头所示为囊肿壁）

4. 刮除囊肿壁后（尤其是角化囊肿），可选择苯酚（石炭酸）烧灼骨性囊壁，然后以乙醇中和；也可利用电刀烧灼骨性囊壁，减少复发可能。

5. 上颌囊肿如与上颌窦相通，应视窦内黏膜有无炎症决定刮除或保留。此种情况下可选择从下鼻道开窗，填塞碘仿纱条引流，最后严密缝合口内切口。

6. 生理盐水冲洗囊腔。对于小囊腔，可初期缝合而不必放置引流，口外四头带局部加压。对于大型囊腔，可放置引流条或碘仿纱条引流。

【术后处理】

1. 术后进流食 1 周，进半流食 1 周。

2. 注意口腔卫生。

3. 术后应尽量于口外行加压包扎 5~7 天。在口内或下鼻道引流的碘仿纱条可于 3~5 日后分次抽除。

4. 口内伤口不能一期缝合而行开放填塞处理者，应注意换药，直至骨腔壁上有肉芽生长、上皮覆盖为止。

5. 术后应用抗菌药物，尤其是对囊腔较大者。

6. 口内伤口一般于术后 10~14 天拆线，可吸收线可不拆除。

十九、牙龈瘤切除术

【术前准备】

1. 拍摄 X 线片观察邻牙的牙周状况，明确病变与邻牙的关系。

2. 一般可在局部麻醉下手术。

【手术注意事项】

1. 围绕肿物蒂周 2~3 mm 的正常组织做切口，将肿物完整切除。对于反复复发的牙龈瘤，应拔除病变波及的牙，并去除肿物波及的牙周膜、骨膜及邻近的骨组织。

2. 如创面不能缝合，可用碘仿纱条覆盖，或在创面上用牙周塞治剂保护。

【术后处理】

1. 保持口腔卫生。

2. 1 周后去除牙周塞治剂。

二十、舌肿瘤切除术

【适应证】

舌良性肿瘤、舌癌前病变和舌恶性肿瘤。

【术前准备】

1. 明确诊断 可术前进行活检，明确病变性质后制定手术方案。

2. 选取合适的手术入路 舌肿瘤切除一般可在口内完成。但对于舌根部肿瘤或侵犯广泛的恶性肿瘤，单纯口内入路可能暴露不佳，可选择口外入路。

【手术注意事项】

1. 对于癌前病变或良性肿瘤，可在其周围 3 ~ 5 mm 处做梭形切口（图 6-19）。对于舌恶性肿瘤，应在病变外 1 ~ 1.5 cm 的正常组织内做扩大切除。

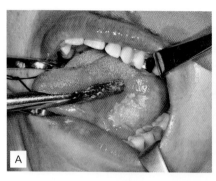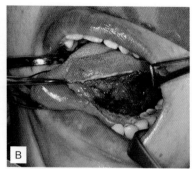

图 6-19 舌侧缘癌前病变切除术
A. 舌侧缘癌前病变；B. 在病变边缘外 5 mm 处行梭形切除。

2. 舌根部肿瘤或侵犯广泛的恶性肿瘤切除可选择"下唇—下颌骨—口底—舌切开"的口外入路。根据肿瘤的不同位置，下颌骨劈开位置可选择下颌骨正中、颏孔前、下颌角部。颌骨劈开时应注意保护牙齿；复位固定时应对位准确，行坚固内固定。

3. 术中应完善止血，舌动脉断端需结扎止血。

4. 舌体应选择大针粗线分层缝合。对于张力大的部位，可选择褥式缝合。

5. 对于术后可能因舌体肿胀发生气道梗阻的患者，舌体需放置舌牵引线或同期行预防性气管切开。

【术后处理】

1. 术后进流食或鼻饲流食 7 ~ 14 日，然后改半流食 7 日。

2. 注意保持口腔清洁。

3. 术后应用抗菌药物，预防感染。

4. 术后 10 ~ 14 日拆线，可吸收线可免拆。

5. 如同期行气管切开，按气管切开术后的常规处理。

二十一、腭肿瘤切除术

【适应证】

腭部良性肿瘤、腭黏膜癌未侵及骨组织者和局部软腭腺癌。

【术前准备】

1. 明确肿瘤性质，了解病变大小，制定手术方案。

2. 可预制腭护板，以术后佩戴，保护创面。

【手术注意事项】

1. 良性肿瘤可行肿瘤局部切除术。因黏骨膜连结致密，故骨膜多不保留。

2. 对于临界瘤，须在肿瘤外 0.5 cm 处做连同黏膜、骨膜和肿瘤的整体切除（图 6-20）。

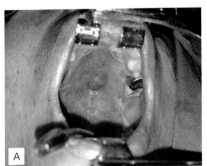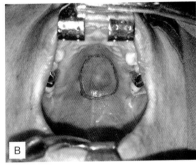

图 6-20　腭临界瘤切除术

A. 腭部肿物；B. 于肿瘤边界外 0.5 cm 处完整切除。

3. 对于腭部高度恶性肿瘤，应在距肿瘤边界 1 cm 以上的正常组织内完整切除肿瘤，包括切除范围内的骨质、牙齿，甚至鼻腔侧黏膜等。已有骨质破坏者，应根据肿瘤范围选择上颌骨部分或次全切除，甚至全部切除。

4. 手术创面可选择碘仿纱布填塞后反包扎加压，也可选择填塞碘仿纱布后戴腭护板。

5. 对于腭部洞穿性缺损患者，可选择邻位皮瓣或血管化游离组织皮瓣修复。

【术后处理】

1. 进流食 10 ~ 14 日。

2. 碘仿纱布反包扎于术后 14 ~ 21 日拆除。戴腭护板者，可在术后 14 日更换碘仿纱布。

二十二、唇颊肿瘤切除术

【适应证】

唇颊部良、恶性肿瘤，唇颊部白斑等癌前病变。

【术前准备】

1. 明确肿瘤性质、病变大小，制定病变切除方案，并做好唇颊成形术准备。

2. 选择合适的手术入路，尽量口内切除。对于口内切除暴露不佳的病变（如后颊部恶性肿瘤），可选择打开下唇的口外入路。

【手术注意事项】

1. 唇部良性肿瘤切除应尽量保存正常组织，可行 V 形切除；恶性肿瘤切除应在肿瘤外 1 cm 以上行切除术。

2. 术后唇缺损为唇宽 1/2 以下时，多可拉拢缝合；唇缺损大于唇宽 1/2 时需设计组织瓣进行修复，首选邻位皮瓣。

3. 对于广泛性唇黏膜病变，可行唇黏膜切除术。

4. 唇部恶性肿瘤波及牙龈或牙槽突时，应同时行下颌骨方块切除术。

5. 对于颊部良性肿瘤，可行肿瘤局部切除术。对于颊部癌前病变，可于病变外 0.5 cm 正常组织内行扩大切除术。对于颊部恶性肿瘤，应在病变外 1 cm 的正常组织内完整切除肿瘤。

6. 对于颊部肿瘤切除术后遗留的创面，可根据创面大小选择直接缝合、邻位皮瓣修复、植皮或血管化游离组织皮瓣修复。

【术后处理】

1. 术后进流食 7 日，进半流食 7 日。

2. 应用抗菌药物预防感染。

3. 口内伤口于术后 10 ~ 14 日拆线，可吸收线可免拆。

二十三、皮肤肿瘤切除术

【术前准备】

1. 明确肿瘤范围、性质。

2. 设计手术方案，做好皮肤缺损修复准备。

3. 尽量选择邻位皮瓣修复面部缺损。

【手术注意事项】

1. 良性肿瘤应沿皮纹设计梭形切口，局部切除。

2. 临界瘤可在肿瘤边界外 0.5 cm 组织内进行切除。

3. 恶性肿瘤应在肿瘤边界外 1 cm 以上组织内扩大切除。

4. 皮肤恶性肿瘤的切除可采用莫氏（Mohs）显微外科技术（MMS）。莫氏手术的优势在于能更精确地切除皮肤肿瘤，同时缩小手术创面。

5. 尽量直接拉拢缝合；不能直接拉拢缝合者，可植皮或选用局部皮瓣修复。口裂、睑裂周围的长切口应避免直线形缝合。

6. 对于死腔较大的创面，应放置引流条，并局部加压包扎。

【术后处理】

1. 根据手术大小和污染情况，决定是否给予抗菌药物。

2. 术后 1 ~ 2 日拆除引流条。

3. 术后 5 ~ 7 日拆线。植皮者于术后 14 日拆除反包扎。

（黄明伟）

二十四、脉管疾病的手术治疗

脉管疾病是口腔颌面部较为难治的疾病，从其治疗手段的多样化特点中即可窥见一斑。众多治疗方法可笼统分为手术治疗和非手术治疗两大类。手术治疗曾经在脉管疾病治疗史上占据统治地位。但是，近些年随着对脉管疾病研究的深入，越来越多创伤更小的非手术治疗方法在临床上取得了良好的疗效。在新的时代背景下，手术治疗的应用边界和价值逐渐变得模糊。然而，无论脉管疾病的治疗如何演变，手术治疗将始终是脉管疾病治疗体系中不可或缺的重要组成部分。脉管疾病的治疗决策只有建立在对其性质和特点深刻理解的基础上，遵循"个体化综合治疗"原则，多措并举、扬长避短，方能获得满意疗效。

【手术指征】

1. 病变范围相对局限、手术可完全切除的病变。比如带窄蒂的婴幼儿血管瘤，范围局限的微囊型淋巴管畸形，甚至早期范围较局限的动静脉畸形。但是，对于非手术治疗亦能取得较好治疗效果的病变，即使手术可以完全切除，也应谨慎选用手术治疗。比如大囊型淋巴管畸形，局部硬化治疗效果好，治疗后外观可基本恢复正常，一般不考虑手术治疗。

2. 弥散性病变，若其他非手术治疗效果不佳，也可考虑手术治疗。但鉴于脉管疾病具有良性病变的特征，应尽量保留重要的结构和外观，可做次全切除或部分切除，对残余病变采取其他非手术方法控制。例如微囊型淋巴管畸形累及全舌时常有巨舌症的表现，通常先采用手术切除部分舌体，剩余病变采用局部硬化治疗或结合激光治疗。

3. 有威胁生命的症状，预计其他非手术方法不能及时矫正者，如气管旁的婴幼儿血管瘤或淋巴管畸形压迫上呼吸道，可一次性手术切除或次全切除。

4. 婴幼儿血管瘤消退后期的皮肤松弛、皮肤损害、溃疡后瘢痕、难以消退的纤维脂肪组织残留等，以及静脉畸形治疗后遗留的巨唇、面部软组织萎缩等，都可通过手术治疗改善外观。

脉管疾病与肿瘤性疾病手术治疗的最大不同之处在于：前者更强调美观和功能原则。掌握相关的修复技术是脉管疾病手术治疗的基本要求。

【相关的修复技术】

1. 直接切除缝合　对于皮肤或黏膜的局限性病变，可考虑一期手术切除后直接缝合关闭创面。若切除后拉拢缝合张力较大，可适当向创缘两侧皮下分离，或延长切口线，动员邻近组织，达到一期缝合。皮肤病变也可采用圆形切除、荷包缝合的技术，从而将术后瘢痕控制到最小。

2. 局部皮瓣 对于按解剖亚单位分布的病灶，切除后可考虑采用局部皮瓣转位修复。

3. 皮片移植 针对大面积累及皮肤的病灶，如Ⅲ型或Ⅳ型鲜红斑痣，切除后创面采用中厚皮片或全厚皮片移植覆盖是最简便易行的修复方法。但其最大的弊端是术后皮片的颜色和质地无法与受区相匹配，尤其是在面部，存在明显的色差以及面具样外观。

4. 吸脂充填技术 对于硬化治疗或手术治疗后遗留的组织凹陷，可吸取腹部或大腿后外侧等位置的自体脂肪颗粒，对凹陷的组织进行充填以改善外形（图 6-21）。

5. 正畸－正颌联合治疗 对于脉管畸形继发或合并的颌骨轮廓畸变、骨骼肥大、咬合畸形等，可联合正畸与正颌治疗予以矫正。

6. 游离血管化皮瓣或肌筋膜瓣技术 适用于较大范围的病变切除后缺损的修复或充填，如栓塞后颌面部大范围动静脉病变的切除后修复，以及巨大静脉畸形治疗后遗留的大范围组织凹陷的缺损修复。

脉管疾病的手术治疗需要依据疾病的性质、类型、部位、范围，功能障碍和发育畸形的程度，患者的要求等诸多因素进行个体化设计，没有固定的手术范式。以下重点介绍几种临床复杂情况的手术治疗。

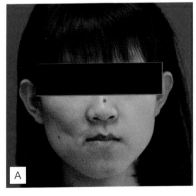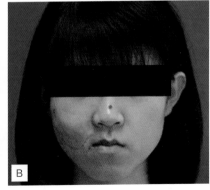

图 6-21 血管畸形术后凹陷畸形的脂肪充填治疗
A. 充填前，右颊部凹陷畸形；B. 脂肪充填后，右颊部凹陷畸形明显改善。

（一）舌淋巴管畸形的手术治疗

淋巴管畸形是淋巴系统的先天性发育畸形，按其临床及组织结构特点分为大囊型和微囊型两类，临床常见大囊和微囊的混合型。头颈部淋巴管丰富，是淋巴管畸形的主要发病部位。大囊型淋巴管畸形又称"囊性水瘤"，常位于面颈部，局部硬化治疗效果好，治疗后外观可基本恢复正常，一般不考虑手术治疗。而口底、颊、舌的淋巴管畸形多为边界不清、弥漫性的微囊型病变。舌淋巴管畸形常有巨舌症，引起颌骨畸形、开𬌗、反𬌗、牙移位、咬合关系紊乱等。弥漫性舌淋巴管畸形常难以完全手术切除，一般采取舌部分切除术，切除大部分病变；对于残留病变，术后配合硬化治疗。其他常见的面颊部淋巴管畸形，其性质、处理原则与舌淋巴管畸形大致相同。

【适应证】

1. 累及不同范围、不同深度的淋巴管畸形应选择不同的手术方式。仅累及黏膜至黏膜下层的淋巴管畸形可采用局部激光＋黏膜下浸润性硬化治疗，不需要手术切除（图 6-22）。累及全舌及口底者，首先需切除口底的淋巴管畸形，使舌体后退和降低。

2. 对于残留病变，术后可配以硬化剂注射治疗。否则，即使术中肉眼见病变切除干净，术后在瘢痕区域也经常会有小的淋巴囊泡

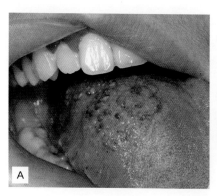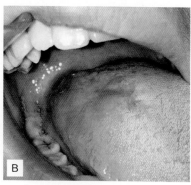

图 6-22　舌淋巴管畸形激光＋硬化治疗
A. 治疗前，病变侵犯舌黏膜及黏膜下层；B. 治疗后，病变基本消退。

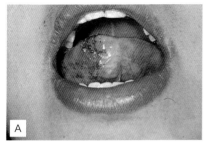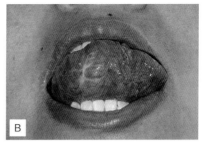

图 6-23 舌淋巴管畸形切除术后，对残留病变补充硬化治疗
A. 治疗前，手术切口周围淋巴囊泡增生；B. 治疗后，淋巴囊泡消退。

长出（图 6-23）。

【术前准备】

1. 完善常规术前检查，排除手术禁忌证。

2. 行 MRI 检查，评估病变累及范围及深度。

3. 舌淋巴管畸形合并感染时，控制感染后方能手术。感染会导致舌体肿胀变硬，不易准确评估手术范围，应待肿胀完全消退后再行手术切除。

4. 评估病变和手术对围术期气道管理的潜在风险，必要时请麻醉医师会诊，共同制定气道管理方案。

【麻醉与体位】

1. 麻醉 采用气管内插管全身麻醉。

2. 体位 仰卧位。

【手术步骤】

1. 切口设计 根据病变范围和部位，设计不同切口。

（1）病变范围局限、累及舌肌层者，可采用梭形切除（图 6-24）。

（2）舌体明显过长、累及舌肌层者，根据病变范围不同，可采用两种不同的设计，切除部分病变，缩短舌体长度（图 6-25）。

（3）如果舌体长度和宽度均有异常，可按图 6-26 的切口设计进行部分切除。

（4）如果舌体较厚，则需要进行舌体侧面的楔形切除（图 6-27）。

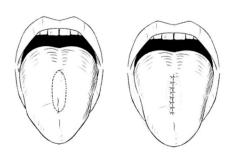

图 6-24　舌背淋巴管畸形梭形切口设计及缝合后示意图

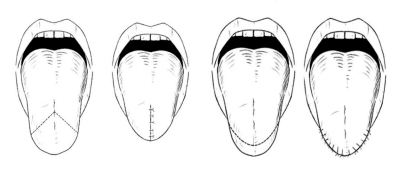

图 6-25　舌淋巴管畸形伴舌体过长的两种切口设计及缝合后示意图

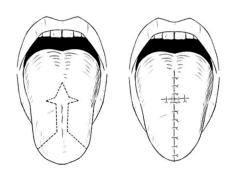

图 6-26　舌淋巴管畸形伴舌体长度、宽度异常的切口设计及缝合后示意图

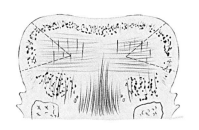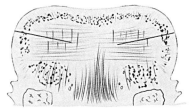

图 6-27　舌淋巴管畸形伴舌体厚度异常的切口设计及缝合后示意图

2. 牵引舌体　用粗丝线行贯穿舌前部的牵引，将舌尽量拉出，以确定切除范围，便于手术操作。

3. 切口标记　用亚甲蓝画出舌背、侧缘及腹面的切口。

4. 切除病变组织　按设计切除病变组织，切除过程中如出血较多，可边切除边缝合，减少出血。

5. 舌体成形　彻底止血、冲洗创面后进行缝合，先缝合深方的肌层，再以间断及褥式缝合的方法交替缝合黏膜切口。

【注意事项】

1. 术中仔细辨认并保护舌动脉，避免损伤双侧舌动脉，导致舌体组织缺血坏死。

2. 术中仔细辨认并保护下颌下腺导管及开口。若切口较靠近导管口，可在导管口内插入钝头探针予以指示（图 6-28）。

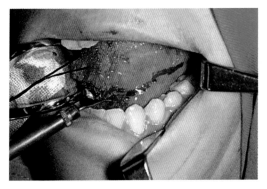

图 6-28　插入钝头探针指示下颌下腺导管位置与走行

3. 舌体组织脆嫩、运动频繁，创口累及肌层时要分层缝合，表面黏膜层缝合时应用较粗的丝线，进针点应距创缘 0.5 ~ 1.0 cm，并打外科结，以防创口裂开和缝线松脱。

【并发症及其处理要点】

1. 组织水肿　术后舌体组织可出现高度水肿。如果切除范围较大，可在术中或术后静脉注射甲泼尼龙（甲强龙），剂量为每次 0.2 ~ 0.4 mg/kg，每 8 小时一次，2 ~ 3 天后逐渐减量。肿胀明显时，可采用鼻饲流食，加强口腔卫生护理，加用雾化吸入，并适当使用抗菌药物，预防感染。

2. 血肿　舌体组织血运丰富，创面易渗血，若止血不完善，术后可出现血肿。应在关闭创口前，采用缝扎和双极电凝妥善止血。术中若损伤舌动脉，应果断予以结扎，否则术后易发生活动性出血，严重时可导致窒息。

3. 气道梗阻　病变及术后组织移位、肿胀、血肿等因素均有导致气道梗阻的风险，应予以重视，积极预防。

（二）深部静脉畸形的手术激光治疗

静脉畸形是临床上常见的先天性血管畸形，主要发生于头颈部，浅表型约占 2/3，深部型约占 1/3。前者部位表浅，治疗较为方便，可采用激光、硬化剂注射、平阳霉素注射、冷冻等治疗，配合手术，均可获得满意疗效；但深部（腮腺咬肌区、面颈深部）静脉畸形有时范围广泛，血液回流速度快，常规硬化剂注射往往需要多次治疗，采用无水乙醇等强力硬化剂又可能导致远端组织坏死、肺栓塞等严重并发症。郑家伟等采用手术翻瓣加 Nd:YAG 激光治疗深部静脉畸形，取得良好效果。

【适应证】

1. 腮腺咬肌区静脉畸形。

2. 下颌下区静脉畸形。

3. 面侧深区（颞区、颞下区）、颈部静脉畸形。

【术前准备】

1. 完善常规检查，排除手术禁忌证。

2. 行头颈部 MRI 或磁共振血管成像（MRA）检查，详细了解病变的部位和范围。

3. 充分估计术中失血量，必要时备血。

【麻醉与体位】

1. 麻醉　采用气管内插管全身麻醉。

2. 体位　仰卧位，垫肩，头后仰。

【手术步骤】

1. 切口　根据病变部位设计切口，结合皮瓣血供并以符合美观要求为原则。腮腺区病变做腮腺常规 S 形切口，颈部病变做沿皮纹走行的长弧形切口，颞部病变做冠状切口等，以充分显露病变。

2. 翻瓣　逐层切开皮肤、皮下组织、颈阔肌，在其深面翻瓣，达静脉畸形的边缘。

3. 激光照射　采用边暴露边激光照射凝固的方式向周围扩展。对于较深层的病变，可先行浅层病变凝固，剥离后继续暴露深层并以激光照射，直至病变完全萎缩（图 6-29 A）；或者避开重要神经血管结构，以穿刺针插入病变内部，通过穿刺针导入激光光纤，直接在病变深部照射，直至病变萎缩（图 6-29 B）。照射时需要用生理盐水持续冲洗降温。照射由边缘向中央进行，照射后可见病变萎缩。病变内部照射时可调亮光纤指示光，关闭手术灯，以观察光纤在病变中的位置。

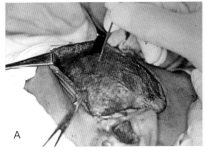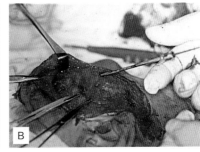

图 6-29　腮腺咬肌区静脉畸形翻瓣 + 激光治疗
A. 浅层病变激光凝固；B. 深层病变激光凝固。

4. 补充硬化剂注射 当病变较深，无法暴露其最大病变截面，或病变附近有重要血管、神经时，不可盲目直接照射，深部残存病变可补充硬化剂注射治疗。

5. 创面处理 生理盐水冲洗创面，充分止血，将组织瓣复位，分层缝合。酌情放置橡皮片或负压引流，加压包扎。

【注意事项】

1. 翻瓣后 Nd:YAG 激光照射深部静脉畸形时，应考虑周围正常组织结构的热损伤问题。涉及的组织主要有神经、血管、肌肉、骨骼和腺体等。由于 Nd:YAG 激光可被血红蛋白选择性吸收，在照射其他组织如肌肉、腺体时不出现组织萎缩，形态无明显变化，易于区别，有助于避免误伤。在照射的同时用冰盐水降温可大大减轻组织热损伤。

2. 治疗腮腺咬肌区病变时，需仔细辨认并保护面神经，避免盲目照射。

【并发症及其处理要点】

1. 组织水肿 激光照射后组织反应性水肿常见，术后可用激素进行控制。术后严密观察呼吸道是否通畅，及时吸痰。

2. 出血 术中翻瓣剥离时，易剥破病变，引起出血，应及时缝扎止血，再行照射。如遇病变范围较大及表浅皮肤受累，应估计无法翻瓣暴露的可能性，不盲目翻瓣。术中逐层解剖时，应充分估计能够较完整暴露深部病变的可能性，尽量不做超过根治的暴露。基于功能性外科原则，宜多用激光热凝，对于残留病灶可结合硬化剂注射治疗。

3. 面神经损伤 术中应首先定位面神经的分支如下颌缘支，再逐渐向病灶逼近。如病变与面神经关系密切，无法行面神经分支剥离，可考虑沿神经分支走行的"放射状"切口，暴露深层病变。激光照射时，避免直接照射面神经，并用冰盐水冲洗神经降温。术后如有面瘫表现，应常规使用神经营养药物，加速神经功能恢复。

4. 气道梗阻 对于病变累及口底、咽侧壁的患者，应常规行预防性气管切开术，以防发生窒息。

5. 创口感染　术中采用激光烧灼，大量病变组织炭化，术后伤口血肿、积液等均可导致创口继发感染，影响手术效果。术中应减少损伤，采用大量生理盐水冲洗，创面妥善止血，伤口加压包扎、消灭死腔，术后常规使用抗菌药物静脉点滴，可有效预防创口感染。

（三）动静脉畸形的手术治疗

口腔颌面部动静脉畸形分为软组织和骨组织动静脉畸形两类。过去，手术切除是口腔颌面部动静脉畸形的主要治疗手段，但手术治疗不能根治病变，还会造成新的继发畸形和功能障碍。随着对口腔颌面部动静脉畸形认识的不断深入，介入栓塞治疗已逐渐成为首选的治疗方法，手术仅作为该病所致面部畸形的整复手段。

软组织动静脉畸形的手术治疗

【适应证】

范围局限的颌面部各部位的动静脉畸形。若范围很广、畸形严重、手术不能彻底切除，则不宜手术治疗。

【术前准备】

1. 常规检查，排除手术禁忌证。

2. 行颈动脉 DSA 检查，了解病变的血供情况；并行病变供血血管栓塞，以减少术中出血。

3. 备血。

【麻醉与体位】

1. 麻醉　气管内插管全身麻醉。

2. 体位　仰卧位，头偏向健侧。

【手术步骤】

以耳颞区动静脉畸形为例。

1. 显露颈总动脉　沿下颌下区做长弧形切口，切开皮肤、皮下组织、颈阔肌，直达胸锁乳突肌前缘的颈深筋膜浅层。牵开胸锁乳突肌，剖开颈动脉鞘，显露颈总动脉，并分离出一段动脉，在其下绕过一硅胶带备用。

2. 结扎病变周围的动脉分支　根据颈动脉造影显示的病变周围

供血情况，先切开病变基部皮肤及皮下组织，而后找出蚯蚓状屈曲的、粗细不等的动脉分支，加以结扎并切断。继续向两侧病变边缘切开组织，同时结扎进出病变的动脉分支。

3. 切除病变　深入分离病变基部组织，不断钳夹深部渗血创面，可用氩气刀烧灼止血或缝扎止血。最后向上完全掀起并切除病变组织。

4. 充分止血　清洗创面，进一步结扎活动性出血点，缝扎肌层渗血部位，放置负压吸引装置，分层缝合创口，并加压包扎。

【注意事项】

1. 术前行颈动脉超选择栓塞可以明显减少出血。暂时性栓塞后的手术应在 1 周内及时进行。

2. 术中如遇猛烈出血，可收紧颈动脉硅胶带，暂时阻断颈动脉血供以利止血，但每次不应超过 5 分钟。

3. 病变切除后遗留的组织缺损可采用断层皮片游离移植或邻位组织瓣进行修复。

颌骨动静脉畸形的手术治疗

【适应证】

1. 适用于病变范围大、有大出血风险的病例，或因拔牙导致病变破裂大出血的病例。

2. 颌骨动静脉畸形的治疗应首选栓塞治疗。如无效，再考虑颌骨切除术。

【术前准备】

1. 拔牙引起大出血时，应按急诊手术处理。如患者伴失血性休克，应先予以纠正。

2. 行全景片、增强 CT 检查，了解病变在颌骨内的具体情况。

3. 常规行颈动脉 DSA 检查，了解病变的血供情况，并行病变供血血管栓塞，以减少术中出血（图 6-30）。

4. 备血。

【麻醉与体位】

同软组织动静脉畸形的手术治疗。

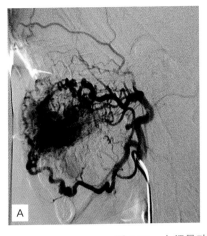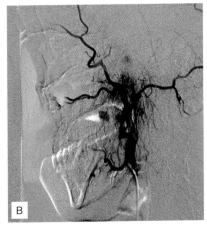

图 6-30　上颌骨动静脉畸形栓塞治疗

A. 栓塞前，病变血供丰富；B. 栓塞后，病变血供明显减少。

【手术步骤】

1. 切口　做口腔前庭沟切口，切开黏骨膜至骨面，沿骨面剥离暴露病变区的颌骨。若周围软组织合并有病变，应结扎病变周围的动脉分支，基本操作同软组织动静脉畸形的手术治疗。

2. 搔刮颌骨病变　定位颌骨动静脉畸形病变部位，用骨钻迅速磨开颊侧皮质骨，此时病变骨腔内迅猛出血，应迅速用骨蜡和纱条填塞骨腔，并让助手用手指压迫止血。如出血已控制，则继续扩大磨除病变颊侧皮质骨，边扩大骨腔边填塞骨蜡止血，出血停止后可刮除多余骨蜡（图 6-31）。手术范围视出血情况而定，如果出血可控，可尽量多搔刮颌骨病变。残留的病变可行骨腔内注射栓塞。

3. 截骨　如用上述方法仍出血猛烈，则在纱布和骨蜡骨腔填塞止血下，果断行颌骨切除术。具体操作请参考后文上、下颌骨切除术的相关内容。

4. 创口处理　同软组织动静脉畸形的手术治疗。

【注意事项】

1. 颌骨病灶出血猛烈，常规止血方法难以奏效，应迅速大量填

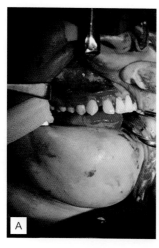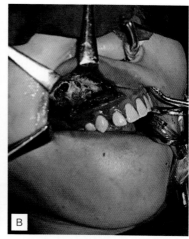

图 6-31　上颌骨动静脉畸形手术刮治
A. 骨腔内填塞骨蜡止血；B. 刮除骨腔内多余的骨蜡。

塞骨蜡，通常情况下可获得良好的止血效果。

2. 术前行颈动脉超选择栓塞可以明显减少术中出血。暂时性栓塞后的手术应在 1 周内及时进行。

3. 骨腔内多余的骨蜡应尽量刮除，以免术后出现排异反应。

【并发症及其处理要点】

1. 失血性休克　动静脉畸形是一种高流速血管畸形，不论是哪型动静脉畸形，若处理不当，都极易因过多出血发生失血性休克。术前应充分评估病变范围和血供情况，制定有效止血方案，备足血源；术中操作要娴熟，发生出血时要沉着应对，利用各种有效止血方法积极止血，并及时补足血容量，必要时输血。

2. 其他并发症并无特异性，请参考本节前述部分内容。

（刘树铭）

二十五、神经鞘瘤摘除术

神经鞘瘤在头颈部尤以脑神经和颈交感干最常见。在口腔颌面部多发生于咽旁间隙、腮腺区和颌后区；在颈部则多见于颈内侧尤其是颈动脉三角区，以及颈外侧。神经鞘瘤摘除术是治疗神经鞘瘤的主要方法。

【适应证】

神经鞘瘤为良性肿瘤，生长缓慢但无自限性。随肿瘤发生的位置不同，患者可出现相应的压迫症状。因此，临床上诊断为神经鞘瘤者应择期手术。

【术前准备】

1. 常规进行体格和辅助检查，排除手术禁忌证。

2. 根据肿瘤发生位置，估计肿瘤的神经来源，并进行有针对性的神经检查，了解有无神经受累表现，并与术后相比较。

3. 进行螺旋 CT 增强扫描，详细了解肿瘤的部位、范围以及与颈总动脉、颈内动脉、颈外动脉、颅底的毗邻关系。

4. 与患者及家属充分沟通，说明术后可能发生的神经并发症，如面瘫、声嘶、进水呛咳、Horner 综合征、呼吸困难、心律失常等，征得同意后方可手术。

【麻醉与体位】

1. 麻醉　一般采用全身麻醉。根据肿瘤位置以及术后气道管理的困难程度，决定是否行预防性气管切开。

2. 体位　仰卧位，垫肩，头后仰、偏健侧固定。

【手术步骤】

1. 切口设计　肿瘤摘除应有良好视野，神经鞘瘤多沿神经长轴生长，切口设计也应遵循这一原则。腮腺区肿瘤可行常规 S 形切口；颈部肿瘤可设计沿皮纹的横行切口或沿胸锁乳突肌前缘的斜行切口；小的咽旁肿瘤可尝试口内入路；大的咽旁肿瘤或颅底肿瘤，术中易损伤颈动脉和脑神经，应选择口外切开，并配合下颌骨暂时离断入路（图 6-32）。

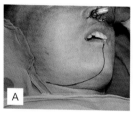
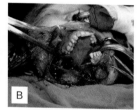
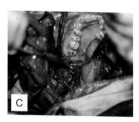

图 6-32 右颞下窝神经鞘瘤手术入路

A. 下唇正中联合右下颌下区切口；B. 右下颌骨颏孔前暂时离断，进入右颞下窝；C. 显露右颞下窝神经鞘瘤。

2. **分离显露** 按设计切口切开，逐层分离至肿瘤包膜表面，神经鞘瘤大多包膜完整（图 6-33 A）。

3. **摘除肿瘤** 平行于神经长轴逐层切开肿瘤外膜直达肿瘤实质后，将肿瘤摘除（图 6-33 B），术中注意保留肿瘤外层包膜的连续性（图 6-33 C）。神经断裂或缺损时，应行神经断端吻合或移植术；如肿瘤来自感觉神经，则可不予修复。

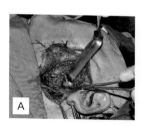
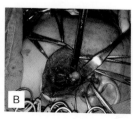
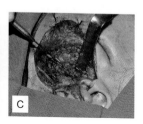

图 6-33 左腮腺面神经总干神经鞘瘤

A. 沿面神经分支逆行解剖，显露面神经总干肿瘤；B. 逐层切开肿瘤外膜达肿瘤实质，并摘除肿瘤；C. 保留肿瘤外膜的连续性。

4. **伤口处理** 术腔放置引流，然后逐层缝合肌肉、皮下组织和皮肤。如有下颌骨暂时离断，应进行复位固定。

【注意事项】

1. 术中注意辨认颈总动脉、颈内动脉、颈外动脉等重要结构。来自迷走神经、颈交感干的肿瘤位于颈动脉鞘深面，上述结构常位于肿瘤表面并被推压移位，术中操作应仔细，避免造成大出血。

2. 绝不能为切除肿瘤而直接切断紧贴或穿过肿瘤的神经干。应沿神经长轴方向切开其外膜，小心仔细地剥开神经纤维束或分离出神经干后再摘除肿瘤。

3. 部分肿瘤为多发，沿神经走行呈串珠状，应仔细探查、一一摘除，避免遗漏。

4. 对于生长迅速并伴有明显神经受侵表现的神经鞘瘤，应行术中冰冻活检，排除恶性病变可能。

【并发症及其处理要点】

1. 神经功能障碍　受累的神经术后出现功能障碍是最常见的并发症。面神经损伤会出现患侧不同程度面瘫，舌下神经损伤会出现患侧舌运动障碍，迷走神经损伤会出现声嘶、进水呛咳或快速性心律失常等，颈交感干损伤出现 Horner 综合征。术中若有重要的神经损伤，应即刻行吻合或移植修复。术后可给予神经营养药，以及针灸、理疗、面肌功能训练等治疗，以促进神经功能恢复。

2. 血肿　术中止血不完善或未放置引流，术后可出现血肿，易引起伤口感染或气道梗阻等并发症。术中应充分止血，并放置可靠引流；术后注意观察伤口，必要时二次手术探查止血。

（刘树铭）

二十六、颈动脉体瘤剥除术和切除术

颈动脉体瘤是一种化学感受器肿瘤，源自颈动脉分杈处的颈动脉体，是比较少见的肿瘤。颈动脉体瘤多数为良性肿瘤，生长比较缓慢，常表现为上颈部、下颌角下、胸锁乳突肌前缘中等硬度的无痛性包块，局部可触及搏动和闻及杂音。肿瘤持续增大后可压迫气管及周围神经，出现相应症状和体征，如交感神经受损可发生Horner 综合征，迷走神经受损可出现声带麻痹、声音嘶哑，舌下神经受损可出现舌肌半侧萎缩。颈动脉体瘤晚期可出现上述并发症，并有恶变可能，故宜尽早手术切除。颈动脉体瘤与颈部大动脉关系极为密切，血运丰富，如果处理不当，可造成术中大出血或严重脑血管并发症，导致死亡，故应高度重视。

【适应证】

1. 肿物位于颈动脉分权处，颈动脉造影检查确定为颈动脉体瘤，且有压迫症状。

2. 患者全身情况良好，无严重脑血管病变。

【术前准备】

1. 术前行脑血管造影，评估大脑 Willis 环的交通开放情况及脑血管状态（图 6-34），必要时行颈内动脉暂时球囊阻断试验。

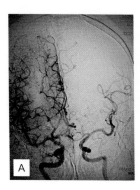 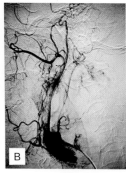 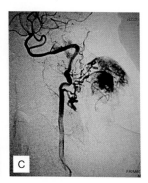

图 6-34　术前脑血管造影

A. 评估前交通开放情况；B. 评估后交通开放情况；C. 评估椎动脉供血情况。

2. 通过颈动脉造影结合 CT 检查评估肿瘤对颈动脉壁的累及情况，决定是否需要进行颈动脉重建术，并做好相应准备。

3. 行 CT 或 MRI 检查，评估肿瘤部位、范围以及与周围重要结构的毗邻关系。

4. 有可能结扎颈总动脉者，应于术前常规行颈动脉压迫阻断训练。每次阻断半小时以上，患者无头晕、眼花、心慌时定为压迫训练合格。

5. 为了减少术中出血，可在颈动脉造影的同时行肿瘤供血血管的超选择性栓塞，栓塞完成后应尽早手术（图 6-35）。

6. 备好充足的血源。

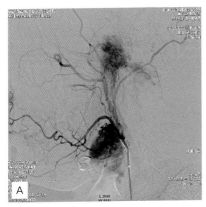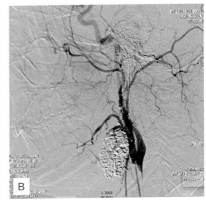

图 6-35　颈动脉体瘤造影栓塞

A. 栓塞前，肿瘤血供丰富；B. 栓塞后，肿瘤血供明显减少。

【麻醉与体位】

1. 麻醉　采用气管内插管全身麻醉，并在术中监测脑血流变化，及时发现并处理患侧脑缺血。

2. 体位　平卧位，头后仰，垫肩，颈部伸直，头部偏向健侧。

【手术步骤】

1. 切口设计　采用沿胸锁乳突肌前缘的纵行切口或沿颈部皮纹的横行切口。肿瘤位置较高者，宜选用下颌下区和耳后发迹内的长弧形切口。

2. 分离显露　按设计切口切开皮肤、皮下组织及颈阔肌，并在颈阔肌深面翻瓣，暴露胸锁乳突肌前缘。沿胸锁乳突肌前缘分离，并将胸锁乳突肌向后牵拉，显露颈动脉鞘和肿瘤。对于位置较高的肿瘤，宜采用下颌下区和耳后发迹内长弧形切口，翻瓣后将胸锁乳突肌起点自乳突上暂时离断，并向下牵拉、翻起，以充分显露肿瘤（图 6-36）。

3. 止血　肿瘤附着于颈动脉分权处，瘤体上有许多滋养血管。若在术前先行栓塞处理，可明显减少术中滋养血管的出血；颈动脉体瘤的血运主要来自颈外动脉及分支，如术前未行栓塞处理，可在术中先分离结扎颈外动脉及其分支。若遇肿瘤剥离困难，剥离过程

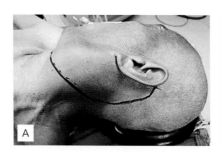
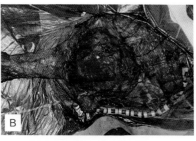

图 6-36　高位颈动脉体瘤手术切口

A. 下颌下区联合耳后发迹内长弧形切口；B. 离断胸锁乳突肌起点并向下翻起，充分显露肿瘤。

中易发生血管破裂。在处理肿瘤之前，可将肿瘤两端颈动脉充分游离，绕颈动脉预先放置一硅胶带（图 6-37 A）或无损伤动脉夹，以控制出血。对破裂的颈动脉即刻进行修补术。

　　4. 颈动脉体瘤剥除术　适用于肿瘤未侵犯颈动脉管壁者。肿瘤与颈动脉之间通常有一个分离平面，称为动脉外鞘，沿这一平面将肿瘤从血管壁上剥离下来（图 6-37 B）。一般不需要阻断颈内动脉血流，不需要进行血管移植（图 6-37 C）。

　　5. 颈动脉体瘤切除术　肿瘤紧密包绕颈动脉分杈处，并侵入管壁内，剥离困难，需要将肿瘤连同受累的部分颈总动脉、颈内动脉、颈外动脉一并切除。颈动脉切除后，应即刻采用大隐静脉或人造血管进行颈动脉重建术。

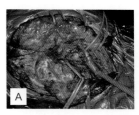
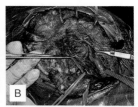
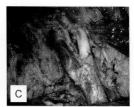

图 6-37　颈动脉体瘤剥除术

A. 肿瘤两端颈动脉充分游离，并预先放置硅胶带；B. 沿分离平面将肿瘤从颈外动脉上剥离；C. 肿瘤剥离后的颈外动脉管壁完整。

6. **伤口处理**　冲洗创面、充分止血，放置引流，缝合创口。暂时离断的胸锁乳突肌起点应复位并缝合固定。

【注意事项】

1. 不具备开展此类手术条件的医疗单位和医师，不应贸然尝试此类手术。

2. 术中操作要精准、轻柔，避免对颈动脉的粗暴操作。

3. 术中应与麻醉师配合，及时监测患者血流动力学的稳定性。在颈动脉阻断期间，血压应维持在正常水平，并使患者全身肝素化，及时监测患者脑血流变化。只有在保持脑部正常血供后，才能完整切除颈动脉体瘤。

4. 术中仔细辨认和保护迷走神经及其分支（喉上神经和喉返神经）、舌下神经、副神经等重要结构。

5. 在不影响显露和切除肿瘤的前提下，颈内静脉也应尽量保留。

【并发症及其处理要点】

1. **脑缺血**　是最常见的严重并发症，轻者偏瘫，重者持续昏迷或死亡。为防止脑缺血发生，术前应行血管造影检查，评估脑侧支循环情况。术中保持血压稳定。重建血管时，尽量缩短血流阻断时间。术后严密监测患者意识和血压，及时补足血容量。

2. **脑血栓**　一般发生于术中或术后 48 小时，也可发生于术后数周。主要原因是阻断一侧颈动脉后，脑血流减少或减慢，以及脑血管痉挛，导致血栓形成。为防止其发生，术中、术后可预防性使用低分子量肝素治疗。

3. **迷走神经损伤**　肿瘤常包绕迷走神经及其分支，加之术野出血，不仔细辨认易损伤迷走神经，导致术后声嘶、进水呛咳，双侧迷走神经损伤后还会出现呼吸困难和严重心律失常。术中应仔细辨认、保护。

4. **失血性休克**　误诊为其他肿瘤、术前准备不充分、术中操作不熟练等易导致颈动脉意外破裂，若处理不及时、果断，可导致失血性休克，危及患者生命。预防措施包括术前明确诊断，充分估计术中出血量，制定有效止血预案并备足血源，手术由经验丰富的高年资医师实施等。

（刘树铭）

二十七、下颌骨切除术

下颌骨位于面下部，呈弓形，围成口腔的前壁和侧壁，两端通过髁突与颅底的颞骨形成关节，是面部唯一能活动的骨骼，能灵活地做出包括咀嚼在内的多种动作。下颌骨切除术主要用来治疗下颌骨肿瘤性疾病。根据病变的性质和范围，可进行不同类型的下颌骨切除术，主要包括下颌骨矩形切除术、下颌骨部分（节段性）切除术、半侧下颌骨切除术、次全下颌骨切除术和全下颌骨切除术。

（一）下颌骨矩形切除术

下颌骨矩形切除术是下颌骨的常见术式，能较好地保留下颌骨的形态和功能，且手术操作简便，并发症少。适用于病灶范围较小、以保留下颌骨连续性为目的的术式。根据病灶部位，可选择切除牙槽嵴，即保留下颌骨下缘的方块切除术（图 6-38 A）；或切除下颌支前缘及部分牙槽嵴的 L 形切除术（图 6-38 B）；或切除下颌骨下缘，即保留牙槽嵴的倒方块切除术（图 6-38 C）。

【适应证】

1. 累及下颌骨的小范围良性肿瘤，如成釉细胞瘤、黏液瘤、骨化纤维瘤等。在 X 线片上可见肿瘤下缘 0.5 cm 以外尚有 1 cm 以上

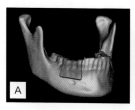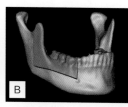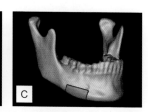

图 6-38　下颌骨矩形切除术示意图（保留下颌骨连续性）
蓝色区域示骨切除范围。A. 方块切除术；B. L 形切除术；C. 倒方块切除术。

正常骨组织者。

2. 较局限的牙龈癌，病变局限于牙槽突，未累及下颌管，X线片表现为压迫性吸收者。

3. 舌癌、口底癌、接近下牙龈的颊癌，为便于关闭手术创面或保证手术切缘有足够正常组织者。

4. 位于下颌骨下缘的小范围骨肿瘤，或骨外恶性肿瘤累及下颌骨下缘时，可行下颌骨下缘的倒方块切除术。

【术前准备】

1. 常规体格和辅助检查，排除手术禁忌证。

2. 影像学检查（包括全景片和增强CT检查），评估病变范围，估计下颌骨切除范围和剩余骨质的强度。

3. 下颌有固定修复体者，应结合下颌骨牙槽突切除范围，评估修复体对截骨的影响，必要时请修复科会诊。

【麻醉与体位】

1. 麻醉 经鼻腔内插管全身麻醉。

2. 体位 平卧位，垫肩，头后仰、偏向健侧。

【手术步骤】

1. 切口设计 病变范围较小或位于下前牙龈时，多采用口内切口；病变范围较大时一般采用下颌骨下缘下1.5 cm处的下颌下区切口，沿皮肤纹理走行，切口长度以充分暴露术区为原则，必要时联合下唇正中切口。对于恶性肿瘤，还应结合颈淋巴结清扫术的切口要求进行设计。

2. 切开翻瓣 沿设计切口逐层切开皮肤、皮下组织及颈阔肌，紧贴颈阔肌深面翻瓣，解剖保护面神经下颌缘支，结扎面动、静脉，显露下颌骨下缘，从颊侧向牙槽突分离，充分显露术野；或联合下唇正中切口，沿前庭沟翻唇颊瓣到达病灶区。

3. 下颌骨方块切除 根据疾病的性质确定下颌骨切除的范围：良性者在病变外0.5 cm处切除，保留骨膜；恶性者至少扩大1 cm做整块切除，不保留骨膜。拔除截骨线上的牙齿，用高速牙钻或摆动锯沿病灶范围方块切除下颌骨。L形切除者可连同患侧喙突一并切除，避免术后出现严重张口受限。截骨线应圆滑，尽量避免形成直角（图 6-39）。

4. **伤口处理** 用骨锉锉平骨截面，电凝或骨蜡止血。冲洗创面，检查术区，彻底止血。关闭口内创口，下颌下区放置负压引流管，口外创口分层缝合。

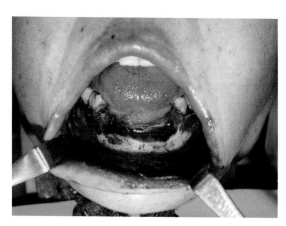

图 6-39　下颌骨前部方块切除术

【注意事项】

1. 在适应证方面，对于已出现下颌骨明显破坏征象的恶性肿瘤应慎用。

2. 采用下颌下区切口时应注意保护面神经下颌缘支。面神经下颌缘支位于颈深筋膜浅层（下颌下腺鞘膜）下，于下颌骨角前切迹附近从面动、静脉表面经过处位置最低，术中注意辨认和保护。

3. 对于下牙槽神经血管束能够保留的病例，应尽量保留。

4. 术中注意截骨线的设计，适形切除受累的下颌骨，不必强调外形上的方块切除，避免局部应力集中。

5. 对于病变区剩余骨较薄弱者，可植入重建钛板，以防发生病理性骨折。

6. 骨缺损通常不需即刻修复，可二期移植自体骨，并行牙种植术，恢复咬合关系。

【并发症及其处理要点】

1. 面神经下颌缘支损伤　术中牵拉、电刀烧灼等因素可导致面神经下颌缘支损伤，患侧出现口角歪斜。术后可给予神经营养药，以及针灸、理疗、面肌功能训练等治疗，以促进神经功能恢复。

2. 截骨区骨折　术中应注意截骨线的设计，避免截骨区应力过于集中。操作尽可能使用骨科动力器械，避免骨凿暴力锤击。术后嘱患者注意保护术区，避免过度受力，导致骨折。一旦发生骨折，应予以复位固定。

3. 口内外瘘　口内创口软组织缺损、缝合不严密、张力过大致伤口裂开、黏膜瓣缺血坏死等均可导致伤口经久不愈，形成口内外瘘。缝合伤口时应消灭死腔，黏骨膜瓣充分减张，严密缝合口内切口。

（二）下颌骨部分（节段性）切除术

下颌骨部分（节段性）切除术是指下颌升支、角部、体部或颏部的节段性切除，下颌骨连续性中断，牙列缺损（图6-40）。

【适应证】

1. 位于下颌骨体部、角部、升支或正中部的范围较大的良性和交界性肿瘤（如成釉细胞瘤、骨化纤维瘤、黏液瘤等）。在X线片

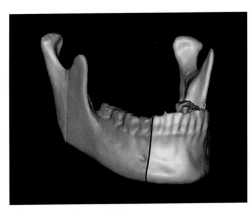

图6-40　下颌骨部分（节段性）切除术示意图（下颌骨连续性中断）
蓝色区域显示骨切除范围。

上可见肿瘤下缘 0.5 cm 以外的剩余正常骨组织不足 1 cm 者。

2. 刮治术后仍反复复发的良性肿瘤（如牙源性角化囊肿），且病变范围较大、无法保留下颌骨下缘者。

3. 牙龈癌侵犯下颌体及下牙槽神经管或 X 线片呈浸润破坏者。

4. 口底癌累及并破坏下颌骨舌侧骨质者。

5. 放射性下颌骨骨髓炎患者。

6. 下颌骨中心性动静脉畸形栓塞治疗无效，有大出血风险者。

【术前准备】

1. 常规体格和辅助检查，排除手术禁忌证。

2. 影像学检查（包括全景片和增强 CT 检查），评估病变部位和范围，估计下颌骨切除范围，确定截骨线位置。

3. 口腔准备，全口洁治。

4. 下颌有固定修复体者，应结合截骨线的位置，评估修复体对截骨的影响，必要时请修复科会诊，拆除或部分拆除修复体。

5. 需要同期行自体组织移植修复下颌骨缺损者，应进行供区的检查和相应准备。

【麻醉与体位】

同下颌骨矩形切除术。

【手术步骤】

1. 切口及翻瓣　采用下颌骨下缘下 1.5 cm 处弧形切口（图 6-41）。

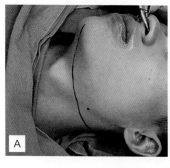
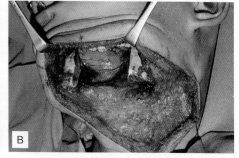

图 6-41　下颌骨部分切除术切口设计

A. 下颌下区弧形切口；B. 完成下颌体部节段性截骨。

若病变范围大，或突破骨膜侵犯软组织，或病变为恶性，应联合下唇正中切口，以充分显露术野（图 6-42 A）。逐层切开皮肤、皮下组织和颈阔肌，在其深面翻瓣，保护面神经下颌缘支。如肿瘤位于下颌升支部，应切断咬肌附丽及下颌角内侧的翼内肌附丽，显露升支骨面。下颌升支区成釉细胞瘤突破骨膜侵犯软组织时，应考虑切除周围部分咀嚼肌。牙龈癌颊舌侧软组织应有足够的安全切缘。若采用血管化骨移植重建下颌骨，面动、静脉和颈外静脉应解剖保留，以备血管吻合之用。

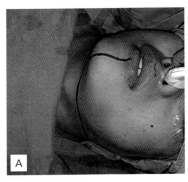 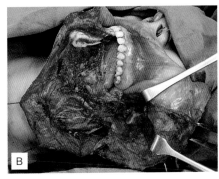

图 6-42　下颌骨部分切除术切口设计

A. 下颌下区弧形切口联合下唇正中切口；
B. 完成下颌升支、骨体和颏部的节段性截骨，保留髁突。

2. 下颌骨节段性切除　根据肿瘤性质确定截骨线位置，良性肿瘤以距肿瘤边缘 0.5 cm 作为安全缘，恶性肿瘤以距肿瘤边缘 1.0～1.5 cm 作为安全缘。拔除截骨线上的牙齿并分离两侧牙龈，以来复锯或线锯先截断近中端下颌骨，骨蜡止血；然后将骨段外展，分离舌侧软组织，再截断远中端下颌骨，切除标本，骨蜡止血。对于下颌骨体部及颏部的截骨线，采用垂直截骨；对于下颌角的截骨线，可采用乙状切迹至下颌角的斜行截骨，尽量保留下颌升支后缘以利于下颌骨重建；对于下颌升支的截骨线，如有可能应尽量保留髁突（图 6-42 B），如不能保留，则用骨膜剥离器分离髁突部的关节囊，离断翼外肌在髁颈部的附着，最后切除标本。

3. 下颌骨缺损的重建 下颌骨节段性缺损可采用自体血管化骨移植（如血管化腓骨瓣或血管化髂骨瓣）、非血管化骨移植（如游离髂骨）或重建钛板植入等技术进行同期修复重建。建议首选血管化骨移植进行整复。

4. 创口处理 冲洗创面，检查术区，彻底止血。关闭口内创口，下颌下区放置负压引流管，口外创口分层缝合。颏部缺损关闭创口时应注意将颏棘附着的肌肉进行缝合复位，预防舌后坠，必要时行预防性气管切开术。

【注意事项】

1. 肿瘤侵犯周围软组织，尤其是侵犯咀嚼肌时，手术时应注意软组织有足够的切除范围，避免因肌肉切断后残端收缩而导致肿瘤远位复发。

2. 面神经下颌缘支损伤 同下颌骨矩形切除术。

3. 舌神经损伤 舌神经走行于下颌舌骨肌与舌骨舌肌之间，由下颌下腺导管上外侧向下行进，勾绕导管后向内进入舌肌。术中根据以上解剖关系仔细辨认并保护舌神经。

4. 颌内动脉损伤 乙状切迹或髁颈部截骨时，若不加保护，易损伤颌内动脉翼肌段，导致较多出血。截骨前，应先将下颌升支内侧附着肌肉游离，并隔离保护深方的颌内动脉。一旦颌内动脉损伤，应妥善结扎止血。

5. 口内外瘘 同下颌骨矩形切除术。口内软组织缺损较大时，应同期行修复术。

【并发症及其处理要点】

1. 神经损伤 对面神经下颌缘支、舌神经受损等的处理同下颌骨矩形切除术。

2. 咬合关系紊乱 由于下颌骨连续性中断，患者术后可出现咬合关系紊乱。术中准确重建下颌骨连续性是恢复咬合关系的主要措施。重建术中应精确标记上下颌骨位置关系，保持双侧髁突的生理位置；术后配合颌间牵引进行精细调整，直至咬合关系稳定恢复为止。

3. 呼吸困难 术后舌后坠可导致呼吸困难。术中应注意颏舌肌、颏舌骨肌和二腹肌的复位，必要时行预防性气管切开术。

4. 血肿　术中止血不完善、术后引流不畅可导致血肿。应根据具体情况选择冲洗引流、探查止血或加压包扎等处理。

5. 血管危象　血管化骨移植术后可发生血管危象，应严密观察并及时探查，尝试再次血管吻合。若骨移植失败，应行清创术，下颌骨缺损可选用其他方式修复或二期修复。

6. 口内外瘘　同下颌骨矩形切除术。

（三）半侧下颌骨切除术

半侧下颌骨切除术是指将下颌骨正中联合至一侧髁突切除。半侧下颌骨切除术是下颌骨的经典手术，属器官切除（图6-43）。

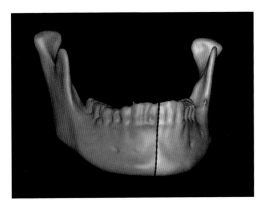

图 6-43　半侧下颌骨切除术示意图
蓝色区域示骨切除范围。

【适应证】

1. 下颌骨巨大良性和交界性肿瘤已侵及一侧下颌体及升支，剩余骨质菲薄且易发生病理性骨折，保留下颌骨连续性有困难者，如成釉细胞瘤、骨化纤维瘤等。

2. 原发于下颌骨且尚未过中线的恶性肿瘤，如下颌骨中心性癌、下颌骨骨肉瘤等。

3. 累及一侧下颌骨的牙龈癌、口底癌、舌癌、软组织肉瘤等恶性肿瘤。

【术前准备】

同下颌骨部分（节段性）切除术。

【麻醉与体位】

同下颌骨矩形切除术。

【手术步骤】

1. 切口及翻瓣　采用下颌下区弧形切口联合下唇正中切口（图6-42 A）。切开皮肤、皮下组织及颈阔肌，在其深面翻瓣，解剖保护面神经下颌缘支，结扎面动、静脉。如果需要，先行颈淋巴结清扫术。之后切开下唇正中，沿前庭沟径路切开黏膜，翻起唇颊瓣。继续向后上分离，切断咬肌附丽及升支前缘和喙突周围附着的颞肌下份，直至完全显露下颌升支外侧面（图6-44 A）。若肿瘤突破颌骨骨皮质或侵入周围肌肉内，应根据肿瘤安全切缘要求，切除周围部分咀嚼肌或全部咀嚼肌。

2. 半侧下颌骨切除　拔除同侧下颌中切牙，用来复锯或线锯垂直截开下颌骨正中联合，骨面止血。切开舌侧黏膜和肌肉附丽，向外牵拉、旋转下颌骨，继续向后上切断升支内侧翼内肌附丽至下颌孔附近，解剖下牙槽神经血管束，予以结扎切断（图6-44 B）。分离翼外肌在髁颈的附丽，显露关节囊并切开关节囊，将关节盘保留在关节窝，分离髁突，完整切除半侧下颌骨（图6-44 C和D）。

3. 下颌骨重建术　有条件者，应即刻行血管化腓骨肌皮瓣重建，修复下颌骨缺损。

4. 创口处理　同下颌骨部分（节段性）切除术。

【注意事项】

同下颌骨部分（节段性）切除术。

【并发症及其处理要点】

同下颌骨部分（节段性）切除术。

（四）次全下颌骨切除术和全下颌骨切除术

次全下颌骨切除术和全下颌骨切除术是指下颌骨切除范围超过一侧下颌骨直至全部下颌骨者（图6-45和图6-46）。手术方法与半侧下颌骨切除术类似，只是切除范围更大。主要难点在于下颌骨重

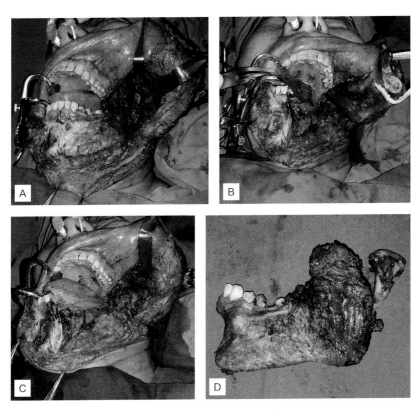

图 6-44 半侧下颌骨切除术

A. 分离下颌体颊侧和升支外侧；B. 分离下颌体舌侧和升支内侧；C. 完整切除半侧下颌骨；D. 离体的半侧下颌骨和肿瘤标本。

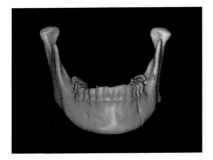

图 6-45 次全下颌骨切除术示意图
蓝色区域示骨切除范围。

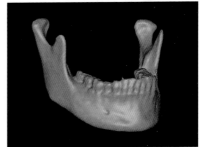

图 6-46 全下颌骨切除术示意图
蓝色区域示骨切除范围。

建，尤其是全下颌骨切除术后的下颌骨重建。

【适应证】

1. 累及全部下颌骨或大部分下颌骨的巨大良性或交界性肿瘤，如成釉细胞瘤等。

2. 累及双侧下颌骨的颌骨原发性恶性肿瘤，如颌骨中心性癌、骨肉瘤等。

3. 破坏双侧下颌骨的颌骨外恶性肿瘤，如口底癌、舌下腺腺样囊性癌等。

【术前准备】

同下颌骨部分（节段性）切除术。此外，可应用数字外科技术辅助下颌骨重建设计。

【麻醉与体位】

同下颌骨矩形切除术。

【手术步骤】

1. 切口及翻瓣　采用双侧下颌下区切口，可附加下唇正中切口。切开皮肤、皮下组织及颈阔肌，在其深面翻瓣，解剖保护面神经下颌缘支，结扎面动、静脉。如果需要，先行颈淋巴结清扫术。根据病变范围，分离下颌骨外侧面至关节部、下颌升支或下颌体某一部。

2. 次全或全下颌骨切除　下唇正中切开，向双侧翻唇颊瓣，根据病变范围确定截骨线位置。截断一侧后，将下颌骨向外牵拉、旋转，游离下颌骨内侧肌肉及黏膜，离断另一侧下颌骨，完整摘除下颌骨全部或大部及肿瘤。具体操作请参见半侧下颌骨切除术。

3. 下颌骨重建　建议采用血管化腓骨肌皮瓣修复下颌骨缺损。腓骨瓣长度不足时，可采用双侧或单侧人工关节或带髁头的重建钛板联合修复。确定腓骨塑形和重建下颌骨的位置时，可以采用数字化外科技术辅助设计和实施。

4. 创口处理　冲洗手术创面，彻底止血，软组织复位，注意颏舌肌、颏舌骨肌的复位固定，以减轻舌后坠。先关闭口内切口，伴明显软组织缺损者，可用腓骨瓣的皮岛消除创面。双侧各置负压引流管，分层缝合皮肤。

　　5. 气管切开术　常规行气管切开术。

【注意事项】

同下颌骨部分（节段性）切除术。

【并发症及其处理要点】

同下颌骨部分（节段性）切除术。

（刘树铭）

二十八、上颌骨切除术

　　上颌骨位于面中份，是构成面中 1/3 的主要骨性结构。上颌骨切除术是治疗上颌骨肿瘤性疾病的主要手术。根据病变的性质和范围，可分别做上颌骨部分切除术、上颌骨次全切除术和上颌骨全切除术。肿瘤累及眶内容物、颧骨、翼突、下颌骨等周围结构时，还需做上颌骨扩大根治术。

（一）上颌骨部分切除术

　　在垂直高度上，仅切除上颌牙槽突和腭突的上颌骨切除术即为上颌骨部分切除术（图 6-47）。

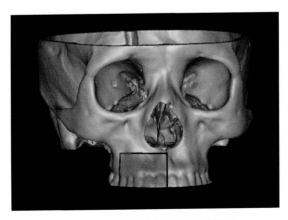

图 6-47　上颌骨部分切除术示意图
蓝色区域示骨切除范围。

【适应证】

1. 上颌牙槽突的良性肿瘤，未累及上颌窦底壁者。

2. 位于牙龈、腭部，分化程度较高的恶性肿瘤，牙槽突骨质仅有表浅压迫性破坏，未累及上颌窦底壁者。

【术前准备】

1. 常规体格和辅助检查，排除手术禁忌证。

2. 影像学检查（包括全景片和增强 CT 检查），评估肿瘤范围，确定截骨线位置。

3. 常规行口鼻腔清洁、牙周洁治。

4. 上颌有固定修复体者，应结合牙槽突截骨线位置，评估修复体对截骨的影响，必要时请修复科会诊。

5. 同修复科医师共同制订手术计划及确定修复方式，并预制腭护板。

【麻醉与体位】

1. 麻醉　采用经口腔气管内插管全身麻醉，将气管插管缝合于口角处皮肤，防止术中气管插管脱落；对于张口受限的患者，也可采用经健侧鼻腔气管内插管全身麻醉。

2. 体位　平卧位，垫肩，头后仰。

【手术步骤】

1. 切口　通常可采用口内切除法，从一侧前庭沟底黏膜做水平切口，直接切透骨膜，并根据切除范围将切口向前后适当延伸。改用骨膜分离器向上剥离，显露前鼻棘及后侧上颌牙槽突骨面。

2. 切骨　确定截骨线位置，拔除截骨线上的牙齿。用宽骨刀自上颌牙槽突基部牙根尖上方凿开骨组织，并沿颧牙槽嵴延伸至上颌结节附近，翼上颌缝处填塞纱条暂时止血。纵行切开腭中线部的黏骨膜，并与截骨线上的拔牙窝相延续，自软硬腭交界处切断软腭黏膜、腭腱膜及鼻腔侧黏膜，向外切至上颌结节的后缘，并绕向颊侧与前庭沟切口相延续。用骨凿矢状劈开截骨线处牙槽突及腭骨水平板。最后用骨凿凿开翼上颌缝，将部分上颌骨连同肿瘤一并切除。也可采用动力系统进行截骨，以减少创伤，使切除更加精准和高效。腭侧黏膜切口及腭板切除范围可根据肿瘤范围适当调整，以保证足够切缘为标准（图 6-48）。

3. 创口处理 充分止血，冲洗创面，碘仿纱布填塞创面，并即刻佩戴腭护板（图 6-49）。

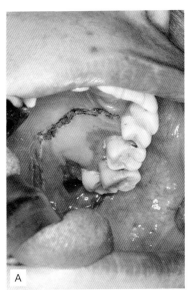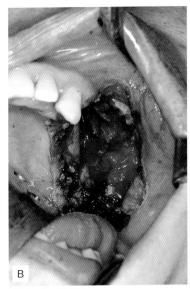

图 6-48 上颌骨部分切除
A. 根据肿瘤切缘要求确定腭侧切除范围；B. 切除术后创口，上颌窦底壁骨质完整。

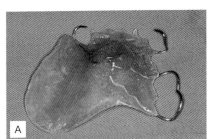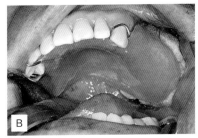

图 6-49 上颌骨部分切除的创口处理
A. 预制腭护板；B. 佩戴腭护板。

【注意事项】

1. 上颌骨部分切除后缺损通常不行即刻修复，可待二期赝复体修复。

2. 术前行影像学检查时，仔细观察同侧上颌窦底位置的高低，评估水平截骨线的高度，尽量避免破坏上颌窦底壁及黏膜。

3. 若肿瘤累及软腭，术中切除部分软腭时应尽量行同期封闭式修复，避免遗留口鼻腔瘘，影响口腔言语及进食等功能。

4. 颊侧创面较大时，可进行创面植皮，能在一定程度上预防术后颊部的瘢痕挛缩，并利于后期赝复体的佩戴。

5. 创口内填塞碘仿纱布，每2周更换一次，并佩戴腭护板固定。术后2个月碘仿纱布撤除后可行义颌修复。

【并发症及其处理要点】

1. 出血　上颌骨及周围组织血运丰富，术中操作不当可导致过多失血。术中应与麻醉师密切配合；截骨时可采用控制性降压技术，截骨操作要精准熟练，避免粗暴操作。翼丛出血可采用填塞止血，骨创渗血可用骨蜡止血。若处理得当，可有效控制出血。

2. 口鼻腔瘘　由术中破坏上颌窦底壁或腭部鼻腔侧黏膜所致，影响患者言语和进食等功能。位于硬腭或牙槽突部的瘘口可通过二期的赝复体获得修复；位于软腭部位的瘘口难以通过赝复体进行修复，可考虑采用颊肌黏膜瓣等进行同期封闭式修复。

（二）上颌骨次全切除术

在垂直高度上，保留上颌窦顶壁（眶下缘和眶下壁）的上颌骨切除术即为上颌骨次全切除术（图6-50）。

【适应证】

1. 上颌的良性肿瘤，仅累及上颌窦的下部结构。

2. 位于牙龈、腭部的恶性肿瘤，牙槽突有明显溶骨性破坏，或仅累及上颌窦底壁者。

3. 原发于上颌窦底壁的早期恶性肿瘤。

【术前准备】

需要同期移植自体组织修复上颌骨缺损者应进行供区的检查和

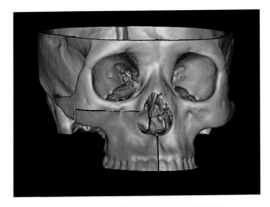

图 6-50　上颌骨次全切除术示意图

蓝色区域示骨切除范围。

相应准备。其他同上颌骨部分切除术。

【麻醉与体位】

同上颌骨部分切除术。

【手术步骤】

1. 切口设计　根据上颌骨次全切除的范围可选择以下两种手术入路。

（1）Weber-Ferguson 切口：自上唇中线至鼻小柱基部稍下方，而后沿鼻翼基底走行，再向上沿鼻侧面沟边缘直抵内眦下 1 cm 处（图 6-51）。必要时可附加睑缘切口。

（2）下唇正中及下颌下切口：对于肿物累及上颌骨后份的次全切除术，可选择此切口（图 6-42 A）。自下唇正中行至颏下，再向后走行，在距下颌骨下缘 1.5 cm 处做弧形切口，妥善保护面神经下颌缘支，结扎面动、静脉。沿下颌体及升支向上，切开前庭沟黏膜，显露上颌骨。必要时可切除下颌骨喙突及部分升支前缘，以增加肿瘤后界的显露（图 6-52）。

2. 翻瓣　沿设计切口逐层切开皮肤、皮下组织、肌层、骨膜和口腔黏膜，并沿前庭沟黏膜向后延伸；肿瘤累及前庭沟黏膜时，切口应位于肿瘤外安全范围内。用骨膜分离器沿骨面向上外翻起唇

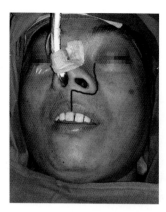

图 6-51　Weber-Ferguson
切口设计

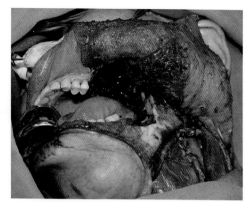

图 6-52　经下颌下入路切除上颌骨后部肿瘤

颊瓣，直至充分显露上颌骨、颧骨和上颌结节部。如肿瘤已侵犯骨膜或已穿破骨壁，应在切开皮肤和皮下组织后，用电刀做锐性分离和翻瓣，将骨膜和骨膜表面部分正常组织连同肿瘤组织和颌骨一并切除。

3. 腭侧切口　纵行切开腭中线部的黏骨膜，自软硬腭交界处充分离断软腭黏膜、腭腱膜及鼻腔侧黏膜，向外切至上颌结节的后缘，并绕向颊侧与前庭沟切口相连，上颌结节和翼突附着的肌肉也应该充分离断，并填塞纱条止血。

4. 截骨　确定截骨线，顺鼻腔顶、鼻骨前缘，沿眶下缘并斜向颧上颌连接至上颌结节处，用高速电钻截骨，随后改用宽骨刀向深方凿开上颌窦后壁；拔除截骨线上的牙齿，剥离鼻腔底黏膜，经骨性鼻底和硬腭后缘绕过线锯，拉动线锯沿腭中缝矢状截开上颌骨；最后在上颌结节与翼突之间置入宽骨刀劈开其连接处。将两把骨刀分别插入鼻旁和颧上颌截骨缝内，并同时向下用力撬松截开的骨块。用持骨钳夹持住牙槽突并向下牵拉骨块，用组织剪剪断硬腭后缘和翼突周围的黏膜、肌肉及韧带，将上颌骨连同肿瘤一并取下（图 6-53）。残余上颌窦黏膜应彻底刮除。

5. 创面处理　充分止血后，皮肤切口分层对位缝合。对于不进

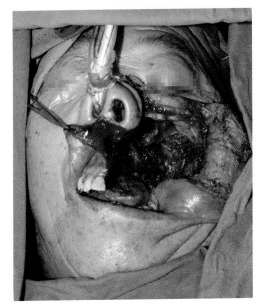

图 6-53 左上颌骨次全切除术，保留左眶底和眶下缘

行同期封闭式修复的创面，应在大腿内侧取中厚皮片，移植于翻起的上唇颊瓣创面上，边缘缝合并打碘仿纱布包对皮片进行反包扎加压。于截骨创腔内填塞碘仿纱布，同时佩戴腭护板。

【注意事项】

1. 上颌骨次全切除的重点在于保留眶下缘和眶下壁，因此截骨时应特别注意截骨线的方向，避免突破眶下壁而损伤眶内容物。

2. 上颌骨次全切除术中翻瓣时注意寻找眶下血管神经束。对于可保留者，截骨线可选择在眶下孔以下；对于不能保留者，应妥善结扎止血。

3. 采取下颌下切口时应注意保护面神经下颌缘支。

4. 应强调将肿瘤连同上颌骨整块切除。在骨块离体前应注意充分游离硬腭后缘及翼突周围软组织附着，并充分离断深面的上颌窦后壁及翼上颌连接，避免粗暴操作，导致肿瘤分块离体。

5. 对于恶性肿瘤患者，残余的上颌窦黏膜应彻底刮除。

【并发症及其处理要点】

1. 出血 同上颌骨部分切除术。

2. 上颌骨缺损 上颌骨缺损可导致面中部畸形，严重影响患者咀嚼、吞咽和语言等基本功能。目前对上颌骨缺损是否进行同期封闭式修复尚存在争议，传统的二期赝复体开放性修复仍然适用于大多数上颌骨缺损的患者。随着时代进步，患者对术后生活质量的要求不断提高。对于良性肿瘤、无牙颌或有更高要求的患者，可考虑同期封闭式修复。常用的技术包括血管化骨组织瓣（如血管化腓骨肌瓣和血管化髂骨筋膜瓣）重建技术、血管化软组织皮瓣（如血管化股前外皮瓣）+ 钛网支架植入重建技术或单纯的血管化 / 带蒂软组织皮瓣修复技术。

（三）上颌骨全切除术

在垂直高度上，切除包括上颌窦顶壁在内的整个上颌骨的手术即为上颌骨全切除术（图 6-54）。

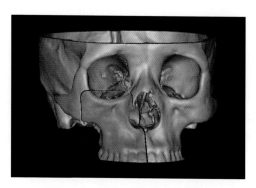

图 6-54　上颌骨全切除术示意图
蓝色区域示骨切除范围。

【适应证】

1. 上颌的良性肿瘤破坏一侧上颌骨者。

2. 位于牙龈、腭部的恶性肿瘤，已明显侵犯上颌窦者。

3. 原发于上颌窦的恶性肿瘤（除外原发于上颌窦底壁的早期恶性肿瘤）病例。

【术前准备】

术中需要钛网植入重建眶底者，可于术前利用 CT 扫描数据打印头颅模型，比照模型预弯制钛网成型。其他同上颌骨次全切除术。

【麻醉与体位】

同上颌骨部分切除术。

【手术步骤】

1. 切口 采用 Weber-Ferguson 切口，并附加睑缘切口。具体设计如下：切口自上唇中部至鼻小柱基部稍下方，而后沿鼻翼基底向外上，沿鼻侧面沟边缘直抵内眦下 1 cm 处，自此沿下眼睑缘下皮纹皱褶做横向切口达外眦下（图 6-55）。按设计切口切开皮肤、皮下组织至骨膜，再沿前庭沟切开黏膜至上颌结节处。

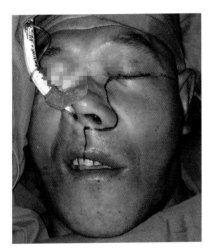

图 6-55 上颌骨全切除术切口设计

2. 翻瓣 翻瓣方法基本与上颌骨次全切除相同。不同之处在于睑缘下区翻瓣时，先在眼轮匝肌表面进行锐性分离，至眶下缘处向深方切开骨膜，再沿骨面剥离，最后翻起唇颊瓣，显露范围为整个上颌骨唇颊面，包括眶下缘。

3. 腭侧切口 同上颌骨次全切除术。

4. 截骨

（1）切开鼻骨下缘的骨膜，显露眶内侧缘上颌骨额突的骨面，沿眶底骨面剥离并牵开眶内容物。骨凿或电锯斜向鼻侧，切断上颌骨额突和泪骨。

（2）用宽脑压板向上牵开眶内容物并加以保护，显露眶下裂及眶外缘，切断部分咬肌附着，自眶下裂至眶外下缘用电锯锯断眶外缘与颧骨的连接。

（3）拔除截骨线上的牙齿，剥离鼻腔底黏膜，经骨性鼻底和硬腭后缘绕过线锯，拉动线锯沿腭中缝矢状截开上颌骨。

（4）最后在上颌结节与翼突之间置入宽骨刀劈开其连接。

（5）将两把骨刀分别插入上颌骨额突和颧上颌处截骨缝内，连同眶底同时向下用力撬松截开的骨块。

（6）用持骨钳夹持住牙槽突并向下牵拉骨块，用组织剪剪断硬腭后缘和翼突周围的黏膜、肌肉和韧带，将上颌骨连同肿瘤一并取下。

（7）如采取上述步骤后上颌骨仍不能取下，应检查各截骨线和硬腭后缘、翼突周围软组织附着是否没有完全离断，将以上阻力一一解除后即可取下上颌骨。

5. 眶底重建　为防止眶内容物下陷而引起复视，应即刻行眶底重建。常用的技术有两种。

（1）颞肌筋膜瓣：适当延长睑缘切口，颞部翻瓣后游离足够长的颞肌筋膜瓣，将其横过眼球下蜂窝脂肪组织与对侧上颌骨或鼻骨做缝合固定，形成新的眶底。

（2）钛网植入：将钛网成型后植入眶底，两侧骨端分别用钛钉固定（图 6-56）。为提高重建精度，可于术前打印患者头颅模型，比照模型预弯制钛网成型。

6. 创面处理　同上颌骨次全切除术。

【注意事项】

基本同上颌骨次全切除术。不同之处在于上颌骨全切除术要切除眶底，操作时要仔细保护眶内容物，眶底缺损处应即刻重建。

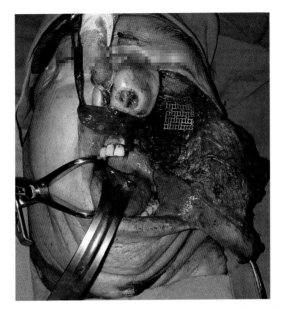

图 6-56 上颌骨全切除术后创口，眶底缺损处植入钛网重建眶底

【并发症与处理要点】

1. 出血 基本同上颌骨部分切除术，必要时应备血、输血。

2. 复视 眶底缺损处未即刻重建或重建不准确会导致眶容积出现明显变化，眼球移位，引起复视。术中应即刻重建眶底，并准确恢复眶容积。

3. 下睑外翻 由睑缘切口术后瘢痕挛缩所致。睑缘区翻瓣时，应在皮下层翻瓣，层次要准确，保留眼轮匝肌的完整性，操作应轻柔，减小损伤。

4. 溢泪 由鼻泪管损伤，瘢痕形成，管腔闭锁所致。术中应同期行鼻泪管重建术。截骨后寻找到鼻泪管断端，冲洗扩张后，将管壁对称缝合于周围软组织上，保持管口处于开放状态；也可于管内放置成形管并固定，保持管腔处于开放状态，术后一段时间后撤除成形管。

5. 上颌骨缺损 同上颌骨次全切除术。

（四）上颌骨扩大根治术

上颌骨扩大根治术包括颅外扩大根治术和颅颌面联合根治术，本节仅阐述颅外扩大根治术，颅颌面联合根治术请参见后文"三十一、颅颌面联合切除术"。

【适应证】

恶性肿瘤已经侵及上颌窦顶壁、眼眶、筛骨迷路、颧骨和颧弓、翼突、颞下窝、下颌骨等结构时，可行颅外扩大根治术。扩大根治范围包括下颌升支、翼突、眶内容物、颧骨和部分颧弓、筛窦内容物等。

【术前准备】

1. 切除眶底和颧骨，术中需要钛网植入重建颧眶者，可于术前利用 CT 扫描数据打印头颅模型，比照模型预弯制钛网成型。

2. 切除眶内容者，与眼科医师共同制订手术计划及修复方案，必要时准备术中植入义眼基台。

3. 估计失血量，必要时备血。

4. 其他同上颌骨次全切除术。

【麻醉与体位】

同上颌骨部分切除术。

【手术步骤】

1. 切口　采用 Weber-Ferguson 切口，同上颌骨全切除术，水平切口可沿睑缘延伸至颞下颌关节区。

2. 翻瓣　同上颌骨全切除术，翻开唇颊瓣后，向上分离，结扎眶下动脉；向外分离，显露颧弓表面达颞下颌关节表面。至此，整个术区充分显露上颌窦前壁、眼眶、颧骨和颧弓、翼腭窝区、咬肌、下颌升支和颞下颌关节。

3. 解剖颞下窝区，结扎颌内动脉　充分显露下颌升支后缘并向前牵拉，显露腮腺组织并向后牵拉，在此间隙内颌内动脉自腮腺穿过，横过髁颈后缘，分离出后妥善结扎，可明显减少出血。电刀横断颧弓上下的颞肌和咬肌，于颧弓两端用骨凿离断之，任其附着于咬肌与颞肌的残端上。应用电钻截断喙突和下颌升支前缘。此时，将颧弓、颞肌下端、咬肌上端及下颌升支前缘的整体翻向前方，以充分显露颞下窝下份、眼眶的眶下裂外侧面、翼腭窝和翼内肌及翼外肌。

4. 腭侧切口 同上颌骨次全切除术。

5. 截骨

（1）切开眼眶上 1/2 骨壁的骨膜，用分离器剥离显露上半部眶壁，同时分离鼻骨及鼻腔内侧筛窦顶部，而后用骨凿或电锯横断鼻骨和额颌缝。

（2）截开额颧缝，将骨凿斜置于额颧缝内，与眶下裂保持同一水平位，而后向外侧凿开额颧缝及颞窝的侧面。

（3）拔除患侧中切牙，剥离鼻腔底黏膜，经骨性鼻底和硬腭后缘绕过线锯，拉动线锯沿腭中缝矢状截开上颌骨。

（4）根据切除范围要求，凿开翼上颌连接或凿断翼突根部，并充分游离翼突上附着的肌肉。

6. 切断眶蒂 用骨膜分离器自眶鼻侧骨壁深入分离，显露视神经和血管束，用血管钳钳夹，切断后妥善结扎，即可取下整个切除结构。

7. 创面处理 同上颌骨次全切除术。

【注意事项】

1. 基本同上颌骨全切除术。不同之处在于术中要预防颅底骨折，需要术中植入义眼基台者，应会同眼科医师联合手术。

2. 除上颌骨外，扩大切除的结构应根据肿瘤范围进行个体化调整。

【并发症及其处理要点】

基本同上颌骨全切除术，不同之处在于眼内容物是否切除。切除眼内容物者其相应并发症需要眼科医师参与诊治。

（刘树铭）

二十九、颈淋巴结清扫术

口腔鳞癌及其他口腔颌面部恶性肿瘤常伴有颈部淋巴结转移的

可能。因此，口腔颌面部恶性肿瘤的外科治疗除了原发肿瘤的外科根治手术外，常需要对颈部淋巴结引流区域进行外科处理。自 Crile 发明了传统颈淋巴结清扫术以来，颈淋巴结清扫术在临床应用中已演化出多种术式及分类。根据适应证可分为选择性颈淋巴结清扫术和治疗性颈淋巴结清扫术，根据清扫范围可分为全颈淋巴结清扫术、改良颈淋巴结清扫术、择区性颈淋巴结清扫术和扩大颈淋巴结清扫术。针对口腔颌面部恶性肿瘤，临床上主要应用的颈淋巴结清扫术有 3 种：肩胛舌骨上颈淋巴结清扫术、经典根治性颈淋巴结清扫术和改良根治性颈淋巴结清扫术。本节对常用的 3 种颈淋巴结清扫术分别介绍。

（一）肩胛舌骨上颈淋巴结清扫术

清扫范围为颈 I ~ III 区，保留颈内静脉、颈外静脉、副神经、胸锁乳突肌、颈丛等（图 6-57）。

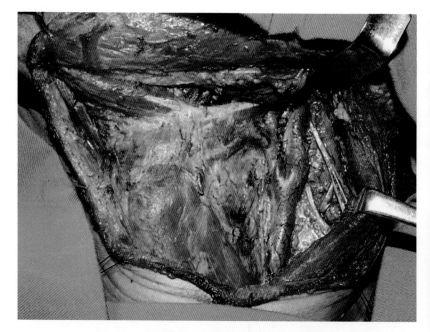

图 6-57　肩胛舌骨上颈淋巴结清扫术后颈部创面
清扫范围为颈 I ~ III 区，保留颈内静脉、颈外静脉、副神经、胸锁乳突肌、颈丛等。

【适应证】

1. cN0 期口腔鳞癌。

2. 部分 N1 期口腔颌面部恶性肿瘤。

【禁忌证】

cN2 ~ cN3 期恶性肿瘤患者，颈淋巴结被膜外转移患者。

【方法】

1. 切口　采用单一围裙式切口，即于乳突下至舌骨，而后向上至中线，在离下颌骨下缘至少两横指处做圆弧形切口。

2. 翻瓣　于颈阔肌深面、颈深筋膜浅层翻瓣，注意避免损伤耳大神经和颈外静脉，向上翻瓣至下颌骨下缘，向下至肩胛舌骨肌，后界至胸锁乳突肌后缘，前至带状肌群。于下颌骨下缘下约 1.5 cm 处解剖面神经下颌缘支并保护。

3. 颈淋巴结清扫　清扫顺序可以从前上至后下，即从Ⅰ区至Ⅲ区顺序清除淋巴结。

（1）游离胸锁乳突肌：沿胸锁乳突肌前缘切开颈深筋膜浅层，并沿其深面解剖胸锁乳突肌，游离胸锁乳突肌中上 2/3 段，后界至胸锁乳突肌后缘，于胸锁乳突肌后缘中上 1/3 处解剖游离副神经，并注意保护。

（2）清除颏下及下颌下区淋巴结：在颏下三角内于颏舌骨肌浅面进行清扫，由前向后至同侧二腹肌前腹后缘，于下颌骨下缘切断结扎面动、静脉，于二腹肌前腹后缘后切断并结扎颏下动脉，自下颌舌骨肌浅面将下颌下三角组织掀起。向前牵拉下颌舌骨肌后缘，暴露下颌下腺导管及舌神经下颌下腺分泌支，切断并结扎。在二腹肌后腹前切断并结扎面动脉近心端。将颏下、下颌下三角区的淋巴结及脂肪结缔组织由前向后清扫，清扫Ⅰ区。

（3）清除颈动脉鞘周围淋巴结：切断并结扎腮腺下极，向上牵拉二腹肌后腹，并将胸锁乳突肌连带解剖游离完善的副神经向后外侧牵拉。在约平第一颈椎横突处打开颈动脉鞘，沿颈内静脉及椎前筋膜浅面清扫。由上向下清扫颈内静脉周围淋巴结，向下至肩胛舌骨肌，后界至胸锁乳突肌后缘。沿途注意保护颈内静脉、迷走神经、颈内动脉和颈丛皮支。于颈丛皮支浅面清扫淋巴结和脂肪结缔组织，清扫Ⅱ、Ⅲ区。

【并发症及其处理要点】

1. 出血　多为术中止血不完善所致。常表现为颈部肿胀，下颌下区膨隆明显，皮肤青紫，伤口缝合处有渗血，引流管中血性液体增多。处理时首先将创口皮肤、皮下及颈阔肌缝线拆除，放出积血，减轻组织压迫；同时要保证气道通畅，避免窒息，再次手术探查止血。

2. 窒息　多为气道周围软组织肿胀阻塞或压迫气道所致。应找出肿胀或阻塞原因，给予针对性的治疗。术后应用激素可减轻组织水肿。若颈部出血压迫气道，可先拆除颈部缝线减轻压迫；若有与口腔内伤口相通的急性出血，应避免血液经口阻塞气道。对于既往有颈部放疗的患者，颈淋巴结清扫术后应严密监测，并做好气管切开准备。

3. 创面感染　主要由污染、手术创伤大、引流不畅、出现口腔与颈部相通的瘘管和瘘口、局部死腔积液等所致。应根据具体情况找出原因治疗。

【注意事项】

1. 在清扫颏下、下颌下区淋巴组织时，注意二腹肌前腹深面与下颌舌骨肌之间的淋巴结缔组织，此部位的淋巴结在清扫过程中容易遗漏。

2. 二腹肌中间腱下方清扫时，注意甲状腺上动脉周围易遗漏淋巴结。

3. 解剖分离副神经时注意手法轻柔，避免其断裂损伤。

4. 颈动脉分权处解剖分离组织时避免对颈动脉窦造成机械刺激。

（二）经典根治性颈淋巴结清扫术

清扫颈部Ⅰ~Ⅴ区，切除副神经、颈内静脉和胸锁乳突肌（图6-58）。

【适应证】

已出现颈淋巴结转移者。

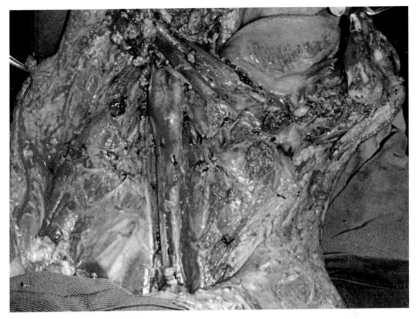

图 6-58　经典根治性颈淋巴结清扫术后颈部创面

【方法】

1. 切口　对口腔癌常用改良 Schobinger 切口。

2. 翻瓣　于颈阔肌深面、颈深筋膜浅层翻瓣，注意避免损伤耳大神经和颈外静脉；向上翻瓣至下颌骨下缘，向下至锁骨上 2 cm，后界至斜方肌前缘，前至带状肌群。于下颌骨下缘下约 1.5 cm 处解剖面神经下颌缘支并保护。

3. 颈淋巴结清扫　清扫顺序可以从下至上，即从Ⅳ、Ⅴ区至Ⅰ区顺序清除淋巴结。

（1）游离胸锁乳突肌：沿锁骨上缘由浅至深切断胸锁乳突肌锁骨头及胸骨头，于胸锁乳突肌深面向上掀起并游离胸锁乳突肌至乳突下。

（2）切开颈动脉鞘，暴露颈内静脉、迷走神经及颈总动脉，解剖分离颈内静脉，在锁骨上约 2 cm 处结扎并切断颈内静脉下端。

（3）沿锁骨外 1/3 段上缘切开至椎前筋膜，沿途切断并结扎颈外静脉下端及肩胛舌骨肌下腹，由下向上沿斜方肌前缘在椎前筋膜浅面连同离断的颈内静脉和淋巴脂肪组织向上清扫，切断副神经斜方肌支及颈丛皮支，清扫组织至舌骨水平，清扫Ⅳ、Ⅴ、Ⅲ区。

（4）清除颏下及下颌下区淋巴结：在颏下三角内于颏舌骨肌浅面进行清扫，由前向后至同侧二腹肌前腹后缘，于下颌骨下缘切断并结扎面动、静脉，于二腹肌前腹后缘后切断并结扎颏下动脉，自下颌舌骨肌浅面将下颌下三角组织掀起，向前牵拉下颌舌骨肌后缘，暴露下颌下腺导管及舌神经下颌下腺分泌支，切断并结扎。在二腹肌后腹前切断并结扎面动脉近心端。将颏下、下颌下三角区的淋巴结及脂肪结缔组织由前向后清扫，清扫Ⅰ区。

（5）切断并结扎腮腺下极，切断胸锁乳突肌锁骨端，向上牵拉二腹肌后腹，游离颈内静脉上端并结扎切断，沿椎前筋膜浅面清扫，由上向下清扫颈内静脉周围淋巴结，向下至舌骨水平，后界至斜方肌前缘。沿途切断副神经上端，清扫淋巴结和脂肪结缔组织至与下方清扫组织相连，清扫Ⅱ区。

【并发症及其处理要点】

1. 出血　多为术中止血不完善所致。常表现为颈部肿胀，下颌下区膨隆明显，皮肤青紫，伤口缝合处有渗血，引流管中血性液体增多。处理时首先将创口皮肤、皮下及颈阔肌缝线拆除，放出积血，减轻组织压迫；同时要保证气道通畅，避免窒息，再次手术探查止血。

2. 窒息　多为气道周围软组织肿胀阻塞或压迫气道所致。应找出肿胀或阻塞原因，给予针对性的治疗。术后应用激素可减轻组织水肿。若颈部出血压迫气道，可先拆除颈部缝线减轻压迫；若有与口腔内伤口相通的急性出血，应避免血液经口阻塞气道。对于既往有颈部放疗的患者，颈淋巴结清扫术后应严密监测，并做好气管切开准备。

3. 创面感染　主要由污染、手术创伤大、引流不畅、出现口腔与颈部相通的瘘管和瘘口、局部死腔积液等所致。应根据具体情况找出原因后治疗。

4. 乳糜瘘　表现为术后 2 ~ 3 日引流液呈乳白色。应暂停负压吸引，局部加压 1 周左右，配合低脂或无脂饮食。如果加压无效，则重新打开创口缝扎瘘口。

5. 皮瓣坏死　少量瓣尖坏死一般可以通过换药自行愈合。较大的皮瓣坏死可能由既往放疗史、切口设计不当、翻瓣不正确等导致。如有大血管暴露，应及时处理。

【注意事项】

1. 颈动脉分杈处解剖分离组织时避免对颈动脉窦造成机械刺激。

2. 神经损伤　术中注意保护迷走神经、舌下神经、膈神经。

3. 胸膜损伤　锁骨上区域清扫位置较低时可能会损伤胸膜，必要时行闭式引流。

4. 胸导管损伤　在清扫Ⅳ区时注意缝扎颈内静脉下端的组织以预防乳糜瘘（图 6-59）。

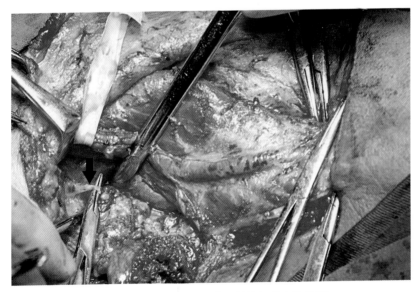

图 6-59　经典根治性颈淋巴结清扫术中胸导管

箭头所示为颈根部胸导管，术中结扎胸导管可以预防术后乳糜瘘。

（三）改良根治性颈淋巴结清扫术

清扫范围为颈 I ~ V 区，保留颈内静脉、副神经、胸锁乳突肌和（或）颈丛等。

【适应证】

cN0 ~ cN1 期口腔鳞癌。

【方法】

1. 切口　对口腔癌常用改良 Schobinger 切口，或单一围裙式切口（详见前文"肩胛舌骨上颈淋巴结清扫术"部分，图 6-60）。

2. 翻瓣　于颈阔肌深面、颈深筋膜浅层翻瓣，注意避免损伤耳大神经和颈外静脉；向上翻瓣至下颌骨下缘，向下至锁骨上，后界至斜方肌前缘，前至带状肌群。于下颌骨下缘下约 1.5 cm 处解剖面神经下颌缘支并保护（图 6-61）。

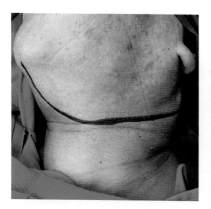

图 6-60　单一围裙式切口

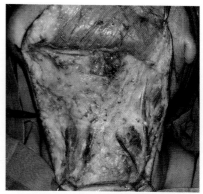

图 6-61　翻瓣后暴露颈部术区

3. 颈淋巴结清扫　清扫顺序可以从前上至后下，即先从 I 区至 IV 区顺序清除淋巴结，再清扫 V 区。

（1）游离胸锁乳突肌：沿胸锁乳突肌前缘切开颈深筋膜浅层，并沿其深面解剖胸锁乳突肌，游离胸锁乳突肌，后界至胸锁乳突肌后缘，于胸锁乳突肌后缘中上 1/3 处解剖游离副神经，并注意保护。

（2）清除颏下及下颌下区淋巴结：在颏下三角内于颏舌骨肌浅

面进行清扫，由前向后至同侧二腹肌前腹后缘，于下颌骨下缘切断并结扎面动、静脉，于二腹肌前腹后缘后切断并结扎颏下动脉，自下颌舌骨肌浅面将下颌下三角组织掀起，向前牵拉下颌舌骨肌后缘，暴露下颌下腺导管及舌神经下颌下腺分泌支，切断并结扎。在二腹肌后腹前切断并结扎面动脉近心端。将颏下、下颌下三角区的淋巴结及脂肪结缔组织由前向后清扫，清扫Ⅰ区（图6-62）。

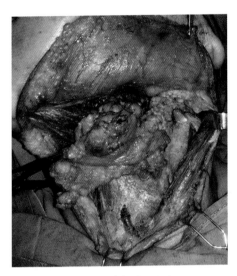

图6-62 清扫Ⅰ区组织

（3）清除颈动脉鞘周围淋巴结：切断并结扎腮腺下极，向上牵拉二腹肌后腹，并将胸锁乳突肌连带解剖游离完善的副神经向后外侧牵拉。在约平第一颈椎横突处打开颈动脉鞘，沿颈内静脉及椎前筋膜浅面清扫。由上向下清扫颈内静脉周围淋巴结，向下至肩胛舌骨肌，后界至胸锁乳突肌后缘。沿途注意保护颈内静脉、迷走神经、颈内动脉和颈丛皮支。于颈丛皮支浅面清扫淋巴结和脂肪结缔组织至锁骨上，清扫Ⅱ~Ⅳ区（图6-63）。

（4）打开胸锁乳突肌后缘，于耳大神经出胸锁乳突肌后缘上2 cm处找出副神经，沿途解剖、游离并保护，清扫副神经周围淋巴结及脂肪组织，清扫Ⅴ区（图6-64）。

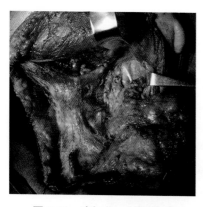 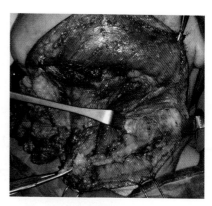

图 6-63　清扫 Ⅱ ~ Ⅳ 区组织　　　　　图 6-64　清扫 Ⅴ 区组织

【并发症及其处理要点】

1. 出血　多为术中止血不完善所致。常表现为颈部肿胀，下颌下区膨隆明显，皮肤青紫，伤口缝合处有渗血，引流管中血性液体增多。处理时首先将创口皮肤、皮下及颈阔肌缝线拆除，放出积血，减轻组织压迫；同时要保证气道通畅，避免窒息，再次手术探查止血。

2. 窒息　多为气道周围软组织肿胀阻塞或压迫气道所致。应找出肿胀或阻塞原因，给予针对性的治疗。术后应用激素可减轻组织水肿。若颈部出血压迫气道，可先拆除颈部缝线减轻压迫；若有与口腔内伤口相通的急性出血，避免血液经口阻塞气道。对于既往有颈部放疗的患者，颈淋巴结清扫术后应严密监测，并做好气管切开准备。

3. 创面感染　主要由污染、手术创伤大、引流不畅、出现口腔与颈部相通的瘘管和瘘口、局部死腔积液等所致。应根据具体情况找出原因后治疗。

4. 乳糜瘘　表现为术后 2 ~ 3 日引流液呈乳白色。应暂停负压吸引，局部加压 1 周左右，配合低脂或无脂饮食。如果加压无效，则重新打开创口缝扎瘘口。

5. 皮瓣坏死　少量瓣尖坏死一般可以通过换药自行愈合。较大的皮瓣坏死可能由既往放疗史、切口设计不当、翻瓣不正确等导致（图 6-65）。如有大血管暴露，应及时处理。

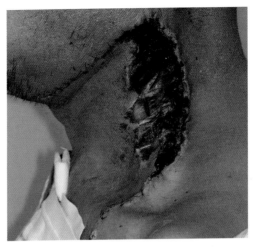

图 6-65 颈淋巴结清扫术后瓣缘坏死

【注意事项】

1. 颈动脉分权处解剖分离组织时避免对颈动脉窦造成机械刺激。

2. 神经损伤 术中注意保护迷走神经、舌下神经、膈神经。

3. 胸膜损伤 锁骨上区域清扫位置较低时可能会损伤胸膜，必要时行闭式引流。

4. 胸导管损伤 在清扫Ⅳ区时注意缝扎颈内静脉下端的组织以预防乳糜瘘。

5. 解剖分离副神经时注意手法轻柔，避免其断裂损伤。

三十、联合根治术

联合根治术是指将口腔颌面部原发癌瘤与颈部淋巴组织同期整体切除的手术方式。根据原发灶切除与颈淋巴结清扫术是否连续，分为连续性联合根治术（图 6-66）和非连续性联合根治术。

【适应证】

适用于发生在下颌骨、口底、舌、颊、舌下腺、下颌下腺及腮腺等部位的癌瘤，且具有颈淋巴结清扫术指征者。多应用于

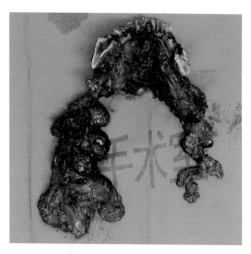

图 6-66　连续性颌颈联合根治术切除组织

cT3 ~ cT4 期病变者。

【手术操作注意事项】

1. 手术步骤以先行颈淋巴结清扫术，再做原发灶根治切除术为原则，并应使颈部切除的清扫组织与原发灶切除组织尽量保持为一个整体（连续性联合根治术）。

2. 应保证原发灶与颈淋巴结清扫切除组织连续处的范围，以充分清除引流癌灶区的淋巴组织。

3. 颈淋巴结清扫的具体术式可以采用根治性颈淋巴结清扫术、改良根治性颈淋巴结清扫术以及肩胛舌骨上颈淋巴结清扫术，但需注意清扫过程中下颌下及颏下组织最后连同原发灶一起切除，可以按照从下向上的顺序清扫颈淋巴结（图 6-67）。

4. 口腔癌颈深上淋巴结转移率较高，尤其是原发灶发生在口腔偏后部解剖位置的癌瘤，在清扫二腹肌深面的淋巴组织时应注意清扫的彻底性。

5. 缝合的顺序为先关闭口腔内创口，再次冲洗后逐层缝合口外切口。

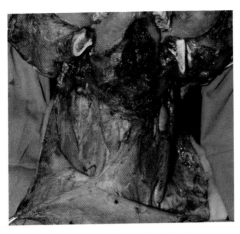

图 6-67 颌颈联合根治术后
右颈行肩胛舌骨上颈淋巴结清扫术，左颈行改良根治性颈淋巴结清扫术。

【并发症及其处理要点】

同有关原发灶切除手术与颈淋巴结清扫术。

【注意事项】

同有关原发灶切除手术与颈淋巴结清扫术。

三十一、颅颌面联合切除术

【适应证】

发生在颞下窝区、腮腺、副鼻窦的良性肿瘤或恶性肿瘤累及额骨、颞骨、硬脑膜者，根据患者的年龄、全身健康状况以及临床肿瘤切除的彻底性等综合考虑此手术治疗。

【围手术期注意事项】

1. 术前要进行 CT、MRI 检查。若病变累及颈动脉周围组织，必要时进行颈动脉 DSA 检查。

2. 术前应与神经外科、血管外科、耳鼻喉科、放疗科等进行多学科诊疗（MDT），讨论制定治疗方案。

3. 术前选用能通过血脑屏障的抗生素。

4. 做好腰椎穿刺准备，必要时备血。

5. 术中应按手术方案选择颅内、颅外的手术顺序。

6. 术中密切监测血压、中心静脉压、心电活动、心率、体温、血气、尿量、颅内压等。

7. 按照神经外科操作常规与要求进行颅内手术，如硬脑膜的分离和保护，以及脑组织的保护等。

8. 安放负压引流管时应避免直接接近脑膜区，以防脑脊液漏。

9. 完善止血后行颌面部手术。先行颌面部手术者，情况允许下，宜先关闭口内创口，重新消毒铺巾后再行颅内手术。

10. 术后选用能通过血脑屏障的抗生素。

11. 术后密切监测生命体征与神经系统变化；观察有无脑脊液漏，必要时做腰大池引流，减轻颅内压，利于修补的硬脑膜愈合；注意有无脑膜炎等颅内感染，并及时做相应处理。

【并发症及其处理要点】

1. 出血　术中严密止血；术后大出血者探查止血，必要时行介入栓塞治疗。

2. 感染　对术后高热感染者要明确是否出现颅内感染，可行腰椎穿刺脑脊液检查，选用合适的抗生素，做好感染灶引流。

3. 脑脊液漏　术中对已出现的硬脑膜较大缺损进行修补，并以血运丰富的软组织皮瓣覆盖以促进愈合；术后严密监测，怀疑有脑脊液漏时及时行影像学检查，并行相应处理。

【注意事项】

1. 术中注意保护硬脑膜、脑组织。

2. 解剖分离颅底颈内动脉时注意减少机械性损伤，有损伤者需血管外科及时评估，必要时安置覆膜支架，避免颈内动脉破裂出血。

3. 硬脑膜缺损较大使用补片修补后，注意应用血运丰富的软组织皮瓣（邻位瓣或游离皮瓣）覆盖保护，促进愈合。

（郑磊）

三十二、颞下颌关节手术

（一）关节盘复位、修补及关节成形术

【适应证】

1. 关节盘前移位，包括可复性盘前移位、不可复性盘前移位及同时伴有关节盘旋转的移位。

2. 关节盘双板区穿孔或撕裂。

3. 关节盘前移位或双板区穿孔同时伴有髁突退行性病变。

4. 以上改变均伴有明显的关节症状而经保守治疗无法改善者。

【术前准备】

1. 术前再次复习临床及医学影像资料，确认手术适应证。如伴有髁突病变，应做好髁突高位切除或髁突修整的准备。

2. 术前患者若同时存在肌筋膜疼痛症状，应在术前进行治疗。

3. 如果患者存在精神、心理压力问题，则应在术前得到控制，或至少已保持一定时期的稳定状态。

【手术方法及注意事项】

1. 切口 采用耳前切口（图 6-68 A），逐层切开皮肤、皮下至颞浅筋膜，翻瓣。

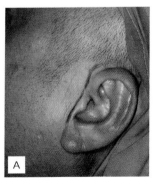
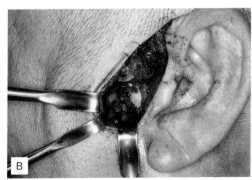

图 6-68 耳前切口
A. 耳前切口线；B. 显露关节。

2. 翻瓣 在向前翻瓣时必须注意自颧弓骨膜下方进行,确保在颞深筋膜浅层的深面,以免损伤位于瓣内的面神经颧支、颞支。可在骨性外耳道前缘前方 0.8 cm 以内开始,紧贴颧弓骨膜深面进行解剖翻瓣,以避免损伤面神经分支。

3. 暴露关节囊应至少到关节结节的高度。沿关节结节后斜面打开关节囊时,切口向后需延伸至关节囊与关节盘双板区融合处,打开关节上腔,充分显露关节盘本体部及其前、后附着。根据下述发现,确定是否对关节盘进行复位、修整及修补手术:①正常关节盘外观呈白色,坚实、有光泽,无红斑及软化等病理改变。②关节盘是否可以复位于与髁突和关节窝具有正常解剖关系的位置,且在此位置上没有张力。③关节盘形态和厚度是否基本正常。④如有关节盘穿孔,检查穿孔的大小以及穿孔一侧的组织是否邻近供应血管。对于较大的穿孔,则仅在其位于双板区时才具有修复的可能性。

4. 沿关节盘在髁突外侧的附着做切口,打开关节下腔,并将该切口向后延伸至关节盘双板区(图 6-68 B)。

5. 用关节扩大器撑开关节间隙,或将巾钳夹持在下颌角部向下牵拉,扩大关节间隙。用一细长直角钳尽量向后夹持关节盘双板区,控制出血。在关节盘双板区内做楔形切除,使关节盘恢复至正常位置。如有双板区穿孔,则应将穿孔部位包括在所切除的楔形组织内。楔形组织切除量的大小取决于使关节盘复位于正常位置时,关节盘需要移动的距离和方向。应根据不同病例的具体情况做相应处理,一般楔形组织宽度为 3 ~ 5 mm。

6. 对关节盘形态进行检查,修整异常增厚的部分,使关节盘恢复比较正常的外观及厚度(后带平均厚度 3 mm,中带 1 mm,前带 2 mm)。关节盘后带在修整后至少应保留 2 mm 厚度。

7. 检查髁突和关节结节有无退行性关节病改变。如存在关节表面覆盖组织破坏、崩溃或有骨赘,则应锉平病损区,进行适当修整。如髁突病变广泛、严重,则可以小圆钻或来复锯在离髁突顶面 2 ~ 3 mm 处将髁突截断,即做髁突高位切除。

8. 缝合后,在模拟的下颌运动中,对关节盘的位置进行复查。

如复位正确，应无弹响，无关节盘皱褶。如复查时发现关节盘松弛或在内 - 外方向上有移位，则可以从关节盘外缘切除一条适当宽度的组织来进行矫正。

9. 最后缝合关节囊，常规关闭手术创口。

【术后处理】

1. 术后加压包扎 3 ~ 4 天。

2. 减轻面部肿胀和疼痛 全身应用激素类药物以减轻肿胀，使用抗生素预防感染。术后 1 ~ 2 周内可使用非甾体抗炎镇痛药来控制疼痛。

3. 术后功能训练 术后应鼓励患者早期进行功能活动训练，但练习应注意循序渐进，切忌暴力。术后 2 周内注意防止关节内出血和缝合伤口撕裂。

术后应指导患者进行功能活动训练。训练应包括开口及前伸运动，并强调保持正中开口。同时还应进行左、右侧方运动训练，以确保髁突的对称性运动。应鼓励患者每日锻炼至少 5 次，每次 5 分钟。可使用拇指和示指进行温和的牵拉练习，也可使用专门的开口练习器进行训练。使患者开口度每周逐渐增加 2 ~ 3 mm，直至达到或接近正常时为止。

4. 术后饮食 术后 1 周内进流食，1 周后改为进半流食。术后 3 ~ 6 个月内应减轻咀嚼时关节产生的压力负荷，以利伤口愈合。在此期间，尽量吃软食，后逐渐恢复为一般饮食。

5. 术后𬌗关系的处理 术后 2 ~ 3 周内，如果𬌗关系仍不稳定，则应做𬌗垫保持稳定的𬌗关系，并定期调整𬌗垫，直至𬌗关系稳定。术后 6 个月内，不宜进行积极的正畸治疗和修复治疗。

6. 夜磨牙的处理 如果存在夜磨牙，则必须予以控制，以避免对关节造成损害。心理治疗及𬌗垫治疗有一定的帮助。

（二）关节盘摘除、颞肌筋膜瓣重建术及关节成形术

【适应证】

1. 关节盘穿孔不能进行修复者。

2. 关节盘本身明显变形、变性或有明显钙化、增殖畸形等严重退行性病变者。

3. 整个关节结构（包括髁突、关节窝、关节盘等）有广泛退行性改变者。

4. 关节盘复位、修复手术失败者。

5. 以上改变均伴有明显的关节症状而经保守治疗无法改善者。

6. 关节内的良性病变，如滑膜软骨瘤病等。

【术前准备】

同关节盘复位、修补及关节成形术。

【手术方法及注意事项】

1. 切口　沿耳前皱襞由下向上做纵行皮肤切口，至耳轮脚时切口稍向后延伸，然后稍弯曲向前，做手杖形切口（图 6-69 A）。切口恰好位于颞浅动脉后方，避免结扎颞浅动脉主干。逐层切开，翻瓣，显露关节囊（图 6-69 B）。翻瓣及关节囊暴露与关节盘复位、修补及关节成形术基本相同，区别在于向前上翻瓣时，上部应达颞上线，向前需 4~5 cm，充分暴露颞肌。

2. 摘除关节盘　在关节囊上做 T 形切开，进入关节上腔。切断关节盘在髁突外侧附着，即可进入关节下腔。向前后扩张，使关节盘充分显露。在摘除关节盘时，可以先切断盘前附着，再离断关节盘内侧附着，最后切断双板区，完整摘除关节盘。在切断双板区时，使用一直角钳尽量向后夹持双板区组织，然后在直角钳前方切断双板区，以减少出血。为了扩大关节腔，便于操作，可用一巾钳夹持下颌角部，向下牵拉髁突。摘除关节盘后，可用纱条填塞伤口，压迫止血。如出血较多，可用明胶海绵填塞止血。

3. 检查髁突和关节结节有无退行性关节病改变　如有软骨破坏、骨质增生等病变，应予以锉平，对骨面进行修整。如髁突骨病变广泛、严重，可同时行髁突高位切除术。

4. 颞肌筋膜瓣制备　在充分暴露拟用颞肌部分后，在颞肌后缘沿肌纤维走行方向做一切口，直达骨膜。在切口上端沿颞上线向前切开颞深筋膜，切口长度取决于所需要的最大宽度，一般为 4~5 cm。然后，在此切口前方做一平行切口，形成一宽 3~5 cm 的

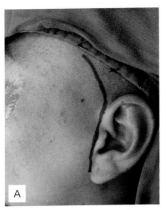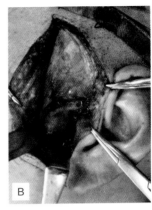

图 6-69　手杖形切口线

A. 耳前手杖形切口线；B. 显露关节囊。

肌肉筋膜瓣。切口应与肌纤维平行，这样切口便基本上与颞浅动脉主干走行平行。在做此切口上 2/3 时，切开筋膜后，以钝性剥离到达骨面，然后切开骨膜，以免损伤颞深动脉分支；做此切口下 1/3 时，则在筋膜切开后以钝性剥离至肌肉一半厚度时即中止剥离和切开，这样既可使颞肌筋膜瓣充分旋转，又同时保护了动脉分支血供。剥离后，使肌肉连同其深面的骨膜一并反折，离开骨面。

5. 颞肌筋膜瓣修复关节盘　以可吸收缝线将颞肌瓣之筋膜与骨膜缝合，以防止肌肉撕裂。该瓣可自关节窝边缘上方外面直接旋转覆盖关节窝，也可经颧弓下方进入关节窝。颞深筋膜深层附着于颧弓内面，必须游离，并将游离部之筋膜与骨膜缝合。可在颞肌瓣远端缝一牵引线，以直角钳夹持，在颧弓下穿过后，将颞肌瓣自颧弓下导出并覆盖于关节窝、关节结节。在旋转颞肌筋膜瓣至关节窝时，应注意使筋膜面朝向髁突。如旋转时仍有困难，可以钝性剥离继续解剖切口的下 1/3，直至旋转满意为止。之后分别于关节窝前内侧、内侧、后内侧及后方缝合固定 4 针，可使颞肌筋膜瓣基本就位并覆盖全部关节窝。然后，将瓣前方与翼外肌及关节囊前外侧、后方与双板区的残端适当缝合，最后缝合关节囊外侧。常规关闭手术创口。

6. 其余注意事项同关节盘复位、修补及关节成形术。

【术后处理】

1. 与关节盘复位、修补及关节成形术基本相同。

2. 下颌开口练习可于术后 1 周开始，每日 5 次，每次 5 分钟。术后下颌功能练习注意循序渐进，不能操之过急。

（三）高位颞下颌关节成形术（耳前入路）

【适应证】

1. 纤维性关节强直。

2. 骨性关节强直而骨粘连范围仅限于关节本身者。

【术前准备】

术前应再次复习临床及医学影像资料，明确诊断及病变范围。

【手术方法及注意事项】

1. 切口 一般取耳前手杖形切口。垂直切口位于耳前皱褶内，长约 4 cm，下缘不超过耳垂，上缘止于耳轮脚前方。斜切口则以与垂直切口成 120°～150° 角斜向前到发际处。

2. 翻瓣 同关节盘复位、修补及关节成形术。

3. 在相当于关节囊处做 T 形或 L 形切口达骨面，充分暴露关节粘连部及周围正常结构。

4. 在相当于关节窝平面以下与乙状切迹之间切除 1 cm 左右的髁突病变骨质。在切骨接近内侧骨板、切骨线即将完全断开时，应注意保护颌内动脉。凿骨时，骨凿的方向禁忌垂直于颅底，而应平行于切骨线斜向前方，忌用暴力，以免骨凿伤及颅底。也可使用来复锯或超声骨刀截骨，则相对安全。

5. 将下颌升支断端修整为圆弧形，类似髁突。在骨间隙可填入插补物，将其修整后固定在新形成的髁突创面上。

【术后处理】

1. 保持呼吸道通畅，及时清除口咽部及鼻腔内分泌物，并注意观察有无下颌后退或舌后坠引起的呼吸道阻塞现象。

2. 严密观察有无颅脑并发症体征。

3. 术后进流食或半流食。

4. 术后 1 周开始开口训练，应坚持半年以上。

5. 双侧同期手术者，术后应在磨牙殆面加用薄橡皮垫，行颌间牵引 2 周左右。

（四）颞下颌关节牵引成骨术（颌下入路）

【适应证】

1. 骨性关节强直且骨性粘连广泛，累及乙状切迹及喙突者。

2. 骨性关节强直术后复发。

【术前准备】

术前复习临床及医学影像资料，明确诊断及病变范围。准备牵引器。

【手术方法及注意事项】

1. 采用颌下入路，剥离升支外侧、喙突、关节区增生的骨球，截骨形成 15 ~ 20 mm 的骨间隙。截骨时要保护升支内侧的颌内动脉及深部血管，避免损伤造成较难控制的出血。

2. 于升支后缘 10 mm 处平行于升支后缘，自乙状切迹至下颌骨下缘上 10 mm 处行 L 形截骨，保留升支内侧骨膜及翼内肌附着。将牵引器的两臂分别固定于 L 形水平截骨线下方的下颌角及截开的移动骨段，使牵引器固定臂与骨面贴合，牵引方向朝向假关节窝。

3. 打孔制备固定牵引器的螺钉的位置。用矢状锯完成垂直截骨，全层截开内外侧骨皮质。然后完成水平骨切口，保留少量内侧骨皮质的连续性以便固定牵引器。术中注意勿损伤下牙槽神经血管束。

4. 安放牵引器，螺钉固定后以薄而窄的骨凿截断水平骨切口处连接的残余骨皮质，使移动骨块与升支完全分离。测试牵引器可正常工作后将其复原（图 6-70）。术中检测被动开口度，使其达正常满意程度。

5. 术后第 4 ~ 8 天开始牵引，速度为每天增加 1 mm，分 4 次。在间歇期及牵引期维持颌间弹力牵引以保持正常咬合关系。牵引期结束后，稳定 3 ~ 4 个月。

6. 稳定期之后于全身麻醉下拆除牵引器，继续开口训练。

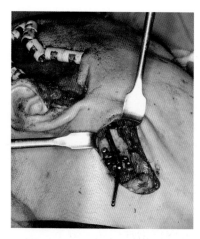

图 6-70　颌下切口安放牵引器

【术后处理】

1. 术后全身应用糖皮质激素类药物可以减轻肿胀,使用有效的抗生素预防感染。

2. 术后功能训练　鼓励患者早期进行功能训练。术后 1 周开始开口训练,应坚持 1 年以上。

（孟娟红）

（五）颞下颌关节内镜手术

颞下颌关节镜的临床应用由 Ohnishi（1975 年）最先报道,因其具有创伤小、恢复快的优点,逐渐发展成为颞下颌关节疾病的一种诊断、治疗手段。本节将对颞下颌关节内镜手术的基本程序进行介绍。

【适应证】

1. 慢性滑膜炎,长期保守治疗无效者。

2. 关节内纤维性粘连者。

3. 关节盘移位,但无明显变形、变性者。

4. 关节囊松弛。

5. 早期关节内病变的诊治,如早期滑膜软骨瘤病的诊治。

【术前准备】

1. 颞下颌关节内镜手术器械

（1）颞下颌关节镜：目前主要的内镜生产厂商均配备相应的颞下颌关节镜，直径为 1.7～2.3 mm，0° 和 30° 内镜均可，比较适合在颞下颌关节区域应用。

（2）光源、光纤及视频监视设备。

（3）关节镜辅助操作器械，包括注射器及注射针头、穿刺器（锐头、钝头）、穿刺套筒（单通道、双通道）、探针、小刀、剪刀、活检钳、抓钳、骨锉等。

（4）射频消融等辅助装备。

2. 颞下颌关节内镜治疗团队　颞下颌关节内镜手术对术者、助手等要求较高，学习曲线陡峭，术者及助手需要经过较长时间训练，有开放手术经验者方可掌握。

3. 术前准备

（1）术前影像学检查：至少采用一种影像学检查以明确诊断，从而明确病变部位、性质。目前 MRI 和 CT 为最常用的影像学诊断方法。

（2）手术可在局部麻醉和全身麻醉下进行。

（3）消毒铺巾后，患者头偏向健侧。术者和助手分列患者的患侧和健侧，在面对术者方向安放一台监视器，方便其操作和观察，助手对面也需安放一台同步监视器便于同步操作。

【方法】

1. 关节上腔穿刺　首先做外眦与耳屏尖连线（Holmlund and Hellsing，HH 连线），以耳屏软骨前缘与 HH 连线交点为起点，在其前方 10 mm、垂直于 HH 连线下方 2 mm 处标记位点，此为关节窝顶点的大致体表投影，具体位点需要依靠术者的触诊。让患者下颌处于开口位，髁突前移，穿刺位点为关节结节后斜面中点。将髁突后缘与关节结节后斜面交点作为穿刺位点，使用 5 ml 黏膜针头或者22 号（国标）针头向前上方穿刺，突破关节囊到达关节结节后斜面骨面，进入关节上腔，注射 5 ml 左右 2% 利多卡因注射液，充盈关节上腔。注意观察是否可回吸注射液，或者注射液是否自动流出，从而判断是否进入关节上腔（图 6-71）。

2. 建立内镜观察通道　在注射点处做一 2 mm 切口，切开皮肤

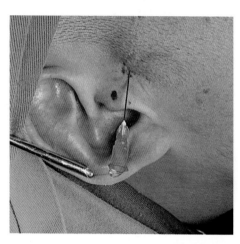

图 6-71　关节上腔穿刺成功，注射液自动流出

和皮下组织。使用锐头穿刺器外套双通道套管穿刺，穿刺方向为前上，可先到达颧弓外侧骨面。使用锐头穿刺器作为骨膜剥离器，向下内沿骨面分离，突破关节囊外侧进入关节上腔，注意进入深度不应超过 25 mm。进入关节上腔后可见穿刺液经通道流出，这种现象可作为进入关节上腔的标志。

术式 1　关节上腔观察诊断：按照固定顺序观察关节上腔及附属结构，包括 4 个解剖结构，即内侧滑膜皱襞、盘后区滑膜斜行突起、关节后斜面和前方关节盘滑膜交界。由内向外观察内侧沟、关节盘、关节结节后斜面、外侧沟以及附着滑膜，由后向前观察后上隐窝、中间区、前上隐窝，并移动髁突动态观察关节盘位置及滑膜伸展和折叠。可观察诊断关节盘覆盖、血管分布（判断滑膜性质）、增生、关节盘穿孔、变性、粘连、关节盘性质、游离体等病理情况，对各类疾病进行相应诊断（图 6-72 至图 6-76）。

术式 2　粘连松解和灌洗术：与诊断性关节镜技巧相仿，只需单

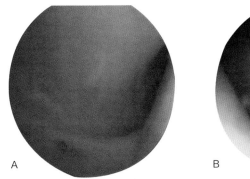

图 6-72　关节上腔间隙

A. 关节上腔后间隙；B. 关节上腔前间隙。

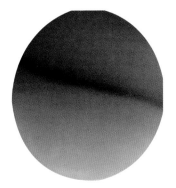

图 6-73　关节结节与关节盘

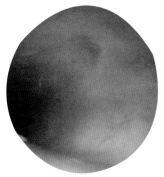

图 6-74　关节上腔内侧沟

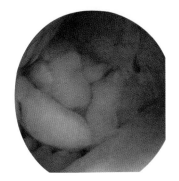

图 6-75　关节上腔游离体

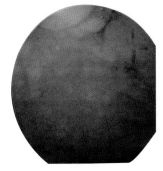

图 6-76　关节窝顶部病变
（滑膜软骨瘤病）

套管穿刺即可。对于持续性锁结患者，可用钝性探针或套管填塞器剥离关节上腔，以解除关节盘对关节窝的吸盘效应和松解粘连；然后用生理盐水或者乳酸林格液彻底灌洗，如还有炎症、充血，可附加类固醇药物。

3. 建立内镜操作通道　将关节镜由内向外沿外侧沟轻轻滑过关节结节到达前上隐窝，此时放松下颌或让患者轻轻闭口但不咬合，即可观察到关节盘前方滑膜交界处。通常如需进一步建立操作通道，穿刺位点可通过观察通道套筒的长度和方向确定，也有学者将关节前斜面与颧弓交界处作为穿刺位点。套筒方向以与关节盘滑膜交界线平行为宜。确定穿刺位点后，做 2 mm 小切口，以锐头穿刺器外套套筒垂直于皮肤穿入，此时需充分使用成三角技术，穿刺进入时需在监视器下观察到操作套筒。建立操作通道后，可采用以下术式对相应疾病进行治疗（图 6-77）。

术式 3　滑膜凝灼术：建立操作通道后，在充血或有原纤维增生的滑膜上用射频消融针头（如等离子刀）凝灼，用于滑膜炎的治疗（图 6-78）。

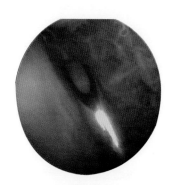

图 6-77　关节前部穿刺建立操作通道

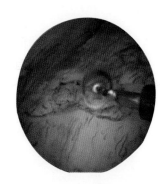

图 6-78　经操作通道消融凝灼

术式 4　囊内清扫修整术：清除囊内粘连物、关节腔内游离体，以及在关节腔表面进行程度有限的骨组织刨削，以恢复光滑的关节面及合乎运动要求的骨轮廓（图 6-79）。

术式5 盘前份松解和盘后区凝灼术：对于关节盘前移位病例，使用等离子刀等射频消融装置松解切断盘前附着翼外肌上头部分肌纤维，再使用钝头剥离器分离，复位关节盘。同时可凝灼盘后区组织，造成瘢痕化，使盘后附着收缩，以助关节盘复位后的固定（图6-80）。

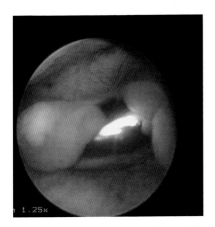 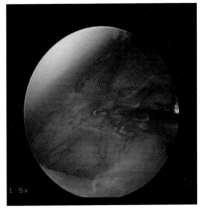

图6-79 经操作通道取出关节上腔内游离体 　图6-80 使用等离子刀经操作通道松解前内附着

术式6 盘前附着松解、盘后区凝灼术加牵引缝合术：由于凝灼术后的瘢痕化需数周方趋于成熟，为了获得即刻牵引固定效果，可联合关节盘后附着牵引缝合术。这种技术是将缝线穿过关节盘组织，利用缝线的后/侧向牵引力将前/内移位的关节盘牵引固定于合理的后/侧向位。该项技术需配合在外耳道前壁和耳前外侧皮肤建立多个通道完成。

术式7 盘后区硬化疗法：将5%鱼肝油酸钠经关节镜导向，注射于盘后区或关节上腔后壁滑膜下。该法不会造成滑膜表面灼伤而影响滑液分泌，主要用于关节动度过大时的限制治疗。

【术后处理】

1. 术后用绷带局部加压，患者进流食1~3天。

2. 囊内纤维粘连及患骨关节病行清扫术者，术后3天即可进行张口训练；关节运动过度及结构紊乱者，术后 1~2 周后进行张口训练。

3. 术后根据情况可使用非甾体抗炎镇痛药物配合治疗，也可配合理疗及𬌗垫治疗。

【并发症及其处理要点】

1. 术中出血　术中出血分为囊内和囊外两种。囊内无知名血管的出血由穿刺针或者套管所致，一般经灌洗后即可缓解或消失，不影响手术过程，故不列入并发症范畴。而由关节盘前附着松解所引起的翼外肌动、静脉损伤所致的囊内出血往往出血量较多，可用射频消融仪进行凝灼，或者堵住套管、加大压力推注生理盐水达到止血目的。一般待出血停止 5 分钟后，在内镜直视下取出血凝块，然后继续手术。对于颞浅动、静脉损伤引起的囊外出血，需要注意血管的位置，注意避免穿破血管；若出现上述情况，则需要缝合止血、术后加压包扎并给予酚磺乙胺（止血敏）或口服止血药物。

2. 术后暂时性面瘫　由反复穿刺后的组织反应以及灌洗液渗出所致。由肿胀或者局部麻醉药物所致的暂时性面瘫，待麻醉药物作用消除或者肿胀减退后会自行恢复。

3. 咬合紊乱　其机制是关节盘前附着松解后，关节盘由前移位状态重新恢复到正常的位置，髁突顶至关节窝的距离发生改变，加之术后关节腔积液、局部软组织肿胀等因素，导致患者出现不同程度的暂时性错𬌗。据统计，80% 的患者术后均会出现此类并发症，但 1/3 的患者在术后 1 周左右咬合关系恢复正常；若术后 28 天时仍存在错𬌗，则应考虑采取适当的治疗方法（例如弹性牵引等）予以矫正，以尽快恢复患者的咀嚼功能。

4. 咬肌神经损伤　咬肌神经损伤是关节盘前附着松解时，切开滑膜过深，解剖结构辨别不清，以及未正确操作所致。咬肌神经通常见于关节上腔前隐窝内、中份交界处的滑膜深面，距离滑膜表面约 5 mm。预防措施主要在于熟悉该部位的解剖结构，了解该神经的走行及方向；同时在进行松解时，要边松解关节盘前附着边分离组织，以便于识别该神经。对于术中损伤该神经的患者，术后给予营养神经药物，一般 3～6 个月后肌力恢复。

5. 关节镜器械折断　关节镜器械折断偶尔也会出现，通常见于对手术不配合以及中晚期的关节内紊乱患者。对于脱落在关节腔内的射频消融仪尖端的陶瓷、套圈及线头等，可以在内镜直视下取出；对于折断的缝合针，若无残端外露，则需要在透视机辅助下取出。为预防此类并发症，要求术前做好器械检查，严格按照器械说明书使用器械，避免反复多次使用；同时术前应向患者详细告知术中注意事项，嘱其配合术者完成手术。

6. 外耳道或鼓膜穿孔　由穿刺方向不当所致。因此，掌握正确的穿刺方法对预防此并发症尤为重要。

7. 永久性面瘫　原因在于穿刺技术欠佳，反复穿刺损伤面神经。

8. 颅底穿孔　由穿刺方向不当所致。因此，掌握正确的穿刺方法对预防此并发症尤为重要。

【注意事项】

1. 注意穿刺深度。

2. 注意观察顺序。

3. 掌握成三角技术。

4. 应用其他辅助技术及通道。

（贺洋）

三十三、唇裂修复术

【适应证】

1. 属择期手术。

2. 手术时间一般为出生后 3～6 个月。

3. 常规体检无手术禁忌证；胸部 X 线检查注意胸腺情况，排除先天性心脏病。

【术前准备】

1. 术前建立汤匙、滴管或腭裂专用奶瓶喂养习惯，纠正吃手的不良习惯。

2. 拍摄面部正、侧位及仰头位面像。

3. 如合并有全身其他部位畸形，需与有关专家共同制定治疗方案。

4. 做好气管插管全身麻醉准备。

【手术注意事项】

1. 注意唇裂局部个体特征，选择相应术式。

2. 手术设计须考虑正常侧上唇的长度和宽度，以及与鼻、眼、下唇等面部器官的协调关系。

3. 需要局部麻醉时，可采用阻滞麻醉；局部浸润麻醉时注意注射量，避免注射量过多导致组织变形严重。

4. 上唇形态应参照其父母的唇形态。

5. 中线居中，红白唇缘连续，上唇下 1/3 微翘，唇弓形态明显。

6. 应尽量恢复口轮匝肌的连续性。

7. 减少术中组织损伤，尽量避免用镊子等器械夹持皮肤。行负张力缝合，以保证伤口一期愈合。

8. 切口设计不应超过健侧人中嵴及裂隙侧鼻翼角垂线。

9. 术中保证呼吸道通畅，及时清除口内血液及分泌物，以防窒息。

10. 术式选择要点及其特点

（1）下三角瓣法（Tennison 法）：①主要用于单侧唇裂。②手术设计较规律，易掌握。③易恢复裂隙侧上唇长度，但术后易出现裂隙侧上唇过长。④破坏了裂隙侧人中嵴下份的自然形态。

（2）旋转推进法（Millard 法Ⅰ式）：①主要用于单侧唇裂，特别适用于裂隙侧鼻底塌陷严重者。②切口设计均为曲线，定点灵活，经验性强。③保持了裂隙侧人中嵴的自然形态。④远期易出现裂隙侧上唇长度下降不够，裂隙侧鼻孔过小。

（3）旋转推进法（Millard 法Ⅱ式）：为克服旋转推进法（Millard 法Ⅰ式）上唇长度下降不够的缺点，在裂隙侧近中的三角形旋转瓣的切口顶点处设计斜向正常侧外下的切口——回切（back cut），以此充分延长中线侧皮肤长度。

（4）原长法：①主要用于单侧不全唇裂，通过弧形切口即可延长上唇的唇裂。②切口设计均为直线加曲线，易掌握，操作简单。③手术设计中切除的组织可能会比较多，易出现中线偏向一侧的继发畸形。

（5）Mohler法：①主要用于单侧唇裂。侧唇采用直线或弧形切口，不做鼻翼基部的横向切开；中线侧切口切至鼻小柱下份或鼻小柱基部下方，形成回切，来增加中线侧皮肤高度。②术中鼻底部通过旋转组织瓣完全封闭创面。③术后切口处瘢痕下方类似于人中嵴。

（6）上唇原长修复法：①适用于双侧完全或不完全性唇裂，是目前修复双侧唇裂时较多采用的方法。②定点规律性强。③术后即刻前唇下降不满意，鼻畸形改善不明显。④易进行二期继发畸形的矫治。⑤可设计为保留或不保留前唇红唇组织。

（7）上唇加长修复法：①适用于双侧完全或不完全性唇裂，特别适用于前唇过短的患儿。②前唇部的红唇翻入口内作为部分上唇口内黏膜，破坏了上唇唇红缘的自然形态。③术后易出现上唇过长及上唇过紧，并有限制前颌骨生长的倾向。④矫治该术式后二期继发畸形的方法较复杂。

【术后处理】

1. 术后即刻伤口可涂拭抗炎膏剂，暴露伤口，也可用盐水纱布湿敷；如有出血，可局部加压包扎1天。

2. 术后若伤口渗血，及时用生理盐水清洁。如局部有加压包扎，术后24小时去除。

3. 局部定时涂抹外用药，血痂可用生理盐水仔细清除，避免使用刺激性强的消毒液清洗伤口。

4. 对于裂隙较宽及修复后张力较大者，术后可粘贴减张胶布减张，保护伤口。

5. 术后使用汤匙喂养至少3天。

6. 围手术期根据患者情况应用抗生素。

7. 术后5~7天拆线。若有感染或缝线反应，可在术后4天间断拆线，提前拆线时应注意局部减张。对于不能配合拆线的婴幼儿；

可在全身麻醉下拆线。

8. 术后效果不满意者，半年后手术修复。

三十四、唇裂术后继发畸形修复术

【适应证】

1. 属择期成形手术。

2. 唇裂术后继发畸形，如裂隙侧上唇短、唇红缘不齐、唇红不对称、瘢痕增生以及口轮匝肌对位不良影响唇形态及功能者。

3. 上次唇裂修复术后至少半年。

4. 术后畸形对患者及家属心理影响明显。

【术前准备】

1. 术前面部照相体位同唇裂修复术。

2. 明确患者及家属的要求，确认矫治内容。

3. 青少年或成年患者需进行畸形部位备皮、剪鼻毛。

4. 按全身麻醉或局部麻醉做麻醉前准备。

【手术注意事项】

1. 恢复唇正常解剖标志及对称性。

2. 与其他手术同期进行时，避免对上唇过分牵拉或挤压，以防组织肿胀影响术中的判断。

3. 如果行局部麻醉药浸润注射，手术操作时需要考虑到组织肿胀引起的修复部位变形。

4. 皮肤切口设计应尽量采用原切口，避免增加新切口。

5. 主要术式包括 V-Y 成形法、Z 成形法、三角瓣上唇延长法及肌肉功能重建法。各种方法的应用无固定原则，灵活运用，往往同一个手术中应用多种术式。

【术后处理】

同唇裂修复术后处理。

三十五、腭裂修复术

【适应证】

1. 属择期成形手术。

2. 手术年龄为语音发育开始前，出生后 8~18 个月。

3. 无影响麻醉和手术的全身系统性问题，无口鼻腔炎性病灶。

【术前准备】

1. 术前调整喂养方式，改为汤匙、滴管或腭裂奶瓶喂养；纠正吃手的不良习惯。

2. 可在患者清醒状态下取腭裂局部模型；如患者不合作，可于手术同时全身麻醉插管后进行。

3. 对于 3 岁以上患者，术前录音。对于 4 岁以上患者，需拍头颅定位侧位片和头颅定位侧位发 /i/ 音片，评价上颌骨生长情况。对于 4 岁半以上患者，行鼻咽纤维镜检查，评测腭咽闭合功能。

4. 做好气管插管全身麻醉准备。

5. 如合并其他部位畸形，需与有关专家共同制定治疗方案。

6. 对于语音发育已完成的患者，需根据语音及畸形特点决定方案。

【手术注意事项】

1. 保护腭大神经血管束及腭黏膜和肌肉，关闭裂隙，恢复腭部组织解剖形态，建立正常的腭咽闭合功能。

2. 局部浸润注射缩血管药，可减少术中出血。一般注射点为双侧腭大孔、双侧上颌结节后方松弛切口处及双侧软腭裂隙边缘。

3. 尽量减少手术创伤，尤其是上颌骨前部黏骨膜，以降低手术后继发颌骨发育障碍的可能性。

4. 上颌结节后方切口不可过长，也不可距腭舌弓过近，使组织瓣后方蒂有足够宽度，以保证前部需断蒂时组织瓣仍有充分血供。

5. 松弛切口的后部分离不应跨过翼腭皱襞，以防伤及翼丛，引起术中及术后出血。

6. 分离松解腭部组织时尽量在直视下进行。

7. 充分减张，游离腭大神经血管束和腭帆张肌肌腱。

8. 仔细剥离鼻腔侧黏骨膜，尽可能严密关闭。黏膜较薄，容易破损，切口可稍偏裂隙口腔侧，在创缘获得较厚韧的鼻腔侧黏膜切口边缘，可减少因缝合操作撕裂造成的鼻腔侧黏膜缝合困难。

9. 彻底分离腭腱膜与硬腭后缘的附着，使软腭肌肉充分后退。

10. 缝合肌层时，使肌肉对合可靠，重建软腭腭帆提肌肌环。

11. 对语音发育已经完成、咽腔宽大、软腭较短及咽侧壁运动差的患者，单纯腭裂修复术难以建立完好的腭咽闭合功能，可同期行咽成形术。

12. 腭裂修复术的主要术式包括：改良兰氏法（von Langenbeck 法）、二瓣后退或单瓣后退腭裂修复术、反向双 Z 腭裂修复术。其中改良兰氏法最常用，特别是对于 2 岁以内的患儿。二瓣后退或单瓣后退腭裂修复术从理论上讲可将软腭后退，恢复腭咽闭合功能，但由于缺少已证实的事实、手术本身对上颌骨生长发育影响较大以及延长手术时间，故较少应用。反向双 Z 腭裂修复术是在不过多干扰上颌前部黏骨膜瓣的情况下，通过软腭口腔黏膜及鼻腔面黏膜的反向 Z 成形术延长软腭，适用于裂隙较小的不完全腭裂患者。

【术后处理】

1. 术后 24 小时内注意保持呼吸道通畅；注意观察吞咽情况，以正确估算术后出血量。

2. 术后患儿完全清醒后即可进温或凉流食，根据术后 24 小时进流食量决定是否输液。常规给予抗生素 3 天，肌内注射或口服。

3. 术后尽可能使患儿保持安静，以免哭闹影响伤口愈合。

4. 术后进流食 2 周，进半流食 2 周，之后可进普食。术后 2 周内切忌吸吮。

5. 雾化吸入 2~3 天，可根据情况添加化痰及抗菌药物。

6. 伤口愈合不良发生腭瘘或复裂者，至少半年后再次手术修复。

7. 向患者交代其他治疗步骤和治疗时间，完成序列治疗。

8. 2 岁半或 4 岁半复查语音，或术后半年复查，视情况进行语音训练。

三十六、腭裂术后继发畸形修复术

【适应证】

1. 腭裂术后复裂、腭瘘者，距前次手术半年以上，影响发音或吞咽功能。

2. 腭裂术后软腭肌肉对位不良或瘢痕明显，影响软腭功能。

3. 腭部术后遗留硬、软腭缺损。

4. 外伤造成的腭部缺损。

【术前准备】

1. 明确致畸原因、畸形部位和程度。

2. 交代手术难度和失败可能。

3. 戴赝复体的患者术前至少 7 天免戴。

4. 术前行牙周洁治。

5. 可术前制备腭托，以保护伤口。

6. 按全身麻醉准备。

【手术注意事项】

1. 应尽量将鼻腔侧及口腔侧软组织双层关闭，设计切口时应使鼻腔侧组织瓣得到足够的组织量。

2. 腭部组织瓣应有足够厚度，有充足的血供，彻底减张。

3. 8 岁以后患者硬腭前部近牙槽嵴处的瘘口可与牙槽突裂植骨术同期手术修复（见后文"三十八、牙槽突裂植骨术"的适应证）。

【术式选择要点及其特点】

1. 类兰氏法腭瘘修复术 适用于近中线处小至中等范围的长形瘘口。于缺损边缘偏口腔侧做切口，将裂隙缘口腔侧黏膜翻转作为鼻腔衬里，缝合封闭口腔侧瘘口，再于一侧或两侧口腔侧黏骨膜纵向切开，做松弛切口，游离黏骨膜瓣后关闭口腔侧瘘口。

2. 邻位黏骨膜瓣腭瘘修复术 黏骨膜瓣一般取自血运条件更好一侧的黏骨膜，单侧瓣为多，也可形成双侧瓣。适用于硬腭处小至中等范围的圆形瘘口。于黏骨膜瓣同侧的缺损边缘切开口腔侧，自骨面游离黏骨膜，形成蒂在裂隙侧、与缺损相应大小的黏骨膜瓣，翻转至鼻腔面作为鼻腔衬里。再将形成的带腭大神经血管束或鼻腭神经血管束的单蒂黏骨膜瓣覆盖于瘘口口腔侧，分两层关闭瘘口。可用碘仿纱条缝扎或腭护板保护裸露的骨面。

3. 舌瓣腭瘘修复术　多应用蒂在前的舌背黏膜肌肉瓣。适用于各型硬腭部的中至大范围缺损。缺损周围口腔侧黏骨膜翻转作为鼻腔侧衬里，带蒂的舌背黏膜肌肉瓣覆盖缺损的口腔侧，贯穿褥式缝合，关闭口鼻腔侧衬里间隙。舌瓣供区创面彻底止血，不需要缝合，以免造成舌形态的二期畸形。舌瓣2周后断蒂，蒂部肌肉黏膜瓣可缝回原位，减少裸露的软组织创面。

4. 颊瓣腭瘘修复术　可应用单侧颊瓣或双侧颊瓣。适用于硬腭后部及软腭不同形态的中至大范围缺损。当口腔侧黏膜瓣足够做鼻腔侧衬里时，颊瓣可单独应用覆盖口腔侧软组织缺损创面。在修复大范围缺损时，颊瓣也可作为鼻腔侧衬里，与其他修复软组织瓣结合应用。颊瓣的蒂可在前或者在后，在制备颊瓣的过程中应注意避免损伤腮腺导管。

5. 软腭肌肉功能修复术　适用于腭裂术后，由肌肉对位不良或瘢痕挛缩引起的软腭功能不良。切口同兰氏腭裂修复术，其分离过程较第一次腭裂修复术困难。术中尽量解除手术瘢痕粘连，重新恢复肌肉连续性。

【术后处理】

1. 基本原则同腭裂修复术术后处理。

2. 局部碘包加压者，术后2周去除加压包。

3. 术后2周避免佩戴赝复体，待伤口愈合后可重新制作。

4. 2周后可拆线。

5. 舌瓣修复腭瘘者，限制下颌运动2周。舌瓣或颊瓣可于术后2周在局部麻醉下断蒂。

三十七、咽成形术

【适应证】

1. 属择期成形手术。

2. 由各种原因引起的咽腔过大、腭咽闭合不全，并影响语音功能者。

3. 语音发育完成，腭咽功能评价证实腭咽闭合不全的腭裂患者。

4. 咽腔及口腔无急、慢性炎症。

5. 不伴有全身系统性疾病。

6. 伴有小下颌畸形者应慎用，或在小下颌畸形得到纠正后实施手术。

【术前准备】

1. 明确病因。

2. 进行语音录音，拍摄头颅定位侧位静止及发 /i/ 音 X 线片，以及行鼻咽纤维镜检查。根据畸形程度及软腭和咽部运动类型决定手术方式。

3. 告知患者及家属手术效果，以及改善语音的咽成形术后多需要进行语音训练。

4. 按全身麻醉准备。

5. 对于伴有全身系统性疾病或综合征的患者，应请相关专业专家会诊，共同制定治疗方案。

【手术注意事项】

1. 以矫正发音为目的的咽成形术，其咽腔缩小水平应与发音时腭咽闭合的生理水平接近。

2. Ⅱ～Ⅲ度大的扁桃体应在咽成形术中摘除或与咽成形术同期摘除。

3. 组织瓣的设计应在椎前筋膜浅层水平。避免切口过深，伤及颈部重要血管。

4. 术中彻底止血。

5. 尽可能关闭咽部及软腭的创面，以防术后伤口粘连，导致口鼻咽腔通道口过小或闭锁。

6. 可用可吸收线缝合创面。咽部创面不可缝合过密，以利于伤口愈合。

【术式选择要点及其特点】

1. 蒂在上咽后壁瓣咽成形术　是缩小咽腔的手术，适用于咽侧壁动度良好的腭咽闭合不全患者。蒂部应在第一颈椎水平，缝合于软腭鼻腔面中后 1/3 交界处，长度根据软腭距咽后壁最短距离而定，宽度根据发音时腭咽口的形态及大小而定。术后可能出现过低鼻音或睡眠呼吸暂停。

2. 腭咽肌瓣咽成形术　是缩小咽腔的手术，适用于咽侧壁运动差、软腭运动良好的腭咽闭合不全患者。通过在两侧腭咽弓处切开，形成蒂在上的包括腭咽肌在内的黏膜肌肉瓣，旋转向内上，相对缝合至咽后壁横向切开的创面，缩小咽腔。不宜同扁桃体摘除手术同期进行。

3. 咽后壁增高术　是缩小咽腔的手术，适用于软腭运动良好的轻度腭咽闭合不全患者。咽后壁的增高可通过植入人工材料或翻卷的咽后壁肌肉黏膜瓣来实现。

4. 咽后壁瓣断蒂术　是一种咽腔开大术，适用于咽后壁瓣术后出现过低鼻音及睡眠呼吸暂停者。如患者配合良好，手术可在局部麻醉下进行，断蒂的部位应近咽后壁侧。局部创面确定无活动性出血后可不做处理。

5. 腭垂腭咽成形术　是一种咽腔开大术。

【术后处理】

1. 术后严密观察呼吸及出血情况。

2. 术后可静脉补液 2~3 天，同时给予抗菌药物。

3. 术后进流食 2 周，进半流食 2 周。

4. 术后即刻打鼾及憋气严重者，可给予激素类药物以减轻咽部肿胀。

5. 术后 3~6 个月复查，进行语音训练改善发音。

6. 若术后 6 个月症状无改善，应重新评价，制定进一步治疗方案。

三十八、牙槽突裂植骨术

【适应证】

1. 各种先天性畸形造成的牙槽嵴部位骨缺损，影响牙弓完整性者。

2. 最佳植骨时间为尖牙尚未萌出，其根尖形成 1/2～2/3 时，患者年龄为 9～11 岁。

3. 尖牙已萌出，但需恢复鼻底骨性支撑，或存在口鼻腔前庭瘘或硬腭前部瘘，影响发音及饮食者。

4. 尖牙已萌出，但需恢复上颌牙弓完整性，为正畸 - 正颌联合治疗做准备者。

5. 尖牙已萌出，牙齿修复术前需进行骨缺损区植骨者。

6. 口鼻腔组织无炎症。

【术前准备】

1. 术前拍照，包括正侧位及仰头位面像、正侧位貌像及开口上腭像。

2. 术前取上、下颌模型。

3. 术前行 X 线片检查，包括全口曲面体层片、上颌体腔片及以裂隙侧恒尖牙为中心的上颌前部咬合片。

4. 请正畸医师会诊，决定是否需要在植骨术前正畸，以及植骨区错位牙、多生牙和乳牙的去留。

5. 如果在植骨区有需要拔除的牙齿，应在术前至少 2 周拔除或在植骨术中拔除，视局部黏膜情况决定。

6. 成人或恒牙列期的患者术前行牙周洁治。

7. 治疗植骨区患有龋病的牙齿。

8. 根据患者具体情况决定植入材料及供骨区部位。

9. 自体骨植骨者需进行供骨区准备。

10. 按气管插管全身麻醉做术前准备。

【手术注意事项】

1. 植入材料一般采用自体髂骨松质骨，也可用自体颅骨及下颌骨。

2. 单纯改善鼻底形态者，植入材料可选用异体人工骨或其他代用品。

3. 手术开始前彻底清洗及消毒口鼻腔。

4. 切口设计合理，在裂隙侧形成足够大的蒂在上的唇颊黏骨膜瓣。

5. 按裂隙处的骨解剖形态分离黏骨膜，剪断裂隙处腭黏骨膜与鼻腔侧黏骨膜的相连处。

6. 形成完好的植骨床，内面为裂隙侧鼻中隔，外面为上颌骨断端面，上面为缝合封闭的鼻腔侧黏骨膜面，下面为缝合封闭的腭黏骨膜骨面，后面为四面锥形体的顶尖，前面为唇颊黏骨膜瓣覆盖。

7. 在制备植骨床过程中，避免损伤未萌出的牙齿及牙胚。

8. 植骨床的鼻腔黏膜面及口腔黏膜面均应严密缝合。

9. 植入骨应以颗粒骨的形式植入。

10. 唇颊黏骨膜瓣应充分减张，将植骨区完整覆盖，伤口严密缝合。

11. 主要术式包括单纯牙槽突植骨术、牙槽突植骨同期腭裂修复术。对于8岁以上腭裂尚未修复且伴有牙槽嵴裂的患者，应同期进行牙槽嵴裂的修复，其切口设计应两者兼顾。

【术后处理】

1. 术后常规静脉输入抗生素3~5天。

2. 术后进流食7天、半流食7天后可进普食。

3. 手术24小时后可做口鼻腔清洁，每日2次。术后第2天可以用牙刷直接刷下牙，术后1周刷上牙，避免刷到牙龈和黏膜伤口。

4. 术后3天内面部肿胀明显，必要时可给予激素类药物。

5. 减少唇颊部运动，以防伤口裂开。

6. 术后感染常于手术后2~4周发生。术后1个月复查，如有感染及时处理。

7. 使用可吸收缝线缝合，可自行脱落，或可在术后10~14天拆线。

8. 供骨区伤口术后7~8天拆线，患者免体育课1个月。

9. 术后3个月、6个月及1年时应复查，拍摄X线片进行评价。

10. 告知患者及家属植骨后的序列治疗程序，以完成整个序列治疗。如愈合正常，术后3个月可开始正畸治疗，正畸1~2年后可进行正颌外科手术。

三十九、面横裂修复术

【适应证】

1. 属择期成形手术。

2. 出生后3~6个月。

3. 无口面部急、慢性炎症。

【术前准备】

1. 术前拍照。

2. 检查是否伴有全身其他部位畸形，必要时请相关专业专家会诊。

3. 按气管插管全身麻醉准备。

【手术注意事项】

1. 以正常侧或患者相应年龄段的正常值范围为标准（瞳孔垂线内侧），恢复口裂正常大小及口角水平。

2. 定点后，沿皮肤与黏膜交界处切开。

3. 皮肤侧采用直线法、单Z成形或多Z成形修复，尽量行无张力缝合。

4. 去除口内多余黏膜，应注意口角黏膜形态。

5. 由于口周肌肉的作用，修复后的口角往往仍显过低，在修复时应有一定程度的矫枉过正。

6. 三层缝合口腔黏膜、肌肉和皮肤，注意肌层的对位。

【术后处理】

1. 伤口可暴露，局部涂拭抗生素膏剂及去瘢痕外用药。

2. 术后可直接母乳或奶瓶喂养。

3. 如进食正常，可不输液，口服或肌内注射抗生素3天。

4. 用生理盐水清洁伤口。

5. 皮肤伤口于术后4~5天拆线。

四十、面斜裂修复术

【适应证】

1. 属择期成形手术。

2. 出生后 6~9 个月。

3. 没有与全身其他部位畸形相关的禁忌证。

【术前准备】

1. 畸形部位拍照。

2. 充分评估畸形的程度和范围。面斜裂往往不仅累及唇颊软组织，还常累及下眼睑、鼻泪管及相应部位的骨组织。请有关专家会诊，根据畸形程度制订治疗计划。

3. 术前向患者及家属交代序列治疗程序，说明序列治疗时间以及可能会出现的生长发育问题。

4. 按气管插管全身麻醉准备。

5. 术前行 CT 检查，明确骨组织畸形情况。

【手术注意事项】

1. 同期行唇裂修复时参照唇裂修复术的手术注意事项。

2. 应用 Z 成形及邻位皮瓣来松解畸形部位组织。

3. 畸形部位软组织少且薄，注意血供。

4. 需要矫治鼻泪管畸形时，尽量避免鼻腔填塞。

5. 可分次解决不同面斜裂的畸形问题。

【术后处理】

1. 暴露伤口，局部涂拭抗生素膏剂及去瘢痕外用药。

2. 唇裂修复部分参照唇裂修复术的术后处理。

3. 皮肤切口于术后 5~6 天拆线。

4. 半年后复查，根据畸形情况制订下一步治疗计划。

四十一、唇颊部成形术

【适应证】

1. 外伤、感染及肿瘤手术后唇颊部各种类型的组织移位、缺损畸形及相应功能障碍。

2. 继发畸形的矫治属择期成形术，应在患者全身情况允许的情况下进行。若有外伤、感染及肿瘤手术，则至少半年后修复。

3. 受累部位无炎症。

【术前准备】

1. 畸形部位不同角度拍照。

2. 根据畸形程度及修复方法进行术前麻醉准备。

3. 明确了解致畸原因，明确诊断病损类型：组织移位、组织缺损、组织移位伴缺损。

4. 对于肿瘤切除术中即刻修复者，充分评估肿瘤切除后畸形的范围及程度。

5. 对于外伤性伤口需在 12～24 小时内成形者，应特别注意全身抗炎以及局部的严格冲洗和消毒。

【手术注意事项】

1. 对于 24 小时内的外伤，充分清洗、消毒，去除异物，彻底止血，仔细清除坏死组织，尽量保留皮肤。修整创缘后，尽量原位无张力缝合，关闭死腔。

2. 对于口腔卫生状况极差的肿瘤术后即刻修复，要注意术中及术后无菌处理，以防感染。

3. 唇颊组织移位且存在组织缺损时，首先要进行红白唇缘、口角、鼻翼等重要解剖标志的复位，尽量恢复正常外形和功能。

4. 组织缺损修复首先就近选择供区。

5. 畸形修复既要恢复正常形态，也要尽量恢复功能。

6. 术中彻底止血，以防术后血肿引起感染。

7. 创口缝合遵循无张力原则，注意组织瓣血液供应。

【不同程度及范围的畸形和缺损修复手术要点】

1. 皮肤移位畸形或缺损

（1）局部皮瓣修复：瘢痕条索纵向切除后，切口两侧可用对偶三角瓣法松解，将直线瘢痕修整为折线瘢痕，减轻术后瘢痕挛缩；小范围缺损通过邻近 V-Y 成形术或邻位局部旋转皮瓣修复。

（2）植皮术修复：对于较大范围的皮肤缺损，如瘢痕切除的创面，先将唇部恢复到正常解剖位置，然后根据创面形态和大小用全厚皮片移植覆盖。

（3）邻位皮瓣修复：对于较广泛的上唇或下唇组织缺损，可用一侧或双侧鼻唇沟皮瓣转移修复；口角向上或向下歪斜者，可用下唇或上唇邻位皮瓣转移矫正。

2. 黏膜缺损

（1）唇颊黏膜瓣修复：黏膜瓣可取自与缺损邻近的一侧或两侧；邻近缺乏合适的黏膜供区时，也可利用对侧唇黏膜，如将下唇黏膜瓣旋转至上唇，术后 10 ~ 14 天断蒂。

（2）舌瓣修复：多在舌侧缘形成舌黏膜瓣，长、宽比例可达（3 ~ 4）：1。供区创面可拉拢缝合，术后 10 ~ 14 天断蒂。

（3）游离皮片修复：唇颊黏膜大面积缺损时，以往多用中厚皮片修复。其缺点为在口腔污染环境中皮片易感染坏死，后期的皮片收缩可引起张口受限。

（4）皮瓣修复：对于较深在的广泛黏膜缺损，宜用皮瓣修复，如将带蒂颈阔肌皮瓣向内上翻转 180°，或用前臂游离皮瓣通过供受区血管吻合移植修复颊部肿物切除后的缺损。

3. 唇全层缺损

（1）局部拉拢缝合：如果唇缺损宽度不超过全唇长度的 1/3，可直接拉拢分层对位缝合。皮肤侧可做 Z 成形术，以防止直线瘢痕挛缩。

（2）局部组织瓣转移：如上唇中份缺损，可将两侧上唇全层组织瓣向中线滑行推进，相对缝合，鼻底水平切开，做滑行瓣，修整两侧水平切口末端的组织异位。

（3）交叉唇瓣修复（Abbe 瓣修复）：根据缺损范围在对侧唇设计相应大小和形状的组织瓣，将保留唇动脉的一侧红唇作为蒂旋转 180° 至缺损区。供区缺损分层拉拢缝合。术后 2 周断蒂，3 ~ 6 个月后二期修复外形。

（4）颊部组织瓣修复：大范围唇全层缺损可用一侧或两侧颊组织瓣推进或旋转修复。根据缺损情况，修复需要带或不带口腔侧黏膜。术中注意保护面神经分支及腮腺导管等重要结构。

4. 颊洞穿性缺损

（1）局部皮瓣修复：适用于范围较小的缺损。将缺损边缘翻转向内作为口腔侧衬里，用局部皮瓣修复缺损，供区拉拢缝合。

（2）组合皮瓣修复：口腔侧用局部或邻位皮瓣作为衬里，用远位皮瓣修复皮肤缺损，如用额瓣修复口腔侧缺损，用颈阔肌皮瓣、胸大肌皮瓣或前臂游离皮瓣覆盖皮肤侧创面。

【术后处理】

1. 伤口暴露，可局部涂拭抗生素药膏及去瘢痕的外用药。

2. 术后密切观察皮瓣颜色及其他征象，发现血供问题或血肿时尽早处理。

3. 全身抗炎治疗，局部清洁。

4. 皮肤伤口术后 6～7 天拆线，黏膜伤口术后 10 天拆线。

5. 术后 10～14 天断蒂，断蒂前应进行皮瓣血供试验及锻炼。

6. 术后 6 个月复查，评价手术效果，可二期修复。

四十二、小口开大术

【适应证】

1. 属择期成形手术。

2. 先天性小口畸形。

3. 烧伤或感染后瘢痕挛缩导致的小口畸形，但应至少间隔半年。

4. 局部组织瓣转移修复唇颊部缺损继发小口畸形者，距上次手术半年以上。

【术前准备】

同唇颊部成形术。

【手术注意事项】

1. 明确了解致畸原因，判断畸形程度和缺损范围。烧伤引起的小口畸形多为皮肤缺损，黏膜多较正常；而酸碱腐蚀或严重口腔黏膜疾患造成的小口畸形则相反。

2. 若畸形侧口角定点应较正常侧略高且偏外，沿画线全层切开形成新的口裂。切除上下创缘相当于正常红唇范围内的皮肤。

3. 红唇的修复

（1）红唇滑行瓣：适用于一侧小范围黏膜缺损的修复。在上、下唇分别形成小滑行瓣，向口角侧滑行覆盖黏膜缺损。

（2）颊黏膜瓣：适用于红唇组织缺损较多者。沿口裂水平切开颊黏膜，分别向上、下做黏膜下潜行剥离至要求范围，将上、下黏膜瓣向创缘方向滑行，翻转覆盖已形成的创面。

【术后处理】

同唇颊部成形术。

四十三、眼睑缺损修复术

【适应证】

外伤、肿瘤切除、烧伤、炎症性坏死及先天性畸形造成的眼睑缺损。

【修复原则】

从修复外科角度考虑，眼睑可分为前后两层。前层由皮肤和眼轮匝肌组成，为眼睑的功能运动部分，并参与排泪功能的完成；根据缺损程度可用换位、推进或旋转肌皮瓣或全厚皮片修复。后层由睑板和结膜组成，其缺损可用换位、推进或旋转睑板 - 结膜瓣、游离自体睑板复合瓣修复。当缺损范围大，局部无可利用组织时，常以结膜、耳软骨、鼻中隔黏膜软骨及硬腭黏膜等作为供区。修复手术的设计取决于局部解剖结构缺损的范围、部位、形状和深度。表浅缺损可只修复前层，全层缺损则应按前后两部分重建，而且至少其中一部分必须具备充分的血液供应。眼睑缺损的修复应满足以下要求：

1. 有光滑的黏膜衬里，以保证眼球的运动功能，避免磨损角膜。

2. 为睑板提供骨性支持，以保证眼睑的稳定性和正常形态。

3. 睑缘解剖位置正常而稳定，睫毛及眼睑皮肤不能与角膜接触。

4. 内、外眦韧带有可靠的连接。

5. 肌肉具有足够的张力和收缩、舒张功能。

6. 皮肤菲薄、柔软，保证眼睑开闭灵活。

7. 具有充分的提上睑功能，睁眼时上睑缘可达瞳孔上缘以上水平。

【手术设计要点】

1. 皮肤的修复

（1）游离植皮：用于修复眼睑皮肤的供区必须具备或接近受区皮肤菲薄、柔软等解剖特征。上睑对皮片的要求更高，除厚度和活动度外，后期不发生收缩也是重要条件。上睑皮肤为最理想供区，且可提供的皮肤常较临床估计的数量大。老年人皮肤松弛，上睑皮肤常有更大的利用余地。耳后可提供较多皮肤，为临床最常选择的供区。耳后皮肤在颜色和质地上与眶周皮肤相近，用于修复下睑皮肤效果满意，但用于上睑则难以使其灵敏的开闭功能恢复正常。锁骨上皮肤的活动度和色泽均不如耳后皮肤，只有当无理想皮肤可利用时才作为供区。如果以上供区均不能提供皮肤，断层皮片移植成为唯一选择，但修复效果较差，后期具有明显收缩、引起睑外翻的倾向。

（2）皮瓣转移：可作为眼睑皮肤缺损修复局部皮瓣供区的有上睑、鼻面沟、额部、颧部、颊部和颞部。上睑眉毛以下、睑皱褶以上区域常作为修复下睑皮肤缺损局部皮瓣的供区，颜色、质地和活动度极为理想。供区继发缺损易于关闭，应用简便而安全。但由于组织量有限，仅适于修复下睑近睑缘处窄长的水平向缺损。上睑双蒂皮瓣（Tripier 皮瓣）跨越眼裂到达下睑，或根据缺损解剖部位制作单蒂上睑皮瓣，是修复下睑皮肤缺损较经典的设计方法。皮瓣转移后 2~3 周行断蒂术。鼻面沟皮瓣包含颌外动脉和内眦静脉，可形成窄长皮瓣，蒂部位于内眦附近，皮瓣向外上方旋转到达下睑区，多用于修复全层缺损；对继发缺损可直接拉拢关闭。当下睑缺损广泛，如涉及颊部或内、外眦甚至上睑时，则多用额瓣修复。额部的蒂可分别置于内侧或外侧，跨越内眦或外眦区转移至下睑。额瓣皮肤虽然颜色较好，但皮肤过厚，缺乏活动性。颞、颊部皮瓣多以向内侧推进方式转移，用于修复下睑全层缺损。

2. 结膜的修复　结膜缺损的主要修复方法为剩余结膜的推进转移和黏膜移植。在多数情况下，剩余结膜足以作为修复缺损的供区，黏膜移植只用于广泛结膜缺损的修复。

（1）推进结膜瓣：结膜囊穹窿部黏膜松弛，下睑外侧穹窿处尤为明显，为利用局部结膜修复结膜缺损提供了有利的局部解剖条件。推进瓣若包括部分球结膜，转移后穹窿深度将变浅。下睑穹窿结膜的50%用于形成推进瓣不会产生任何影响，超过此限度则可能改变结膜与内外眦及眼球之间的正常解剖关系。

（2）黏膜移植：颊黏膜和鼻中隔黏膜均为角膜可适应的结膜缺损修复供体。若眼睑缺乏足够的支持结构，颊黏膜移植后将很快收缩，造成睑内翻。鼻中隔黏膜可连同软骨一并移植，黏膜不发生收缩变形。

3. 支持结构的修复　眼睑缺损重建若不恢复支持结构的完整性，则皮肤、黏膜的组织强度不足以防止眼睑变形。皮肤和皮下组织越薄，支持力越小，重建支持结构的必要性越大。支持结构的重建必须在首次手术中完成。鼻中隔黏膜软骨复合游离移植为眼睑支持结构重建的主要方法。对侧睑板结膜旋转复合瓣以相同组织成分修复缺损，较软骨等代用组织更符合局部解剖生理要求，并有利于眼睑功能的恢复，但造成对侧眼睑破坏是其值得重视的缺陷。

四十四、鼻缺损畸形修复术

【适应证】

外伤、感染及肿瘤切除后的外鼻组织缺损、形态异常和功能障碍。

【修复原则】

1. 外鼻由鼻根、鼻背、鼻侧壁、鼻端、鼻翼、鼻小柱等亚美容或亚区域单位组成。各亚单位皮肤颜色、厚度、质地等存在差异，每一亚单位因其下方软硬组织结构不同而表现为不同的外形轮廓。

手术的目的不仅是修复缺损的组织，还包括重建由亚单位共同组成的外鼻形态和功能。当亚单位缺损大于 50% 时，须将其扩大为整个亚单位，使修复后的瘢痕成为亚单位的分界线。

2. 转移或移植组织在质量和数量上的精确性是手术效果的决定因素，应以正常侧作为手术设计的标准。若属广泛缺损，则以正常数值及面形作为设计依据。

3. 供区的选择应以尽量符合受区组织条件为原则。组织性状相同或相近的部位为首选供区。

【手术设计要点】

1. 皮肤的修复　皮肤缺损根据部位、范围和深度而有不同的修复方法。

（1）直接缝合：鼻背、鼻侧壁和鼻小柱皮肤较薄，富有移动性，一定范围内的皮肤缺损常可直接缝合。鼻翼软骨外侧脚与表面皮肤连接较松散，小型皮肤缺损直接缝合多不造成明显畸形；若进行对称性切除，外观效果更好。鼻中线区域垂直向小范围缺损最宜采取拉拢缝合法处理。

（2）游离植皮：外鼻皮肤缺损植皮术修复必须遵循游离植皮基本原则。受区瘢痕应彻底切除，供区皮肤应与受区性状相近。缺损直径一般不超过 1.5 cm。鼻端、鼻翼区域植皮常引起鼻翼游离缘畸形，宜慎用。

（3）皮瓣移植：大范围皮肤缺损须用皮瓣修复。额部皮肤血运丰富，以眶上动脉和滑车上动脉为蒂的偏正中额瓣是修复广泛外鼻皮肤缺损的良好选择。皮瓣基部位于眉毛与内眦之间，远端可延伸至发际内。皮瓣中间垂直部分用于修复鼻背、鼻端、鼻小柱，远端向两侧扩展部分形成鼻翼、鼻底、鼻阶。供区创面关闭后的纵向及横向瘢痕与额纹走行基本一致，外观缺陷并不明显。用于修复鼻端、鼻翼的部分，由于有可靠的血液供应保证，在首次手术中即可充分去薄，并允许在断蒂术中再次掀起修整，以利于重建亚区域单位及其交界线。鼻唇沟皮瓣可为鼻翼提供少量条件相符的皮肤，皮瓣蒂部包含颌外动脉分支。

用于修复缺损的皮瓣应大于缺损直径 1 mm，以免术后收缩。皮瓣远端应只保留 1~2 mm 厚的皮下组织，3 周后断蒂，并去除多余皮下组织和瘢痕。应特别注意鼻翼基底、上唇及颊部交界处精细形态结构的建立。鼻翼处外包扎，鼻前庭填塞，以利塑形。供区关闭后的伤口须与鼻唇沟重叠。当局部缺乏可利用的皮瓣供区时，多以上臂、胸肩峰或腹部皮管转移进行修复。

2. 衬里的修复

（1）局部黏膜瓣：血运良好、可充分伸展的鼻腔残余软组织衬里常足以修复半侧甚至次全鼻缺损的黏膜衬里。由于血液供应充足，这种局部黏膜瓣也为软骨移植提供了理想的受区条件。鼻中隔的动脉供应来自蝶腭动脉、筛前动脉、腭大动脉、上唇动脉的分支。局部血管解剖知识是设计和形成不同类型局部黏膜瓣的前提。必要时，可以形成黏膜软骨复合瓣，同期修复衬里和支架结构，而鼻中隔遗留洞穿缺损。

（2）局部皮瓣：以缺损边缘为蒂设计皮瓣，翻转 180° 后修复衬里。这种皮瓣设计简单，应用方便。但由于蒂部多为皮肤和黏膜之间的瘢痕区域，难以保证充分、可靠的血液供应，故应选择适于形成蒂宽而瓣短皮瓣的部位作为供区，或选择相对应的两个供区，形成两个较短的翻转皮瓣，共同修复衬里缺损。为提高皮瓣成活的可靠性，有时可考虑延迟手术。若以鼻唇沟皮瓣修复衬里，供区继发缺损多可直接关闭。

（3）游离植皮：用额瓣修复广泛鼻缺损时，可在皮瓣远端相应部位的深面先行游离植皮，从而当额瓣转移时，一并修复皮肤和鼻腔黏膜。耳后全厚皮片为首选。由于额瓣厚韧，加之与全厚皮片之间形成的瘢痕组织，常使之具备维持鼻翼外形的足够强度，而不必另行重建支架结构。

3. 支架结构的修复　鼻背由鼻骨和鼻中隔上缘支持，鼻侧壁由鼻骨和鼻侧软骨支持，鼻端的拱形精细结构以鼻翼软骨为基础。软骨支架结构的任何明显缺损都必须予以修复，特别是鼻背、鼻端和鼻侧壁等部位。若无足够的支架结构，内外层软组织将发生变形、移位，严重影响外观并阻塞鼻道。

（1）鼻背支架：多以鼻中隔软骨、肋骨、肋软骨、髂骨或颅骨为供体，制成符合局部形态要求的移植体。鼻背支架的重建可防止皮瓣收缩引起的鼻长度变化，并有利于增加鼻突度，形成鼻背亚美容单位。

（2）鼻侧壁支架：取骨性及软骨性鼻中隔，根据缺损形状进行修整、移植，恢复鼻侧壁解剖轮廓，防止上方软组织收缩下陷，并为戴眼镜者提供支撑面。

（3）鼻小柱支架：多以鼻中隔软骨或耳甲软骨为供体，宽约4 mm，修剪成鼻翼软骨形状，一端与残余的鼻翼软骨内侧脚固定，另一端与残余的或重建的鼻腔衬里缝合。为增加重建支架结构的稳固性和鼻端突度，尚须另取一片或两片 4 mm×9 mm 的软骨，连接在相当于两侧鼻翼软骨穹窿部之间。

（4）鼻翼支架：鼻翼支架多由 4 mm 宽的条状鼻中隔软骨或耳甲软骨形成。其内侧与鼻中线支架固定，外侧延伸并包埋于相应部位软组织内，以对鼻翼亚单位起到支持作用。

（周治波）

四十五、各类美容手术

整形外科分为修复或再造整形外科和美容整形外科。美容外科作为整形外科的正式分支只有 70 年历史。不同年龄、性别、阶层和种族的个体有其不同的容貌美主观要求和客观标准。拥有扎实的医学美学理论知识和熟练的外科操作技能是获得理想的美容外科手术效果的重要前提。容貌美以头面部各器官的和谐关系为基础。在实施美容外科手术时，切忌套用所谓的标准术式，而必须对个体的客观表征和主观要求的特殊性给予高度重视，根据美容外科原则进行全面设计和手术操作。

（一）重睑成形术

重睑成形术并非简单手术，欲获得满意效果，要求手术者具有一定的美学和美容外科基础。了解眼睑皱褶形成的组织解剖机制是成功实施手术的关键。上睑提肌起自视神经管前上方骨面的肌纤维环，向前下方呈扇形走行，止于睑板。若上睑提肌止于睑板上缘及前面，则眼睑皮肤与睑板之间缺乏特殊连接，皮肤不形成皱褶。若上睑提肌分出细小肌纤维，除附着于睑板外，还继续前行进入皮肤，从而在睑板和眼睑皮肤之间建立连接，则形成具有特定解剖形态的皮肤皱褶，俗称"双眼皮"。

上睑提肌肌力正常是形成重睑皱褶的关键，如果肌力不足，会造成皱褶过浅或消失。眶外侧缘骨骼的形态、睑板的形态和宽度是决定重睑皱褶宽度和弧度的关键。

重睑形态大致可分为 3 种。①平行型：眼睑皱褶与睑缘平行。此型重睑最为常见并为受术者乐于接受的类型。②新月型：眼睑皱褶中份最宽，向内、外眦方向逐渐变窄。③广尾型：皱褶线内侧 2/3 基本与睑缘平行，外侧 1/3 逐渐加宽。

【适应证】

1. 上睑皱褶缺乏，睑裂较长。

2. 双侧眼睑不对称，一侧单眼皮，一侧双眼皮，或两侧皱褶宽度差异较大。

3. 轻度内翻倒睫。

4. 轻度上睑下垂。

【禁忌证】

1. 患有结膜炎、睑缘炎、严重沙眼及眼周皮肤炎症者。

2. 眼球明显外突者。

3. 先天或病理性眼睑无法闭合（如面神经颧支瘫痪）。

【术前准备及设计】

1. 根据睑裂宽窄、长短，上睑皮肤松紧、厚薄，内眦赘皮程度，睑缘至眉弓的距离，以及面形和外鼻形态等因素进行综合设计。同时，应参考患者的美学需求。上睑皮肤松垂者，应切除多余皮肤，切忌切除过多导致术后眼睑闭合不全。内眦赘皮明显者，在行重睑成形术的同时应行内眦赘皮矫正术。

2. 对受术者闭眼、睁眼、平视、仰视等进行动态和静态观察对手术设计有重要参考意义。若受术者平视时即见其上睑皮肤遮盖部分视野，仰视时更为明显，且外侧皮肤堆积，呈"三角眼"，则术前应做出皮肤切除的精确设计。

3. 在确定重睑的形态时，受术者应取坐位，术者用探针或小镊子在睑缘上适当距离内（一般为 6～8 mm）轻压皮肤形成皱褶，观察效果并征得受术者同意后，明确标记拟形成的重睑线。

4. 向受术者详细说明手术效果及并发症，并应取得有关亲属的一致意见。

5. 术前常规照相以备对比。

【手术要点】

1. 重睑成形术的方法很多，一般有埋线法、缝线法和切开缝合固定法 3 种。手术的要点在于在相应水平建立皮肤与睑板和上睑提肌腱膜之间的连接关系。

埋线法、缝线法术式适用于眼睑皮肤无明显松弛，眶脂肪无明显疝出和脱垂的较年轻受术者；反之，则须采取切开缝合固定法行重睑成形术。

2. 操作轻柔、准确，以减轻术后眼睑水肿、血肿程度。

3. 术中按照切口设计精确切开和去除多余皮肤，避免实际切除量与设计量不一致导致的术后重睑不对称。切除与去皮量相等的眼轮匝肌，但不要破坏睑板前筋膜。从外侧打开眶隔筋膜，切除疝出的眶脂肪，切忌切除过多造成眶隔空虚。

4. 切口缝合时，应遵从下唇皮肤边缘—睑板前筋膜（或睑板）—上唇皮肤边缘的顺序进行，缝线结扎松紧适度，使切缘呈现内翻状态。可在双侧对称位置进行交替缝合，并让患者配合睁、闭眼动作，观察静态和动态时弧度、宽窄、睫毛翘度的对称性。

5. 睑板固定点宜稍高于皮肤固定点，以使术后皱褶下方皮肤平整，睫毛外翘。

6. 根据上睑皮肤不同部位松弛程度的差异及重睑类型的要求，调整拟切除皮肤的宽度。皮肤的切除量以上睑皮肤平整而不引起睑外翻为度。仔细剥离切口下缘皮肤至近睑缘处，但不可过于靠近睑缘，以免破坏睫毛毛囊及睫毛肌，引起睫毛脱落或生长错乱。翻起皮肤，剪除睑板浅面皮下组织及眼轮匝肌，但应保留睑板表面的疏松组织，否则可能造成皮肤与睑板粘连，局部皮肤硬板而缺乏活动度。

7. 局部麻醉药物须注射于神经丰富的肌肉下层。

【并发症及其处理要点】

1. 两侧重睑宽度不一致　多由双侧缝合高度不一致造成。应在闭眼状态下定点，否则因皮肤松紧程度的差异，睁眼状态下定点时，两眼可相差 1～2 mm。皮肤与局部缝合固定的高度不一或两侧手术创伤及术后反应的差异也是造成重睑不对称的原因。术后 1～2 个月，待肿胀完全消退后再做判断，必要时须重新行一侧或双侧手术。

2. 水肿、血肿　眼睑组织疏松、血运丰富，术后，特别是切开缝合固定法术后可能发生明显水肿甚至血肿。避免这一并发症的要点在于熟悉局部血管解剖结构和充分止血。眼睑血管主要走行于肌肉下层，此外，尚有平行于睑缘并在其上方约 2 mm 处走行的眼睑冠状动脉，术中应注意保护，一旦损伤应妥善止血。当发生严重血肿时，须打开伤口进行止血处理。

3. 感染　重睑成形术属污染手术，术前、术中及术后应注意抗菌处理，减少对组织的损伤。发生感染时，应针对原因及时采取处置措施。

4. 眼睑皱褶过低或过高　多由术前设计不当造成，可行二次手术。

5. 重睑不明显或消失　主要由皮肤与睑板未建立可靠连接或上睑提肌肌力不足造成。

6. 重睑线不连续　皱褶在内眦或外眦处消失，多由眼轮匝肌去除不够造成。应剪除相应部位眼轮匝肌，使皮肤与下方组织牢固粘连。有时还应同期行内眦赘皮整形术。

7. 皱褶线不规则　常因皮肤与睑板缝合固定的高度或缝线结扎

松紧度差异较大引起。

8. 瘢痕形成　眼睑皮肤薄，愈合能力强，多不形成明显瘢痕。减少手术创伤及控制感染是防止瘢痕形成的关键。

9. 睑外翻　缝挂点过高或皮肤切除量过大为主要原因。可暂行局部按摩，数月后无明显好转者须手术治疗。

（二）眼袋整形术

【眼袋形成的原因】

眶隔无力、眼轮匝肌萎缩、眼睑皮肤松弛及眶脂肪移位或增生是眼袋发生的主要原因。眼袋多出现在 35 岁以后的中老年人中，少数年轻患者则与先天性家族因素有关。

【术前准备及设计】

1. 局部准备　眼袋整形术属较复杂和精细的手术，术前应做充分准备。患有眼袋的不同个体有不同的局部表征和手术效果追求，术者必须根据眼袋的特征，与患者讨论皮肤、脂肪多余的数量和位置，以及手术可能达到的效果。应明确告知患者手术切口及不可避免的瘢痕位置，以及术后手术区域变化的一般过程。

2. 全身准备　眼袋手术时间较长，患者年龄常偏大，应注意对患者全身健康状况的了解和检查。

【手术要点】

1. 切口距睑缘 2～3 mm（上眼袋切口按重睑线设计），注意勿伤及睫毛毛囊。

2. 眼睑皮瓣须用锐性剥离解剖，在皮下保留睑缘下方 4～5 mm 处的眼轮匝肌，随后转入眼轮匝肌深面与眶隔筋膜之间进行剥离，直至眶下缘。

3. 钝性剥离眶脂肪，切除后残端用电凝固法止血。若止血不全，术后可造成眶隔内出血、血肿，严重者可造成眶内压升高明显，压迫视神经，是眼袋整形术后严重的并发症。

4. 眶脂肪不可全部切除，以免造成眶下（或眶上）区凹陷。外侧脂肪团切除尤应保守。

5. 皮肤切除量须精确估计，方法为：①术前用无齿小镊子在睑缘下方 3 mm 处夹持皮肤，夹持宽度以眼睑皮肤平展而又不发生睑外翻为合适。测量并标记拟切除的皮肤范围。②关闭伤口前，轻牵皮瓣使之复位，皮瓣覆盖创缘部分即为应切除的多余皮肤。③将眼轮匝肌瓣缝合固定在眶外侧缘，可增加下睑皮肤的紧张度，既可以避免下睑外翻，也可以起到防止眶脂肪再次疝出和改善面中部组织松弛的作用。

6. 术后 5 ~ 7 天拆线。

【并发症及其处理要点】

1. 下睑外翻　水肿期暂时的下睑外翻可以不做特殊处理，如眼球暴露继发眼干，可以佩戴湿房眼罩或者暂时性缝合；水肿期过后的下睑外翻大多由去皮量过大导致，需要再次手术修复。

2. 切口瘢痕　眼袋手术瘢痕大多不明显，瘢痕增生可能与切口过于靠下、去皮量过多造成切口张力有关。如半年不缓解，需要再次手术修复。

3. 球后血肿　为去除眶脂肪时止血不彻底所致。临床表现为眼睑肿胀严重，可有淤青，眼球疼痛剧烈，进行性加重。应尽早剪开缝线，释放血肿，降低眶压，必要时术后应辅助激素、甘露醇治疗。

（三）隆鼻术

【适应证】

由各种原因造成鼻骨或鼻软骨解剖异常，从而出现外鼻形态缺陷者，有些可行隆鼻术修复，包括：①鼻面角大于 35°，鼻背低平。②鼻背部分塌陷。③鼻端塌平。④鼻唇角过大或过小。

【禁忌证】

1. 肿瘤手术或外伤等造成的不同程度鼻缺损，应根据缺损组织结构的种类和数量进行鼻修复，单纯隆鼻术难以取得明显效果。

2. 鼻腔、外鼻及鼻周区域有炎症者。

3. 唇腭裂鼻畸形与多种复杂的组织解剖因素有关，应纳入具有针对性的序列治疗计划。

【术前准备及设计】

1. 掌握外鼻表面解剖知识及相对正常值。两侧鼻翼外缘间宽度为 35 ~ 38 mm，与面宽、内眦间距和口裂宽度的比例关系分别是 1 :（3.5 ~ 4.2）、1 : 1 和 1 : 1.5。鼻背宽度小于内眦间距。鼻根宽度为 15 ~ 16.5 mm，高度为 5 ~ 7 mm。鼻背（内眦连线中点至鼻尖点）的高度（11 ~ 12 mm）、倾斜角（也称鼻面角或突出角，为鼻背线与垂直线的夹角，约为 30°）具有重要美学意义。鼻唇角为鼻小柱与上唇的转折角，一般为 90° ~ 120°。

2. 术前应根据石膏面模进行植入物形态的三维精确设计。对于简单病例，可参照术前测量数据于术中雕塑调整。

3. 若以自体骨或软骨作为充填物，供区应做相应准备。

【手术要点】

1. 手术目的是在解剖异常区域的皮下或鼻骨上行自体骨、软骨或组织代用品支架充填，以改善或矫正外鼻形态。

2. 在两侧鼻翼内缘并越过鼻小柱做蝶形切口，用小弯剪刀在鼻翼软骨、鼻侧软骨与皮肤之间逐渐向鼻根方向剥离。

3. 鼻端皮肤较厚，有丰富的皮脂腺，与下方解剖结构连接紧密，须按层次进行锐性剥离；鼻背中上份皮肤较薄，与下方组织连接松散，用小蚊式钳可顺利完成剥离。

4. 剥离范围应尽量与充填体形状、大小相适应。若范围过大，可能导致术后肿胀明显，且不利于充填体固位；若范围过小，则局部张力大，血液循环不良，甚至可引起皮肤坏死。剥离中应特别注意离断皮肤与下方结构的任何连接，以免增加充填体植入过程中的反复次数，或充填体勉强植入引起其位置或形态的变化。

5. 充填体周缘厚度应逐渐变薄，以使外形自然美观。

6. 如需抬高鼻端、改变鼻唇角，则应根据术前设计，选用 L 形充填体，鼻端部支架置于两侧鼻翼软骨内侧脚之间，末端与鼻前棘处骨膜固定。否则可能造成鼻小柱偏斜，或由于鼻端软组织的压力，引起充填体上端外翘。

【并发症及其处理要点】

1. 水肿　术后眼睑及眶下区可出现水肿，一般于 1 周左右自行消退。有时眶下区发生弥散性皮下出血，起初呈青紫色，数天后转为黄色瘀斑，多于 2 周内吸收，局部热敷可加快吸收速度。

2. 假体移位　术后短期内若发生充填体移位，可采用弹性胶布或石膏绷带进行固定，并至少维持 2 周。

3. 伤口不愈或裂开　主要原因包括张力过大、感染、存在死腔或有明显渗出等。

4. 假体穿出　如假体过大，压迫周围组织，可继发慢性严重反应，出现伤口周围慢性肉芽肿、假体外露。若不属于化脓性感染，可修整暴露的充填体，在无张力情况下重新缝合。如继发积液等反应，需要将假体取出，3 个月后再行植入手术。

（四）皮肤磨削术

皮肤磨削术又称"磨皮术"，其治疗原则是利用快速旋转的医用磨具去除病变区域表皮和部分真皮，依靠新生上皮修复创面，从而改善皮肤质量和外观。

【适应证】

1. 散在点状瘢痕，如天花、水痘、痤疮等后遗症。较浅瘢痕经 2~3 次磨削后皮肤可接近正常。较深瘢痕须多次磨削且效果较差。过深瘢痕不宜用磨削法治疗。

2. 浅层着色性改变，如色素斑、文身、爆炸伤或擦伤造成的皮内粉尘异物等。浅层着色经 2~3 次磨削可获得较好效果，深在而局限的病损或异物应切除缝合。

3. 外伤或手术后愈合较好的伤口瘢痕，磨削后皮肤更为平整，瘢痕不明显。

【禁忌证】

1. 局部皮肤有炎性病灶。

2. 慢性放射性皮肤损害及烧伤瘢痕。

3. 青年扁平疣，磨削后可能造成播散。

4. 瘢痕体质及凝血功能异常等。

【手术要点】

1. 根据病变部位和病损情况采取不同的磨削方法。

（1）平推：主要用于额部、面颊等平展区域。磨头工作面与皮肤均匀接触，适当加压顺序推进。

（2）斜磨：多用于鼻唇沟、颏唇沟、发际边缘等处。磨削时磨头尾部抬高，只使其前中部接触皮肤。

（3）点磨：适用于散在点状瘢痕的处理，宜选小型磨头。

（4）圆磨：磨头做螺旋式运动，逐渐推移，使创面平滑均匀，不出现压痕。

2. 磨削深度不可超越真皮乳头层，深度合适的临床标志是创面呈密集均匀的点状出血。

3. 大面积磨削时，须有顺序地分区操作。

4. 磨削范围宜稍超过病损区，以便创面过渡自然，外观和谐。

5. 持机头手要有支点，以免滑脱。眼周、口周操作应使磨头长轴与眼裂、口裂垂直。

6. 磨削中用生理盐水冲洗创面，以降低局部温度，并用吸引器吸除含有皮肤碎屑及砂粒的液体。

7. 术后用含抗生素的凡士林纱布覆盖创面，加压包扎。3~5天后去除外层敷料，内层油纱布10天后可自行脱落。

【并发症及其处理要点】

1. 色素沉着　为常见并发症，黄种人发生率高且表现明显，1年后可逐渐消退。术后3个月内应避免日晒，忌用刺激性食物，勿服磺胺类、四环素族、氯丙嗪（冬眠灵）等光化药物。

2. 瘢痕增生　多由磨削过深或局部感染造成。好发于口周、眉间及皮肤较薄区域。表浅瘢痕可于3~6个月后再次磨削。局部注射普鲁卡因泼尼松龙有一定疗效。

3. 痤疮样损害　一般可自愈，无须特殊处理。

（五）酒窝成形术

【定点】

1. 外眦垂线与口裂水平线交点上方 0.5 cm 处。

2. 口角与耳垂连线上距口角 3~3.5 cm 处。

【手术要点】

1. 酒窝成形术有缝线法、切开埋线法及器械成形法等，其原理是通过缝线或器械的损伤或缝线结扎而造成皮肤层与下方肌层的点状或线状粘连，从而在肌肉运动时牵拉皮肤出现凹陷。

2. 注意控制损伤范围，以免术后感染。

3. 皮肤层缝合不可过浅。

4. 缝线结扎松紧适度。

5. 勿损伤腮腺导管、面神经分支及颌外动脉。

（六）额部除皱术

【适应证】

1. 额部皮肤松弛，眉毛低于眶上缘为手术主要指征。

2. 额下垂常合并上睑皮肤松弛，单一的额部或上睑部手术难以达到满意效果。

3. 眉间皱纹、鼻下垂等。

【术前准备】

1. 术前 2 周停用血管扩张剂，以减少术中和术后出血。

2. 术前 3 天起用含抗生素的洗发液或其他刺激性较小的消毒剂洗发，每天 1 次，每次 10 分钟。

3. 剪除切口线上头发，宽约 2 cm，或将切口线两侧头发分段束起。

4. 术前 1 天应用抗生素。

【手术要点】

1. 一般采取起自两侧耳轮脚的冠状切口。切口位于发际内 4～6 cm。高额头或发际退缩者，术后发际将更加后移，故宜将切口设计在发际边缘。切口深度为两侧至颞浅筋膜表面，额顶部至骨膜上疏松结缔组织。手术刀片平面须与头发长轴平行，以尽量减少对毛囊的损伤。

2. 头皮瓣的解剖可用手术刀或剪刀锐性剥离。解剖中勿损伤骨膜，以免引起头皮与骨面粘连。近眶上缘处则在骨膜下剥离，以充分游离眉部皮肤，但应注意辨认和保护眶上神经血管束和滑车上神经血管束。两侧沿颞浅筋膜浅面向下解剖至颧弓水平，但限于颧弓外 1/3 范围之内，以免损伤面神经分支。

3. 向下翻转皮瓣时，须用湿纱布垫或海绵覆盖眼部，以保护眼球。

4. 由于额肌的垂直向收缩是产生皱纹的主要动力因素，故额肌的处理是手术关键步骤。额肌的切除部位和范围根据额部皱纹的部位和程度决定。如额肌较薄，可做 3 ~ 4 条横切口，将肌纤维离断；额肌肥厚时，则横贯额肌或分 3 段切除条状肌肉，宽约 1 cm。

5. 鼻根横向皱纹和眉间纵向皱纹明显时，须切除宽约 1 cm 的皱眉肌和降眉肌。

6. 充分止血、冲洗创面后，将头皮瓣复位、上提。以眉毛位置和额部皱纹平展为标准确定皮肤多余宽度，一般不超过 2 cm。先在外眦、眉梢和耳轮脚做定点关键缝合，然后将多余皮肤分段切除。

7. 伤口用无菌敷料覆盖，加压包扎 48 小时，之后可暴露伤口。术后 10 ~ 12 天拆线。

【并发症及其处理要点】

1. 肿胀　眶周肿胀为常见并发症，术后第 2 天最明显，但多可自行消退。头皮瓣创面出血较少，经加压包扎后少有血肿形成。小血肿可于 8 ~ 10 天内吸收。

2. 瘢痕　若头皮切除过多，创口张力过大，创缘处血液循环障碍，可出现瘢痕增生或秃发。必要时须二期手术整复。

3. 发际线升高　去除皮肤的量越大，发际线升高越多，对于原本发际线后移的患者应事先交代。解决方案为毛发移植。

4. 神经损伤　面神经额支损伤属严重并发症，应避免发生。剥离范围控制在颧弓外 1/3 是保护面神经的关键。额肌切开或切除不过于靠近眶上缘也是避免损伤面神经分支的重要技术环节。眶上神经或滑车上神经损伤将引起相应支配区域皮肤麻木。有时切口后方头皮发生麻木，6 个月内多恢复正常。

5. 眼睑畸形　额部上提和上睑皮肤切除量过大可造成上睑外翻。尽管多数额下垂合并上睑皮肤松弛，但应先做额部手术，数月后再根据上睑情况行睑成形术。若拟同期手术，须待额部手术完成后再行较保守的睑成形术。

（七）面部除皱术

【适应证】

1. 面部皮肤松弛下垂。

2. 皱纹增多、加深。

3. 颌颈角圆钝。

【术前准备】

1. 整形美容手术术前常规准备。

2. 注意检查面颈部皮肤质量、弹性，脂肪堆积程度及分布，颌骨轮廓，口周皮肤松弛情况及其牵拉反应，静态及动态下面部是否对称等。

3. 除皱术虽可改善面部外形，但患者往往期望过高。术前应仔细了解患者的具体要求，并明确交代可能达到的效果及出现的并发症。

4. 长期大量吸烟及经受日光照射者皮肤质量明显降低，美容手术难以达到满意效果，术者对此必须给予足够重视。

【手术要点】

1. 患者取平卧位，肩下垫起，颈部悬空，以便清楚显示面颈部解剖轮廓。若只抬高头部，将使颌颈交界区域外形严重失真。

2. 切口自颞部发际内起呈弧形下降至耳轮脚，沿耳前皱襞向下绕过耳垂基部，再沿耳后皱襞向上，达皱襞上 1/3 时成 60° 角转入枕部发际内（也可紧贴发际边缘）。转折后的切口长度约为 6 cm。

3. 皮瓣解剖应在直视下进行锐性剥离，解剖层次位于浅层肌肉筋膜系统（superficial musculoaponeurotic system，SMAS）浅面。根据面部皮肤松弛程度决定剥离范围。必要时，剥离范围可达鼻背侧方，面下 1/3 几乎可近中线，下方应越过下颌下缘。

4. 手术关键步骤在于对 SMAS 的处理，主要有以下几种方法。

（1）整体 SMAS 瓣：将 SMAS 自耳前 1 cm 纵向切开，在深面做广泛剥离，直至可充分移动、不被腮腺和颧弓牵拉为止。剥离至腮腺前缘时，应特别注意识别和保护走行较浅的面神经分支，在面神经及表情肌平面之上做 SMAS 潜行剥离。将充分游离的 SMAS 瓣向后上方提拉牵引，观察并确定产生最佳面颈部外形改善效果的移动方向和范围。剪除多余的 SMAS，创缘间断缝合。

（2）局部 SMAS 瓣：在外耳前下方形成蒂在下方、宽约 2 cm 的 SMAS 瓣，向后上方牵拉缝合于颞筋膜，或形成舌形瓣，向后旋转缝于胸锁乳突肌筋膜或乳突骨膜上，供区 SMAS 创缘拉拢缝合。以上处理可对面颈部产生向后上方提紧的作用。

（3）SMAS 折叠缝合：在颊部相应区域做 SMAS 定向折叠缝合，根据欲达到的提紧效果决定折叠缝合的长度、宽度和角度。

（4）SMAS 切除缝合：在耳前区切除一条 SMAS，宽约 2 cm，切除的长度和长轴方向以可以提紧面中下部为标准。

5. 耳后区为术后皮肤坏死好发部位，手术设计时应使耳后组织瓣有足够宽度，避免对局部血运产生不利影响的一切因素。

6. 分段切除多余皮肤，耳轮脚、耳垂为重要定点缝合部位。

7. 分两层关闭伤口，两侧乳突区放置负压引流管，加压包扎。术后 48 小时去除敷料和引流。

8. 耳前切口于术后 4～5 天拆线；耳后伤口张力较大，术后 10～12 天拆线。

【并发症及其处理要点】

1. 血肿　发生率约为 10%。小血肿可穿刺吸出，较大血肿须切开引流。

2. 疼痛　术后数天甚至数月内，面部可有紧绷不适感或轻微疼痛。如疼痛严重，提示可能有血肿存在。

3. 神经损伤　由于神经解剖位置具有变异性，应特别注意识别。耳大神经最易受到损伤。

4. 皮肤坏死　耳后区皮瓣张力大，术后可能发生坏死。术前设计及术后护理等环节应充分考虑保证耳后区血液循环。解剖皮瓣时，要直视下锐性剥离，避免粗暴牵拉和夹持皮瓣。局部勿加压包扎。术后数天内，患者须保持头部轻度后仰，以减小耳后皮肤张力，改善血液循环。

（八）颈部松弛提紧术

【适应证】

1. 颈部皮肤松弛下垂。

2. 颈部脂肪堆积，颏颈角（颈颏角）、颌颈角不清晰。

3. 颈阔肌边缘隆起。轮廓明显。

4. 低位舌骨，颏颈角增大。

【手术要点】

1. 术前须根据引起颈部形态异常的皮肤、脂肪、肌肉或其他解剖因素做出明确的诊断和治疗设计。

2. 皮肤的处理　除耳前切口外，尚须在耳后紧靠发际边缘做切口。一般应做广泛的颈浅筋膜上剥离，以保证颈部皮瓣有充分活动度。

3. 脂肪的处理　须附加上颈部切口并与侧方切口在皮下相通，下方潜行剥离达舌骨水平，切除颏部到舌骨间脂肪。下颌下区脂肪切除常属必要操作；合并下颌下腺下垂时，应切除部分下颌下腺，并予以固位缝合。

4. 颈阔肌的处理　对于颈阔肌松弛者，除在颈中线行对合、瓦合缝合及 Z 成形术等处理，使之形成前部肌肉悬吊带外，还可在侧方做部分肌肉切除，纵向折叠或将颈阔肌后缘向后上牵拉缝合于胸锁乳突肌筋膜或乳突骨膜上。对于颈前部颈阔肌纵向隆起者，多在舌骨水平横断两侧颈阔肌，将近中边缘相对或重叠缝合，以消除肌肉隆起并改善颏颈角。

5. 合并颏后缩时，除做颏下脂肪、肌肉等软组织处理外，还须行颏成形术，只有增加颏突度，才能形成较正常的颏颈角。

6. 低位舌骨引起的颈部严重畸形治疗较复杂，须进行与舌骨有关的下颌舌骨肌、颏舌骨肌、茎突舌骨肌等处理，使舌骨向后上移位，从而明显改善颈部轮廓。

【并发症及其处理要点】

1. 颈中线凹陷　形成原因多为局部脂肪切除过多或皮瓣过薄。术中应注意掌握解剖层次，必要时可行自体脂肪移植。

2. 颈部纵向条索 颈阔肌分离不充分、近中边缘未完全离断是主要原因。术中嘱患者收缩颈阔肌或电刺激肌肉有助于判断。

（刘筱菁）

四十六、皮肤移植术

游离皮肤移植修复皮肤或黏膜缺损已有数百年历史。皮肤移植术成功的基本条件是受区毛细血管生长进入移植皮片。影响成功的因素包括受区血液供应、受区创面的微循环、供区皮肤的血管结构、供受区之间的接触以及全身健康状况等。

【皮肤移植的种类及适应证】

1. 全厚皮片 由表皮和真皮全层组成，质地和色泽与正常皮肤相近，移植后收缩不明显。儿童期植皮后，皮片可相应生长扩大。全厚皮片适用于修复血运好、无感染的小面积皮肤缺损。修复对功能和外形要求较高部位的缺损时，全厚皮片优于断层皮片。

2. 断层皮片 由表皮和部分真皮组成。根据所包含真皮数量的不同，又可分为薄断层皮片（0.20～0.30 mm）、中厚皮片（0.30～0.46 mm）和厚断层皮片（0.46～0.76 mm）。由于断层皮片术后收缩明显、色素沉着和缺乏生长能力，难以用于恢复局部外形的修复。其相对适应证主要为肿瘤切除后不宜用全厚皮片或皮瓣修复的大型皮肤缺损，洞穿性缺损皮瓣修复时的衬里，或覆盖全厚皮片坏死后的创面等。

3. 网状皮片 为断层皮片经扩张处理从而可覆盖更大创面的特殊类型，适用于对皮肤弹性要求较高（如眼睑）以及渗出较明显的受区修复。经扩张处理后，网状皮片可扩大到原面积的 1.5～3 倍，甚至 6 倍。网状皮片的裂隙须经再上皮化，最终外观仍呈网状，故在面部应用价值有限。

4. 点状皮片 为全厚皮片的特殊类型，主要用于非美容重要部位的小型缺损修复，或覆盖严重渗出的创面。

5. 复合皮片 复合皮片含有两层或两层以上组织，在头颈部多用于修复鼻翼、外耳和眉毛缺损。

6. 培养皮片　培养皮片有自体和同种异体两种。自体培养皮片移植修复皮肤缺损是修复外科的新进展，其通过实验室特定的培养程序，扩大皮肤组织量后再进行移植。适用于某些先天性病损，如神经纤维瘤、先天性皮肤缺损等的术后修复。在可能情况下（如一定的手术时机和培养时间），可代替网状皮片。同种异体培养皮片的组织来源主要是冷冻保存的尸体皮肤或新生儿包皮。经培养处理的异体角质细胞膜覆盖皮肤创面并不受到排斥，但使用前须除外供体患有获得性免疫缺陷综合征（艾滋病）、肝炎、巨细胞病毒感染及疱疹等疾患。

【手术要点】

1. 手法取皮　全厚皮片多需用手术刀自供区切取。按受区缺损形状和大小标定取皮范围。应将皮肤收缩和受区周围皮肤伸展造成的创面扩大等因素考虑在内。全厚皮片切取后收缩 10% ~ 15%，故所切取皮片应较缺损区大 20% ~ 25%。皮肤移动性较大的区域（如下睑），皮片的垂直长度应相当于缺损区的 1.5 ~ 2.0 倍；若受区缺损术后无明显收缩（如鼻下部），全厚皮片可与缺损形状基本一致。切开皮肤后，牵引一侧创缘，沿皮下脂肪表层剥离，使皮片上不含脂肪（图 6-81）；也可切取皮片后，在离体情况下修剪去除皮下脂肪（图 6-82）。

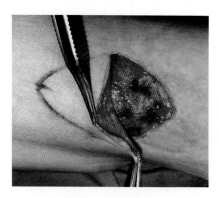

图 6-81　手法取皮

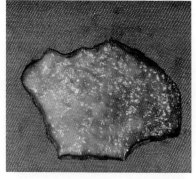

图 6-82　皮片离体后去除皮下脂肪

2. 取皮机取皮法　较大面积薄断层和中厚皮片一般用特殊取皮器械切除（图 6-83）。取皮机有滚轴式、鼓式、风动式、电动式等多种，术者须熟悉其性能和使用方法，使用前须仔细检查器械状态。

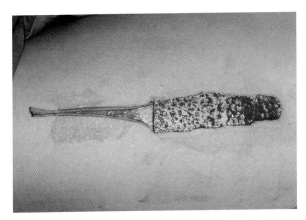

图 6-83　取皮机取皮厚度均匀、形状规则

3. 供皮区的处理　供皮区应无炎症、瘢痕等缺陷。表皮或中厚皮片切取后，主要问题是疼痛、渗出和感染。为减少渗出，可敷以凝血激酶、氧化纤维素等止血剂，或先用浸以 1% 利多卡因、肾上腺素溶液的敷料压迫止血，然后再行包扎。创面用一层凡士林纱布覆盖，再加数层敷料，加压包扎。妥善包扎是良好愈合的重要技术环节。术后 24～48 小时为渗出高峰期，若渗出较多，可重新包扎。若无感染、积血、积液等情况，一般不必更换敷料。2～3 周后，创面愈合，敷料则自行松脱。全厚皮片的创面多应拉拢缝合。

4. 植皮区的处理　新鲜创面须彻底止血，但要避免遗留过多结扎线头。其他创面不能留有感染肉芽或瘢痕组织。皮片移植后须做妥善加压包扎，使皮片与创面均匀紧密贴合。敷料不可松脱移位，若无并发症，可于术后 8～10 天更换敷料。皮片成活后数月内，应行功能训练、局部按摩、理疗等，以防止或减轻其继发性收缩。

四十七、皮瓣转移术

【定义及基本概念】

1. 皮瓣是包括皮肤和皮下组织的复合组织，在转移过程中须保持其直接血管供应。

2. 皮瓣的转移方式有推进、旋转和换位 3 种。

（1）推进皮瓣：最简单的推进皮瓣是通过潜行剥离使组织瓣相对移动、靠拢，直接缝合而关闭原发缺损。此型皮瓣不造成继发缺损，但可能产生需要修整的典型"猫耳畸形"。常用的推进皮瓣多须通过切开使组织瓣沿单一方向滑行转移以覆盖缺损。基本设计原则是在缺损的一侧形成皮瓣，通过直接推进转移至缺损区。修复过程中包括一期和二期转移。一期转移为形成的皮瓣向缺损方向滑行推进以及皮瓣本身轻度牵拉延伸，二期转移指周围组织向推进皮瓣靠拢。

（2）旋转皮瓣：皮瓣转移轨迹呈曲线。皮瓣的一侧即为缺损边缘，旋转覆盖创面后，最大张力线位于旋转点和弧形切口线最远点之间。皮瓣基部的 Burow 三角（猫耳畸形）经矫正后，原旋转点转移，张力线方向和皮瓣位置发生改变。皮瓣转移后将发生皮瓣边缘与一期和二期缺损的宽度不等的问题，常用解决方法是沿皮纹在切口弧线的某一点上切除底边相当于二者之差的三角形组织。面部旋转皮瓣的长度一般应相当于缺损宽度的 4 倍。旋转皮瓣转移中多包含推进成分。皮瓣仅有两条边，较易将缝合线安排在美容单位交界线或皮纹上。皮瓣蒂部较宽，血运可靠。皮瓣设计和应用有较大灵活性。为保证淋巴回流、减轻充血和水肿，应将皮瓣设计在缺损下方。旋转皮瓣最适于修复三角形缺损。由于组织量大，为修复下颊部和上颈部大型缺损的常用方法。

（3）换位皮瓣：换位皮瓣也通过旋转方法进行转移，与旋转皮瓣的区别在于旋转轴线为直线而不是曲线，这一特点使换位皮瓣的应用更具有精确性，从而有利于减少伤口张力和瘢痕形成。皮瓣设计的基本原则是在组织丰富区域形成皮瓣修复另一区域的缺损。皮瓣转移后的张力取决于邻近组织的伸展程度。应用换位皮瓣之前，须了解其几何学原理，但组织转移过程中微细而复杂的变化并不遵循纯几何学规则，对组织性状差异性的了解和运用更为重要。

3. 常用术语及其含义

（1）一期缺损：也称原发缺损，指需要关闭的伤口，如肿瘤切除、创伤、炎症等造成的缺损。

（2）二期缺损：也称继发缺损，是组织转移关闭一期缺损后所形成的新伤口。皮瓣转移后多形成继发缺损。继发缺损的位置是皮瓣设计中经常涉及的重要问题。合理的皮瓣设计应将继发缺损安排在邻近组织松弛区域，从而无须辅以其他解剖或减张操作即可顺利关闭缺损。较大的继发缺损需要皮肤移植或另外设计皮瓣进行覆盖。

（3）一期转移：皮瓣的一期转移是指在关闭一期缺损时皮瓣组织的移动或牵引，主要方式为滑行（推进或旋转）或以一点为中心的升降或跨越（换位）。

（4）二期转移：是在一期转移后，一期缺损周围组织的移动或牵引。因此，在皮瓣转移过程中发生一期和二期双重组织牵拉力，必须对双重转移后的最终张力、伤口的位置以及邻近重要结构（如眼睑、外鼻、外耳、口角等）的变化进行综合考虑。

（5）蒂：皮瓣的蒂是皮瓣与周围组织相连的部分。血液经蒂部供应整个皮瓣。皮瓣设计时，应避免牵拉、压迫或扭转等因素对血液供应的影响。蒂部宽度和皮瓣长度的比例关系因解剖部位而异。

（6）延迟：是增加皮瓣血液供应的一种外科技术。通过延迟处理，皮下网状层血管数量增多，并有利于皮瓣血管沿其长轴重新排列，从而提高皮瓣转移成功率或长宽比例。

（7）关键缝合：是皮瓣形成并转移后的第一针缝合。推进、旋转皮瓣的关键缝合多用于关闭原发缺损，而换位皮瓣的关键缝合则多用于关闭继发缺损，以保证皮瓣在无张力情况下与原发缺损创缘缝合。

（8）美容单位：在皮瓣外科中，面部美容单位或区域单位，以及各美容单位交界线的概念极为重要。面部被特定的交界线分为数个美容单位。这些与生俱来的解剖区域两侧对称，解剖形态和组织性状常有明显差异。每一美容单位又由数个亚单位组成。皮瓣应设计在缺损同一美容单位内。切口瘢痕尽量安排在较隐蔽的美容单位或亚单位交界线上。若缺损涉及多个美容单位，修复应分区设计，在各自美容单位内分别形成皮瓣。有时须将缺损扩大为美容单位或亚单位，再形成皮瓣修复，从而达到更理想的效果。

【皮瓣的分类】

皮瓣有不同分类方法，最常用的分类方法包括按部位、血液供应和组织转移方式分类 3 种。仅用一种方法进行皮瓣分类较困难，如局部皮瓣可分为局部任意皮瓣和局部轴型皮瓣。有些皮瓣可能兼备两种皮瓣的特征，如轴型皮瓣带有任意皮瓣部分，区域或远位皮瓣常具备轴型皮瓣性质。

1. 部位

（1）直接皮瓣：与原发缺损相连或邻近，以某种形式维持血液循环而进行转移的皮瓣。

（2）间接皮瓣：供区远离原发缺损，通过血管吻合进行转移的称为游离皮瓣；维持蒂部与供区相连，分期转移的称为管状皮瓣。

2. 血液供应

（1）任意皮瓣：血液供应来自皮肤丰富的血管交通网络，蒂部不含知名血管。皮瓣无轴向性，长宽比例与供区血管结构有密切关系。

（2）轴型皮瓣：皮瓣内含有知名动、静脉，长宽比例不受任意皮瓣原则限制。皮瓣范围根据轴型血管分布区域确定。皮瓣的有效长度并不因宽度的增加而增加。转移过程中可去除蒂部皮肤形成岛状瓣。多数轴型皮瓣远端都含有任意皮瓣成分。

3. 组织转移方式　根据转移方式可分为推进、旋转和换位 3 种类型。多数为任意皮瓣，有时可为轴型皮瓣，但均为局部皮瓣。

四十八、肌皮瓣成形术

肌皮瓣血运丰富，可提供的组织量大，应用灵活，成功率高，在修复复合软组织缺损方面具有较好效果。口腔颌面外科常用的肌皮瓣有胸大肌皮瓣（图 6-84）、胸锁乳突肌皮瓣、斜方肌皮瓣、背阔肌皮瓣等。

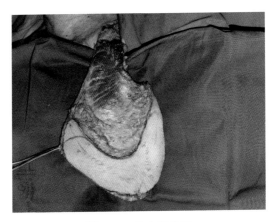

图 6-84　胸大肌皮瓣

【适应证】

1. 肿瘤切除后面颊、口底、咽侧壁、颌下及颈部广泛组织缺损的修复。

2. 面颊部大型洞穿性缺损的修复。

3. 去除表皮后作为充填广泛的皮下软组织缺损的供区。

【手术要点】

1. 必须熟悉所用肌皮瓣的解剖结构，特别是其营养血管的解剖结构，避免损伤。

2. 根据缺损情况，可设计肌皮蒂瓣或肌肉蒂瓣。

3. 形成肌皮瓣时，必须首先在肌蒂深面找到主要的营养血管并加以保护。

4. 在肌皮瓣转移至受区过程中，肌蒂难免折叠、扭转，特别注意不可使血管受到直接压迫，以免造成血流障碍。

5. 注意消灭死腔，以免血肿形成并继发感染。锁骨上、下区及下颌下区尤应谨慎处理。

6. 术后常规放置引流 24～48 小时。

四十九、游离软组织皮瓣移植术

借助血管吻合的游离软组织皮瓣移植在修复各类口腔颌面部缺损中具有重要临床应用价值。口腔颌面部常用的游离软组织皮瓣有前臂皮瓣（图 6-85 和图 6-86）、股前外侧皮瓣、腹直肌皮瓣等。

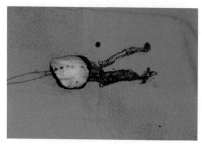

图 6-85　前臂皮瓣

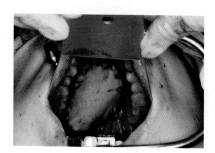

图 6-86　前臂皮瓣修复腭部缺损

【适应证】

1. 口腔颌面部广泛软组织缺损，不宜用局部皮瓣或游离植皮修复者。

2. 缺损局部或周围具备与游离皮瓣进行吻合的动脉和静脉。

【手术要点】

1. 必须应用已证实符合供区标准的游离皮瓣。

2. 必须具备熟练的小血管解剖和吻合技术。

3. 供吻合用的血管开放后，避免外膜、术野内血液及任何其他异物进入管腔。

4. 供、受血管吻合不可在有张力的情况下进行，避免对血管的牵拉、扭转及压迫。

5. 合理应用抗凝解痉药物。

6. 术前和术后忌用血管收缩剂。环境温度应维持在 26 ℃以上，以防止血管痉挛。

7. 术后数天内应严密观察皮瓣血运情况，若出现动脉供血或静脉回流障碍，必须及时进行相应处理。

（单小峰）

五十、游离骨瓣移植术

借助血管吻合的游离骨瓣移植可对上、下颌骨缺损进行骨性重建。临床上常用的游离骨瓣为游离腓骨瓣、游离髂骨瓣、游离肋骨瓣等，均可制备成携带肌肉或皮肤的复合组织骨肌皮瓣（图 6-87 和图 6-88）。

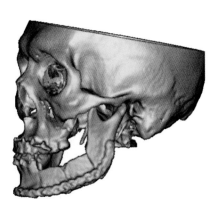 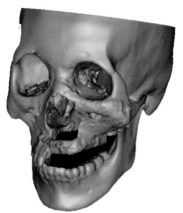

图 6-87　游离髂骨瓣修复下颌骨缺损　　图 6-88　游离腓骨瓣修复上颌骨缺损

【适应证】

1. 口腔颌面部骨缺损需行骨性重建者。
2. 具备与移植皮瓣进行血管吻合的受区血管。
3. 患者全身情况能耐受手术。

【手术要点】

1. 根据骨缺损的具体情况选择适当的游离骨瓣。下颌体缺损多选用游离髂骨瓣，半侧及超过半侧的下颌骨缺损多选用游离腓骨瓣，上颌骨缺损根据骨缺损大小可选择游离腓骨瓣或髂骨瓣。

2. 游离骨瓣应制备成携带肌肉或皮肤的复合组织瓣，以保证移植骨具有良好的软组织覆盖。

3. 移植骨需进行截骨和塑形，以恢复口腔颌面部骨的解剖结构和外形。

4. 移植骨与颌面部骨断端之间的固定参照颌骨骨折的固定方法。

5. 术中注意恢复稳定的咬合关系。

6. 必须具备熟练的小血管解剖和吻合技术。

7. 合理应用抗凝解痉药物。

8. 术后应严密观察皮瓣血运情况，若出现血管危象，需及时探查。

9. 可应用计算机辅助设计（CAD）/计算机辅助制作（CAM）技术、手术导航或导板等数字化技术辅助实施，达到精确修复的效果。

（彭歆）

五十一、组织扩张术

利用组织扩张装置和技术，可使皮肤及皮下组织在厚度减小的同时扩大面积，面积扩大的程度因局部组织解剖条件及深部组织类型而异。经过组织扩张，可为受区提供较大量颜色、质地及附属器分布等条件相同或相近的皮肤。供区常不遗留继发缺损，提高了缺损修复的总体效果。由于组织扩张过程中局部组织血液循环增加，局部皮瓣的设计和应用更具有安全性和灵活性。

【适应证】

头颈部多部位较大范围皮肤缺损的修复。

【禁忌证】

皮肤瘢痕化、萎缩及放射性损害的部位不宜做组织扩张处理。

【术前准备】

1. 供区的选择　扩张后的皮肤应利于进行较简单的局部推进或旋转皮瓣设计。

2. 扩张器类型的选择　扩张器的基底面积约相当于拟修复缺损面积的 2.5 倍。头颈部以容积为 250 ml 的矩形扩张器较为适用。

3. 术前预防性应用抗生素。

【手术要点】

1. 麻醉 根据置入扩张器的部位、类型及数量可选择 1% 利多卡因（加 1 : 100 000 肾上腺素）局部浸润麻醉或全身麻醉。

2. 切口 埋置扩张器的切口多应设计在正常组织与拟修复的缺损区域的交界处。若需进行多部位组织扩张术，应根据修复缺损的局部皮瓣设计要求安排切口的位置。

3. 在头皮或额部置入扩张器时，应经切口在骨膜和帽状腱膜之间或骨膜与额肌之间进行潜行剥离。在颈部，扩张器可置于皮下层或颈阔肌下层。剥离范围应足够大，以便扩张器可平整置入，避免发生折叠或扭曲。

4. 置入扩张器后，即刻注射 50 ml 液体，以利于消灭死腔和止血。

5. 扩张器置入后 2 周开始扩张。用 50 ml 注射器刺入扩张器注射部。注入盐水的体积以表面皮肤轻微变白为止，然后缓慢回抽至皮肤颜色恢复正常。一次注射量为 25 ~ 50 ml。一般可每周扩张 2 次，精确记录注入液体量。为控制注射器刺入部位的准确性，可在扩张器内先注入少量亚甲蓝。

6. 扩张过程中皮肤逐渐变薄，扩张器周围形成软组织囊（图 6-89）。表面皮肤常呈可逆性蓝色或红色改变，有时还可见扩张的皮下静脉，须与发绀或感染等并发症加以鉴别。

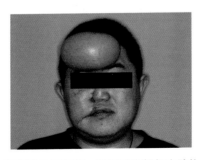

图 6-89 扩张器位于额部，用于扩张额部皮肤修复鼻缺损

7. 当扩张器所在部位隆起皮肤的弧长相当于缺损直径的 3～4 倍时可终止扩张。完成这一扩张过程在面颈部需 6～8 周，在头皮部约需 12 周。

8. 释放扩张器内液体，从原切口或皮瓣切口取出扩张器。根据修复缺损的术前设计形成宽蒂推进或旋转皮瓣。由于扩张后皮肤血运丰富，允许适当修整去薄以更适应受区形态学要求。供区行负压引流。创面关闭及术后处理同一般皮瓣外科常规。

【并发症及其处理要点】

头颈部组织扩张术并发症发生率最高。多数并发症经正确处理后一般不会对手术效果产生严重影响。

1. 皮肤坏死、扩张器暴露　此为较常见且较严重的并发症，约占 30%。置入扩张器的切口过于邻近扩张中心区是造成伤口裂开的主要原因。此外，应注意置入扩张器时潜行剥离的层次和部位，以保证表面皮肤的厚度和质量。仔细观察局部变化，当可能发生皮肤破溃时，应立即取出扩张器进行修复手术，并可根据缺损情况另行设计扩张器的置入。

2. 扩张器液体渗漏　扩张器内液体发生渗漏常使扩张术被迫中止。避免这一现象发生有两个主要环节：①术前仔细检查扩张器是否完好无损。②置入及扩张操作中注意勿损坏扩张器的扩张部、注射部及连接装置。

3. 感染　头颈部血运丰富，组织扩张术后感染并不多见。局部红肿、剧烈疼痛、皮温升高等为感染存在的明确指征。应用抗生素及引流为有效的对症处理措施。发生严重感染时，应取出扩张器，对供区腔隙进行填塞或引流。

4. 血肿或血清肿　术后即刻至数周后均可能出现血肿或血清肿。若在血管瘤病损区周围行组织扩张术，这一并发症发生率较高。置入扩张器过程中应注意彻底止血，并于术后即刻注入适量液体以利于压迫止血。术后正确引流是预防血肿或血清肿发生的重要环节。一旦血肿或血清肿发生，多次抽吸是治疗措施之一。

5. 骨吸收　头皮和前额部皮肤扩张术后偶见骨吸收现象，多发生于大容积（400 ml 以上）持续扩张病例。主要表现为颅骨外板吸收变薄。应严格掌握组织扩张术的适应证和手术设计标准。儿童患者不宜行头皮扩张术。

6.　疼痛　组织扩张术多致患者产生不适感或轻微疼痛。剧烈疼痛可能与扩张速度过快或局部神经解剖等因素有关。前额由于有眶上神经和滑车上神经的丰富分支，常为疼痛好发部位。

五十二、瘢痕整复术

创伤、炎症等多种因素均可导致瘢痕。颌面部各类手术也不可能在不留瘢痕的情况下完成。理想的术后瘢痕应具有以下特点：①瘢痕平整，不隆起或凹陷。②颜色和质地与周围正常皮肤相近。③瘢痕长轴与皮肤张力松弛线平行，并应尽量位于自然沟纹或面部美容单位（或区域单位）交界线处。④瘢痕应较窄。⑤避免形成直线形且连续的瘢痕，而应尽量圆缓、弯曲。

【瘢痕的整复时机】

一般认为，瘢痕形成后 6～12 个月为成熟软化期，但是瘢痕软化受多种因素影响，应根据患者年龄、皮肤类型和部位等情况进行综合考虑。经过 1～3 年，瘢痕均将发生变化。有足够的观察期是获得满意整复效果的重要前提。当局部存在不利因素（如瘢痕与皮肤张力松弛线垂直）时，瘢痕难以恢复到理想状态，应及时进行整复。较深的瘢痕常对表面伤口愈合起到支撑与稳定作用，应延迟2～3 个月整复；反之，较表浅的瘢痕于术后 6～9 周通过皮肤磨削即可达到治疗目的。此时，愈合中的伤口周围成纤维细胞活跃，有利于磨削后皮肤创面的愈合。

【适应证】

并非所有瘢痕都需要外科整复，适于整复的瘢痕主要有以下类型：

1.　瘢痕较宽，外观明显。

2.　瘢痕长轴垂直于皮肤张力松弛线。

3.　网状瘢痕。

4. 结节状瘢痕。

5. 不与皮肤张力线相重叠的较长而连续的线状瘢痕。

6. 增生性瘢痕。

7. 瘢痕破坏面部解剖结构。

8. 瘢痕影响面部生理功能。

【整复原则】

瘢痕整复一般须采用多种方法、进行多次处理，才能达到理想效果。手术方法本身没有绝对的优劣之分，应根据瘢痕的位置、范围和特点选择具有针对性的方法或术式。关于手术次数、间隔时间、疗程及最终可能达到的效果等问题应向患者交代清楚。

术者必须掌握多种瘢痕整复方法和技术，根据瘢痕位置，局部皮肤类型，瘢痕的形状、走向、挛缩程度，瘢痕与邻近解剖结构的关系，以及患者年龄等因素进行综合设计。瘢痕整复主要有切除、不规则化、皮肤磨削及皮肤刮切术 4 种方法，有时需联合应用。

【手术要点】

1. 手术切除

（1）瘢痕较宽且两侧边缘不平行时，梭形切除整复常可获得满意效果。

（2）梭形切除的角度不应大于 30°，否则可能出现典型皮肤畸形。

（3）若为长于 1 cm 的梭形切口，应使最终瘢痕尽量与皮纹或皮肤张力松弛线平行。

（4）多次切除术可使瘢痕转移至更有利位置，如将颞部瘢痕转移至发际内，将颊部瘢痕转移至鼻唇沟内。

（5）对于较宽的瘢痕，因一次切除张力大或对邻近解剖结构和形态产生不利影响，宜做分次切除设计。分次切除可使正常皮肤通过延展调整补偿瘢痕切除后缺损的组织量。若利用组织扩张技术，可缩短疗程，达到与分次切除同样的效果。

2. 瘢痕不规则化

（1）Z 成形术：Z 成形术用于线状瘢痕整复的主要作用是改变瘢痕方向，虽然术后瘢痕总长度增加，但分段瘢痕长度缩短且不呈连续直线形。Z 成形术适用于网状瘢痕及挛缩瘢痕的整复。

1）术前须对邻近皮肤和结构做出明确评估，每一换位皮瓣的蒂部都应有足够的可移动性，以保证皮瓣顺利转移到所需要的位置。若中央臂两侧组织张力过大，换位转移将难以完成。眼睑、口裂或鼻翼等重要解剖结构位于皮瓣蒂部时，Z 成形术将导致移位畸形。

2）首先要确定中央臂的长度。术后所获得的线性总长度随中央臂长度增加而增加。但中央臂过长时，术后瘢痕明显，故应设计多个臂长较短的连续 Z 成形术。面部 Z 成形术中央臂长一般不超过 1 cm，颈部在 2 cm 以内。

3）换位皮瓣的角度是 Z 成形术中央臂延长率的决定因素。角度为 30°~90° 的 Z 成形术都具有其相应的临床应用价值，以 60° 角 Z 成形术应用最普遍。中央臂方向的改变幅度随角度增大而增大。角度为 30° 时中央臂旋转 45°，角度为 45° 时旋转 60°，角度为 60° 时旋转 90°。这一基本规律是设计皮瓣、安排瘢痕最终位置的重要参考依据。角度小于 30° 的 Z 成形术，皮瓣尖端血运供应不可靠，可将切口改为向外凸的弧形以增加皮瓣尖端的宽度。在设计皮瓣角度时，应将烧伤或放射后局部血液供应的不利变化因素考虑在内。

4）中央臂位置和长度确定之后，侧臂有两种选择，应加以对比，采取最有利于提高整复效果的一种设计。在注射麻药之前，清晰标记切口线，以保证按设计精确形成组织瓣。

5）在皮下做充分潜行剥离，以免皮瓣换位后造成唇、口角、鼻翼等结构移位。

6）当瘢痕较宽时，应先关闭中央臂处创口，以保证侧臂的设计位置。由于中央臂瘢痕切除后的皮肤收缩，有时需要切除变得尖细的三角瓣的末端。皮瓣切口应自尖端开始，用小拉钩牵引进行皮下脂肪层锐性剥离，剥离范围应超过皮瓣蒂部。如有张力，则应进一步扩大剥离范围或延长侧臂切口。

7）先缝合皮下层，缝合针数不宜过多，以免影响皮瓣血运。皮肤创口用纤细缝合材料，采取无创伤外翻缝合技术关闭。术后 3~5 天拆线。

（2）W成形术：W成形术采用多个三角形滑行瓣，术后瘢痕与皮肤张力松弛线走行相似，特别适用于下颌下缘、耳前及额部瘢痕的整复。

1）精确标记拟切除的范围，以及瘢痕区本应存在的张力线的走行。根据瘢痕线与皮肤张力松弛线的交叉角度，设计滑行三角瓣，使两侧三角瓣滑行对合后形成由多段与皮肤张力线走行方向相近的小瘢痕组成的锯齿状瘢痕。每一三角瓣边长约5 mm。

2）用11号刀片沿设计线切开并切除瘢痕。较深在的瘢痕应予保留，以防止术后伤口区收缩下陷。视缺损宽度做适当潜行剥离。

3）运用精确的软组织操作技术分两层关闭伤口。三角瓣尖端须采取特殊缝合法。

3. 皮肤磨削术　浅表瘢痕通过磨削，借助真皮网状层中皮肤附属器的上皮增殖可发生再上皮化；对于较深的瘢痕，皮肤磨削虽然并不能真正消除瘢痕组织，但可使其平整，并在颜色、质地等方面接近周围正常皮肤，使外形得到一定改善。皮肤磨削术与其他整复手术联合应用可望获得更理想效果。Z成形术或W成形术后6~12周可开始皮肤磨削。为达到最佳治疗效果，瘢痕的磨削多分期进行。磨削术对肤色浅淡的部位较为适宜，深色皮肤者术后色素沉着改变较明显。孕妇、接受激素治疗及口周痤疮或病毒感染等患者慎用皮肤磨削术。

4. 皮肤刮切术　刮切术适用于改善较窄的局限性凸状瘢痕。操作方法是使用刃薄而锐利的手术刀片呈锯齿状切削并搔刮瘢痕组织。处理较小的典型皮肤畸形时，刮切的深度不可越过真皮全层。刮切术最适用于整复皮脂腺丰富的鼻端区小范围瘢痕。

五十三、脂肪移植术

【适应证】

1. 主要用于面部凹陷性缺损的填充，如半侧颜面萎缩，腮腺及下颌下腺切除术后畸形等。

2. 只限自体移植。

【手术要点】

1. 脂肪抗感染能力低，要求严格无菌及无创性手术操作。

2. 移植后吸收明显，严重时可吸收 80%，故常需过度矫正。脂肪连同真皮和深筋膜一并移植或带蒂脂肪移植的吸收程度降低。移植后的吸收过程约持续半年。

3. 移植后脂肪可发生无菌性坏死、液化，须及时处理，防止继发感染。

五十四、真皮移植术

【适应证】

1. 体表小范围凹陷畸形。

2. 假关节成形术的充填物。

3. 不稳定瘢痕上游离植皮的衬垫物。

【手术要点】

1. 真皮含毛囊、汗腺、皮脂腺，多有细菌存在，须注意消毒。

2. 宜选胸、腹、背、大腿外侧等真皮较厚且少毛区域作为供区。切取真皮量应较受区需要量大 20% 左右。若需要大面积真皮，应先用取皮机将薄断层皮片掀起，切取真皮后再将皮片复位缝合。

3. 制备凹陷缺损区模型，根据模型叠加真皮，使其形状基本与模型相符。

4. 真皮移植体须妥善固定于受区。

5. 术后 2 周，毛囊处可发生囊肿样改变，但可破裂、吸收，无须特殊处理。

五十五、筋膜移植术

【适应证】

1. 面神经麻痹矫正术中用作吊带。

2. 假关节成形术的充填物。

【手术要点】

1. 多用大腿外侧的阔筋膜。

2. 切除窄长筋膜时，宜用筋膜切取器。

3. 供区加压包扎，消灭死腔，防止发生肌疝。

4. 筋膜在持续拉力作用下可变长且强度下降，张力随年龄增长而逐渐降低，行悬吊术时须将此因素考虑在内。

5. 筋膜移植有游离移植和带蒂移植两种，临床应用以游离移植为主。带蒂筋膜移植常用于器官再造中包裹软骨等支架结构，为游离植皮提供受区组织条件。

五十六、软骨移植术

【适应证】

1. 修复骨性缺损畸形，如鼻骨、眼眶、颧骨、下颌骨颏部等缺损。

2. 修复软骨性缺损畸形，如鼻软骨、鼻翼软骨、耳廓等缺损。

3. 颞下颌关节成形术中的填充物或假关节头的关节面。

【手术要点】

1. 受区组织条件要好，不可在瘢痕组织内行软骨移植。

2. 用于移植的供体应与所需修复的缺损形态和大小相符合。

3. 软骨抗感染能力低，移植手术须注意无菌操作。

4. 软骨自供区切取后，多发生扭曲变形，且移植于受区后这种改变仍可持续，对此须有充分估计，必要时需再次手术矫正。

5. 软骨移植后多无生长能力，故软骨移植术在儿童期慎用。

五十七、骨移植术

【适应证】

1. 各类下颌骨缺损。

2. 颧骨、上颌骨、鼻骨缺损。

3. 假关节成形术。

4. 上颌窦提升术。

5. 牙槽突裂植骨术。

【手术要点】

1. 严格采用无菌技术。

2. 植骨床具有良好的软组织条件，包括局部血运丰富、有足够的组织量，无瘢痕、炎症等。

3. 保证植骨块与受区骨断端之间有良好的接触和固定。近年来，骨固定技术发展迅速，微型钛板、坚固内固定、加压固定等材料和方法使骨移植术的效果得到明显改善。

4. 以钛网为框架的松质骨移植为重建形态结构复杂的骨缺损提供了新方法，但对受区组织条件常提出更高要求。

5. 下颌骨缺损多用髂嵴前份骨块修复，宜保留髂嵴外侧骨板，以减少供区的外形改变。

6. 假关节成形术常取第 7、8 或 9 肋，并带一小段肋软骨。切取肋骨时勿损伤胸膜。

7. 植骨后注意恢复上、下颌的正确关系，并进行妥善制动。

（单小峰）

第八节　腭裂修复术后的语音治疗

一、功能性语音障碍的治疗

语音治疗的目的是消除不良发音习惯，形成正确的发音模式。发音语音学、语音病理学等方面的研究表明，所有发音异常的直接原因均为发音器官对气流的阻碍位置或阻碍方式异常。腭裂修复术后具有较好的腭咽闭合条件而发音不清，称为功能性语音障碍。

【治疗原则】

1. 改善腭咽闭合功能，矫正气流呼出方式。

2. 进行腭咽闭合与各发音器官协调运动的训练。

3. 进行唇、舌等发音器官运动功能及相互间协调运动的训练。

4. 矫正辅音、元音发音错误。

5. 进行各辅音与不同元音组合发音能力的训练，以及单字、词组快速发音能力的训练。

6. 进行将各种正确发音技巧融入连续性语音活动的训练。

按功能性语音障碍的分类（见第五章"诊断技术"），分别采用以下原则。

- 发音部位异常：采用第 3 ~ 6 条。
- 发音方式异常：采用第 4 ~ 6 条。
- 发音部位及发音方式均异常：采用全部 6 条。

【治疗时间】

腭裂修复术后 1 个月即可开始训练，幼儿一般在 4 岁半开始训练。可分为两种训练形式。

1. 常规训练　需 2 ~ 6 个月，每周训练 1 ~ 2 次，每次半小时左右。

2. 强化训练　指在短时间内集中时间训练，可以取得与常规治疗相同的语音效果。一般需 1 ~ 1.5 个月，每天训练 2 次，每次半小时。

【语音矫治器辅助治疗】

除主观训练方法外，还可以借助一些客观手段辅助语音治疗，尤其对发音部位异常者，这类方法称为语音矫治器辅助治疗。如在上腭制作腭托，再根据不同辅音发音部位异常的矫治需要，在腭托上相应部位制作"刺状物"，可以矫正舌根异常抬高等不良习惯，此类矫治器称为"腭刺"。

【生物反馈训练】

借助各种仪器使受训者通过视觉和听觉，自我调节、完善，快速掌握正确发音方法，取得良好的效果。以下方法可考虑使用。

1. 录音　将患者自己的发音情况录下，放给患者听，再参照正常的发音练习。

2. 鼻咽纤维镜　自鼻腔中鼻道将纤维镜放置于受试者腭咽部，使其发音时可以直接观察到自己的腭咽闭合状态，自我调整腭咽闭合运动。

3. 鼻音计　通过限定某一辅音的鼻音化率数值或图形，让患者直视自己发音的鼻音化率数值或图形，努力修正至正常。

4. 腭位图　参照正常的舌、腭位置关系图，使发音者可直视自己的舌体发音异常位置，加以改正，达到正常。

二、非功能性语音障碍的治疗

【原理】

非功能性语音障碍是相对于功能性语音障碍而言的，指那些由解剖形态或结构异常所致的语音不清，如腭咽闭合不全、软腭麻痹、舌系带过短、腭舌弓紧张以及听力障碍等。

【方法】

多需要通过相应的手术治疗恢复正常的解剖形态，再配合语音训练，以达到恢复正常语音的目的。

例如腭咽闭合不全，应按照前述的诊断和分类进行相应的咽成形术。一般认为冠状闭合不全宜行腭咽肌瓣手术，即缩咽术；矢状闭合不全宜行咽后壁瓣手术；环状闭合不全宜行缩咽术或咽后壁瓣手术；严重的闭合不全则可考虑非手术治疗，即采用腭咽阻塞器，也称为语音球，通过修复体的机械阻塞作用，达到发音时呈正常的口鼻腔分隔状态，此法也可治疗软腭麻痹导致的语音异常。以上所述仅供参考，可根据患者具体情况，制定相应的治疗方案。某些疾患还需多学科配合的综合治疗。例如听力障碍，应请耳鼻喉科医师协助治疗，解决听力问题，再行语音治疗。

舌系带过短、腭舌弓过紧者则需采用延长手术加以矫正。此类语音不清的治疗，单纯靠语音训练是达不到目的的，要在修复相应解剖形态缺陷的基础上，配合语音治疗，才能取得良好的效果。

（周治波）

第九节　种植义齿

种植义齿是指在牙种植体的支持、固位基础上完成的一类缺牙修复体。经过 50 余年的发展，口腔种植技术不断快速发展，种植修复获得了满意的临床效果。口腔种植学经过几十年基础与临床研究也日臻成熟，成为口腔科学中一门新兴的专门学科。

一、种植体特性及种类

1. 种植体材料 目前有大量研究证据的、临床常规使用的种植体仍为钛金属材料制作。其他材质的种植体，例如二氧化锆、钽金属材料等其他材质的种植体处于探索研制阶段。

2. 种植体的外观 种植体表面通常设计制作有螺纹，以利于增加种植体和骨组织之间的接触面积以及满足不同程度的自攻性、初期稳定性需要。外形多为柱状或根形。

3. 表面处理 经过不同技术处理后的种植体表面呈现不同的特征。目前较常用的为酸蚀喷砂的种植体、表面进行微弧氧化的粗糙表面种植体，也有采用涂层法进行表面处理的种植体，其目的是提高种植体骨结合的速度和质量，促进种植体和骨组织之间快速建立长期稳定的骨结合。

4. 连接方式 目前广泛使用的种植体通常为两段式种植体，即种植体上部基台和种植体之间通过螺丝互相连接。连接方式分为内连接和外连接。内连接为基台伸入到种植体内部，与其内部的防旋转结构接触；外连接为基台与种植体上部平台表面的防旋转结构相接触。

二、种植义齿技术基本原则

口腔种植修复一般由口腔外科、口腔修复、修复工艺、口腔护理等专业人员合作完成。

（一）种植外科技术基本原则

种植外科技术的标准化、规范化是种植成功的关键，应遵循以下基本原则：

1. 严格的外科无菌操作原则。

2. 处理软硬组织的精细微创原则 种植手术操作应做到准确、精细、微创，并应在有充分水冷却的情况下完成种植窝洞预备，尽量减少对软硬组织的创伤。

3. 初期稳定性原则　种植体植入后达到初期稳定是种植成功的关键因素之一。应使用种植手术专用的种植机以及种植系统配套的器械、配件进行规范的种植手术，确保种植体植入后获得初期稳定性。

4. 避免副损伤原则　种植外科操作者需熟悉颌面部解剖结构，避免损伤重要结构和邻牙。

（二）种植修复基本原则

1. 明确并去除咀嚼系统健康隐患。

2. 在缺牙区建立形态自然、结构稳定、固位佳、功能良好的种植义齿。

3. 不损伤口腔余留牙、软硬组织及种植体，恢复、重建口颌系统功能。

三、种植义齿设计及术前准备

【适应证】

一般来说，身心健康状况能耐受牙槽突外科手术的牙列缺损、牙列缺失以及天然牙处于终末期的患者均可考虑进行种植修复，而根据患者的实际情况进行个体的种植修复风险评估则更为重要。

【禁忌证】

1. 口腔局部禁忌证

（1）颌位关系异常及咬合关系紊乱。

（2）拟种植区有颌骨病变，如囊肿、异物、炎症、肿物等。

（3）重度口干。

（4）有口腔不良习惯。

（5）口腔卫生差。

2. 全身绝对禁忌证

（1）严重的心脑血管疾病：心肌梗死、心瓣膜病、脑血栓、脑出血等。

（2）严重的未控制的高血压。

（3）严重的内分泌系统疾病：糖尿病、甲状腺功能亢进、甲状旁腺功能亢进等。

（4）血液病：贫血、白血病、血小板减少性紫癜等凝血功能障碍。

（5）骨疾病及骨代谢性疾病：畸形性骨炎、全身纤维性骨炎、骨软化、骨质疏松、肾病性骨营养不良等，或长期服用影响骨代谢的药物。

（6）严重行为问题：酗酒、吸毒。

（7）严重心理障碍或精神疾患。

（8）正在进行放化疗。

3. 全身相对禁忌证

（1）各种急性感染性疾病，如呼吸、消化、泌尿系统等感染。

（2）妊娠。

（3）长期服用免疫抑制剂。

（4）正在进行抗凝治疗。

（5）正处于心身压力巨大的生活状态。

【种植术前治疗设计及准备】

在决定种植手术前，应对患者进行全面评估，制定详细的种植修复方案，这通常由种植外科医师和修复科医师等组成的治疗团队共同完成。

1. 临床检查　包括口腔软组织现存状况、剩余牙列情况、缺牙间隙大小、𬌗龈距离、咬合关系、颌骨形态及吸收程度。其中张口度大小、唇颊侧骨板缺损程度、黏膜及牙龈宽度和厚度的测量是必要的。

2. X线检查　X线检查（曲面体层片、根尖牙片、CBCT片，以及必要时头颅正侧位片）为种植外科提供了大量信息及依据，较好地反映了拟种植区骨质、骨量及重要解剖结构的位置。X线片（尤其是曲面体层片）存在一定的放大率，种植术前须排除X线片放大率，准确计算出可利用的骨量。CBCT在影像学评判上更具价值，建议按需选择使用。

3. 信息收集 通过口内扫描、面部扫描、研究模型等收集信息，𬌗架上进行模型分析，可更好地了解缺牙区近远中及𬌗龈距离、咬合关系等。且可制作诊断蜡型，供术前设计使用。

4. 外科导板 复杂病例如需使用导板，则需按照不同类型导板制作的具体要求规范使用。利用诊断模型及蜡型制作简易导板，或整合 CBCT 数据、修复体数据、口腔扫描和面部扫描数据等设计制作数字化外科导板。种植术中应用导板来限定种植体植入的位置及方向。

5. 实时导航 对于复杂疑难病例，如需导航实时指导种植体植入，则需按不同导航系统的要求做相应的术前准备。

6. 种植系统选择 基于患者骨质、骨量、缺牙部位等局部条件，结合不同种植系统的特点，在术前设计时应初步选择适合患者临床条件的种植系统，并确认所需器械和配件齐全完好。

四、种植体植入术

【适应证】

骨质、骨量满足种植体植入需要，不需要软硬组织增量及其他处理的种植位点。

【术前准备】

1. 履行有效的患者知情同意。

2. 确认种植相关的手术室、设备、器械、配件、材料。

3. 患者术前准备 术前 30~60 分钟，预防性口服抗生素；氯己定含漱 3 次，每次 1 分钟。

4. 医生术前准备 给患者施行口内、口外消毒，铺无菌巾；术者按门诊外科手术要求更换衣、裤、鞋，刷手，穿手术衣。

【手术注意事项】

1. 手术一般于口腔局部浸润麻醉下进行。

2. 手术切口 手术切口设计原则是保证手术视野暴露充分，不损伤重要解剖结构，保证软组织瓣有充足的血液供应及软组织瓣完全覆盖植入物。根据缺牙的部位和软组织条件，可设计不同的手术切口。

（1）正中切口：切口的位置恰好在牙槽嵴顶的正中。此切口适合下颌后区种植及单颗牙种植，下无牙颌前牙区种植也常采用正中切口。

优点：①角化牙龈一分两半，能暴露唇舌侧骨板。②防止损伤重要的解剖结构（颏神经或鼻腭神经）。③单个牙缺失时，近远中间隙小，通过牙槽嵴顶的血运有限，正中切口有利于充分保证唇舌侧瓣的血运。④软组织瓣关闭容易且坚固。

缺点：①剥离组织瓣时和种植术中的牵拉易造成组织瓣边缘撕裂。②要求角化龈宽度大于 4 mm。③切口及缝线直接位于植入的种植体上。④有时为了充分暴露术区，需做附加切口。

（2）颊侧切口（前庭沟切口）：此切口适用于重度萎缩吸收的下无牙颌种植或下后牙区种植同期植骨病例。

优点：①充分暴露牙槽骨唇侧骨板，且直视骨板外形及骨缺损的大小。②直视下保护重要解剖结构（颏神经）。③此切口可同时进行前庭沟加深术。④切口及缝线远离种植术区，减少感染的可能。

缺点：①术后肿胀明显。②操作不当会造成前庭沟变浅。③充分暴露舌侧骨板困难。

（3）正中偏腭侧切口：适用于上颌牙种植。

优点：①容易直视腭侧骨板情况。②切口不直接位于种植体上。③唇侧骨板有缺损需植骨时，唇侧软组织瓣能充分松弛，可无张力关闭。

缺点：需两个唇侧垂直缓冲切口，尤其在上前牙区，患者上唇微笑曲线高时，垂直切口留下的瘢痕便可显露，影响美观。

3. 切开翻瓣显露术区后，对骨组织的条件进行评估、处理，确定适合患者临床条件的种植系统和种植体型号。

（1）骨面修整：软组织瓣翻开后，常见牙槽嵴顶表面不平或较窄，需进行修整，在修整过程中防止皮质骨损伤过多。

（2）制备种植窝洞：任何一种种植系统都有其配套的种植器械及钻头，要遵循逐级扩大的原则。钻头要及时更换，保持钻头锋利。备洞时要充分给水冷却，防止产热过多，造成骨组织受损。研究结果显示，骨组织在 42 ℃以上即受到损伤，损伤后的界面会形成纤维界面。

4. 准备植入种植体前需保持种植窝洞被血液占据，不可将窝洞内血液冲洗吸引。

5. 如使用外科导板，则根据实际情况确保导板固位稳定。如采用其他辅助措施（如实时导航），应按相应要求固定所需装置。

6. 若种植体初期稳定性良好，可直接连接愈合基台，无须行种植二期手术。

单颗牙种植操作见视频 6-1（扫描二维码）。

视频 6-1　单颗牙种植操作

【术后处理】

1. 详细告知患者术后注意事项。

2. 口服广谱抗生素 3 日，氯己定含漱 7 日，每日 3 次。

3. 术后 7 ~ 10 日复诊拆线。如使用可吸收缝线，则无须拆线，但需患者于术后 7 ~ 10 日复诊检查伤口愈合情况，不适随诊。

五、种植二期手术

经典的种植修复流程包括种植体植入术，称为种植一期手术。一期手术将种植体植入颌骨后，完全埋入，将黏膜缝合。待愈合期后，再进行种植二期手术，切开软组织暴露种植体上端，连接愈合基台。随着种植体表面设计和处理的改进，当种植体植入达到足够的初期稳定性时，目前多直接连接愈合基台，无须行种植二期手术。对于复杂病例，种植体植入时无法获得足够的初期稳定性，或因患者软组织条件不良需二期进行软组织手术时，则可按经典种植程序将种植体埋入，待二期手术时再切开黏膜连接愈合基台，必要时同期行软组织手术。种植二期手术的要点如下：

1. 保留种植体与邻牙间的牙龈乳头及建立两种植体之间的龈乳头。

2. 适当控制种植体颈周软组织的厚度。太厚或者太薄的种植体周围软组织都不利于修复和种植体的远期效果。

3. 行游离的角化龈移植或结缔组织移植。

4. 行龈颊沟加深成形术。一些下无牙颌种植患者，牙槽嵴重度萎缩吸收，牙槽嵴顶低于口底，而颏结节高出牙槽嵴，二期术中需做龈颊沟加深成形术。

六、即刻种植术

即刻种植指在拔除患牙后即刻植入种植体。

【适应证】

1. 患牙因各种原因无法保留，局部无急性炎症。

2. 可利用的骨量能满足种植体植入需要并可获得种植体的初期稳定性。骨缺损处可使用引导骨再生技术（GBR）获得重建。

3. 前牙拔除后唇侧骨板完整，属厚龈生物型。

【手术注意事项】

1. 即刻种植的拔牙操作应遵循微创拔牙原则，注意保护牙槽窝周围骨组织，特别是前牙区唇侧骨板。

2. 种植体植入时充分利用拔牙窝周围骨组织，特别是前牙腭侧骨板或后牙牙槽间隔以及根尖部周围的骨量。将种植体植入到合理的位置，获得初期稳定性。

3. 若种植体植入后不能完全占据拔牙窝，建议充填人工骨材料。

4. 如种植体初期稳定性达到 35 N·cm，创面封闭可采用即刻修复体封闭；如种植体初期稳定性不良，则需结缔组织移植等方法关闭伤口。

七、引导骨再生技术

【定义】

在骨缺损处使用屏障膜维持空间，阻挡生长较快的成纤维细胞长入，为骨组织的愈合与生长提供条件。通常与植骨材料联合运用。

【适应证】

1. 重度骨量不足，不能直接植入种植体。先采用 GBR 植骨重建颌骨骨量。

2. 常规种植区域或即刻种植时剩余骨量允许将种植体植入到合理的位置，获得基本的初期稳定性，但种植体周围有骨缺损或骨量不足。

3. 邻牙健康状况尚好。

【手术注意事项】

1. 手术一般在口腔局部浸润麻醉下进行。

2. 切口设计为牙槽嵴顶偏腭侧切口，需有近中和（或）远中垂直切口。沿骨面向唇颊侧翻起黏骨膜瓣，充分显露术区，彻底清除牙槽嵴顶及唇颊侧骨表面软组织。

3. 植入种植体后，制备受植床时需用裂钻或小球钻穿破皮质骨，开放骨髓腔，以利于成骨。填放骨替代品时，植骨量需大于骨缺损量。

4. 根据缺损范围选用或修剪生物膜，完全覆盖植骨区。使用膜钉固定生物膜，生物膜边缘与切口保持 1 mm 左右距离。

5. 软组织需充分减张后严密缝合，压迫止血。

6. 术后如需戴用临时可摘义齿，则须充分缓冲义齿组织面，确保对种植术区无不良影响。

【术后处理】

1. 口服广谱抗生素 5~7 日。

2. 可给予口服镇痛药。

3. 术后 7~10 日复诊观察伤口愈合情况，不适随诊。

八、外置法植骨术

【适应证】

种植区域剩余牙槽骨厚度小于 3 mm、高度小于 7 mm，剩余骨量采用引导骨再生技术同期种植无法将种植体植入到较为合理的位置并具有适宜轴向，或难以获得基本的初期稳定性。

【手术注意事项】

1. 手术一般在局部浸润麻醉或镇静下进行，需行髂骨取骨者则需在全身麻醉下手术。

2. 供骨区一般为下颌升支外斜线和髂骨。

3. 移植骨块的稳定性及与受植床之间紧密贴合是保证植骨块愈合的重要条件，术中要使用钛螺钉坚固固定移植骨块。

4. 一般植骨后 3~6 个月进行种植体植入术。

5. 充分减张后通常采用褥式加间断缝合法严密缝合。

【术后处理】

1. 口服广谱抗生素 7~10 日。

2. 给予口服镇痛药。

3. 术后 3、7、14 日复诊观察伤口愈合情况。

4. 术后 1 周内进软食。

九、外侧壁入路上颌窦植骨术

当上颌后牙区剩余牙槽嵴高度不足以植入修复所需的种植体时，需进行上颌窦底提升植骨，以满足种植体植入的要求。根据手术入路不同，分为外侧壁入路上颌窦植骨术（外提升法）和牙槽嵴（突）入路上颌窦底提升（植骨）术（内提升法）。剩余骨高度为 5~8 mm 者可根据情况采用内提升法。

【适应证】

剩余骨高度 ≤ 6 mm。

【禁忌证】

1. 上颌窦急慢性炎症、曾接受上颌窦根治术的患者。

2. 严重的过敏性鼻炎和重度吸烟为高风险因素。

【手术注意事项】

1. 手术一般在适量而充分的局部浸润麻醉或镇静麻醉配合局部麻醉下进行。

2. 切口设计为牙槽嵴顶正中或偏腭侧切口，辅以近远中垂直梯形松弛切口。

3. 上颌窦外侧壁开窗位置下缘位于上颌窦底上方 3～5 mm 处，大球钻或超声骨刀开窗，显露上颌窦黏膜，使用专用器械小心剥离上颌窦黏膜并完整抬起。

4. 采用鼻腔鼓气法进行上颌窦黏膜完整性检查。确认上颌窦黏膜完整后，如同期种植，则进行种植窝洞制备。在抬起的上颌窦黏膜与窦底及空间内侧部分置入骨替代品后方植入种植体，再将人工骨或人工骨与自体骨混合物充分填充于种植体周围。

5. 如种植体无法获得初期稳定性，则延期种植。

6. 为防止植骨材料移位，可于外侧壁开窗处覆盖胶原膜，复位黏骨膜瓣，关闭伤口，压迫止血。

7. 如术中见上颌窦黏膜小穿孔，可用生物膜覆盖穿孔处，继续手术；如穿孔过大，则需停止手术，用生物膜覆盖穿孔处，关闭伤口，严密缝合，压迫止血。

【术后处理】

1. 口服广谱抗生素 5～7 日。

2. 可给予口服镇痛药。

3. 术后 2 周内避免游泳及剧烈运动，预防上呼吸道感染，避免用力擤鼻涕。

十、牙槽嵴（突）入路上颌窦底提升（植骨）术

【适应证】

上颌后牙区剩余骨高度为 5～8 mm。

【禁忌证】

同外侧壁入路上颌窦植骨术。

【手术注意事项】

1. 手术一般在局部浸润麻醉下进行。牙槽嵴顶切开翻瓣，显露术区。

2. 初步制备种植窝，深度至剩余骨高度为距离上颌窦底1mm处。

3. 使用专用上颌窦提升工具对上颌窦底进行冲击，使上颌窦底皮质骨形成骨折并被抬起。采用鼻腔鼓气法进行上颌窦黏膜完整性检查。可根据提升高度植入骨替代品。

4. 植入种植体并根据种植体植入的初期稳定性选择埋入种植体或连接愈合基台。

【术后处理】

1. 口服广谱抗生素5~7日。

2. 术后2周内避免游泳及剧烈运动，预防上呼吸道感染，避免用力擤鼻涕。

十一、颧骨种植体植入术

【适应证】

1. 上颌后牙区骨量严重不足且有即刻种植修复要求的患者。

2. 外伤、肿瘤等各种原因导致上颌骨缺损的患者。

【禁忌证】

1. 上颌窦急性炎症。

2. 各种原因导致的患者张口度小，颧骨种植体洞形制备操作受限。

【手术注意事项】

1. 手术常规在全身麻醉或镇静麻醉下进行。

2. 患者体位为平卧位，头部略抬高后仰。

3. 切口一般为Le Fort Ⅰ型前庭区切口或改良牙槽嵴顶切口，颧牙槽嵴区附加松弛切口。

4. 可于上颌窦外侧壁开窗或开槽，尽可能完整推开上颌窦黏膜，有利于观察颧骨种植体植入及充分冷却。

5. 如采用辅助装置（如导板、导航等）指导颧骨种植体植入，则需严格按要求固定所需装置，按要求进行操作。

6. 术中注意核对和确认植入路径，避免眼眶及内容物、颞下窝等组织损伤。

7. 如植入多个种植体，需考虑颧骨种植体与其他种植体上部结构就位道的一致性。

【术后处理】

1. 口服广谱抗生素 5~7 日。

2. 可给予口服镇痛药。

3. 术后 2 周内不可戴用可摘义齿，义齿戴用前需进行缓冲软衬处理。

十二、种植外科常见并发症

（一）下牙槽神经及颏神经损伤

神经损伤可分为一时性损伤和永久性损伤。一时性损伤主要由种植术中钻针对神经的直接刺激，或种植体植入后血液的压迫和种植体的直接压迫所致。永久性神经损伤主要由于术中翻瓣时，未注意保护颏神经，直接切断神经；或下后牙区种植术中钻针直接穿通下颌管的上壁，切断神经；或下牙槽神经移位术时，造成神经损伤。

防治要点如下：

1. 术前在 X 线片上准确测量牙槽嵴顶至下颌管上壁之间的距离，做好种植术前设计。保证备洞钻针长度及种植体尖端与下颌管上壁之间有 1~2 mm 的剩余骨量。

2. 切开翻瓣时，注意保护颏神经。颏孔的位置随着牙槽骨的萎缩吸收而逐渐上移；重度萎缩吸收者，颏孔可位于牙槽嵴顶上。此外，颏神经从下牙槽神经分出，在颏管内向前外走行一段（约 2~3 mm），然后从颏孔穿出。下无牙颌前牙区种植中，最后一个种植体的位置最好位于颏孔前 5 mm，防止损伤颏神经前袢。

3. 下牙槽神经移位术应注意选择适应证，术中注意保护神经。

4. 种植术中制备洞形时应保持准确、平稳。浸润麻醉下，关注患者感觉。若钻针穿透下颌管的上壁，应停止任何操作，拍 X 线片进一步核查。

5. 种植体压迫而导致神经损伤者，需将种植体倒出 1~2 个螺纹，或将种植体完全取出。

6. 如出现永久性神经损伤，则需采用理疗及药物等治疗。

（二）鼻底及上颌窦底穿孔

鼻底及上颌窦底的高低决定了上颌骨可利用的骨量大小。种植术中制备种植窝洞易造成鼻底及上颌窦底穿孔，引起继发感染，导致种植失败。

防治要点：

1. 种植术前行影像学检查，准确测量牙槽嵴顶距上颌窦底、鼻底距离，术前精准设计。可考虑使用外科手术引导措施。

2. 种植窝洞制备过程保持准确、稳定，及时检查。

3. 穿孔小时，可植入一个长度适宜的种植体；穿孔大时，若种植体无法植入，则需关闭伤口，终止手术，待愈合后再行设计。

4. 上颌窦底穿孔患者，术后给予抗生素，注意休息，预防感冒，避免用力擤鼻涕。

（三）骨折

多见于重度萎缩吸收的下无牙颌种植病例。由于重度萎缩吸收的下颌骨骨量有限，所选种植体的直径较大时，种植体通常穿出下颌骨的下缘，导致下颌骨在受到应力作用时发生折断。

防治要点：

1. 术前及术中准确判断骨质、骨量。

2. 种植体植入的数量不宜过多、过于集中。

3. 选择直径适中的种植体。

4. 嘱患者防止种植区受到意外撞击。

5. 发生骨折后，若种植体未在骨折线上，可采用坚固内固定技术固定骨折处，并保留种植体；若骨折处与口腔相通，或种植体在骨折线上已松动，则种植体应取出。

（四）出血

种植手术中出血多为修整牙槽嵴或制备洞形时来自骨松质的出血，种植体植入后即停止。穿破下颌管和鼻腭管管壁时引起的血管破裂出血，出血量较多。大出血多见于动脉破裂出血。例如下后牙区种植时，若穿通舌侧骨板引起舌动脉受损出血，可导致口底抬高，严重时危及生命，需行舌动脉结扎止血。

（五）邻牙牙根损伤

此并发症多见于单颗牙缺失、缺牙间隙较小的种植病例，由钻针直接损伤牙根或植入种植体与邻牙过近导致。

防治要点：

1. 种植术前，根据 X 线片判断好邻牙牙根的倾斜方向，以及两邻牙牙根尖之间的距离。

2. 种植术中，应保证术野清晰，仔细分辨邻牙牙根形态，并且确认种植方向，防止损伤牙根。

3. 对于一些特殊病例，可选用根形种植体，根尖区直径较小，可减少损伤邻牙的风险。

4. 若种植术中或术后发现损伤邻牙牙根，要根据情况采取根管治疗或根尖切除术。

（六）种植配件或小工具滑脱导致误吞、误吸

种植术中采用的小工具较多。操作时患者口腔内湿滑，术者易对小器械把持不稳而出现滑脱。患者因长时间张口，咽部反射迟钝，尤其是老年患者，咽反射敏感度更低，小器械滑脱后极易造成患者的误吞、误吸。

1. 预防要点：①术前、术中嘱患者不要吞咽。②易滑脱的小器械应术前拴线。③术者应保持手套干燥。④可预先于咽部放置纱布。

2. 即刻治疗措施：①器械滑脱后，医师保持镇静，手不要离开患者口腔，防止吞咽。②让患者侧头或低头，吐出或取出。③即刻未取出者需让患者平卧，拍 X 线片，确定异物位置，必要时及时请消化或呼吸科专业医师会诊，做相应处理。④如异物通过幽门，嘱

患者注意体位，吃大量粗纤维食物利于异物排出。⑤拍 X 线片，密切观察。

十三、种植术后并发症及防治

（一）血肿

常见于上前牙区或下无牙颌前牙区种植术后，由软组织瓣剥离过大、活动性出血所致。

防治要点：

1. 手术操作应轻柔，尽量减少对组织的损伤。

2. 术中出血要及时充分止血。

3. 术后加压包扎，压迫止血。

4. 术后 48 小时用冰块冷敷。

5. 术后第 1 天常规复诊，若有血肿出现，及时引流消除。

6. 有血肿形成者，防止继发感染。

（二）伤口裂开

术后伤口裂开会导致继发感染、种植体松动，手术失败。即使不发生感染，种植体颈部也会发生骨吸收，影响种植的长期效果。伤口裂开的主要原因有：局部软组织厚度不足，或曾做过放疗或手术治疗，血运差；处理软组织的技术操作不当；原义齿缓冲得不够，对伤口产生压迫。

防治要点：

1. 种植体植入的位置不宜高出骨面，否则对软组织瓣的张力加大。

2. 软组织瓣应在无张力下缝合。

3. 原义齿在充分缓冲软衬后方可戴用。

4. 术后 6 周内发生伤口裂开者，需重新关闭伤口。

5. 合理应用漱口水及抗生素，保持口腔卫生，防止感染。

（三）感染

感染主要由种植术区污染、伤口裂开和术后血肿等原因造成。

防治要点：

1. 防止术后血肿形成及伤口裂开。

2. 及时拆线，防止线头感染。

3. 合理应用漱口水及抗生素，保持口腔卫生。

4. 若种植术区发生化脓性感染，应拆除 1~2 针缝线，及时引流冲洗。

5. 伤口裂开继发感染时，种植体出现松动，应取出种植体。

十四、种植义齿修复流程及成功标准

（一）种植义齿修复流程

在种植体植入后满 3~10 个月愈合期，或二期手术后 4~8 周，即可行种植义齿修复，其基本程序如下。

1. 制取印模　每一个种植系统都有相应的转移种植体位置的配件，称为转移杆。首先从种植体上卸下愈合基台，装上转移杆，硅橡胶印模材取印模。确定颌位关系。

2. 翻制有种植体代型的石膏模型　通过转移杆使口内种植体的位置精确地转移到石膏模型的种植体代型上，然后在技工室进行种植修复体的加工。必要时需在试排牙或试蜡型后再最终完成修复体的制作。

3. 种植体的上部结构根据种植体的直径、部位和修复的类型而有所不同。单个种植体修复一般有标准基台、美学基台和个性化基台，多牙种植修复的方式可以是单冠或冠桥修复。无牙颌的上部固位方式可以是固定修复方式，或杆式结构、球式结构、套筒冠等种植体支持的覆盖义齿修复方式。

（二）种植义齿修复后注意事项

1. 保持口腔卫生，建议合理使用牙刷、牙线、牙间隙刷、冲牙器等多种清洁工具，维护种植修复体及剩余天然牙的清洁和牙周健康。

2. 合理使用种植义齿，避免进食过硬、过韧食物。

3. 定期对种植修复体及种植体周围骨组织状态进行医学检查。

4. 注意保持全身的健康状态。

（三）种植成功的标准

种植成功的标准随着种植学发展不断变化，目前较常用的为 1986 年 Albrektsson、1989 年 Smith DC 和 Zarb 提出的种植义齿的成功标准。其具体内容为：

1. 独立的、没有其他连接的种植体在临床检查中无任何松动。

2. 影像学检查显示种植体周围无透影区。

3. 种植体植入 1 年后，每年种植体周围牙槽骨吸收 < 0.2 mm。

4. 无疼痛、感染、神经管损伤以及神经瘫痪或麻痹。

5. 具有满意的美学修复效果。

6. 5 年成功率 > 85%，10 年成功率 > 80%。

（邱萍）

第七章

常见牙颌面畸形的正颌
外科治疗

第一节 牙颌面畸形的分类、诊断及矫治方案设计

一、牙颌面畸形的分类

（一）常见颅面发育异常综合征

常见颅面发育异常的综合征有 Crouzon 综合征，Apert 综合征，Pfeiffer 综合征，Treacher Collins 综合征，第一、第二鳃弓综合征，Pierre-Robin 综合征，Moebius 综合征，Waardenburg 综合征等。

（二）常见牙颌面畸形的分类

1. 累及颌骨的牙颌面畸形

（1）前后方向畸形：上颌前突、上颌后缩、下颌前突、下颌后缩、双颌前突、上颌前突伴下颌后缩、上颌后缩伴下颌前突、颏前突、颏后缩等。

（2）垂直方向畸形

1）长面综合征：以上颌垂直方向发育过长，开唇露齿、露龈微笑，颏后缩，鼻翼基底狭窄，鼻背高弓，或伴有开𬌗畸形为主要临床特征。

2）短面综合征：以面下 1/3 垂直方向上发育不足、下颌平面角平直为主要特征。临床可见颏唇沟深、颏前突，前牙深覆𬌗、深覆盖，下颌角及咬肌良性肥大畸形。

（3）颜面颌骨不对称畸形

1）半侧颌骨发育不全引起的不对称畸形：常见的有单侧髁突发

育不全导致的不对称畸形、单侧关节强直引起的不对称畸形等。

2）半侧颌骨发育过度引起的不对称畸形：有单侧髁颈发育过长、半侧颌骨肥大畸形。

3）单侧髁突骨瘤或骨软骨瘤等导致的面部不对称畸形。

2. 累及牙列的畸形

（1）前牙反𬌗畸形。

（2）前牙开𬌗畸形。

（3）后牙锁𬌗与开𬌗。

仅累及牙列的畸形应首选正畸治疗。

二、牙颌面畸形的诊断

（一）临床检查

1. 全身系统检查　除一般临床常规检查外，需特别注意以下几点：

（1）有无家族遗传史。

（2）是否为颅面发育异常综合征。

（3）有无正畸及其他外科治疗史。

（4）患者的审美诉求、心理状况、求治目的，家庭及配偶对治疗的态度等。

2. 牙颌面畸形的检查

（1）正面检查：面上、中、下三份的关系是否协调，颜面总体长宽比例关系，眼裂、颧骨、鼻翼、口角、颏及颜面侧方等重要结构左右是否对称。唇齿关系，是否有开唇露齿、露龈微笑等。

（2）侧貌检查：颜面各份在垂直及前后方向的比例关系是否协调，各部位的突度，特别是鼻、唇、颏三者之间的位置关系是否协调。为了避免肉眼判断的误差，在检查面中份时常用遮盖的方法，如先将面下 1/3 遮住，以判断上颌发育的情况。这里需要强调的是，面下 1/3 应作为检查评价的重点。评价鼻、唇、颏关系较简单的做法是，将一把尺子的边缘贴靠在鼻尖点和颏前点，看双唇的位置是前突还是靠后。判断颏的位置可观察双唇自然闭合时有无明晰的颏唇沟。当颏后缩时,在颏唇沟的部位常出现颏肌收缩而形成的软组织隆起;反之,颏前突时可见较深的颏唇沟。对颏颈距离和颏颈角的评价亦很重要。

3. 牙列及牙弓检查 包括检查上下颌双侧第一磨牙的位置关系,第三磨牙是否发育或萌出,牙列是否有拥挤、排列不齐,牙弓形态是否规则、左右形态是否对称,有无个别牙缺失、龋坏、损伤,以及有无牙龈炎、牙周病表现等。某些牙颌面畸形病例,前牙牙轴方向常呈现出代偿性异常,例如下颌前突畸形者下前牙常倾向舌侧,术前则应行去代偿治疗。一般情况下,对于龋齿、牙周病患者,术前应有妥善的治疗,智齿应予拔除,牙列拥挤不齐者应予术前正畸治疗排齐牙列。

4. 颞下颌关节的检查 患者的开口度、开口型,以及开闭口运动中颞下颌关节是否有疼痛、弹响或不规则磨擦音等,均应详细检查,必要时辅以 X 线片、关节造影等检查手段予以评价。

(二)X 线头影测量分析

X 线头影测量分析是正颌外科诊断、矫治方案设计的重要依据。与常规正畸治疗采用的 X 线头影测量不同,正颌外科患者多为发育成熟的青年人,对其生长发育趋势的研究已不是主要目的。此外,正颌外科看重的是颅面比例关系、上下颌骨的位置关系,X 线头影测量须为这两个重要关系的判断提供依据。以下介绍我们选择的容貌美观、牙列咬合关系正常的男性和女性样本的软硬组织 X 线头影测量的方法及正常值,作为正颌外科临床诊断及矫治分析的参考。

1. 测量标志 共 32 个。其中硬组织标志点 20 个,软组织标志点 14 个(图 7-1)。

2. 测量内容及测量值

(1)测量标志点的 X、Y 坐标值:共 32 个,反映了上下颌骨各部结构的位置关系,对正颌外科有较大的参考价值。颌骨或牙骨段在水平及垂直方向上的位置移动都可由这些坐标值的改变准确反映出来。测量值见图 7-1 及表 7-1 和表 7-2。

(2)角度测量值:共 14 个,反映了上下颌骨与颅底的位置关系，以及上、下颌骨之间，面中、上、下三份之间，鼻、唇、颏之间的位置关系等。测量项目和测量值见图 7-2 及表 7-3 和表 7-4。

（3）线距及线距比：共 28 项，测量项目和测量值见图 7-3 及表 7-5 至表 7-7。

角度和线距测量的具体方法可参考本套丛书的口腔正畸学分册。

3. 测量分析　对每一位牙颌面畸形患者按照上述方法进行 X 线头影测量，并将所得到的各项测量值与上述正常值进行对比分析，就可以对畸形的形成机制、异常部位及严重程度做出诊断，据此确定手术方式及牙骨段移动方向、移动距离等。

（三）术后面型预测分析

1. 分别描绘两张带有软硬组织结构的 X 线头影侧貌描迹图，将其中一张上、下颌骨（包括牙齿）分别剪下作为模板。

2. 按照确定的术式及颌骨移动距离将模板在另一张描迹图上移动，直至其位置关系与正常值接近或一致，即为术中颌骨移动后的位置。

3. 根据软组织随骨组织移动的比例关系，确定软组织侧貌改变。一般切牙区移动与红唇移动的比例为 1∶0.7，颏部骨与软组织移动的比例为 1∶1。

4. 进一步分析预测术后各部结构的比例关系，加以必要的修正，直到侧貌面型满意为止。

（四）模型外科

尽管头影测量已为正颌外科提供了大量的信息和依据，但毕竟是二维的，对指导手术实施和术后建立满意的咬合关系仍不够充分。因此，可以根据 X 线头影测量的结果，在三维牙𬌗模型上进一步模拟手术过程，力求建立满意的咬合关系，并为唇弓、咬合导板的制作提供模型。

1. 将牙𬌗模型转移至可调节𬌗架上

（1）取印模制作石膏模型，要求印模准确、边缘伸展足够，灌制的模型表面光滑、无气泡。一般要用硬石膏制作石膏模型。

（2）选择𬌗架，应选择配有面弓的解剖式𬌗架。

（3）借助面弓首先将上颌模型准确转移到𬌗架上，然后倒置𬌗架，将正中咬合蜡记录放置在上颌模型上，再安装固定下颌模型。

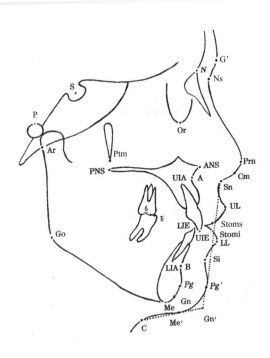

图 7-1　X 线头影测量标志点

硬组织测量标志点：S，蝶鞍中心点；N，骨性鼻根点；ANS，前鼻棘点；A，上齿槽座点；UIE，上中切牙点；LIE，下中切牙点；UIA，上中切牙根尖点；LIA，下中切牙根尖点；B，下齿槽座点；P，耳点；Pg，颏前点；Gn，颏顶点；Me，颏下点；Go，下颌角点；Ar，关节点；PNS，后鼻棘点；Ptm，翼上颌裂点；6，上颌第一磨牙点；6，下颌第一磨牙点；Or，眶点。

软组织测量标志点：G′，额点；Ns，软组织鼻根点；Prn，鼻尖点；Cm，鼻小柱点；Sn，鼻下点；Ul，上唇突点；Stoms，上口点；Stomi，下口点；Ll，下唇突点；Si，颏唇沟点；Pg′，软组织颏前点；Gn′，软组织颏顶点；Me′，软组织颏下点；C，颈点。

表 7-1　硬组织测量标志点 X、Y 坐标值（单位：mm）

测量标志点		男		女	
		均值	标准差	均值	标准差
S	X	-70.13	2.37	-65.92	2.52
	Y	-9.86	0.40	-9.26	0.35
N	X	0.00	0.00	0.00	0.00
	Y	0.00	0.00	0.00	0.00
ANS	X	5.17	3.45	4.01	3.34
	Y	-60.90	3.00	-56.49	2.34
A	X	1.14	3.59	0.03	3.57
	Y	-66.92	3.00	-61.94	2.38
UIE	X	5.84	5.67	3.73	4.94
	Y	-91.14	4.11	-87.13	3.65

测量标志点		男		女	
		均值	标准差	均值	标准差
LIE	X	1.98	5.33	0.06	4.78
	Y	-91.02	3.96	-84.10	3.65
UIA	X	-36.20	3.84	-4.35	3.84
	Y	-69.36	3.58	-64.20	3.02
LIA	X	-8.93	5.80	-10.87	5.58
	Y	-112.64	4.36	-103.51	3.87
B	X	-3.70	6.12	-6.10	5.92
	Y	-113.99	4.80	-105.06	4.35
Pg	X	-1.01	7.01	-4.68	6.53
	Y	-127.40	5.67	-116.69	5.07
Gn	X	-3.22	7.45	-7.00	6.80
	Y	-133.82	5.63	-112.31	5.03
Me	X	-9.35	7.58	-12.53	6.77
	Y	-136.90	5.52	-124.50	5.01
Go	X	-81.48	5.70	-78.01	5.47
	Y	-103.87	6.19	-90.97	4.54
Ar	X	-89.51	3.96	-83.73	3.68
	Y	-48.37	3.69	-43.10	3.34
PNS	X	-47.64	3.31	-44.70	3.55
	Y	-60.68	3.15	-55.89	2.69
Ptm	X	-49.21	3.21	-46.60	3.00
	Y	-54.66	3.88	-48.16	3.03
$\underline{6}$	X	-25.02	4.83	-26.01	4.61
	Y	-88.78	3.48	-80.77	3.24
$\overline{6}$	X	-21.92	4.87	-23.03	4.65
	Y	-89.00	3.84	-81.03	3.23

S，蝶鞍中心点；N，骨性鼻根点；ANS，前鼻棘点；A，上齿槽座点；UIE，上中切牙点；LIE，下中切牙点；UIA，上中切牙根尖点；LIA，下中切牙根尖点；B，下齿槽座点；Pg，颏前点；Gn，颏顶点；Me，颏下点；Go，下颌角点；Ar，关节点；PNS，后鼻棘点；Ptm，翼上颌裂点；$\underline{6}$，上颌第一磨牙点；$\overline{6}$，下颌第一磨牙点。

表 7-2 软组织测量标志点 X、Y 坐标值（单位：mm）

测量标志点		男		女	
		均值	标准差	均值	标准差
G′	X	10.79	1.48	8.71	1.22
	Y	13.38	2.01	12.56	1.32
Ns	X	8.50	0.96	7.12	0.91
	Y	0.84	0.72	0.81	0.64
Prn	X	32.35	3.56	28.13	2.97
	Y	-52.55	3.36	-50.03	3.45
Cm	X	27.44	3.81	23.11	3.35
	Y	-61.29	3.43	-57.99	3.26
Sn	X	17.65	3.70	13.66	3.36
	Y	-66.06	3.21	62.24	2.67
Ul	X	22.13	4.83	17.46	4.22
	Y	-82.37	4.00	-75.61	3.56
Stoms	X	12.27	5.43	9.40	4.81
	Y	-91.81	4.21	-84.99	3.40
Stomi	X	14.50	5.19	11.31	4.51
	Y	-91.00	4.06	-83.73	3.45
Ll	X	18.55	5.84	14.25	5.04
	Y	-102.14	4.91	-94.49	4.47
Si	X	9.87	6.29	6.28	5.64
	Y	-111.56	5.16	-102.67	4.28
Pg′	X	12.00	7.06	7.63	6.15
	Y	-126.50	5.95	-116.17	5.11
Gn′	X	10.48	8.26	5.97	6.89
	Y	-142.85	6.35	-131.24	5.99
Me′	X	-6.76	7.95	-10.02	7.08
	Y	-144.89	6.08	-131.94	5.42
C	X	-42.43	10.08	-47.55	8.82
	Y	-149.17	6.61	-133.69	5.53

G′，额点；Ns，软组织鼻根点；Prn，鼻尖点；Cm，鼻小柱点；Sn，鼻下点；Ul，上唇实点；Stoms，上口点；Stomi，下口点；Ll，下唇实点；Si，颏唇沟点；Pg′，软组织颏前点；Gn′，软组织颏顶点；Me′，软组织颏下点；C，颈点。

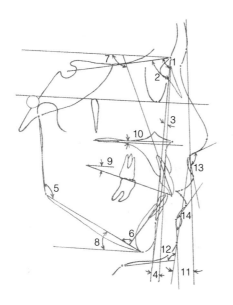

图 7-2 软硬组织 14 项角度测量

1. SNA 角（颅底 - 上齿槽座角） 2. SNB 角（颅底 - 下齿槽座角） 3. ANB 角（上下齿槽座角） 4. NAPg 角（面角）
5. Ar-Go-Me 角（下颌角）
6. Ī-MP 角（下中切牙倾角）
7. 1-HP 角（上中切牙倾角）
8. MP-HP 角（下颌平面角）
9. OP-HP 角（𬌗平面角）
10. PP-HP 角（腭平面角）
11. 面型角 12. 颏颈角
13. 鼻唇角 14. 颏唇沟角

表 7-3 硬组织角度测量值（单位：度）

测量项目	男		女	
	均值	标准差	均值	标准差
SNA	82.99	3.04	82.02	3.29
SNB	80.17	3.06	78.72	3.16
ANB	2.82	1.84	3.30	1.90
NAPg	1.65	4.97	2.43	6.34
Ar-Go-Me	122.84	5.86	123.97	4.55
Ī-MP	92.14	5.05	92.26	5.57
1-HP	110.88	6.51	109.48	5.84
MP-HP	24.64	5.09	27.14	4.44
OP-HP	7.85	5.03	9.87	4.14
PP-HP	2.80	1.94	2.68	2.02

表 7-4 软组织角度测量值（单位：度）

测量项目	男		女	
	均值	标准差	均值	标准差
面型角（G′-Sn-pg′）	9.80	3.00	9.83	3.19
颏颈角（Sn-Gn′-C）	115.28	20.93	123.86	15.00
鼻唇角（Cm-Sn-Ul）	100.38	8.24	97.92	2.24
颏唇沟角（Ll-Si-Pg′）	128.64	10.18	130.00	8.31

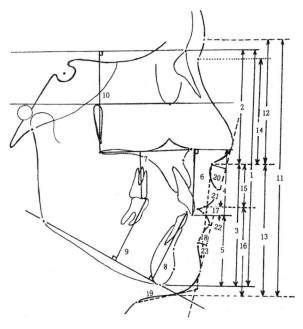

图 7-3 软硬组织 23 项线距测量

1. N-Me 2. N-ANS 3. ANB-Me 4. ANS-UIE 5. UIE-Me
6. UIE-AP 7. 6̲-AP 8. LIE 9. 6̄-MP 10. PNS-HP 11. 全面高 12. 上面高
13. 下面高 14. Ns-Sn 15. 上唇高 16. 唇颏高 17. 唇齿关系 18. Sn-Gn′
19. C-Gn′ 20. Sn-EP 21. Ul-EP 22. Ll-EP 23. Si-EP

表 7-5　硬组织线距测量值（单位：mm）

测量项目	男		女	
	均值	标准差	均值	标准差
N-Me	136.90	5.52	124.50	5.01
N-ANS	60.90	3.00	56.49	2.34
ANS-Me	75.99	4.17	68.02	3.99
ANS-UIE	33.24	2.34	30.65	2.40
UIE-Me	42.76	2.77	37.37	2.44
UIE-AP	33.29	2.37	30.67	2.40
$\underline{6}$-AP	28.04	2.27	24.65	2.02
LIE-MP	46.47	2.86	41.75	2.19
$\overline{6}$-MP	38.31	2.45	33.89	1.92
PNS-HP	60.68	3.15	55.89	2.69

表 7-6　硬组织线距比

测量项目	男		女	
	均值	标准差	均值	标准差
N-ANS／ANS-Me	0.80	0.05	0.83	0.05
ANS-UIE／UIE-Me	0.78	0.06	0.82	0.07
N-ANS／PNS-HP	1.01	0.05	1.01	0.05
UIE-AP／$\underline{6}$-AP	1.19	0.09	1.24	0.09
LIE-MP／$\overline{6}$-MP	1.21	0.06	1.23	0.05

表 7-7　软组织线距测量值（单位：mm）

测量项目	男		女	
	均值	标准差	均值	标准差
全面高（G′-Me′）	158.27	6.05	144.49	5.42
上面高（G′-Sn）	79.43	3.35	74.80	2.79

测量项目	男		女	
	均值	标准差	均值	标准差
下面高（Sn-Me'）	78.84	4.63	69.70	4.39
上唇高（Sn-Stoms）	24.94	2.18	21.49	2.37
唇颏高（Stoms-Me'）	53.90	3.36	48.21	2.98
C-Gn'	53.52	6.52	53.84	5.69
Sn-Gn'	77.35	4.83	69.58	4.92
唇齿关系（Stoms-U1）	3.17	1.70	3.40	1.64
Ns-Sn	66.90	3.09	63.05	2.62
Sn-EP	10.53	1.59	10.22	1.37
Ul-EP	1.90	1.83	2.63	1.99
Ll-EP	1.19	1.76	1.06	1.75
Si-EP	5.98	1.59	5.27	1.20

2. 修正模型基部和画标志参考线　首先将模型基部石膏修整光滑、平整。在上下牙模的基部各做一水平参考线，然后通过每一牙齿牙尖部位做与水平参考线垂直的垂线。如需分块截骨，则越过截骨部位做两条相距2～3mm的水平线，以观察截骨拼对后牙骨段在垂直方向上的位置改变。在需改变牙弓宽度的情况下，于腭（舌）侧做两侧单尖牙、第一双尖牙及第一磨牙间的连线，记录其距离，以比较拼对后的变化。

3. 切割拼对模型　根据X线头影测量提供的颌骨移动的方向和距离，首先截开上颌骨，调整移动颌骨前后、垂直位置，就位后用蜡进行粘连固定。然后移动下颌模型，直至建立满意的术后咬合关系。如要分块截骨或改变颌骨宽度，则依次逐一完成。截骨时勿伤及牙齿，并在拼对时注意保留适当的骨锯口以蜡充填，避免术中殆板就位困难。完成模型外科截开拼对后，再次核对上下颌骨移动的距离和方向，准确记录以供术中参考。

4. 固定装置的制作 选用 0.8 mm（21 号）不锈钢丝弯制唇弓，于唇弓上焊接一定数量的牵引钩。然后用自凝塑胶制作定位𬌗板。在行双颌外科时常需制备两个𬌗板，称为双𬌗板。在完成上颌模型移动后，在上下颌牙列间做一𬌗板，目的在于利用下颌牙列的未变位置确定上颌的位置，这一𬌗板称为中间𬌗板；当下颌模型也移动至预定位置时，即完成整个模型外科后，再制备一个终末𬌗板。

三、矫治方案设计

（一）设计矫治方案的基本原则

1. 正确的诊断是矫治方案设计的基本前提。如诊断错误，亦将导致设计错误。

2. 根据畸形的程度，选择适当的手术方式。例如单纯下颌后缩畸形的矫治，较理想的手术方式是选用口内入路的双侧下颌升支矢状劈开截骨术，使远心牙骨段向前移动而矫正下颌后缩畸形。上颌前突伴垂直方向过长者，需同时向后向上移动上颌牙骨段，则应采用上颌 Le Fort Ⅰ 型截骨术等。

3. 兼顾容貌美学要求。可增加必要的辅助手术，以达到鼻、唇、颏关系的完美协调。在矫治设计中，为了达到上述目的，水平截骨颏成形术常被采用。必要的骨移植术或人工材料植入术，也常常被用来弥补正颌外科手术在矫正某些畸形方面的不足，例如矫正某些不对称畸形及上颌前徙后的眶下区凹陷等。

4. 结合患者的容貌审美要求及其家族容貌特征。例如有的双颌前突畸形患者希望双唇不过于回缩以免显得苍老，有的希望脸型窄长一些而不至于太宽大等，都应在矫治设计时予以考虑。

（二）术前和术后的正畸治疗

1. 术前正畸治疗的目的

（1）减少术中牙骨段分块的概率，降低手术难度，减小手术创伤，缩短手术时间。

（2）为术后建立良好的咬合关系奠定基础，提高矫治效果，增强术后牙骨段的稳定性，降低畸形的术后复发程度。

2. 术前正畸治疗的内容

（1）排齐牙列。

（2）关闭牙列中散在间隙，或将其集中于某一区域，便于外科手术关闭此间隙。

（3）上下颌牙列去代偿，调整异常的牙轴角度。

（4）适度调整横𬌗曲线和纵𬌗曲线。

（5）调整上下颌牙弓形态，使其形态匹配。同时，上下颌牙弓形态尽可能做到左右对称。

3. 术后正畸 术后正畸是在正颌外科手术后进一步精细调整咬合关系，以达到更满意的效果，增强术后颌骨的稳定性。

第二节 现代正颌外科手术及相关新技术

一、上颌 Le Fort Ⅰ型截骨术

【适应证】

1. 单纯上颌骨畸形，如上颌前突、上颌后缩、上颌不对称畸形、开𬌗畸形等。

2. 双颌畸形，如上颌前突下颌后缩、上颌后缩下颌前突、长面综合征、短面综合征、面部不对称畸形等。

【操作步骤】

1. 麻醉 手术需在经鼻腔插管全身麻醉下进行。因上颌血运丰富，为减少术中出血，术中应降低血压，宜将血压控制在 90 / 70 mmHg。

2. 切口 沿6|6前庭沟处切开黏骨膜，切口不宜太往后延伸，以免颊垫溢出影响术野。

3. 剥离与暴露 切开黏骨膜后，用骨膜剥离子紧贴骨面剥离黏骨膜，暴露鼻前棘、梨状孔、上颌窦前外侧壁，向后直达翼上颌连接处；鼻腔黏膜在鼻底和鼻腔侧壁低位处的附着亦应剥离。

4. 截骨 首先用钻在单尖牙的根尖上约 5 mm 位置标记一点，

在颧牙槽嵴处第一磨牙两个牙冠高度位置做一标记，连接两点即为截骨线，用钻或锯（来复锯、矢状锯都可选用）沿标记线截开上颌骨内、前、外侧骨壁。再用骨凿凿断上颌窦后壁、鼻中隔，最后离断翼上颌连接。

5. 降下折断（downfracture） 可将拇指及示指分别置于截骨线以下的尖牙窝及颊侧黏膜，向下压迫，使上颌骨向下折断，也可使用上颌钳完成降下折断，但切忌使用暴力，以免发生颅底骨折。

6. 分块截骨 根据术前设计在适当部位完成分块截骨，注意勿伤及邻牙牙根及腭侧黏骨膜。

7. 移动和固定 将中间𬌗板戴入下颌牙列，再使上颌牙骨段就位于此导板中，行颌间结扎固定，依靠未手术的下颌骨引导上颌牙骨段就位于设计位置。然后选用微型钛板行骨间坚固内固定（rigid fixation），一般需用4块钛板进行固定。

8. 检查咬合关系 固定后解除颌间结扎固定，轻推下颌骨可以自如地就位于导板中。

9. 缝合 用丝线常规缝合切口，缝合前应使用细肠线拉拢缝合双侧鼻翼软骨附着处。

【并发症及其防治要点】

1. 出血 术中切断腭降血管束可导致较严重出血。降下折断牙骨段后因视野较好，止血并不困难。严重的危及生命的大出血可能发生于离断翼上颌连接时误伤上颌动脉，或在暴力强行折断时并发颅底骨折损伤上颌动脉。据国内外文献报告，翼上颌连接的平均高度为15 mm左右，而翼上颌连接的下缘距颌内动脉在翼腭窝内的翼腭段的下端距离为25 mm，也就是说，在翼上颌连接之上有大约10 mm的安全范围。如骨凿安放位置适当，离断时不滑脱，此并发症可以避免。另外，在剥离鼻底黏骨膜及颧牙槽嵴后部至翼上颌连接的黏骨膜时，亦可因损伤后上牙槽血管而出血。一般情况下，填塞压迫可有效止血。

2. 意外骨折 常见的意外骨折发生在腭骨水平板与上颌骨腭侧板之间，亦可见在降下折断时因撬动而发生的上颌窦前外侧壁骨折。

3. 术后骨不愈合或延迟愈合　有的患者上颌骨壁薄，加之颌骨移动后骨接触面积小、营养不良等因素，可导致骨延迟愈合或不愈合。

4. 上颌窦感染　慢性上颌窦炎的患者，可因术后抵抗力下降而出现急性上颌窦炎发作。

5. 骨坏死　重要营养血管、黏骨膜蒂的破坏可导致术后上颌骨的缺血性骨坏死。

6. 上颌口鼻腔瘘　常发生在上颌分块截骨时操作不慎、损伤腭侧黏膜而又未予认真处理的情况下。

7. 牙髓坏死　常见于分块截骨伤及邻牙牙根，或截骨线过低伤及牙根的情况。

8. 鼻中隔偏曲　当上移上颌骨时，易造成此并发症。在上颌骨的鼻腔面适当备沟或剪除部分鼻中隔可避免。

9. 上唇变薄及鼻翼基底变宽　上颌手术切口缝合后常导致此种并发症。预防的方法是在缝合切口时用细肠线将两侧鼻翼基底附着处向中线拉拢缝合，同时采用 V-Y 改形术适当延长上唇。

二、上颌 Le Fort Ⅱ型截骨术

【适应证】

1. 累及上颌牙骨段的鼻上颌发育不足　主要表现为短鼻、鼻后缩、鼻旁上颌区以及上颌前部牙骨段后缩。同时伴有眶下区中部扁平与塌陷，使眼球下部的巩膜暴露过多，甚至给人以眼球过突的错觉。可伴有牙列反𬌗，下前牙舌倾。

2. 单纯的鼻上颌发育不足　此型的临床表现除牙列咬合关系基本正常外，面型与上述第一种适应证类似。两者都表现为上前牙唇侧骨板变薄，鼻前棘不明显甚至缺如，颅底较短，上颌垂直向发育不足。此型畸形适合用 Le Fort Ⅱ型 +Le Fort Ⅰ型截骨术来矫正。

3. 鼻上颌发育不足伴发其他面部畸形　常见的有鼻上颌发育不足伴下颌前突畸形。单颌手术矫正效果不佳，常需行 Le Fort Ⅱ型截骨术及下颌骨的手术共同予以矫正。

【操作步骤】

1. 麻醉　手术应在经鼻腔插管全身麻醉下进行。术中采用低血压控制麻醉，以减少出血。

2. 手术切口　有 3 种口外手术切口可供选择。

（1）鼻根旁手术切口：于鼻根旁内眦近中侧，沿鼻根走向分别做两条长 1.5～2.0 cm 的皮肤切口。此切口适用于年轻患者，可减少面部遗留瘢痕。

（2）横跨鼻根的手术切口：对于年龄偏大的患者，由于鼻根部皮肤出现自然皱纹，常于鼻根部连接两侧鼻旁区切口，更利于术野暴露且不增加可见的皮肤瘢痕。

（3）冠状头皮切口：切口位于发际上（侧方为发际后）约 5～10 mm。先用含 1：100 000 肾上腺素的麻药行局部浸润麻醉。开始的切口仅切达骨膜并在骨膜上翻瓣，然后用头皮夹止血。在眶上缘与初始切口间距眶上缘约 1/3 处切开骨膜，行骨膜下剥离。大多数情况下选择上述两类鼻部切口。

此外，尚需在完成口外入路的截骨后，于上颌口腔前庭龈颊黏膜交界处做类似于 Le Fort Ⅰ型截骨术的口内黏骨膜切口。

3. 剥离与暴露　鼻根旁切口在切开骨膜暴露眶内侧壁之前，内眦韧带应予游离或切断，自泪囊窝剥离掀起泪囊。口内剥离类似于 Le Fort Ⅰ型截骨术的剥离。

4. 截骨

（1）鼻根部的水平截骨及眶内截骨：截骨线的设计一般位于额鼻缝的下方。鼻根部水平截骨后，截骨线向后延伸进入筛骨，然后改变方向在泪囊窝后方向下至眶底并向前达眶下缘，在泪囊窝与眶下孔之间越过眶下缘止于上颌骨前壁。

（2）口内截骨：口内入路的切口同 Le Fort Ⅰ型截骨术，应在骨膜下剥离直达眶下缘。此时应注意避免对眶下神经血管束造成损伤。

自前述口外入路的眶下缘骨切口继续向下（截骨线位于眶下孔内侧），于 Le Fort Ⅰ型截骨线水平转向后，越过颧牙槽嵴，直达翼上颌连接。保持水平截骨线应至少位于上颌磨牙根尖上 5 mm，以避免损伤自根尖孔进入牙髓的血管。

（3）离断翼上颌连接：使用弧形弯曲骨凿离断翼上颌连接。所有操作及注意事项同 Le Fort Ⅰ型截骨术。

（4）离断鼻上颌区骨连接：完成上述操作后，使用一骨凿自鼻根部水平骨切口插入，完成筛骨垂直板及犁骨的离断。截骨线自前部水平骨切口向后达后鼻棘点。

5. 游离鼻上颌复合牙骨段　使用左右两把上颌把持钳夹住鼻底和腭部，握持整个鼻上颌复合牙骨段，先使其向前下移动，必要时自鼻根部插入一把骨凿或骨刀协助其整体移动，直到鼻上颌复合牙骨段可在无张力的情况下处于术前设计的理想位置。

另外也可使用 Tessier 上颌移动法。将两把特制的上颌移动牵引器分别插入两侧翼板与上颌窦后壁之间。向前牵拉整个鼻上颌复合牙骨段，使其适当游离松动，达到术前设计的位置。

6. 戴入咬合板，行颌间结扎固定　将鼻上颌复合牙骨段游离松动后，戴入咬合板，行颌间结扎固定。

7. 植骨　于鼻根部及口内上颌各骨切口间存留间隙处植入自体皮质骨或松质骨骨块。一方面可使鼻上颌复合牙骨段更为稳定，另一方面也可促进其骨愈合。在许多病例中，鼻上颌复合牙骨段在垂直方向上的向下移动会使外鼻延长，同时也使下颌自动向后下方旋转移位。在此情况下，鼻上颌复合牙骨段的前移量亦可相对减少一些。此时，鼻根部及上颌水平截骨线间的植骨更显重要，有利于稳定该牙骨段。鼻上颌复合牙骨段前移较多者（超过 5 mm），翼上颌连接处亦应植骨。

8. 固定　鼻根部、双侧眶下缘及颧牙槽嵴（共5处）采用微型钛板、钛钉固定。

9. 复位缝合内眦韧带　使用不可吸收的缝线行 Burnell 式内眦韧带缝合。先将一侧内眦韧带用两头穿针的不可吸收缝线缝扎结实，然后将两针分别自鼻根下方穿入对侧相应部位，再缝扎对侧内眦韧带。

10. 缝合口内外切口　缝合口外切口时，除缝合皮下组织及皮肤外，一般应在两侧鼻旁区各置一小棉卷，分别与同侧内眦韧带缝扎在一起，10 天后拆线。这对内眦韧带的稳定复位及愈合十分重要，同时也减少了这一部位的术后水肿和血肿形成。然后再常规缝合口内切口。先行鼻翼基底复位缝合，必要时在上颌中线切口处做 V-Y 改形缝合，以保持适当的上唇长度。

【并发症及其防治要点】

Le Fort Ⅱ型截骨术也可伴发 Le Fort Ⅰ型截骨术及上颌后部截骨术的并发症。对于 Le Fort Ⅱ型截骨术来说，较为特殊的并发症有以下几种。

1. 鼻根部可见的手术切口瘢痕　对瘢痕体质的患者尤应注意此并发症，可选择发际内的冠状头皮切口。东方人种亦有易于形成局部瘢痕条索的倾向，因此，术前应向患者明确交代。特别是在伴发局部感染的情况下，瘢痕会更明显。

2. 植骨坏死　Le Fort Ⅱ型截骨术常需在截骨部位进行植骨，植骨的感染、坏死、脱落都可能发生。植骨块的良好固定非常有助于减少其感染、坏死、脱落的发生。

3. 鼻泪管损伤　损伤鼻泪管的情况可在行鼻旁切开、剥离及截骨时发生。应尽可能仔细完成这一部位的每一步操作，避免损伤鼻泪管，否则术后患者会有流泪等症状或需行鼻泪管成形术。移动鼻上颌复合牙骨段时也可能造成鼻泪管损伤，应在移动该骨段前对泪囊及鼻泪管充分游离并仔细保护。

4. 畸形复发　畸形复发是医生和患者最为担心的术后并发症，特别是无牙𬌗或多个牙齿缺失的患者，不易采用颌间固定，且术后不易行颌间固定措施，复发更明显。

5. 术后腭咽闭合不全　对于腭裂患者来说，术后腭咽闭合不全、鼻漏气可能加重。同样的问题也可能出现在应用 Le Fort Ⅰ型截骨术矫正腭裂伴发的上颌后缩畸形中。针对这种情况，在口内唇颊侧可改用垂直黏骨膜切口，维持牙骨段的软组织蒂，在腭侧增加 U 形黏骨膜切口，翻瓣后做横向上颌骨骨切口，从而保持软腭不被前移。

三、上颌 Le Fort Ⅲ 型截骨术

【适应证】

Le Fort Ⅲ 型截骨术主要适用于鼻背后缩，颧骨、上颌骨及眶下缘、眶外侧缘等面中 1/3 发育不全畸形的矫正。

1. 颅骨、上颌骨及眶部发育障碍所致畸形，多见于颅 - 颌 - 面综合征，如 Crouzon 综合征、Apert 综合征、Pfeiffer 综合征等。

2. 感染、外伤或手术创伤造成的单纯面中 1/3 缺陷。

【操作步骤】

1. 麻醉　Le Fort Ⅲ 型截骨术应在经鼻腔气管插管全身麻醉下进行。

2. 切口　单纯的冠状切口会使截骨的手术操作十分困难，现普遍应用双侧睑下缘切口、口内黏骨膜切口、头皮冠状切口或鼻背正中切口。

（1）睑下缘切口：距下睑缘 3～5 mm，平行于下睑缘，切口长 25～30 mm，切口的外侧略下斜，使之易达到眶的外侧缘和颧骨。

（2）口内黏骨膜切口：手术如果与 Le Fort Ⅰ 型截骨术同期进行，则切口要求同 Le Fort Ⅰ 型截骨术。单纯 Le Fort Ⅲ 型截骨术的口内切口则是在两侧第一、第二磨牙相对应的龈颊沟部位，切口长约 10 mm，水平向或垂直向黏骨膜切口均可。

（3）头皮冠状切口：起始于双侧耳轮脚前方，向上延伸会合于头顶部。

（4）鼻背正中切口：切口设计同 Le Fort Ⅱ 型截骨术。

3. 剥离软组织，暴露截骨部位

（1）额鼻连接区域的暴露：此区域的暴露是通过头皮冠状切口（或鼻背正中切口），在骨膜下游离冠状瓣而实现的。在达到颞肌区域时，沿颞肌嵴做切口，在颞肌嵴上保留部分颞肌以利于颞肌的重新附着。分离时应保持在颞深筋膜层，以避免损伤面神经额支，继续向下剥离暴露眶顶及鼻根部，确定筛孔的位置。

（2）眶底、眶外侧壁下部的暴露：眶底及眶外侧壁下部的暴露

是通过下睑缘切口实现的。在剥离时，用皮肤钩轻轻将皮肤边缘拉起，在皮肤、皮下与眼轮匝肌之间进行潜行分离至眶下缘的位置。在触及眶下缘后通过眼轮匝肌的下缘进入眶下缘，沿眶下缘切开骨膜，在分离过程中用弹性拉钩保护眶内容物，同时将眶底骨面暴露至整个眶底深度的 1/3，将眶底骨膜同眶内容物一起分离。

（3）颧弓、颧骨区域的暴露：此区域的暴露也是通过下睑缘切口实现的。自下睑缘切口向下、向外行骨膜下剥离，暴露颧弓和颧骨周围，锐性剥离咬肌与颧骨、颧弓的附着。

（4）颌骨区域的暴露：只有当 Le Fort Ⅲ 型和 Ⅰ 型截骨术同时进行时才需要彻底暴露此区域。具体操作参见 Le Fort Ⅰ 型截骨术。单纯进行 Le Fort Ⅲ 型截骨术时，不需要暴露全部上颌骨前壁，而只通过双侧相对磨牙颊侧黏骨膜切口进行翼上颌连接的断离。

4. 截骨线的设计及截骨时的注意事项

（1）额鼻连接处截骨：一般需要在术前通过 X 线片来确定截骨位置。截骨位置低于前筛孔的水平时，应用中粗裂钻横断额鼻缝，从侧方水平进入眶侧壁。

（2）眶底及眶内、外侧壁的截骨：眶内侧壁截骨线在泪囊窝的后上方，外侧壁截骨线沿眶下裂向上；在额颧缝前，连接眶内、外侧壁的截骨线形成眶底截骨线。在眶内截骨过程中注意保护眼球及眶下神经血管束。

（3）颧弓、颧骨截骨：用中粗裂钻截断颧弓，截骨的方向取决于畸形矫治所要求的外形变化，最简单的方法为通过颞颧缝的垂直截骨或斜行截骨，也可以进行包括眶外侧缘上嵴的半圆形截骨。

5. 面中 1/3 截骨段的断离和移动　在彻底松解、游离面中 1/3 骨段使其具有一定松动度之前，翼上颌连接和筛板及鼻中隔与颅底的连接需要断离。这是两个非常重要且易出危险的关键步骤。

（1）翼上颌连接的断离：应用弯骨凿通过磨牙颊侧黏骨膜切口直达翼上颌缝，骨凿的放置应向内、向下，不宜过高，以防损伤颌内动脉的翼腭段而引起大出血。在断离翼上颌连接后，弯骨凿可以继续向上沿上颌骨的侧后壁进入眶下裂，但很难彻底断离，通常是通过面中 1/3 的骨移动造成此部分的骨折而使其彻底断离。

（2）筛骨、鼻中隔与颅底的断离：将薄而锐利的弯骨凿放置在鼻额部截骨线处的筛孔下，方向为后下方与颅底斜坡平行或向下成角（根据头颅侧位 X 线片决定），以防止骨凿入颅，造成颅脑损伤及其并发症。

完成以上两部分断离后，放入上颌把持钳，夹住鼻底和腭部，施以侧方及旋转力使面中 1/3 骨段彻底游离移动。在断离的过程中可将骨刀放入骨质较厚的部位，如颧骨支持部、鼻额区域、翼上颌区域等，协助松动面中 1/3 骨段，使之达到满意的预期咬合关系。

6. 固定、缝合及包扎　当咬合关系对位后，进行颌间结扎，保持面中 1/3 向前的位置。将事先准备好的游离植骨块植入面中 1/3 骨段移动后所遗留的骨间隙区，如颧骨支持部、鼻额区、翼上颌连接处和眶外侧嵴等。因眶内容物有完整的骨膜包裹，因此眶底的缺损可不用植骨。鼻额区、颧骨颧弓、眶外侧嵴可应用小型钛板坚固内固定。去除临时性颌间结扎后，检查咬合关系。植骨的供区可以是髂骨、肋骨或颅骨外板，取决于骨间隙的大小和形状。颅骨外板是比较合适的供区，因与主要手术在同一术野，术后痛苦较少。所取的颅骨外板一方面可充填面中部前移后遗留的骨间隙，部分骨板还可以用来放置在内、外侧眼眶的表面，一般不需要固定。

固定完成后尽量使骨膜覆盖小型钛板，将颞肌复位。在伤口缝合以前，冠状切口应彻底冲洗以防感染。常规缝合伤口，放置闭式引流，头部加压包扎。

【并发症及其防治要点】

1. 出血　出血可发生在术中和术后，术中出血的主要原因如下。

（1）患者全身状况引起：如有出血倾向、处于月经期和术中血压高等。其预防方法为认真进行术前检查，手术期尽量避开月经期，术中与麻醉师配合进行低血压控制麻醉及术中、术后应用止血药。

（2）冠状切口的失血：头皮血运丰富，头皮下组织为致密的纤维结缔组织，血管不易收缩，因此在做冠状切口时可沿切开线预防性缝合，然后用电刀切开，或使用头皮夹。在进行冠状瓣分离时使用温盐水纱布覆盖也可起到止血作用。

（3）术中血管损伤引起出血：在截骨、分离和牵引面中 1/3 骨段时，易损伤眶下神经血管束和颌内动脉。预防方法有：在分离翼上颌连接时，骨凿的方向应向下、向内；在做眶下缘切口及眶底截骨时，应注意保护眶下神经血管束。一旦血管损伤，可结扎止血或应用明胶海绵压迫止血。

2. 眼球的损伤、术后复视及内眦韧带损伤　Le Fort Ⅲ 型截骨术累及眶底及眶内、外侧壁，眼眶前部相对向前移位，因此眶下缘软组织切开及分离可能会引起眼球损伤，在手术操作中应注意保护。同时，还应保持骨块前移时平行。如眶内需要植骨，两眶内放入的骨量和位置要对称，否则会产生复视。内眦韧带一般不易损伤，在进行额鼻连接处截骨时应注意保护。一旦发生内眦韧带损伤，应该及时修复，以防术后发生内眦距离增宽。

3. 颅底损伤、脑脊液外渗　颅底损伤是 Le Fort Ⅲ 型截骨术的严重并发症之一，其原因有：

（1）断离额鼻连接及鼻中隔与颅前窝连接时，骨凿的方向偏离。

（2）截骨不彻底，游离面中骨段时用力过猛。

颅底损伤后可出现脑脊液鼻漏。预防方法为术中严格按 X 线片所示仔细操作，各截骨线分离应彻底。一旦发生颅底损伤，术后应大量应用有效抗生素，预防颅内感染，并且严密观察生命体征。

4. 神经损伤　眶下神经和面神经额支、颧支在手术中易被损伤而造成眶下鼻旁区皮肤麻木及眼轮匝肌功能障碍和额纹消失。术中细致操作非常重要。

5. 感染　同其他手术一样，感染也是并发症之一，尤其是此手术在断离额鼻连接及鼻中隔时与鼻腔相通，以及口内存在切口时，感染更易发生。其预防非常重要，术中无菌操作、口内外手术器械分开使用、应用抗生素、尽量消除术野死腔，以及术后应用抗生素等，都是避免这一并发症的必要措施。

6. 下眼睑外翻畸形　常由不正确的切口位置、分离技术、缝合技术以及术后感染所造成。缝合应分层进行。当缝合皮肤时，最好应用皮下连续缝合技术。如果进行皮肤间断缝合，应用细针和细线（5/0~6/0尼龙线）。

（李自力）

四、下颌升支矢状劈开截骨术

【适应证及优缺点】

下颌升支矢状劈开截骨术（sagittal split ramus osteotomy，SSRO）是现代正颌外科最常用的手术之一。它不仅可以矫治下颌后缩，也可矫治下颌前突、下颌偏斜畸形等，具有适用范围广、口外无瘢痕、髁突位移小、咀嚼肌适应迅速、有利于口内入路的坚固内固定等优点。缺点是初学者不易掌握，并发症较多，但随着技术的改进和术者经验的积累，并发症会大大减少。

【操作步骤】

1. 软组织切口 自口内下颌升支前缘中份沿外斜线方向切开黏骨膜，达下颌第一磨牙颊侧。

2. 剥离与暴露 先将软组织切口向喙突方向牵开，剥离部分颞肌附着直达喙突根部，用一把Kocher钳夹持喙突根部，以利于剥离暴露升支内侧面水平骨切口部位。用骨膜剥离子于乙状切迹和下颌小舌之间做隧道式剥离，形成宽约1 cm自前缘到后缘的隧道。注意剥离一定在骨膜下进行，以避免出血并伤及下牙槽神经血管束。

3. 完成升支内侧乙状切迹和下颌小舌间的水平骨切口及矢状骨切口上份。

4. 松开Kocher钳，将软组织切口向下牵拉并剥离暴露第一磨牙颊侧骨板达下颌下缘。

5. 完成矢状骨切口下份及垂直骨切口。当矫正下颌前突畸形时，垂直骨切口处应去除与下颌后退相适应的部分颊侧骨皮质。

6. 劈裂 劈裂前应再次检查3个截骨线连接处是否有骨皮质相连。然后在磨牙颊侧（此处最安全，不易伤及下牙槽神经血管束）

先行劈开，一般情况下如果此处下缘骨皮质裂开，他处常可不必再劈开，可用骨刀使内外侧骨板裂开。如遇到阻力则不宜用力裂开，检查他处截骨线，凿开骨连接，则可顺利裂开近远心骨段。

7. 颌间结扎 通过唇弓或者颌骨上的种植支抗，将终末咬合导板置于上颌牙列就位，再使下颌牙列就位于此终末咬合导板行颌间结扎固定。

8. 固定近远心骨段 移动近心骨段使双侧髁突置于生理位置后，行近远心骨段的坚固内固定。常用四孔小型钛板（miniplate）、口内入路单侧骨皮质固定法，具有避免口外小切口、不会对下牙槽神经血管束造成压力等优点。

9. 缝合切口 使用常规细丝线或可吸收缝线缝合切口。

【并发症及其防治要点】

1. 出血 引起出血的原因有切断颊动、静脉，损伤面动脉、面后静脉、下牙槽血管。罕见损伤上颌动脉而导致死亡者。可采用结扎、电凝、药物或压迫法止血。

2. 下牙槽神经损伤 损伤的原因多为劈裂过程中直接损伤以及术中过分牵拉，或骨段接合过程中挫伤与挤压。固定钛钉直接位于下牙槽神经血管束时也可损伤神经。术后应用营养神经的药物及针灸可缓解麻木症状。

3. 近心骨段骨折 主要原因是骨皮质截开不充分，特别是3个骨切口的连接处有骨皮质桥存在时，劈裂易造成骨折。阻生的第三磨牙也易造成近心骨段骨折。应先用小型钛板对意外骨折部位进行坚固内固定，之后再行近远心骨段的固定。

4. 术后骨坏死 如术中剥离范围过大，近心骨段的末端易产生血运障碍，导致缺血性骨坏死。减少术中软组织剥离可预防骨坏死发生。

5. 术后肿胀反应 术后肿胀包括血肿和水肿。如术中广泛剥离升支内侧面，可导致严重的术后咽侧壁肿胀，甚至可窒息而危及生命。一般情况下，在术后第3天水肿便开始消退，血肿亦开始分解，2周后基本消肿。术后常规使用激素可减轻肿胀。

6. 面神经损伤 虽为严重并发症但极罕见，主要是劈开近远心骨段时用力不当所致。

7. 近心骨段移位及颞下颌关节紊乱综合征。

五、口内入路下颌升支垂直截骨术

【适应证及优缺点】

口内入路下颌升支垂直截骨术（intraoral vertical ramus osteotomy，IVRO）适用于矫治下颌前突且远心骨段后退距离不超过 10 mm 的情形，不宜用于矫正下颌后缩畸形。其优点是不遗留皮肤瘢痕，不易损伤面神经下颌缘支，不易损伤下牙槽神经血管束等，操作亦较 SSRO 相对简单。缺点是口内入路视野差，初学者常不易准确把握截骨线，同时截骨需用特殊设计的微型骨锯（直角摆动锯）来完成，且术后双侧下颌角宽度增加，下颌下缘形态不流畅。

【操作步骤】

1. 黏骨膜切口 与 SSRO 手术相同。

2. 剥离与暴露升支外侧面 沿升支前缘切开骨膜，于骨膜下剥离并暴露升支外侧面，上达乙状切迹，下至下颌下缘及下颌升支后缘。然后在升支后缘插入 Shea 牵开器，准备截骨。

3. 截骨 确定截骨线位置时，以乙状切迹、下颌角前切迹、升支后缘作为参考，使用直角摆动锯进行截骨。先自中份开始，截开全层骨质后，向下、向上分别转动推进，完成整个截骨线。截骨线大致与升支后缘平行，约位于升支中后 1/3 交界处。

4. 后退远心骨段 在完成双侧截骨后，首先将远心骨段向前拉，此时近心骨段便容易被撬动移位至远心骨段外侧，然后后退远心骨段，使其顺利就位于𬌗板中。

5. 固定 大多数学者并不主张对近心骨段进行固定，但为防止术后近心骨段发生向内侧移位的情况，常可采用近心骨段悬吊固定法。

6. 冲洗并缝合切口。

【并发症及其处理要点】

1. 髁突向前、向下移位 有学者近年来利用这一移位来治疗颞下颌关节紊乱综合征中的盘前移位，收到了明显效果。这种移位后髁窝关系会发生新的改建，达到新的平衡，时间一般在术后 3 个月左右。

2. 近心骨段骨折　处理同 SSRO 手术。

3. 近心骨段末端缺血性骨坏死　这是由于过度剥离近心骨段的软组织附着所致。骨缺损可通过二期植骨修复。

六、口外入路下颌升支垂直截骨术

【适应证】

口外入路下颌升支垂直截骨术（extraoral vertical ramus osteotomy，EVRO）主要适用于非瘢痕体质且不反对遗留皮肤瘢痕的下颌前突畸形患者。尤其适用于下述情况：

1. 严重的下颌前突畸形，预计下颌需后退超过 15 mm 者。

2. 严重的偏突颌畸形，下颌骨在后退的同时伴有大量旋转运动者。

3. 下颌前突畸形首次矫治失败或复发，需行二次矫治者。

4. 首次升支手术后骨错位愈合或不愈合者。

5. 某些髁突骨折或颞下颌关节强直需行切开复位内固定术或倒置移植手术者，以及患有髁突骨瘤、髁突良性肥大等需切除髁突者。

【术前准备】

EVRO 手术前按常规行 X 线头影测量、面型预测分析（VTO）和模型外科以及制作固定器，其他准备工作同其他正颌外科手术。必要时应按颌下皮肤切口常规备皮。

【操作步骤与注意事项】

1. 麻醉　一般采用经鼻气管插管全身麻醉。按颌下切口常规取仰卧位，头先偏向手术侧之对侧。如果行双侧手术，术中头位需要有变化，在术前固定气管插管和消毒铺巾时应该有所考虑。

2. 切口　于下颌角的后下方距下颌下缘 2 cm 处做一与皮肤纹理一致的切口，长 3 ~ 4 cm。逐层切开皮肤、皮下组织和颈阔肌。

3. 暴露下颌骨　切开颈阔肌后，注意保护位于颈深筋膜浅层表面的面神经下颌缘支，如果发现该神经，应仔细剥离并用橡皮条将其向切口上方牵引。暴露咬肌后，在相当于下颌角下缘稍外侧部位切开咬肌附丽，显露下颌骨骨面。

4. 暴露升支外侧面　在骨膜下剥离，逐渐暴露升支外侧面。剥离范围上至乙状切迹和髁突根部，前至喙突根部，但应保留咬肌在升支后缘的附着以及翼内肌在升支内侧的附着。

5. 截骨　截骨线自乙状切迹中部向下，经下颌升支外侧隆突后方达角前切迹。大部分情况下，截骨线距升支后缘 5~7 mm。先用小圆钻或细裂钻做一截骨标记，然后使用往复锯完成截骨。

在下颌后退较多的情况下，还可采用喙突切除术。

上述截骨完成后，使用薄刃骨刀插入截骨线并轻轻撬动，分离带髁突的近心骨段和带牙列的远心骨段。

6. 如果手术目的是切除髁突病变或行倒置移植术等，应完全剥离所有近心骨段上的软组织附丽，将近心骨段摘除，在离体情况下切除髁突后修整断端，使之呈髁突形态；需倒置移植者，亦应在离体状态下将近心骨段的下颌角部分修整成髁突形态。完成颌间结扎后，将近心骨段重新植入，髁突入关节窝形成正常盘-突关系，然后用钢丝或钛板、钛钉固定近远心骨段。

7. 后退远心骨段　如果 EVRO 手术目的是后移下颌骨，应在截骨完成后采用以下步骤：用骨膜剥离器撬起近心骨段并沿该骨段内侧面行骨膜下剥离，将骨膜和翼内肌附着推向升支后缘。同法完成对侧操作后，使双颌牙列完全进入殆板，并行颌间结扎。此时远心骨段已按设计要求后退至术后的位置，近心骨段重叠于远心骨段的外侧。

8. 固定　可在近远心骨段间穿孔，用钢丝结扎，也可使用小型钛板（miniplate）和钛钉做坚固内固定。

9. 冲洗并缝合伤口　用生理盐水冲洗创面，分层对位缝合咬肌、颈阔肌、皮下组织和皮肤。

10. 局部加压包扎。

【术后处理】

术后常规给予抗生素、止血药和肾上腺皮质激素，行补液治疗。术后5~7天拆线。若采用钢丝固定，颌间固定6~8周。若采用坚固内固定，术后仅需使用颌间弹力牵引7~10天，较早恢复进食。术后2~3个月可进行术后正畸治疗。

【并发症及其处理要点】

与 IVRO 相同。

七、口内入路下颌升支倒 L 形截骨术

【适应证】

下颌升支倒 L 形截骨术是下颌升支垂直截骨术（IVRO）的变通术式，适用于下颌骨需后退较多的病例。采用下颌升支倒 L 形截骨术有利于消除下颌后退时颞肌张力所造成的障碍，以及颞肌张力对术后复发倾向的负面影响，也有利于维持近心骨段覆盖于远心骨段的位置关系。

【术前准备】

同 IVRO。

【操作步骤与注意事项】

作为 IVRO 手术的变通术式，下颌升支倒 L 形截骨术在截骨术操作上与 IVRO 有如下不同。

1. 使用直角摆动锯完成下颌升支中部截骨后先将截骨线向角前切迹的方向行进，完成升支下份截骨之后，再使截骨线向上行进，达到升支外侧隆突后上方约 2 mm 时停止。

2. 于升支前缘相当于上述垂直截骨线停止的高度，在骨膜下沿升支内侧面剥离，达乙状切迹中点处即可，剥离范围为 8~10 mm。升支内侧面垫以骨膜剥离器保护软组织，使用裂钻或矢状锯从升支前缘水平截骨，与垂直截骨线相交，完成倒 L 形截骨。

3. 其他操作与 IVRO 手术完全相同。

【术后处理】

与 IVRO 相同。

（王晓霞）

八、下颌前部根尖下截骨术

下颌前部根尖下截骨术（anterior mandibular subapical osteotomy，AMSO）于 1959 年由 Kole 首先报道，后由 Bell 改进了软组织切口。此手术常用于改变下颌前牙区的突度及高度，是常用的正颌外科辅助术式之一，多与其他正颌外科手术联合使用，单独应用的情况较少。

【适应证】

适用于上颌前突、下颌前突或双颌前突畸形矫治中后退下颌前份。矫正下颌后缩畸形时，此术式可下降下前牙调整 Spee 曲线，并可为下颌提供更大的前徙距离。此外，此术式还适用于前牙反𬌀、开𬌀、深覆𬌀、深覆盖等牙颌面畸形的矫正。

【操作步骤】

1. 切口　在下颌前庭沟底靠向唇侧约 5 mm 处做黏骨膜切口，两侧达第一双尖牙。保留部分颏肌于牙骨段的唇侧，有利于手术后肌肉的对位缝合及唇颏形态的恢复。切开下方的骨膜，于骨膜下剥离。

2. 剥离与暴露　于骨膜下剥离，暴露双侧单尖牙根端的骨面，外侧达第一双尖牙远中及双侧颏孔。若行水平截骨颏成形术，可向下剥离至下颌下缘；若仅为根尖下截骨术，则以暴露水平骨切口部位为宜。

3. 截骨　若后退牙骨段，则于截骨前先行拔除第一双尖牙。水平骨切口一般应在单尖牙根端下 5 mm 以下。截除 $\overline{53|35}$ 间牙骨质时，应特别注意避免损伤邻牙牙根，尤其是在不拔牙的情况下，更应注意截骨线位置的准确。

如果不降低下前牙高度，可只设计一条截骨线；如果降低下前牙高度，则需设计两条截骨线，也可以设计一条截骨线，再使用球钻磨除与需要降低的高度对应的骨质。

4. 固定　将预制的个体化牙弓夹板结扎于上下颌牙列，利用咬合导板进行颌间固定。再于截骨线处使用骨内坚固内固定，一般可使用两个 L 型四孔微型钛板（microplate）固定。

5. 冲洗后分层缝合切口。

【并发症及其预防要点】

1. 牙骨段坏死　由于血供不足而导致的牙骨段坏死是最严重的并发症。下颌前部牙骨段小，舌侧黏骨膜蒂薄弱，如截骨时操作不慎损伤了舌侧蒂，或使牙骨段与软组织蒂游离，则易造成此并发症。因此，截骨时应小心操作。

2. 牙髓坏死　若水平骨切口距牙齿根尖过近，则截骨时的创伤及热刺激易导致牙髓坏死。另外，在 $\overline{53|35}$ 之间截骨时若伤及邻牙牙根，亦可导致牙髓坏死。

3. 牙周组织萎缩　主要原因是牙间骨质破坏过多，术后牙龈缺少骨组织支持。因此，术中应尽可能保留牙间骨组织。切口也应尽可能选择水平切口，以保证牙龈缘的连续性和完整性。

4. 复发　术后复发与术后固定有关，亦受舌体及口周肌群作用力的影响。使用坚固内固定技术及截骨间隙内植骨有助于减少术后复发。

九、下颌体部截骨术

下颌体部截骨术是具有相当长历史的古老术式，但由于其需要牺牲双侧下颌第一双尖牙，术后稳定性较差，且易导致面下部变宽，同时下颌升支矢状劈开截骨术已经在临床广为应用，可以矫正大多数下颌骨畸形及双颌畸形，所以下颌体部截骨术的应用已经越来越少。然而随着坚固内固定技术的出现，下颌体部截骨术后的稳定性大大提高。因此，在选择适当适应证的前提下，该手术仍不失为一种简便、安全的术式。

【适应证】

主要适用于矫治轻度下颌前突畸形，下颌后退的距离不超过第一双尖牙的宽度。适应证概括如下：

1. 前牙反𬌗，但后牙咬合关系良好。

2. 上颌牙弓宽度基本正常，但下颌牙弓宽度过大，后牙反𬌗。

体部截骨不仅可缩短下牙弓长度，而且可适当内收下牙弓，使之与上颌适应。

3. 某些开𬌗畸形。体部截骨后去除楔形骨质，使下颌前部牙骨段适度旋转上移，矫正开𬌗畸形。

4. 下颌不对称畸形。可在下颌发育过度一侧体部截骨后，去除部分骨质，使该侧下颌骨后退、旋转，以矫正轻中度的不对称畸形。

5. 下颌后缩畸形。可在体部行阶梯状截骨，在保证骨组织有接触面的前提下，将下颌前部骨段向前滑动。

6. 从容貌美学角度考虑应选择颏颈距离长、颏部较窄长的病例，否则术后颏部显得宽大，颏颈距离变短，会影响外观。

【操作步骤】

1. 手术可在气管插管全身麻醉下进行，亦可在下颌传导阻滞麻醉及局部浸润麻醉下进行。

2. 切口　多采用前庭部水平黏骨膜切口，主要剥离暴露截骨部位的骨面。

3. 截骨　截骨前应先拔除第一双尖牙，然后做好截骨标志线，完成截骨。如果利用第二双尖牙或磨牙区的缺牙间隙，则应采用阶梯状截骨，以保留下牙槽神经血管束的完整。

4. 固定　使用牙弓夹板及咬合导板行颌间固定，再采用骨内坚固内固定技术固定下颌前区牙骨段。

5. 冲洗并缝合切口。

【并发症】

1. 下牙槽神经血管束损伤　易造成术后下唇及颏部麻木。

2. 骨愈合不良或延迟愈合　传统的固定方法下，术后稳定性较差，并且下颌前部骨段有降颌肌群附着，易发生术后移位，这些都是影响骨愈合的原因。

3. 牙髓坏死　截骨线两侧邻牙损伤所致。

十、上颌前部截骨术

上颌前部截骨术（anterior maxillary osteotomy，AMO）通常因

软组织切口不同有 3 种手术方法，即 Wunderer 法、Wassmund 法以及上颌前部降下折断法（Cupar 法）。上颌前部降下折断法视野较好，利于操作，可使上颌前部适当上移，因此这里仅介绍上颌前部降下折断法。

【适应证】

主要用来矫治上颌前突、上颌前突伴轻度垂直方向上发育过长以及双颌前突畸形。

【操作步骤】

1. 黏骨膜切口　牵开上颌口前庭部，于附着龈上约 5 mm 处做两侧达第二双尖牙的水平黏骨膜切口。

2. 剥离与暴露　在骨膜下剥离，暴露双侧上颌窦前壁、梨状孔下缘及侧缘。剥离暴露鼻前棘、鼻底、鼻腔外侧壁下份、鼻中隔下份等。剥离鼻腔黏膜较易导致出血和黏膜损伤，可用纱条填塞压迫止血；如遇黏膜撕裂，在完成降下折断后应仔细缝合。完成上颌前部截骨使上颌前部牙骨段后退常需拔除双侧第一双尖牙，这一操作应在手术切口开始前完成。剥离暴露第一双尖牙唇侧骨面直达牙槽嵴顶。

3. 截骨　首先在第一双尖牙处做垂直截骨，根据术前头影测量和模型外科设计的去骨量，去除相应大小和形状的骨块，仔细完成两个垂直骨切口。初学者使用钻或锯截开靠近腭侧黏骨膜的骨皮质时，易损伤腭降动脉的末梢支引起出血，可用手指于腭侧黏膜直接压迫止血。此处操作还应特别注意的是，要仔细辨认邻牙牙根的走向和部位，截骨时确保不损伤邻牙牙根。完成垂直截骨后，于单尖牙根尖上方约 5 mm 处将截骨线折向梨状孔边缘，截开鼻腔外侧壁及根尖上部骨质，此时应用器械保护鼻腔黏膜。在整个截骨操作过程中，术者应将示指始终紧贴于腭侧黏膜上，以感觉截骨的深度，保护腭侧黏骨膜不受损伤。完成上述操作后，可用骨凿凿断上颌水平骨板及鼻中隔。

4. 降下折断　这一步骤是这一术式与 Wunderer 法和 Wassmund 法两个术式的重要区别，便于腭侧水平骨板处的去骨及鼻腔面的修整，有利于上颌前部的上移、后退，且保留了腭侧软组织蒂的完整性，也有利于上颌前部牙骨段的分块截骨。完成截骨后，用双手示指向下按压前部牙骨段，即可暴露鼻腔面及水平骨板处的骨切口。

5. 固定　后退上移前部牙骨段使其顺利就位于殆板后，先行唇弓结扎固定，然后将殆板结扎于唇弓上，再用不锈钢丝结扎固定牙骨段，也可选用两个 L 型四孔微型钛板做坚固内固定，部位均为梨状孔边缘。注意使用钛板、钛钉时勿损伤单尖牙牙根。单独的上颌前部截骨，采用上述固定措施后，可免去颌间结扎固定。

6. 缝合　常规用丝线拉拢缝合收缩鼻基底后，严密缝合黏骨膜切口。

【并发症及其预防要点】

1. 出血　截骨线靠近梨状孔边缘时，常因切断上牙槽前动脉而有血自骨内溢出。截骨时若损伤腭侧走行的腭降动脉分支，亦可有明显出血。

2. 牙根损伤　牙间截骨时易导致邻牙牙根损伤。应在操作中仔细辨认邻牙牙根走向，确保截骨线位于邻牙骨硬板之外，根尖上截骨线应保证在单尖牙根尖上 5 mm 处。

3. 腭瘘　系操作中损伤腭侧黏骨膜引起。

4. 术后感染及骨段坏死　术中尽可能保留腭侧软组织蒂的完整性。如为分块截骨，应更仔细操作，勿使小的牙骨段移位、扭转过大，以致与黏膜蒂剥离。对牙周状况较差者，术前应行有效的牙周治疗。如为慢性鼻窦炎患者，应先行鼻窦炎治疗，再考虑正颌手术。

5. 术后唇鼻形态改变　上颌手术后常见的唇鼻形态改变有鼻中隔偏曲、鼻翼基底变宽、上唇红唇部变薄等，针对上述改变分别给予处理可预防这类改变。如果上移上颌，则应在上颌鼻腔面备沟以容纳鼻中隔或修剪部分鼻中隔软骨；如为上中切牙间分块，应磨除向一侧偏斜的鼻前棘。可拉拢缝合鼻翼基底，V-Y 改形缝合上唇内侧切口，必要时加 M 形切口以适当延长上唇，增加红唇厚度。

十一、上颌后部截骨术

上颌后部截骨术（posterior maxillary osteotomy，PMO）亦称上颌后部骨段截骨术（posterior segmental maxillary osteotomy，PSMO）。

【适应证】

1. 矫正由于上颌后部牙槽突过长而形成的开𬌗畸形。目前对于此类畸形，特别是双侧上颌后部牙槽突过长所致的畸形，多采用上颌 Le Fort Ⅰ型截骨术矫正，但单侧者仍可以使用这种术式，下移上颌后部牙骨段能够矫治后牙开𬌗畸形。

2. 解决下颌后牙长久缺失、上颌后牙过长、颌间间隙不足给义齿修复带来的困难。

3. 矫正单侧或双侧后牙反𬌗或𬌗关系不协调，这是目前 PSMO 手术的主要适应证，目的是取得和谐的咬合关系。

4. 使上颌后部牙骨段向远中移位，产生的间隙供阻生的单尖牙或双尖牙萌出，也可使上颌后牙骨段前移以去除因缺牙造成的间隙。

【操作步骤及注意事项】

目前多采用单纯颊侧入路（Kufner 技术）。

1. 切开与暴露　在第一磨牙至尖牙前庭沟做水平的黏骨膜切口，向上剥离黏骨膜以暴露上颌骨前壁。潜行剥离切口后方的黏骨膜以暴露上颌骨后壁及上颌结节。在需要做垂直截骨的牙根间截骨部位将黏骨膜分离至牙槽嵴顶。

2. 截骨　于根尖上方 5 mm 处用锯或钻做水平骨切口。如要上移牙骨段，需做两个平行的骨切口，其间距与上移幅度一致。在牙根间截骨部位（一般在尖牙与第一双尖牙间），用细裂钻或矢状锯进行垂直截骨，最后用薄平凿凿断牙槽嵴顶的连接。行垂直骨切口时，需将另一手的示指放在腭侧黏膜上，在感觉器械刚刚穿透腭侧骨板时停止深入，以免损伤腭侧黏骨膜。

3. 降下折断上颌后部牙骨段　用弯凿凿断翼上颌连接，方法与 Le Fort Ⅰ型截骨术相同。用手指压迫需移动的牙骨段使腭侧骨板弯曲，扩大颊侧骨切口，便于器械进入上颌窦内截断腭侧骨板。以弯凿从水平骨切口进入，逐渐凿断腭侧骨板，使后部牙骨段完全离断松动。在行此操作时，应特别注意对牙骨段的血运来源——腭侧黏骨膜瓣的保护。上颌后部牙骨段折断后，腭侧术野即可暴露清楚，再根据需要对腭侧截骨线两侧的骨块进行修整。

4. 固定与缝合　充分活动后部牙骨段，将牙骨段就位于咬合导板中，结扎上下颌牙弓夹板行颌间固定。如果后部牙骨段需下移，则水平骨段间遗留的间隙应考虑植骨，以免愈合不良。在后部牙骨段与颧牙槽间以及骨段前端使用微型钛板（microplate）行坚固内固定。缝合颊侧切口。

十二、牙外科正畸术

牙外科正畸是指用外科手术来矫正牙齿的错𬌗畸形，常用于矫治无正畸治疗条件的前牙拥挤不齐，以及个别牙反𬌗、扭转、错位等。随着正畸医学的迅速发展与普及，牙外科正畸术目前已经很少开展。该手术操作相对容易，不需要特殊手术器械，危险性相对较小，一般基层单位可以开展，此外可以节省患者的治疗时间，因而在严格选择适应证的前提下，仍不失为一种有效的治疗方式。

【适应证】

1. 单个牙的外科正位　对于已发育完全的牙齿，因根尖部的血管断裂易造成死髓牙，且术中易损伤牙周膜，故不宜采用。对于根尖发育尚未完成或完成后刚刚萌出的错位牙，可应用外科正位。

2. 阻生牙的外科助萌　由于单尖牙的萌出晚于第一双尖牙，如果骨量不足、牙位不正及其他局部因素导致其高位阻生，甚至斜向、横位埋伏阻生，而单尖牙对牙𬌗系统的功能及容貌美观又至关重要，正畸治疗预期可以将阻生牙牵引至理想位置，则可应用外科手术助萌。

3. 多个牙连同牙槽骨的截开正位　适用于多个牙齿错位且牙间骨质充分，可允许截骨而不易损伤邻牙牙根者，例如上前牙间隙增宽、唇向错位者。

4. 辅助正畸治疗的骨皮质断开　对于成人正畸或某些需要快速

扩大牙弓的患者，正畸治疗常需外科手术断开骨皮质以协助快速移动牙齿。

【操作步骤】

1. 单个牙的外科正位术

（1）可采用局部浸润麻醉。

（2）如为刚刚萌出的牙齿，可用牙钳直接扭转正位。如萌出后牙周膜已发育成熟，可选用宽约 2 mm 的薄刃状骨凿插入牙周间隙，轻轻凿到根长的 1/2 处，使部分牙周膜分离，然后用牙钳正位。操作时，动作慢而稳，以免根尖血管断裂；使用牙钳时切忌殆向用力，以免牙齿被拔出。

（3）正位后固定 4 ~ 5 周并避免咬合创伤，必要时调磨对颌牙。

2. 牙外科助萌正位术

（1）局部浸润麻醉或传导阻滞麻醉。

（2）根据阻生牙的部位选用唇、腭侧弧形或梯形黏骨膜切口。

（3）去骨开窗：翻开黏骨膜瓣后，用骨凿小心去骨开窗。如仅为开窗待其自萌，则完全暴露牙冠或牙冠外径最宽处；如仅为正畸粘接牵引托槽，则显露足够粘接的牙冠表面即可。

（4）开窗自萌者，可行根向复位瓣，间断缝合创缘。表面可根据需要使用碘仿纱条保护。粘接正畸牵引托槽者，应在妥善止血的前提下完成托槽粘接，将牵引用钢丝自牙槽嵴顶穿出。黏骨膜瓣复位覆盖创面后，间断缝合，后续由正畸医生进一步处理。

3. 上颌前部单个牙连同牙槽骨的外科正位术

（1）术前口腔处理：对有牙龈炎及牙周病的患者，术前要做必要的牙周治疗，然后再安排手术。

（2）麻醉：可采用传导阻滞麻醉加局部浸润麻醉。

（3）切开及截骨：于唇侧牙龈间分别做平行于牙根的两条近远中垂直骨切口，上至前庭沟底，下达龈乳头上 5 mm 处，不另剥离黏骨膜。使用细裂钻沿设计的截骨线磨开骨皮质及骨松质浅层，再选用适当窄刃的骨凿凿开深部骨松质及腭侧骨皮质。当凿开腭侧骨皮质时，一定将一手示指按压在腭侧相应黏膜处，以感觉凿子的深度，凿开骨皮质而不损伤腭侧黏骨膜；同时注意勿损伤邻牙牙根。然后于根尖上方 5 mm 处凿开全层骨质。也可使用矢状锯完成上述截骨。

（4）牙骨段就位：使用术前设计制作好的咬合导板将牙骨段就位，如遇阻力，可将骨凿插入骨间隙轻轻撬动，使其充分松动，但要防止唇腭侧的黏骨膜剥脱，造成血运障碍。如需上移牙骨段，则可用钻或凿于根尖上方去除适当骨质使其上移。

（5）固定、缝合：使用牙弓夹板及咬合导板固定，缝合切口。

4. 多个牙的牙间截骨与移位　在单个牙连同牙槽骨外科正位手术的基础上，发展出两个或两个以上牙齿的牙间截骨以矫正多个牙间隙增宽、深覆𬌗、深覆盖等。

（1）切口：可选用唇侧水平切口或垂直切口。前者术野暴露较好，便于操作；后者保留了唇侧蒂，有利于血供，但术野暴露不够理想。以下介绍水平黏骨膜切口的操作。

水平切口同上颌前部截骨术，其长度依矫正牙齿数量而定。切开黏骨膜后，剥离暴露鼻底及鼻前棘、梨状孔边缘，向下剥离达牙槽嵴顶。

（2）截骨：用细裂钻及薄刃状骨凿或矢状锯将牙间骨质自唇侧到腭侧逐一截开，注意保护腭侧黏骨膜蒂。如仅涉及切牙及侧切牙，则根尖上截骨不必上达梨状孔；若涉及单尖牙，则至少在根尖上 5 mm 处截骨，事实上这一位置常达梨状孔水平。垂直骨切口可直接延伸至上颌鼻腔面。如牙间有过量骨质，则用裂钻去除。使用高速涡轮钻容易去除骨质过多，伤及邻牙牙根，且因速度太快而产热过多，亦对骨的愈合不利，应尽量不用。

（3）就位、固定：完成截骨后，将骨凿插入截骨线轻轻撬动，使每一牙骨段充分松动，顺利就位于预先制成的咬合导板内，然后行牙弓夹板结扎固定。

5. 骨皮质断开术　局部浸润麻醉下，做口前庭处黏骨膜水平切口，剥离暴露黏骨膜，用骨凿或细裂钻凿开或钻开骨皮质即可。然后于腭侧做相应软组织切口，再做与唇侧相应的骨皮质截开。如系扩大牙弓，则需在腭侧做较长软组织切口以利于充分暴露。完成截骨后，依次缝合唇、腭侧软组织切口。

【并发症】

1. 牙髓坏死　　这是牙外科正畸术最常见的并发症。有报道显示术后的牙髓坏死率达 10% 以上。

2. 牙骨段坏死　　由于操作不当损伤了必要的软组织蒂，造成血运障碍，导致整个牙骨段出现缺血性骨坏死。

3. 感染　　大多数牙外科正畸术都在门诊环境下操作，加之患者口腔健康条件较差又无术前适当治疗，术后可发生化脓性感染。

4. 美容效果欠佳　　如适应证掌握不准确，对某些伴有颌骨畸形的患者也使用牙外科正畸术矫正，其效果必然有限。

十三、下颌角三角形去骨术

【适应证】

下颌角三角形去骨术适用于中度、重度的下颌角及咬肌良性肥大畸形患者。

下颌角三角形去骨术有口外和口内两种入路。口外入路适用于非瘢痕体质且不反对遗留较小皮肤瘢痕的下颌角及咬肌良性肥大畸形患者。口外入路矫正手术的优点是视野清楚、操作容易，不需要特殊手术器械便可完成，在我国大部分地区仍有实用价值。缺点是遗留皮肤瘢痕，特别是对瘢痕体质的患者不宜采用。另外，如果操作不慎，可能损伤面神经下颌缘支，导致口角歪斜。这一手术可在局部浸润加传导阻滞麻醉下完成。

口内入路的优点是切口在口内，避免了皮肤瘢痕，适用于瘢痕体质和不愿在面部遗留瘢痕的患者；同时不易损伤面神经下颌缘支，切除部分咬肌的手术操作也比口外入路相对容易。但口内去骨视野较差，截骨线的准确定位不易掌握，需要医生具有较多的临床经验。同时，三角形骨块切除必须使用特殊的电、气动直角摆动锯方可完成，尚无这类设备的医院难以开展此项手术。另外，口内入路的手术要保持患者呼吸道通畅，一般均采用气管插管全身麻醉。

【操作步骤】

1. 口外入路法

（1）切口：平行下颌下缘并在其下方 1.5 cm 处做一长约 3 cm 的皮肤切口，逐层切开皮下组织、颈阔肌直达颈深筋膜浅层。剥离暴露颌外动脉及面前静脉并分别予以结扎。

（2）暴露咬肌并切断咬肌附着：结扎上述动、静脉后，继续向上分离，以暴露咬肌筋膜。此时可见其下方的咬肌并可触摸到下颌角的轮廓。切开咬肌筋膜，于下颌角后下缘上方约 5 mm 处切断咬肌附着，然后剥离下颌角周围的软组织附着，即可暴露下颌角，显露整个截骨部位。

（3）切除部分下颌角：按术前设计好的截骨位置及切除骨块大小用圆钻做好截骨标记线，然后可用一裂钻沿标记线全层去除约呈三角形的骨块。修整截骨边缘。

（4）切除肥大的咬肌：下颌角肥大畸形多伴有咬肌肥大畸形，完成三角形去骨后，根据术前设计切除部分咬肌。

（5）冲洗、缝合创面及加压包扎：完成肌肉成形后彻底止血，并用消毒生理盐水冲洗创面，对位缝合肌肉及其他各层软组织，关闭皮肤切口，并行加压包扎。

2. 口内入路法

（1）切口：在下颌升支前缘稍靠前外侧处与升支外斜线走行方向一致做一长 3～4 cm 的黏骨膜切口。切口上端一般不超过上颌磨牙水平。切开黏骨膜，于骨膜下剥离并暴露升支外侧面。

（2）剥离与暴露：剥离与暴露的范围依准备去除的骨块大小及切除的咬肌范围而定。围绕下颌角，剥离咬肌附着及升支后缘下份、角前切迹下缘等。

（3）截骨：完成剥离与暴露后，将特殊的 W 形拉钩（又称 Shea 拉钩）置于下颌角处，向外侧牵拉软组织，用直角摆动锯先做一截骨标记线，然后沿标记线全层截开骨板。截骨线一般自角前切迹到升支后缘下份。完成这一操作时切忌升支后缘截骨线的位置过高，伤及颞下颌关节囊，同时在没有完全离断骨块时切勿用暴力凿开，以免造成骨折。离断骨块后，剥离骨块内侧的翼内肌附着，即可将此骨段游离取出。

（4）切除部分咬肌：完成截骨去骨后，改换直角拉钩暴露咬肌前缘，依设计部位和范围分离紧贴升支外侧面的咬肌，然后切除。分离切除过程会遇到咬肌内营养血管被切断而出血，特别是咬肌肥大明显者，其营养血管亦较粗大，出血较严重，应随时予以结扎或电凝止血。切除的咬肌应均匀一致，避免部分切除过多。

（5）冲洗并缝合切口，加压包扎：完成上述操作以后应用生理盐水冲洗切口，然后缝合黏骨膜并行口外加压包扎。

【并发症及其防治要点】

1. 术中出血及术后血肿　咬肌本身血运丰富，加之在肥大增生的情况下血运亦增加，其营养血管也较正常粗大。手术切除部分咬肌时，极易损伤这些营养血管而造成术中出血，影响视野及操作。因此，术中操作时切忌盲目粗糙的操作，应边分离边止血，遇到活跃的大动脉出血可随即予以结扎，对慢性渗血可电凝止血。如术中止血不彻底，易造成术后血肿。作者认为防止血肿的关键在于术中充分止血及术后完善的加压包扎。

2. 腮腺导管及面神经的损伤　口外切口常伴有损伤面神经下颌缘支的危险。口外和口内切口切除部分咬肌时，若分离咬肌过于表浅，亦可损伤面神经颊支及下颌缘支，分离过高则易损伤其颧支及腮腺导管。因此，分离切除部分咬肌主要在咬肌内层进行，而不要累及其表层。绝大多数患者，包括某些严重畸形者，其畸形部位主要在升支高度的下 1/2 处，因此去除肌肉的范围亦不宜过高，这样便可避免此类并发症。

3. 术后感染　术后血肿形成是继发感染的重要原因，防止血肿形成是关键的预防措施。同时应尽可能保持术中的无菌操作及术后的口腔清洁。术后应每日 3 次用过氧化氢及生理盐水冲洗口腔，并嘱患者饭后及时使用漱口液漱口。轻度的血肿可自行吸收消退，重度血肿应及时予以清除。

4. 术后颜面左右两侧不对称　口内入路的手术方法由于术野隐

蔽，操作难度大，软硬组织的去除量很难完全按设计要求完成。这对初学者来说的确是一大难题。完成这一手术需要术者积累口内入路手术的经验及操作技巧。

5. 下颌骨骨折　下颌骨骨折多由截骨未完成时盲目用骨凿凿骨所致，有时骨折可达髁突和乙状切迹。因此，在截骨未完成时切不可用骨凿盲目凿骨。一旦发生下颌骨骨折，需进行颌间结扎。

十四、改良矢状劈开下颌角去骨术

【适应证】

下颌角三角形去骨术用于矫正重度下颌角及咬肌良性肥大常可收到满意效果，但对轻中度肥大患者则有改变其原本正常的下颌侧方形态的缺点。而且上述口内入路法操作不易掌握，又需专用设备。因此，近年来作者在原下颌升支矢状劈开截骨术的基础上加以改进，将其应用于轻中度下颌角及咬肌良性肥大畸形的矫正并收到良好效果。这一方法的优点是保留了原本正常的下颌侧方轮廓，只减少侧方突度，同时保留了口内切口的优点，避免了皮肤瘢痕和损伤面神经下颌缘支，且操作相对安全、简便，不需要特殊摆动锯，仅用骨钻即可完成。该手术虽可在局部麻醉下完成，但由于是口内入路，最好在气管插管全身麻醉下完成。

【操作步骤】

1. 切口　在下颌升支前缘稍靠前外侧处与升支外斜线走行方向一致做一长 3~4 cm 的黏骨膜切口。切口上端一般不超过上颌磨牙水平。切开黏骨膜，于骨膜下剥离并暴露升支外侧面。

2. 剥离与暴露　在切开黏骨膜后于骨膜下剥离。剥离咬肌附着、角前切迹稍前方的下颌下缘、不超过升支高度 2/3 的升支外侧骨板，以及相应的下颌后缘下份。

3. 截骨标记线　与传统的下颌升支矢状劈开截骨术的不同之处在于，此术式把原来位于升支内侧面乙状切迹与下颌小舌之间的水平骨切口置于升支外侧骨板且位置下移，一般不超过升支高度的1/2，然后沿外斜线向前下方走行做矢状骨切口标记。由于水平骨切口位置的改变，矢状骨切口一般仅有约 2 cm 长。再于角前切迹前方做垂直骨切口标记线。

4. 截骨 用裂钻沿上述截骨标记线截开外侧骨皮质及升支前缘外斜线处骨皮质。在截开水平骨切口处骨皮质时，因其深方有下牙槽神经血管束通过，为避免其损伤，一般不完全截开骨皮质，仅做一深度相当于骨皮质厚度 2/3 以上的骨槽即可。这样在劈开时升支外侧骨板会沿此骨槽折断。而矢状骨切口及垂直骨切口则应完全截开骨皮质。

5. 劈开去骨 完成上述截骨后，用薄刃稍弯曲的骨凿从矢状骨切口进入，凿刃紧贴外侧骨皮质的内侧面凿劈，即可使下颌角部位的升支外侧骨板离断。如下颌角肥大较为严重，亦可在下颌角处去除全层骨皮质，这样不仅使侧方突度减小，也可按设计要求改善其侧方轮廓。

6. 切除部分咬肌 完成截骨去骨后，改换直角拉钩，暴露咬肌前缘，依设计部位和范围分离紧贴升支外侧面的咬肌，然后切除。分离切除过程会遇到咬肌内营养血管被切断而出血，特别是咬肌肥大明显者，其营养血管亦较粗大，出血较严重，应随时予以结扎或电凝止血。切除的咬肌应均匀一致，避免部分切除过多。

7. 冲洗、缝合切口，局部加压包扎 完成上述操作以后应用生理盐水冲洗切口，然后缝合黏骨膜切口并行口外加压包扎。

【并发症及其防治要点】

该手术的并发症有术中出血、术后血肿、腮腺导管和面神经损伤、术后感染及术后面部不对称等，其预防和处理同下颌角三角形去骨术。其特殊性在于行下颌升支外板水平截骨时，如果截骨过深进入骨髓质，有可能损伤下牙槽神经血管束；在劈除下颌升支外板截骨块时，如果骨凿进入骨髓质过深，亦有可能损伤下牙槽神经血管束，应尽量予以避免。

十五、水平截骨颏成形术

水平截骨颏成形术已作为正颌外科、成形美容外科的重要手术而普遍应用。该手术对于矫正颏部各类畸形及重建协调的鼻唇颏关系都有十分重要的作用，常可收到良好的美容效果。

【适应证】

可用于矫正小颏畸形、颏后缩、颏前突、颏偏斜等各类畸形。

【操作步骤】

1. 软组织切口 在 $\overline{4|4}$ 口前庭沟底靠唇侧黏膜 5 mm 处切开黏膜，然后斜向下切开，保留部分颏肌于下牙前部外侧骨板上。在根尖下 5 mm 处切开骨膜，剥离并暴露骨面达颏下缘处，尽可能为颏部骨段保留较多的软组织附着。

2. 截骨 截骨前应在颏正中联合处及 $\overline{3|3}$ 根尖下方做 3 条与殆平面垂直的对位标记线。再于距颏下缘 10～15 mm、低于颏孔位置约 5 mm 处做水平截骨标记线，然后用来复锯完成截骨。截开舌侧骨皮质时勿太深，以免损伤口底软组织。实际上两侧后部的截骨线常延伸至第一磨牙下方，需用来复锯充分截开，不可在截骨不充分时猛力撬动，以免造成意外骨折。

3. 对位与固定 根据术前 X 线头影测量设计好的颏部骨段移动距离和方向，以及术中实际观察到的颏美观效果，将颏部骨段移动至理想位置，使用微型钛板、钛钉进行坚固内固定。

4. 冲洗与缝合 用生理盐水冲洗创面并充分止血后，分层缝合软组织切口。首先准确对位缝合颏肌，这对预防术后下唇外翻、下前牙暴露过多至关重要。然后严密缝合黏膜。

5. 包扎 为防止术后下唇外翻，有利于伤口愈合及防止血肿形成，应在颏唇沟部位及颏下方行加压包扎。

【并发症及其处理要点】

1. 出血 原因有截骨时骨髓腔出血、舌侧口底软组织损伤及颏神经血管束损伤。

2. 颏神经损伤 截骨线过高或术中不适当的牵拉剥离都可使脆

弱的颏神经断裂，造成术后唇颏部麻木。

3. 骨折　较少见，但当截骨不充分或使用暴力撬动时，可致颏部骨段骨折。

4. 感染　前徙颏骨段量大时局部张力过大，加之使用电刀严重损伤软组织，可导致术后伤口感染，愈后不良。如发生这类情况，应每日行 3 次口腔冲洗，并用碘仿纱条覆盖创面，从而促使局部肉芽组织生长，使伤口重新愈合。

5. 骨坏死　常因剥离范围太大造成颏部骨段游离而无软组织蒂附着，出现术后缺血性骨坏死。早期的水平截骨颏成形术有为了防止术后复发而采用广泛剥离的报告，但因此并发症已弃之不用。

6. 口底血肿及水肿　主要系截骨时损伤口底软组织又未充分止血所引起。

7. 术后唇颏部麻木及不适　如损伤颏神经，可造成一时或永久性唇颏部麻木。即使颏神经未断裂，由于局部软组织切口、剥离暴露后瘢痕形成，患者也会在一段时间内产生唇颏部感觉异常、僵硬等不适感，可逐渐恢复。

【各类水平截骨颏成形术术式】

1. 水平前徙式　一条截骨线，使颏部骨段前徙以矫正颏后缩畸形、小颏畸形等。

2. 缩短前徙式　适用于颏后缩伴下唇颏部过长者。两条截骨线，去除部分骨质。

3. 缩短后退式　适用于颏部过长及过突的矫治。

4. 铰链前徙式　适用于颏后缩并伴轻度下唇颏部过长的矫治，可使颏前点向前上方移位。

5. 双台阶前徙式　适用于重度颏后缩或小颏畸形者。两条截骨线形成两个带蒂的颏部骨段，分别前徙，可使颏突度增加 15 mm 以上。

6. 延长前徙式　适用于颏后缩及唇颏高不足者。截开颏部骨段后需在截骨线中间植骨或羟基磷灰石或其他人工骨。

7. 水平移位式　适用于颏偏斜但两侧颏结节突度及颏下缘位置

基本一致者。

8. 水平旋转移位式　主要适用于颏偏斜伴两侧颏结节突度不一致的患者。使颏结节突度不足的一侧前旋，另一侧后旋，从而达到左右对称。

9. 三角形骨段切除式　适用于颏中线偏斜、一侧颏下缘较低的不对称畸形。以距颏下缘等距离截开颏部骨段后，以下缘较低的一侧作为三角形截骨块的底，另一侧作为顶，截除的骨量以两个下缘的高度差为依据。

10. 楔形骨段切除式　适用于颏突度轻度不足伴下唇颏高较长者。在楔形骨段唇侧，经由两条截骨线去除一定量的骨板及骨松质，而达舌侧骨板时，截骨线汇为一条。

11. 梯形骨段旋转移位式　适用于颏偏斜但下唇颏高正常而一侧颏下缘较低者。设计原理是以两侧下缘的高度差来设计梯形骨段的顶、底部宽度，但此方法操作复杂，易损伤颏神经血管束，常可用其他较为简单的方法替代。

12. 颏部骨段加宽式　对于颏部较窄的患者，可在完成水平截骨后于中线部位截骨，添加骨块或其他人工骨以加宽，或仅在中线舌侧截开，向外撬动形成三角形缺口，再植入骨块或人工骨。

13. 颏部骨段缩窄式　完成水平截骨后可于颏正中去除一定量的骨块或于舌侧切除三角形骨块后收拢固定，使较宽的颏骨段缩窄。

14. 局部修整术　对于其他特殊类型如方颏畸形或外伤导致的正常颏部形态破坏者，可采用颏部修整术予以矫正。

15. 人工骨预成颏的植入　除上述水平截骨颏成形术外，近年来随着人体医用生物植入材料的发展，人工骨预成颏也开始应用于矫正颏后缩畸形，常用的有羟基磷灰石预成颏，以及使用煅烧骨技术制成的同种异体人工骨材料。作为美容外科技术，人工骨预成颏植入操作简单，无太多并发症，易于推广。但国内外的研究及临床实践均已证实，硅橡胶制品不宜作为颏部植入材料。由于唇颏肌肉的压力，硅橡胶制品常会发生移位并破坏贴靠的骨板，甚至引起牙根吸收，也易导致感染使下唇外翻，影响下唇颏部外观，现已弃用。目前国内仍有不少单位采用硅橡胶制品作为颏部植入材料，有的甚至用液体硅橡胶行局部注射，造成许多不良后果。

十六、颧骨增高与减低术

颧部的美观是面部美观的重要组成部分，颧骨增高与减低术是正颌外科改善患者整体容貌美的重要辅助术式。由于种族容貌特点的差异，在我国多行颧骨减低术，而在西方国家则多采用颧骨增高术。

【适应证】

由于种族、地域及文化的差异，目前临床对颧骨过高或过低没有统一的诊断标准，也没有广为使用的颧骨测量方法，现有的二维或三维测量方法多仅有研究意义。临床修整依据主要来自外科医生的临床经验判断以及患者自身的要求。

王兴等学者曾利用 45° 斜位头颅定位云纹摄影的方法，对中国美貌人群的颧颊部解剖特征进行过研究。研究发现美貌人群中，无论男女，颧部突度均为两侧对称。颧部最高点（代表颧部突度）女性稍高于男性。男女性颧部最高点在垂直方向上均位于外眦下方约 30 mm 处。男性颧部突度约为 6 mm（与外眦点相比较），女性约为 7 mm。同时按照这一测量方法对一些患者进行矫正，取得了较好的效果。

正颌外科临床中，最常见的颧部异常为长面综合征、上颌区发育不足以及外伤所致的颧部异常。患者常常表现为双侧颧部突度不足、颜面不对称畸形，例如第一、二鳃弓综合征患者两侧颧部不对称。

【操作步骤】

1. 麻醉　手术最好在气管插管全身麻醉下进行。

2. 切口　口内黏骨膜切口类似于上颌 Le Fort Ⅰ 型截骨术的手术切口。如为单侧手术，则仅做单侧 Le Fort Ⅰ 型截骨术手术切口，自同侧侧切牙到第一磨牙的龈颊沟处切开黏骨膜。

3. 剥离与暴露　切开黏骨膜后，在骨膜下沿上颌窦前外侧壁向上剥离，暴露颧骨外侧面以及颧弓根部，将长单弯拉钩插入颧骨颧弓根部的上缘，术野即可清楚暴露。

4. 截骨　在颧骨颧弓根部斜向前下方至颧牙槽嵴与颧骨的交汇处使用来复锯或裂钻截开颧弓根部，即可见到颧弓骨段有相当动度，可利用颧弓的弹性增加或减小颧部突度。如果是增加颧部突度，可在骨断面间植骨或人工骨，植入体的厚度要适当。此时医生可暂停其他操作，认真观察两侧颧部突度是否一致。如不理想，可对植入物加以修整。如为减小其突度，则可同时完成两条相隔一定距离的截骨线，去除其间的骨块。

5. 固定　在颧牙槽嵴处使用微型钛板、钛钉进行坚固内固定。

6. 冲洗、缝合切口　完成截骨及固定后，冲洗创面，常规缝合黏骨膜切口。

【并发症及其防治要点】

颧骨截骨的并发症较少。从理论上讲，如果骨断面间植入骨块过大，超过颧弓的弹性范围，有可能造成颧弓骨折。一般认为植入 5～6 mm 厚的骨块不会出现问题。此外，与所有其他口内入路的手术一样，存在感染的可能性。由于术野暴露的需要，剥离范围较大，术后局部的肿胀反应常较明显。术中术者应站立在患者头顶正上方，摆正患者头位便于准确观察，准确掌握两侧的去骨和植骨量，以防术后出现颧部不对称表现。

（何伟）

十七、正颌外科坚固内固定技术

近年来随着医用材料学的发展，早先用于颌骨骨折的坚固内固定技术（rigid fixation）已经不断发展和改进，广泛应用于正颌外科各类截骨手术后的骨内固定，替代了原来应用的骨内钢丝结扎固定及钢丝悬吊等。其主要优缺点如下：

1. 节省了术中固定的时间，为医生提供了方便。

2. 极大地提高了颌骨移动后的稳定性，促进了骨愈合，减少了术后复发。

3. 省去或缩短了已往患者术后均需经历的术后颌间结扎固定，有利于患者术后进食、说话，提高了患者的术后生活质量，有利于患者术后康复。而且早期的下颌运动也有利于口周肌群功能的恢复。

4. 由于骨断面间稳定固定，减少了术后肿胀、疼痛等反应，术后血肿、骨愈合不良、缺血性骨坏死等并发症亦大大减少。

5. 缺点是与钢丝结扎固定相比，使用坚固内固定增加了患者的费用。

（一）上颌 Le Fort Ⅰ型截骨术的坚固内固定

1. 钛板和钛钉的选择　由于上颌骨没有粗大的咀嚼肌群附着，纤细的表情肌附着对上颌稳定性的影响较小，近年来应用于 Le Fort Ⅰ型截骨术后的钛板、钛钉多为微型钛板（microplate）系统。微型钛板的厚度为 0.6 mm，螺钉直径为 1.5 mm，可根据固定处骨板的厚度分别选用 5 mm、7 mm 长的螺钉固定。为避免损伤上颌牙根，可选用 L 型四孔微型钛板，钛板的水平臂置于截骨线下方，垂直臂置于截骨线上方。整体截骨后左右对称的 4 个 L 型微型钛板可以提供足够的固定稳定性，分块截骨后也可根据具体情况适当增加微型钛板。

2. 固定部位　众多的研究已经证实，上颌骨骨质较厚处是梨状孔边缘和颧牙槽嵴处，因此无论是钢丝结扎固定还是坚固内固定，均在这两处进行。

3. 唇弓及咬合板　尽管采用了坚固内固定，为了术后的颌间牵引，仍需结扎唇弓及咬合板，特别是在分块截骨的情况下，更是如此（图 7-4）。

（二）下颌升支矢状劈开截骨术的坚固内固定

SSRO 手术的坚固内固定有两种方法：一是使用 3 个螺钉的下颌骨双皮质固定法，二是使用小型钛板（miniplate）的单侧骨皮质固定法。前者对局部解剖学条件要求较高，且需经口外皮肤切口行穿颊固定，会遗留皮肤小瘢痕，又易使内外侧骨板间的压力增加，造成下牙槽神经血管束的继发损伤。因此，这里仅介绍近年来使用

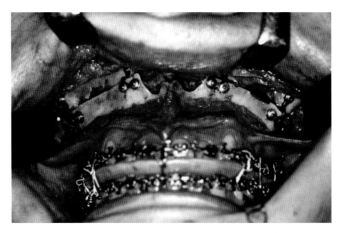

图 7-4　上颌 Le Fort Ⅰ型截骨术的坚固内固定

的四孔小型钛板单侧骨皮质固定法。

1. 小型钛板、螺钉　使用于下颌 SSRO 手术的钛板和螺钉不同于上颌骨使用的微型钛板、钛钉，称为小型钛板系统，其厚度为 1 mm，螺钉直径为 2.0 mm。一般使用四孔中间带连杆装置的小型钛板。

2. 固定位置及方法　根据下颌骨受力的生物力学研究结果，下颌骨靠近牙槽突以及升支前缘外斜线的部位是张力曲线的分布区，也就是下颌受咀嚼肌群影响最易发生移位的部位。因此，将小型钛板沿其张力曲线安放并固定就会获得可靠的稳定性。

具体方法：横跨 SSRO 手术颊侧垂直骨切口，沿外斜线在近远心骨段颊侧骨皮质行四孔中间带连杆装置的小型钛板固定，近远心骨段颊侧骨皮质上各有两个螺钉固定。为了使钛板与骨皮质表面更贴合，可在四孔钛板连杆处弯制适度台阶。为了便于从口内旋紧螺钉，作者将四孔钛板预先弯制成弧形，更便于口内入路操作。在没有采用髁突固位装置的情况下，为避免坚固内固定引起的髁突位置改变导致术后复发及颞下颌关节症状，当前徙近心骨段时可适当后退近心骨段，当后退远心骨段时可适当前拉近心骨段，再行固定，这样就可避免近心骨段随远心骨段移动时的被动移位。

四孔小型钛板单侧骨皮质固定法均可由口内入路完成，不遗留皮肤瘢痕，且不易对下牙槽神经血管束造成压力，因此应用越来越普遍（图7-5）。

（三）其他正颌外科手术的坚固内固定

所有其他正颌外科手术截骨后的骨内固定均可采用坚固内固定，例如局部牙骨段手术、水平截骨颏成形术等。

局部牙骨段手术如上颌前部、后部截骨术，以及下颌前部、后部根尖下截骨术，都可选用适当的微型钛板、钛钉固定。而颏成形术一般应选用小型钛板、钛钉固定，近年来也有专为水平截骨颏成形术而设计的小型钛板系统（图7-6）。

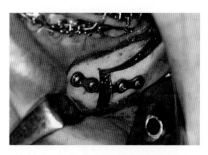 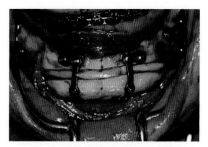

图 7-5　下颌升支矢状劈开截骨术的　　图 7-6　颏成形术的坚固内固定
　　　　　坚固内固定

（李阳）

十八、颌骨牵引延长骨生成技术

颌骨牵引延长骨生成技术是在肢体长骨牵引延长骨生成技术（distraction osteogenesis）的基础上于20世纪90年代发展起来的新技术，也是近年来口腔颌面外科及整形外科领域中最受关注的新课题，世界各国的学者们都在关注着这一技术的应用与发展。它的出现和应用为常规临床技术所难以矫治的诸多复杂牙颌面畸形的矫正开辟了新的思路和途径。它不仅可以矫治严重的骨骼畸形，同时也使与之伴随的各类软组织（肌肉、血管、神经、皮肤等）得以延长。加之较常规手术明显减小了手术创伤、减少了手术并发症、提高了术后稳定性等一系列优点，这一技术越来越受到广大口腔颌面外科医生与患者的欢迎。

【生物学基础】

对生物活体组织逐渐施加的牵引力可以使其产生张力，而这种张力可以刺激和保持某些组织结构的再生与生长，Ilizarov 称之为张力拉力法则（law of tension-stress）。在缓慢稳定的牵引力作用下，机体组织形成具有代谢活性的、以增生和细胞生物合成功能被激活为特征的状态。其再生过程取决于适当的血供以及刺激作用力的大小。

对于骨组织，牵引延长骨生成是指在牵引力的作用下，在截开骨皮质的骨段之间会产生持续的作用力，这种作用力（或称张力）会促使骨组织和骨周软组织的再生，从而在牵开骨段之间的间隙内形成新骨并引发骨周软组织的同步生长。临床上利用这一原理，不仅可以矫正骨骼畸形，还可以同步矫正伴发的软组织畸形，而且软组织的这一改变有利于减少复发，提高各类畸形的矫治效果。

牵引力的稳定性是保证在骨牵开间隙内有良好骨生成的先决条件。骨段间轻微动度的存在都将导致大量纤维结缔组织和少量软骨组织生成，而没有新骨形成。只有在良好的稳定条件下，才会在骨牵开间隙内生成新骨。

牵引的速度和频率是保证牵引延长骨生成的另一重要因素。最佳牵引速度是每天 1 mm，每天至少牵引 4 次，每次牵引 0.25 mm。在每天的牵引速度不超过 1 mm 的前提下，每天的牵引次数越多，越有利于新骨生成。牵引的速度过快会导致骨不连接，过慢则有可能过早愈合，需行再次切开。但在口腔颌面部血供丰富的条件下，特别是在上颌骨的特殊血供条件下，Martin Chin 采用了术中牵开（直到牵开器张力较大为止，常牵开达 8~20 mm）而在术后无须保持间断期的方法，即术后第一天就开始牵引，并在 3~5 天内全部完成牵引，术后的牵引也常达 11~20 mm。他认为这样的牵引不会对骨生成造成不良影响，他所报告的病例不仅成骨良好，而且术后无明显复发，颌骨的稳定性很好。但在下颌骨的牵引延长临床应用中，大多数学者仍主张每天牵引 1 mm，以牵引 3～4 次为宜。

截开骨皮质而不损伤骨髓质并尽可能保留骨膜不被剥离，是成功进行牵引延长骨生成的另一重要条件。在肢体长骨中仅做环形骨皮质切开，注重保持骨髓质不被伤及。在下颌骨使用这一技术时，学者们坚持了大体一致的观点。对 14 岁以下儿童可仅做单侧骨皮质截开，而在成年人可考虑双侧骨皮质截开；也有学者认为成年人也可仅做单侧骨皮质截开。目的均是保持骨髓结构的连续性及其伴随血管的完整性。

【适应证】

Ilizarov 总结的牵引延长骨生成技术应用于肢体长骨矫正的适应证有 17 种之多，几乎囊括了肢体骨缺损、骨缺失、骨髓炎、骨肿瘤切除、发育畸形、外伤等导致的各类骨病。

在口腔、颅、颌面部，这一技术主要应用于矫正各种不同原因造成的面骨发育不足畸形，常见的有小颌畸形、半侧颜面发育不全综合征、Nager 综合征、Crouzen 综合征、Robin 综合征、Treacher Collins 综合征等。各类原因导致的小颌畸形是最常选用这一技术的适应证，它常可使下颌骨延长达 20 mm 以上。半侧颜面发育不全综合征是以往临床矫治的难题，颌骨畸形的矫治不仅受到骨骼条件本身的限制，伴发的软组织发育不足也使手术难度增加、效果不良，而且术后易复发。近年来，许多学者把关注的焦点放在这类畸形的牵引延长矫治上，其应用收到了十分满意的效果。

牵引延长骨生成技术也可用于扩展下颌牙弓宽度和上颌牙弓宽度等。

此外，还可以将 Ilizarov 的双焦点（bifocal）牵引延长骨生成原理用于下颌骨肿瘤切除后部分骨缺失的治疗。Ilizarov 的双焦点原理是针对肢体长骨大段缺失的情况，在一侧骨断端的上方截开骨皮质，形成牵引移动的骨段，向缺失间隙移动该骨段，使其与原骨段间不断生成新骨而最终与远心骨段断端在压力下愈合。Costatino 在下颌骨近心骨段先形成一个长约 1.5 cm 的移动骨段（transport disk），在牵开器作用下使其不断向远心骨段断端移动，并最终于牵开骨间隙处形成新骨，并在压力下与远心骨段愈合，从而达到不用植骨而使颌骨缺失部分重建的目的。

牵引延长骨生成技术还可用于延长加高牙槽嵴。

总之，各种应用领域尚在不断探索与研究之中，相信在不久的将来还会出现许多新的应用范围和方法，为各类颌骨疾患的矫治提供新途径。

【患者年龄的选择】

学者们的意见基本一致，即患者的年龄越小越好，因为幼儿具有较强的潜在生长能力，易成骨，效果好，这也是这一技术较常规手术治疗颇具优势的地方。但是过小的、发育尚不坚固的颌骨常使牵开器不易安放，因此，学者们公认 4 岁以后似乎是一个较为适当的年龄。早期手术的优点包括下颌骨延长后可早期解除其对上颌骨生长发育的限制，颌面畸形的早期矫正也有利于儿童心理的健康发育等。而且成年人同样适用这一技术。

【矫治】

1. 口外牵开器矫治　自 1992 年到 1995 年，欧美学者均采用口外牵开器矫正颌骨畸形。口外牵开器依靠 4 根穿过皮肤的固定针将牵开装置固定于颌骨之上，在牵引延长过程中牵开器固定针需移动，不可避免地会形成明显的皮肤瘢痕，加之其暴露于口外面颊的显眼处，会影响美观。因此，学者们积极研制开发置于口内的牵引延长装置。至 1996 年，相继有 3 家德国公司推出了自己的口内牵开装置。

2. 口内牵开器矫治　口内牵开器避免了口外牵开器的缺点，它一出现便引起人们的极大兴趣。较早推出口内牵开器的德国 Medicon 公司首先推出了适用于下颌体水平向延长的牵开器，随后又设计生产了适用于升支垂直向延长的牵开器。但是左、右侧垂直向和水平向均为专用牵开器，这给临床医生的应用带来了不便。Leibinger 公司推出了同样适合于左、右侧下颌体及两侧升支部延长的牵开器，优点是体积小，缺点是固定孔间距离较小，对医生截骨的准确性要求很高。后来 Martin 公司推出的口内牵开器吸取了上述牵开器设计的长处，稍加改动便可使一个牵开器既能用于下颌体水平向延长，又能用于升支部位垂直向延长，既可用于左侧，也可用于右侧，还可用于上颌骨的延长。

3. 上颌骨延长　Martin Chin 使用根据每一个患者骨骼形态而自行加工的上颌骨牵开器，在 Le Fort Ⅲ 型截骨术的基础上延长了上颌骨。他的研究工作具有 3 个明显的特点：①术中延长及术后快速延长，这突破了 Ilizarov 的研究结论，提出了适用于上颌骨延长的新方法。②使颌骨延长幅度超过了在他之前的所有研究者。在 1997 年斯图加特召开的颌骨牵引延长技术国际研讨会上，他报告的病例中有的病例被延长达 42 mm 以上。③个体化的牵开器，置于颧上颌结合部的截骨断端之间，完成牵引后，暴露于皮肤的旋转装置即被去除，仅保留固定装置，达 6 个月以上。

4. 口内牵开器的基本组成　所有的牵引装置基本上都是由固定装置和牵引装置两部分组成的。

固定装置部分必须确保截骨线两端骨段间具有良好的稳定性。固定装置又可分为牙齿支持式和骨支持式。牙齿支持式是通过粘接带环、唇弓、舌杆等装置将牵引装置固定于牙齿之上，这一方式在牵引过程中常易造成牙移动和骨移动不等量，导致牙齿倾斜移位等后果，且稳定性差，易复发。骨支持式即通过固定针、螺钉或种植体将牵引装置固定于颌骨。这种方式稳定性好，容易获得预期效果。一些学者利用能产生骨结合（osseointegration）作用的种植体作为固定装置，既可用于骨牵引延长，也可被日后的种植修复所利用，但这会增加患者的费用。

牵引延长部分一般由螺杆和螺旋轨道组成。按照预定的速度和频率旋转螺杆，牵引装置连同固定其上的骨段便会沿螺旋轨道移动。在截开骨段间产生的张力与拉力可刺激骨组织生长，同时对周围软组织包括皮肤、肌肉、血管、神经起到扩张延长作用，达到软硬组织同步延长的目的。

不同种类的牵开器，以上两部分的设计均不相同，医生应根据患者的具体情况选择适宜的牵开器（图 7-7 至图 7-9）。

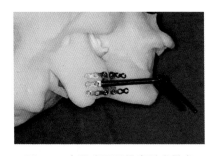

图7-7 内置式下颌骨牵引成骨术

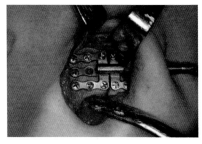

图7-8 术中安置牵开器

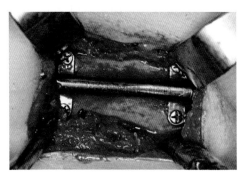

图7-9 牵引区形成新骨

【并发症及其对神经、颞下颌关节的影响】

口外入路的颌骨牵引延长骨生成技术不可避免地有皮肤瘢痕生成，影响美观，而且牵开器长时间暴露于颜面，易导致感染并影响患者的日常社会生活。口内入路的牵开器避免了上述缺点，但也存在感染问题及在牵引过程中伤口裂开等并发症。在牵引过程中牵开器脱落、断裂亦有报道，过长距离的牵引也会由于肌肉、神经的过分牵拉而产生疼痛。

下颌骨延长有可能对下牙槽神经产生不同程度的影响。牵开区的下牙槽神经缺乏有髓鞘纤维，并有少量轴突细胞发生变性。临床应用中严格控制牵引的速度与频率对下牙槽神经的伴随延长而不致损伤至关重要。一旦出现下唇和颏部麻木，应减慢牵引速度。

下颌骨牵引延长骨生成技术对颞下颌关节的影响是轻微的、可逆的。牵引侧的髁突后斜面变平，髁突软骨层变薄并有新骨沉积，继续固定 10 周后，髁突出现修复性改变，未见缺血性骨坏死、微小骨折及退行性改变。单侧延长下颌骨时，延长侧髁突的体积变大，位置更直立，垂直轴向接近正常，而未延长侧未见明显的异常改变。双侧延长的病例，两侧髁突体积均增大，形态更趋于对称和直立，从而更接近正常。

【展望】

1. 将牵引延长骨生成技术引入颌面部的基础研究及临床应用是由整形外科医生开始的，他们较早使用了口外入路颌骨牵引延长骨生成技术，而且在下颌骨发育障碍畸形的矫治中做了大量工作。但是因牙颌面畸形中涉及的牙𬌗畸形既是这类畸形矫正中的一个重要问题，又恰为整形外科医生所不熟悉的领域，所以整形外科医生的临床研究报告中，几乎无人展示其牙𬌗矫治的对比结果。近年来，口腔颌面外科医生在这一领域的研究工作显然弥补了上述不足。但是仅靠口腔颌面外科医生关注牙𬌗问题远远不够，必须有正畸科医生的参与，才能使这一技术在牙颌面畸形矫治中的应用趋于完善。

2. 口内入路的牵引延长骨生成技术一经问世，便引起了学者们的极大兴趣，但发展历史还很短，需要不断改进与完善。相信在不久的将来，会有各种各样适用于不同畸形矫治以及上下颌骨不同部位的各类牵开器出现。一个颌面骨口内入路的牵开器家族将进一步推动这一技术在口腔颌面部应用的完善和发展。

3. 随着颌骨牵引延长骨生成技术的进一步成熟和发展，目前临床上常用的某些正颌外科手术、颌骨重建修复术有可能被它部分取代。这是由这一技术的自身优势决定的。一方面此技术仅皮质骨截开，术中不移动颌骨、无须植骨等，使手术操作大大简化，并发症如出血等大大减少；另一方面它在一些需要大范围移动颌骨的复杂病例的矫正中可获得常规手术所无法达到的效果。同时，其可延长伴随软组织的优势更是常规手术所不具备的。

（李阳）

第三节　常见牙颌面畸形的正颌外科治疗

一、下颌前突畸形

下颌前突畸形是常见牙颌面畸形之一。下颌骨相对于颅底位置的过分向前生长造成前牙反𬌗、磨牙安氏Ⅲ类错𬌗关系以及面下 1/3 容貌结构间的协调关系破坏。这类畸形不仅影响患者的咀嚼、发音等功能，也造成容貌缺陷。

【病因】

发病因素包括遗传、颌骨创伤和疾病因素。临床经常可以看到患者有明显的家族史，欧洲 Habsburg 家族的 Habsburg 颌骨就是一个例证。颌骨创伤特别是青少年时期颏部创伤导致的髁突间接损伤，一方面可造成生长抑制、发育不全，另一方面也会因局部血流的增加而引起下颌过度发育。骨折后的错位愈合也可导致下颌前突。颜面舌部血管瘤、肢端肥大症、变形性骨炎、巨颌症以及某些颅面发育异常综合征，都可伴有下颌前突畸形。

【诊断与矫治设计】

根据临床检查及 X 线头影测量做出诊断并不困难。

1. 临床检查可见面下部的下唇和颏部明显前突，下唇位于上唇前方。前牙呈对刃或反𬌗，磨牙呈安氏Ⅲ类错𬌗。

2. X 线头影测量显示下颌骨相对于颅底位置关系的一些测量值高于正常，例如 SNB 角大于 80° 等。

3. 注意鉴别因上颌发育不足而呈现的假性下颌前突。

4. 国人中相当数量的下颌前突畸形患者并不同时伴有颏前突，颏前点常在正常范围内，这需要在矫治设计中给予特别注意。如果整体后退下颌骨，矫正了错乱的咬合关系，有可能造成颏后缩的缺憾。因此，常同期施行水平前徙颏成形术予以矫正。

5. 多数下颌前突畸形者因代偿机制，常存在下前牙明显舌倾，需要术前正畸去代偿矫正，否则不仅影响矫正设计和效果，术后的稳定性也较差，畸形容易复发。

6. 可通过模型外科模拟手术过程，以建立良好的术后咬合关系。

7. 术前对颞下颌关节功能与状态进行评价。下颌前突畸形常伴有颞下颌关节疾患，而且下颌升支的手术也与颞下颌关节关系密切。

8. 评估伴发畸形，并同期进行矫治设计。

【手术方法的选择】

双侧升支矢状劈开截骨术是矫治下颌前突畸形的首选手术方式，远心牙骨段后退可以矫正下颌前突。升支矢状劈开截骨术为坚固内固定技术提供了较好的解剖学条件及操作上的方便，采用骨内坚固内固定技术可有效缩短颌间结扎固定时间，骨间良好愈合也有了很好的保障。

【其他手术的配合使用】

常用的其他手术有：①水平截骨颏成形术；②下颌前部根尖下截骨术；③下颌后部根尖下截骨术。前者是为了建立协调对称的鼻唇颏关系，后两者则是为了建立良好的殆关系。

二、下颌后缩及小颌畸形

下颌后缩畸形是指与相对于颅底处于正常位置的上颌骨相比，下颌位置相对靠后，但发育基本正常。而小颌畸形（microgathia）则是由发育障碍导致的小下颌畸形。

【病因】

小颌畸形既可有先天发育障碍的原因，也可有后天获得性原因。

常见的先天性因素有遗传因素，例如北欧斯堪的纳维亚人中小颌畸形比例较高，又如第一、二鳃弓综合征及某些颅面发育异常综合征等。下颌骨整体发育不足可造成原发性小颌畸形。获得性小颌畸形常见于儿时外伤、感染或产伤损伤髁突而影响了下颌骨发育者。其他如行放射治疗等亦可影响颌骨发育。获得性小颌畸形还可见于创伤后骨折错位愈合、肿瘤切除术后等患者（表 7-8）。

表 7-8　下颌后缩及小颌畸形的病因

先天性因素	后天获得性因素
1. 宫内变形	1. 产前损伤及产伤
2. 髁突发育不良	2. 感染
3. 咬肌瘫痪	3. 外科手术
4. 颅面发育异常综合征	4. 放射治疗
第一、二鳃弓综合征	5. 婴幼儿时期髁突损伤
Pierre Robin 综合征	6. 颞下颌关节强直（婴幼儿时期）
Treacher Collins 综合征	7. 婴幼儿时期类风湿关节炎
Mobius 综合征	
早老症	
原发性小颌畸形	

【诊断及矫治设计】

　　下颌后缩畸形通常表现为面下 1/3 突度不足，垂直距离缩短；磨牙呈安氏 II 类错𬌗关系，前牙呈深覆𬌗、深覆盖。但上、下颌骨的相对改变常常给人以错觉。例如上颌前突给人以下颌发育不足的印象，相反亦可能将下颌后缩诊断为上颌前突。这就需要通过 X 线头影测量辅助判断上、下颌骨与颅底的相对位置关系，从而鉴别。小颌畸形者常有特征性的面容，其特点为上颌前牙"突出"、颏突度缺如、颏颈距离过短及颏下软组织隆起。严重的小颌畸形常伴有阻塞性睡眠呼吸暂停综合征（obstructive sleep apnea syndrome，OSAS），表现为夜间睡眠时打鼾、呼吸暂停，白天嗜睡，机体经常处于低氧和一时性缺氧状态，严重者可合并心、肺、脑等重要脏器的改变，甚至因呼吸中枢调节障碍而突然死亡。OSAS 的产生是由于下颌发育不良、舌骨位置过低，舌及口底软组织后坠，导致咽腔狭窄，造成呼吸道阻塞。应用正颌外科技术在矫正小颌畸形、下颌后缩畸形的同时，将远心牙骨段前徙，牵引舌体、舌骨前移，增加上气道宽度，降低气道阻力，达到治疗 OSAS 的目的。

　　矫治设计的基本原则是恢复正常的颌骨位置关系和牙齿咬合关系，矫正单侧畸形造成的颜面不对称，以及建立和谐匀称的容貌结构关系。一般情况下，术前正畸治疗常常是必要的，但应避免仅仅依靠正畸治疗，在错误的颌骨位置关系上试图建立正常殆关系。

【手术方法的选择】

用于矫正下颌后缩及小颌畸形的手术基本上可归为两大类：①延长下颌体的手术；②升支部位的截骨术。

早期的矫正术多采用体部截骨术及其改型术式，如 L 形、倒 L 形体部截骨术，台阶式及反向台阶式体部截骨术，但这类手术具有以下缺点：①可能损伤下牙槽神经血管束；②形成的骨间隙需植骨，过多的前徙后软组织覆盖也需转移黏膜瓣；③操作较复杂；④截骨延长后的间隙需义齿修复。因而，现已基本不用。

1957 年 Obwegeser 报告了升支矢状劈开截骨术，此后该术式又经众多学者改进，现已成为矫正下颌后缩及小颌畸形的首选术式。

在下颌骨上安置特殊固定加力装置（颌骨牵引器），将其固定于下颌体部，然后截开骨皮质，每日多次微调加力装置（一般每日 1 mm），在骨断端间将有骨组织生长，借此使下颌骨延长。这一方法不仅在动物实验中获得成功，近来亦有临床应用报告其可使下颌体延长达 15 mm 以上。

【其他手术的配合应用】

1. 下颌前部根尖下截骨术　下颌后缩及小颌畸形常伴有殆曲线异常，下颌前牙唇倾并常处于高位，直接咬及上颌腭侧黏膜。因此，为了术后建立良好的前牙覆殆、覆盖关系，常需行下颌前部根尖下截骨术降低下前牙，并部分矫正前牙的唇倾畸形。

2. 上颌前部截骨术　下颌后缩及小颌畸形的常见伴发畸形之一就是上前牙唇向倾斜，露齿过多，甚至伴有上颌前突畸形。因此，亦常应用上颌前部截骨术后退上颌前部牙骨段，矫正上颌伴发畸形。

3. 上颌 Le Fort Ⅰ型截骨术　可以整体后退矫正伴发的上颌前突畸形；亦可拔除两侧对应的双尖牙，同时分块截骨后退上颌前部牙骨段，矫正上颌前突畸形；还可以行上、下颌骨颌间结扎固定，形成上、下颌复合体后，以上颌双侧中切牙接触点为圆心做逆时针旋转（右侧观），带动下颌骨进一步前徙，矫正严重的下颌后缩畸形。

4. 水平截骨颏成形术　对于下颌前徙后而遗留的颏突度不足，可行水平截骨颏成形术作为补充。

5. 植骨术　在小颌畸形的矫治手术中，特别是颞下颌关节强直导致的小颌畸形病例的矫治中常需植骨。传统供骨多选择髂骨，但有吸收率高且可能造成供骨区外观及功能障碍的缺点。颅骨外板游离移植因抗感染能力强、吸收少且易成活、供区不遗留畸形、瘢痕隐蔽而受到重视，临床上多有应用报告。此外，人工骨材料也可用来作为外形矫正的移植材料。

三、下颌偏斜畸形

下颌偏斜畸形是常见的牙颌面畸形，其诊断、矫治设计及治疗都较复杂，应针对每一位患者的不同情况而仔细考虑。

【分类】

1. 偏突颌畸形　常由一侧髁颈发育过长引起。

2. 单侧髁突发育不全　X线片上可见一侧髁突发育过小，同侧升支短小，颏中线及下切牙中线偏向患侧，后牙反𬌗。多有外伤史。

3. 单侧髁突良性肥大　肥大增生的髁突常使下颌向健侧扭转移位，X线检查可以明确诊断。

4. 半侧颌骨肥大畸形（lateral mandibular macrognathia，hemimandibular hypertrophy，或 hemifacial hypertrophy）　临床可见严重的偏斜畸形。X线表现为单侧髁突肥大，升支长度、宽度增加，下颌体宽并向下方膨胀生长。中线偏向健侧，前牙反𬌗，健侧后牙反𬌗，患侧后牙开𬌗等。

5. 半侧颜面发育不全（hemifacial microsomia，otomandibular dysostosis，mandibulofacial dysostosis，或 first and second brachial arches syndrome）　又称第一、二鳃弓综合征。这类畸形亦常累及颧骨、颞骨、上颌骨，并常伴半侧颜面软组织畸形，如大口畸形、附耳畸形等。

6. 单侧关节强直引起的小颌畸形。

7. 外伤及肿瘤切除术后的颌骨畸形。

【诊断与矫治设计】

1. 临床检查　颜面结构形态的分析判断以及 X 线片（通常包括头颅定位正侧位片、曲面体层片、开口后前位片等）对诊断有重要价值。

2. 三维测量分析　计算机辅助颌骨三维测量分析可为偏斜畸形的矫治设计提供许多重要的三维信息。矫正左右倾斜的咬合平面对于手术效果至关重要。

3. 模型外科　借助面弓将𬌗关系转移于解剖式𬌗架上进行模型外科，这对于矫正偏斜的上颌平面至关重要。

4. 计算机辅助的三维测量和手术设计及三维打印咬合导板的应用可以有效提高矫正的效果。

【手术方法的选择】

下颌偏斜畸形的矫治常需综合应用多种正颌外科手术，例如 Le Fort Ⅰ型截骨术或分块截骨术用于矫正偏斜的咬合平面及上颌伴发畸形，升支矢状劈开截骨术用于延长后缩或发育不良的下颌骨，颏成形术用于矫正颏偏斜，植骨术用于满足对称的需要。

半侧颜面发育不全畸形和半侧颌骨肥大畸形的矫正在此不予赘述，请参看本节后文中的介绍。

四、上颌前突畸形

上颌前突是东方蒙古人种中最常见的牙颌面畸形，虽一般不伴有严重功能障碍，但影响外观。患者寻求治疗主要是为了改善容貌。

【容貌及牙𬌗特征】

1. 上颌前突畸形中真正的上颌骨整体前突者较为少见，多见上颌前牙及牙槽突前突。表现为开唇露齿，即自然状态下双唇不能闭拢，以及微笑时牙龈外露。常伴有颏后缩，这更加重了人们对上颌前突的印象。

2. 牙𬌗特征包括上前牙向唇侧倾斜，有的伴拥挤不齐，前牙深覆𬌗、深覆盖，上颌两侧单尖牙间牙弓宽度不足。

【临床检查与矫治设计】

1. 临床检查　包括：①容貌评价；②牙𬌗系统检查；③患者的

审美诉求；④ X 线头影测量分析。

2. 矫治设计　应根据上颌需要后退、上移的量选择适当术式。若上颌后退距离超过第一双尖牙的宽度，则除了利用第一双尖牙骨间隙后退上颌前部外，还需上颌整体后退，这时应选用 Le Fort Ⅰ 型分块截骨术。若上颌后退距离不超过第一双尖牙宽度，上移在 3 mm 以内，则首选上颌前部截骨术。唇齿关系及鼻唇角为设计上颌手术的两个重要参考指标。理想的唇齿关系是上中切牙切端暴露于唇红缘下方 2～3 mm，过长或过短都会给人以不美的感觉。理想的鼻唇角为 90°～110°，上颌前突患者鼻唇角常呈锐角，上唇向上翘起，显得短缩。因此，后退上颌并矫正上前牙牙轴时，牙切端及牙槽基部可有不同程度的后退，此时应对术后鼻唇角有所估计，以获得理想的容貌美学效果。

前牙牙冠的长度和形态是容貌美学的重要特征。对于前牙牙冠过短者，可配合牙龈缘成形术，也就是切除部分龈边缘，效果良好。另外，对于牙釉质发育不全、四环素牙，也应采取适当冠体修复治疗等措施，以获得满意效果。

五、上颌后缩畸形

上颌前后方向上的发育不足被称为上颌后缩畸形，当然上颌骨后缩亦可合并垂直方向上的发育不足。引起上颌发育不足的原因有发育因素、遗传因素，也有后天获得性因素。例如一些颅面发育异常综合征常可导致严重的上颌发育不足，腭裂继发颌骨畸形即为一个典型例子。外伤等后天因素也可导致上颌后缩畸形。

【临床特征】

上颌后缩畸形患者看上去常较实际年龄显老，有时会误诊为下颌前突畸形。此类患者鼻旁区及眶下区常较凹陷，上唇位于下唇后方。闭口时，下唇显得较厚，鼻唇角可由钝角变为锐角。咬合关系方面，前牙反𬌗，有时伴开𬌗，磨牙为安氏 Ⅲ 类错𬌗。由于代偿机制，上前牙常有唇向倾斜。

【诊断与矫治设计】

根据临床检查及 X 线头影测量，正确诊断并不困难。SNA 角小于 82°，A 点的 X 轴坐标值常落在 Y 轴坐标值的后方。

对于上颌后缩畸形，常需行术前正畸治疗以消除上下颌切牙对骨骼畸形的代偿，使牙轴方向趋于正常并排齐牙列。在上颌宽度不足的情况下，术前正畸治疗可适当扩大牙弓。

矫治原则是使后缩的上颌前移，恢复面中部的适当突度，同时应注意到眶下区及鼻旁区凹陷的恢复。对于某些特殊类型的上颌后缩畸形，例如腭裂继发颌骨畸形，仅靠上颌前移是不够的。一方面理想的上颌前徙受到腭部软组织瘢痕的限制，另一方面过多前徙也导致上咽腔扩大，加重腭咽闭合不全。因此，适当的下颌后退常常是妥协的选择。

【手术方法的选择】

现代正颌外科为上颌后缩提供了较为理想的矫治手段。Le Fort Ⅰ 型截骨术或改良高位 Le Fort Ⅰ 型截骨术为首选手术，Le Fort Ⅱ 型、Ⅲ 型截骨术用于矫正严重上颌发育不足常可收到满意效果。但 Le Fort Ⅲ 型截骨术操作难度较大，并发症较多，应慎重使用。Le Fort Ⅰ 型截骨术加鼻旁眶下区植骨（或使用人工骨生物材料）用于矫治某些重度上颌后缩畸形亦可收到理想矫治效果。

上颌前徙手术后，为保持手术效果、减少复发，当上颌前徙超过 5 mm 时，应在翼上颌连接离断处或台阶式改良术式的台阶处行游离植骨，采用坚固内固定技术，可大大提高颌骨的稳定性。

（李自力）

六、双颌畸形与双颌外科

近年来随着正颌外科技术的不断进步和发展，上下颌骨的畸形均可在同期手术中予以矫正，这被称为双颌外科。双颌外科的基本术式包括上颌 Le Fort Ⅰ 型整体或分块截骨、同期的下颌双侧升支截骨术加水平截骨颏成形术，以及其他辅助手术，如下颌前部根尖下截骨术等。

常见的双颌畸形有上颌后缩下颌前突畸形、上颌前突下颌后缩畸形、长面综合征、短面综合征、半侧颌骨肥大畸形、腭裂继发颌骨畸形以及颞下颌关节强直并发颌骨畸形等。相对而言，某些累及上下颌骨的颜面发育异常综合征较少见。这里简要介绍长面综合征、短面综合征、腭裂继发颌骨畸形及颞下颌关节强直并发颌骨畸形的矫治，其他畸形的矫治请参考本章有关部分。

（一）长面综合征

【临床特征】

1. 上颌前突伴垂直方向发育过长，表现为开唇露齿、微笑时牙龈外露，唇齿关系大于 3 mm。

2. 面下 1/3 与面中、面上相比相对较长。

3. 颏后缩。

4. 鼻翼基底狭窄，鼻背高弓呈驼峰鼻。

5. 伴前牙开𬌗畸形。近年来一些学者认为伴不伴有开𬌗畸形并不重要，具备前 4 条即可诊断为长面综合征。根据作者经验，中国患者鼻翼及鼻背部畸形不如西方同类患者明显，可能是由于东、西方人种鼻结构有较大差异。伴有开𬌗畸形者与不伴有开𬌗畸形者有三方面的区别，即前者的𬌗平面角更大，升支短于后者，下颌后缩更明显。

【矫治设计】

长面综合征的治疗主要依靠正颌外科来完成，其目的是恢复颜面各部协调的比例关系，建立正常𬌗关系。

1. 上颌畸形的矫治　上颌前突伴垂直方向发育过长者，需上移并后退上颌骨，单独的上颌前部截骨常常难以完成，首选术式是上颌 Le Fort Ⅰ型截骨术或拔除第一双尖牙后的上颌 Le Fort Ⅰ型分块截骨术。如同期行双侧升支部位截骨，则上颌骨可有较大幅度的上移；如下颌自行旋转移位，则上颌上移不宜超过 5 mm，否则会引起髁突的明显后移，造成颞下颌关节病变。整体后退上颌骨需在翼上颌连接的前方去骨，操作常较困难，必要时可直接在磨牙后方的上

颌结节处斜向内后方截断上颌骨，进而去除一定骨量，或采用拔除第一双尖牙的分块截骨术，利用拔除 4|4 以后的截骨间隙。上颌骨上移量的设计主要依据唇齿关系及上唇高与下唇颏高的比例关系。唇齿关系以 2~3 mm 为宜，上唇高与下唇颏高的比例男性为 0.46，女性为 0.45。

2. 下颌手术设计　如前所述，在上颌上移不超过 5 mm 的情况下，下颌升支手术可不考虑，仅做自行旋转移位。但这常适用于轻度畸形和不伴开𬌗者，重度畸形及伴开𬌗者下颌将有较大幅度的向前、向上旋转，应考虑选用双侧升支矢状劈开截骨术。与一般畸形矫治不同的是，因下颌上移前旋，舌侧水平骨切口处应根据预测分析时所提示的情况去除一定的骨量，且去除的骨量在靠近升支前缘处较多，否则上移下颌将遇到相当大的阻力，强迫下颌就位也将导致颞下颌关节并发症。

3. 颏成形术　因需同期矫正颏后缩畸形，且颏部常需去骨以减小面下 1/3 的高度，因而缩短前徙式水平截骨颏成形术常是必不可少的辅助手术。

（二）短面综合征

【临床特征】

1. 面下 1/3 短小，比例失调。
2. 颏前突，颏唇沟过深。
3. 颜面侧方宽大，呈"风"字或"用"字形脸型。
4. 前牙深覆𬌗、深覆盖。
5. 鼻翼基底较宽，鼻孔大，口裂显大。

X 线头影测量显示，骨性面中面下高度比（即 N-ANS/ANS-Me）明显增加，接近 1 或大于 1，而正常情况下则为 0.8 左右；下颌平面角明显小于正常（正常男性和女性分别为 24° 和 27°）；前牙覆𬌗常超过 2 mm，有达 10 mm 以上者。头影测量分析的另一个重要作用是对短面综合征的形成机制做出判断。如系上颌高度发育不足，则表现为后上牙槽高度明显减小（正常男性和女性分别为 28 mm 和 24 mm），唇齿关系小于 2 mm。如系下颌前份高度不足，唇齿关系可基本正常，但前下牙槽高度明显小于正常（正常男性和女性分别为 46 mm 和 42 mm），前牙深覆𬌗明显。

短面综合征患者另一个明显的临床特征是，多数患者特别是年龄偏大的患者伴有明显的颞下颌关节疾患。常有盘前移位，髁突相对后移位，或者盘穿孔，髁突有器质性破坏。部分患者开口受限，咀嚼困难，疼痛症状明显。有的在前牙缺失后无法修复。

【矫治设计】

对于上颌高度发育不足、需下降上颌骨者，首选 Le Fort Ⅰ 型截骨术，然后于骨间隙处植骨。植骨术后复发是早期治疗的严重问题，近年来报告骨间隙处采用不易吸收的颅骨移植加钛板、钛钉坚固内固定可有效防止复发。另外，下颌升支部位截骨术式的选择也与复发有明显关系，因下颌升颌肌群的作用力常导致植入骨块吸收。可采取倒 L 形升支截骨术治疗短面综合征畸形，其术后稳定性良好。事实上多数患者的补偿曲线异常，Le Fort Ⅰ 型截骨后需分块移动以矫正异常的𬌗曲线。

对于下颌前份发育不足者，常应用以下术式：①下颌前部根尖下截骨术，可降低下前牙，改善覆𬌗、覆盖关系，建立符合生理要求的𬌗曲线。②水平后退式或水平加高后退式颏成形术，可矫正过突、过短的下唇颏高。加高颏高度可采用植骨术或植入块状羟基磷灰石。③全牙列的根尖下截骨术，在截骨间隙处植骨或植入人工骨以增加面下 1/3 高度。

从容貌美学的角度考虑，部分患者过宽的下颌侧方形态亦应予以矫正。可同期行下颌角及部分咬肌去除修整术。

对于伴有颞下颌关节紊乱综合征者，在选择下颌术式时可予以综合考虑。近年来有临床及实验研究表明，升支垂直截骨术后，髁突骨段常发生明显的前下向移位，然后呈现进行性改建。这对改变短面综合征患者异常的颞下颌关节结构关系是有利的。

（三）腭裂继发颌骨畸形

矫治腭裂继发的颌骨畸形是腭裂患者序列治疗中的一个重要程序，也是正颌外科的复杂临床课题。

【临床特征】

腭裂继发颌骨畸形主要表现为上颌严重发育不足及牙列紊乱。大多数情况下，牙槽突裂的存在以及腭部瘢痕化软组织条件会对矫正手术产生不利影响。同时伴发的鼻唇畸形也常需要正颌外科与整形外科医生密切配合予以矫治。

【矫治原则及设计】

1. 手术年龄　尚有争议，但一般认为以恒牙发育完成萌出为宜，女性为 14 岁，男性为 17 岁以后。

2. 牙槽突裂的植骨修复　牙槽突裂早期植骨（9~11 岁）可使互不连接的上颌骨或上颌骨与犁骨连成一体，这不仅有利于以后的颌骨移动手术，而且为正畸治疗打下了基础。正畸治疗可使裂隙两侧扭转、移位或埋伏的牙齿逐渐移动并长入裂隙植骨处，从而排齐牙列，使患者获得与正常人大致相似的牙列。如患者未在儿童期行牙槽突裂植骨，则可于正颌外科手术同期完成牙槽突裂植骨。

3. 上颌前徙问题　严重发育不足的上颌需要大量前徙，但腭裂患者腭部的瘢痕化软组织常限制了上颌的足量前徙，这也是造成术后颌骨稳定性较差和复发的重要原因。同时，过多的前徙可能会加重原已存在的腭咽闭合不全，影响语音功能。

4. 上颌牙弓宽度不足的问题　腭裂患者常存在这一问题，仅依靠上颌分块手术来扩弓有时会受到限制。因此，术前正畸常常需要采用扩弓器进行扩弓，必要时可采用手术辅助快速扩弓。

5. 植骨与固定问题　对于腭裂继发颌骨畸形者，上颌前徙后应予植骨，供骨最好选用属于膜内成骨来源的颅骨外板或下颌骨，因其不易吸收，有利于颌骨稳定，减少复发。固定多采用微型钛板、钛钉的坚固内固定技术，必要时采用小型钛板、钛钉以增加稳定性。

6. 术后牙槽突裂处的矫形修复　对于未行术前正畸及早期牙槽突裂植骨的患者，术后可以采用口腔修复体来弥补。

7. 鼻唇畸形的修复　颌骨畸形矫正及牙槽突裂植骨修复为鼻唇畸形的矫正建立了良好基础，应在手术半年后颌骨基本稳定的基础上行鼻唇继发畸形矫正。

8. 对于腭裂继发颌骨畸形患者，协调的颜面结构间比例关系及正常咬合关系的建立仅靠上颌骨手术是难以实现的，大多数情况下都要配合同期下颌升支截骨术，适当后退下颌骨以弥补上颌骨前徙的不足。有些患者还需配合下颌前部根尖下截骨术、颏成形术等辅助手术。

9. 腭裂继发颌骨畸形患者常伴有眶下鼻旁区凹陷，如采用上颌 Le Fort Ⅰ 型截骨术，应在上述区域植骨或植入人工生物材料。也可采取 Le Fort Ⅱ 型、Ⅲ 型截骨术。

10. 近年来，上颌骨牵引延长骨生成技术已成功应用于腭裂继发上颌后缩畸形的矫正。可采用高位台阶式 Le Fort Ⅰ 型截骨术，在颧牙槽嵴骨质较厚处安放口内牵开器，或者采用颅骨外固定牵开器（RED），术后逐渐牵引整个上颌向前，最大前徙幅度可达 20 mm。这不仅大大超过了常规手术所能达到的距离，而且省去了开辟第二术区取骨植骨的需要，同时延长了腭侧软组织，减少了术后复发，对腭咽闭合不全的影响也较小。

（四）颞下颌关节强直并发颌骨畸形

颞下颌关节强直患者常因发病年龄不同而伴有程度不同的颌骨继发畸形。若发病自婴幼儿时期开始（如产伤、化脓性中耳炎、腮腺炎所致），则常常严重影响患侧下颌骨的发育，同时伴有严重的咬合紊乱。如系发育基本成熟后出现关节强直，则咬合关系异常及颜面颌骨继发畸形相对较轻，单侧强直导致的颜面发育不对称亦较轻。针对上述两种不同情况，外科手术设计也有明显区别。

1. 后天发病较晚、颌骨畸形及咬合紊乱较轻者，如系双侧强直，则常伴有轻度颏后缩；单侧强直者除颏后缩外，亦可伴轻度偏斜畸形。这种情况常见于外伤因素导致的关节强直。可考虑假关节成形术与牙颌畸形矫正手术同期进行。先自口外颌下切口入路行假关节成形术，后由口内入路行颏水平前徙式加高手术。对于不对称者，可采用旋转移位前徙颏成形术。因这种情况下牙列常不需要手术矫正，故术后无须行颌间结扎固定，不会干扰假关节成形术后的早期开口训练。

2. 关节强直合并严重的上下颌骨继发畸形是正颌外科的复杂疑难病例。在矫正上下颌骨畸形的同时常需进行上下颌骨多个分块截骨拼对以建立良好咬合关系，这种情况下术后一定时期的颌间结扎固定是必要的，这便与假关节成形术后的早期开口训练产生矛盾。因此，建议手术分两期进行。

一期手术先行假关节成形术，待开口度恢复正常并基本稳定后，再行术前正畸和颌骨继发畸形矫正术。二期手术常包括以下几种：①上颌 Le Fort Ⅰ型截骨术。②双侧升支部位截骨术：即使是单侧关节强直，因下颌骨需在较大范围内旋转前徙，健侧的升支手术也常常难以避免，双侧关节强直更是如此。手术可选择升支矢状劈开截骨术或垂直截骨加植骨术。③下颌前部根尖下截骨术：因此类畸形患者的下前牙常常过萌，下颌 Spee 曲线严重异常，若术前正畸无法完全压低下前牙整平 Spee 曲线，则需采用手术方法降低下前牙高度。④水平截骨颏成形术：颏严重后缩、短小是此类畸形的特征之一，颏常需要同时前徙和加高。⑤单侧关节强直时，健侧下颌侧方常显得过于扁平。为使两侧对称与协调，应在健侧适当植骨或骨的代用品。

即使二期手术包括了上述全部术式，也常常会遇到矫治效果不很理想、牙列需进一步术后正畸治疗、颜面遗留轻度不对称畸形而需行三期手术矫正等情况。这一点在术前应向患者和家属交代清楚，使其有较为充分的心理准备。此外，二期手术前一定要对下颌前徙的难度有较为充分的准备和认识。一期手术矫正后，局部软组织常因原发感染或外伤加上假关节成形术的创伤而形成严重的局部瘢痕，对下颌移动形成明显障碍。手术常需对局部瘢痕进行充分松解，才能使下颌有适量移动。颌骨牵引延长骨生成技术在此类患者的治疗中有独特优势，具体请参考本章第二节"十八、颌骨牵引延长骨生成技术"。

七、外伤致牙颌面畸形的正颌外科治疗

【临床表现】

正颌外科对外伤病例的矫治主要指各类颌面骨折的整复。颌面

部常见骨折为下颌骨、上颌骨以及颧骨和颧弓骨折。外伤致牙颌面畸形的矫治主要针对的是陈旧性骨折，也就是骨折错位愈合，其临床表现及所带来的常见问题如下。

1. 下颌骨骨折　下颌骨在面部的占比最大，而且位置比较突出，是面部骨折最常见的部位。

（1）髁突骨折：髁突骨折可单侧或双侧发生，可以是"脱帽"骨折、高位骨折或低位骨折，临床表现各异。"脱帽"骨折和高位骨折患者无论是面型还是咬合关系，都可能无明显的改变。

单侧髁突或升支骨折错位愈合表现为面下 1/3 不对称，下颌骨、颏部和下牙弓均向患侧偏斜，患侧升支短于健侧。前牙开𬌗，患侧后牙反𬌗，健侧后牙深覆盖。

双侧髁突的陈旧性骨折表现为升支变短，下颌顺时针方向旋转，颏后缩，前牙开𬌗。

（2）下颌体部及升支骨折：此类陈旧性骨折因骨折线的部位不同、多发或单发骨折，畸形表现各异。一般均表现为面下 1/3 不对称，颏部偏向一侧，下牙弓缩窄，咬合紊乱。

2. 颧骨骨折　颧骨本身骨折很少见，临床常见的是由于外力打击使其与周围骨连接部分分离和移位。颧骨陈旧性骨折患者可能存在眼功能障碍（包括视力和眼球运动障碍）、颜面不对称畸形、眶下神经功能障碍，以及开口、下颌侧方运动受限等。

3. 上颌骨骨折　临床常用的上颌骨骨折分类是 Le Fort 分类法。其中Ⅰ型骨折基本是上颌骨骨折，而Ⅱ型、Ⅲ型骨折则不同程度地累及鼻骨、眶及颧骨等其他面骨，骨折后出现整个面中 1/3 的畸形。

根据外力大小、作用方向及部位，可发生不同部位、不同类型的骨折，所表现的畸形各异。但面中 1/3 一般向后或侧方移位，形成以反𬌗为主的各种错𬌗畸形，面中部凹陷，使面部呈现盘状畸形。骨折段向后下移动，使面中 1/3 加长，上颌𬌗平面下降，上下后牙早接触，前牙开𬌗。

如发生腭板骨折，可使上颌牙弓变窄或变宽，也使牙弓形态发生改变，咬合错乱，而腭部软组织瘢痕还可能影响骨折线的复位。

【术前设计与准备】

随着工业化进程的发展、生活节奏的加快，工业及交通事故增多，面部外伤及颌骨骨折的病例随着创伤事件的增加而增多。严重的颌面创伤常常伴发颅脑损伤或全身其他部位的创伤，如果现场急救以及随后的处理未顾及到颌面外伤特别是颌面骨折的正常复位，或者处理颅颌面外伤的外科医生缺乏口腔颌面外科知识，不了解处理颌面骨折时除了恢复解剖形态和面型以外，更应注意恢复咬合关系，则往往造成陈旧性面骨骨折，不仅面部骨折线错位愈合，还伴有咬合紊乱，常常需要外科矫治。因此，应该着重强调对新鲜面部骨折的处理以及咬合关系恢复的重要性，只要患者病情允许，口腔颌面外科医生应与神经外科、眼科、耳鼻喉科、骨科或其他外科医生同台手术，分别处理不同部位的外伤，以帮助患者恢复良好的外形与功能。

对于颌面骨折错位愈合的陈旧性外伤病例，应该按照正颌外科手术进行术前检查和术前准备。与发育性畸形相比，陈旧性外伤病例更加复杂且治疗有所区别。

治疗外伤所致的牙颌面畸形时，应考虑恢复到患者术前的面型与咬合关系。应注意不是建立正常𬌗，而是通过模型外科，研究患者各个牙齿的磨耗面并进行拼对，恢复术前咬合关系。

在面部外形恢复这一环节上，一般主要采用两种方法。一种是仅矫治外观畸形，如凹陷或不对称等，采用植骨或去骨的方法，而不截开原来的骨折线。另一种方法是截开原骨折线，甚至在原骨折线以外行正颌外科经典的截骨术式，以恢复良好的外形，同时亦获得良好的咬合关系。通过术前三维虚拟设计、3D打印导板、术中实时导航等技术的辅助，可以更精确地恢复患者骨骼的对称性，提高容貌矫正效果。

模型外科完成以后，根据设计制作𬌗板。外伤病例的𬌗板要求更加牢固，足以抵抗由骨折周围瘢痕组织牵拉产生的移位力量。有时将𬌗板做在下颌舌侧（主要是某些下颌体部骨折），内部埋入18号钢丝加固；有腭板骨折时，𬌗板虽然还是在上下颌牙齿𬌗面间，但在腭侧增加了腭杆加固。

【手术治疗】

1. 下颌骨骨折　对于下颌骨骨折错位愈合发病时间短、骨未完全愈合的病例，可在原骨折线处重新离断复位。对于已形成完全骨愈合，而颜面畸形严重、咬合关系明显错乱或有颞下颌关节症状的病例，需按正颌外科原则进行矫治。

（1）髁突骨折：双侧髁突骨折一般采用双侧口外入路下颌升支垂直截骨术（EVRO），取出近心骨段和折断的髁突，在体外将折断的髁突与近心骨段坚固内固定，同时前移并旋转下颌骨，关闭开𬌗，恢复面型。将近心骨段植入，亦行坚固内固定。单侧髁突骨折也可以采用患侧 EVRO 手术，使下颌转向对侧，以恢复面型及咬合关系。畸形严重者往往对侧升支（健侧）亦需截开，才能使下颌骨充分移动，纠正畸形。

（2）下颌体部及升支部骨折错位愈合：可采用下颌体部（骨折线）截骨术或升支矢状劈开截骨术，恢复咬合关系，改善面型。若下颌体部骨截开后形成间隙，需植入骨质，关闭间隙。有些病例还需修整下颌骨下缘及下颌骨外侧的继发畸形。

2. 颧骨骨折　颧骨为一四面锥体，此锥体底面的 4 个角与颅面其他骨骼相连，即分别与眶下嵴、额颧缝、颧弓的颞颧缝和颧牙槽嵴相连。手术治疗必须有至少 3 个点固定，才能获得稳定的固位。颧骨骨折错位愈合畸形的手术治疗方法主要有以下 3 种。

（1）不切开错位愈合的颧骨，在凹陷的部位上面移植自体骨。关于移植体的形态，可在手术前用印模膏或蜡片制作模板，作为取骨和塑形的参考。可分别采用睑缘下切口及口内上颌前庭沟切口。骨块植入后，可采用长钛钉直接将移植骨块固定在颧骨上。移植物还可采用羟基磷灰石、煅烧骨等生物材料或人工合成植入材料。随着数字化技术的发展，也可采用术前三维虚拟设计，以健侧为镜像，设计患者的个性化植入物，通过 3D 打印技术成形，从而更精确地恢复患者面部对称性。

（2）切开错位愈合的颧骨，恢复其正常位置并予以固定。分别采用眉弓外侧、眶下缘切口凿开颧骨与额骨和眶部各骨的连接，采用口内上颌前庭沟入路凿开颧牙槽嵴，颧骨游离后，调整其位置，使面部形态左右对称。分别在上述凿开的 3 个部位以钛板、钛钉坚固内固定，如果颧骨与周围连接间存在间隙，应采用植骨技术，且一并固定。

（3）颧骨凹陷骨折影响喙突运动而致张口受限，但面部形态不对称并不明显者，可采用手术切除喙突的方法，改善张口功能。

3. 上颌骨骨折

（1）单纯上颌前壁或眶下嵴骨折，局部凹陷畸形，没有咬合关系紊乱者，只需在凹陷部位贴附植骨或植入其他代用品。手术可采用口内前庭沟切口完成。

（2）Le Fort Ⅰ型截骨术：发病时间较长的病例骨折已经愈合，此时不必拘泥于原来的骨折线，可采用标准的 Le Fort Ⅰ型截骨术，必要时还可分段截骨，恢复外伤前咬合关系和面型。截骨遗留的骨间隙可采用植骨填塞。上颌截骨、降下折断和移动完成后，采用坚固内固定技术固定截骨段及植入骨段。

（3）Le Fort Ⅱ型和Ⅲ型截骨术：Le Fort Ⅱ型截骨术用于纠正骨折错位愈合后的上颌骨和鼻部凹陷以及反𬌗畸形。其适用于对称性面中 1/3 和鼻后缩、上颌骨高度基本正常者。

双侧 Le Fort Ⅲ型截骨术则用以纠正鼻、上颌骨合并眶及颧骨、颧弓的畸形，同时纠正反𬌗及其他紊乱。

八、半侧颜面发育不全的正颌外科治疗

半侧颜面发育不全是一类复杂的颌面畸形，多与鳃弓发育不全有关，如第一、二鳃弓综合征。随着正颌外科和颅面外科的飞速发展，以及人们对尽快恢复正常功能刺激有利于颌面形态正常发育机制的认识，许多学者主张对此类畸形可早至儿童时期就进行矫治。

【分型】

目前比较公认的是将此类畸形分为 5 型。

1. 第Ⅰ型 A：面骨完整但发育不足，𬌗平面及口裂无倾斜。

第Ⅰ型B：面骨发育虽完整但不对称畸形严重，𬌗平面及口裂都有倾斜的表现。

2. 第Ⅱ型：除患侧颌骨发育不足外，尚有髁突及部分升支缺如等。

3. 第Ⅲ型：伴有升支、颧弓及颞下颌关节窝缺如。

4. 第Ⅳ型：伴有颧骨部分缺如，眶侧壁向外及近中方向移位。

5. 第Ⅴ型：是5型中最严重的一型，眼眶向下移位，有些病例甚至眼球缺如，形成小眶畸形。

【手术方法的选择】

1. 第Ⅰ型A：多采用包括下颌骨、上颌骨、颧骨、眶下缘、眶外侧壁以及颞窝等受累区域的肋骨移植术进行矫治。

第Ⅰ型B：手术包括上颌 Le Fort Ⅰ型截骨术（健侧楔形骨切除，患侧下降前移以矫正𬌗平面的倾斜，从而使上颌骨左右两侧基本对称）、双侧下颌升支矢状劈开截骨术及水平截骨颏成形术（矫正下颌不对称畸形）。有时还可在患侧升支侧方行下颌下缘植骨，改善侧方形态。

2. 第Ⅱ型：包括上颌 Le Fort Ⅰ型截骨术（上移健侧，下降、前移患侧矫正𬌗平面）、健侧下颌升支矢状劈开截骨术、患侧肋骨-肋软骨移植及水平截骨颏成形术。

3. 第Ⅲ型：除应有前述的上颌 Le Fort Ⅰ型截骨术、下颌升支矢状劈开截骨术和水平截骨颏成形术以外，主要采用骨移植术重建患侧结构。

4. 第Ⅳ型：包括患侧 Le Fort Ⅲ型截骨术和健侧 Le Fort Ⅰ型截骨术，下颌升支矢状劈开截骨术和水平截骨颏成形术，以及骨移植术（修复面部形态的缺陷）。

5. 第Ⅴ型：这类严重畸形常需二期手术矫治。一期手术通过冠状切口和颅内外截骨手术使眼眶抬高、扩大。二期手术于一期手术半年到1年后进行，行上下颌骨截骨术和骨移植术，方法同上述几类手术。

此类畸形属严重畸形，除有不同程度的颅面骨畸形外，还存在严重的软组织畸形。不仅需要正颌外科、颅面外科和正畸医生密切配合，还需要整形外科、语言病理学、精神心理学、耳鼻咽喉科、眼科、放射科、神经外科的配合与协作，才能取得较为满意的效果。

对于发育不全一侧骨量不足，可选择牵引延长骨生成技术，避免取骨、植骨手术，简化手术程序，也可获得较好的治疗效果。而且颌骨牵引延长骨生成技术可在任何年龄段采用，早期矫正可改善患儿面型及咬合功能，有利于儿童心理发育并减轻畸形程度，为成年后正颌手术及整形手术的进一步治疗创造更好的软、硬组织条件。

九、半侧颌骨肥大畸形的正颌外科治疗

半侧颌骨肥大畸形亦称半侧颜面肥大，其典型表现为半侧下颌骨的髁突、升支和下颌体部均较对侧明显肥大，伴有咬合关系紊乱及殆平面偏斜，造成严重的面部偏斜不对称畸形。畸形严重时不仅累及下颌骨，还可同时广泛地累及多个颅面骨，包括颞骨、顶骨、枕骨、额骨、上颌骨、颧骨、颧弓、腭骨，以及牙齿等硬组织的肥大畸形，同时有的患者还可伴有同侧的唇、舌、耳、涎腺，以及面部皮肤、皮下组织和肌肉组织的肥大畸形。更有甚者，极个别病例可伴发同侧肢体和手、足的肥大畸形。由此可见，半侧颌骨肥大畸形是一类累及软、硬组织的，严重且复杂的发育性牙颌面畸形。

【临床特征和影像学表现】

半侧颌骨肥大畸形患者的就诊年龄多在青春期或成年期，但追溯病史会发现，其发病年龄多在 5 ~ 10 岁。两侧均可发病，发病概率大体相当，女性多于男性。半侧颌骨肥大畸形随患者全身的生长发育而逐渐明显，一般在生长发育完成后，畸形发展也逐渐缓慢并停止。但也有成年后不对称畸形持续加重的患者，通常由患侧髁突生长较健侧明显活跃导致，手术切除病变侧髁突后畸形则可停止发展。

临床上患者多因一侧下颌髁突、升支和体部较对侧肥大导致严重的面部不对称畸形而就诊，少部分患者可伴有患侧关节区的疼痛症状，所有患者均无开口受限的表现。患侧面部垂直高度明显大于健侧，患侧下颌角位置明显低于健侧，下颌下缘呈弓形下垂，健侧

下颌下缘外翻。患侧口角低于健侧，患侧面部尤其是下颌部分较健侧前突，颏部明显向健侧偏斜。下颌牙列中线偏向健侧，前牙牙轴向患侧倾斜，健侧上、下颌后牙牙轴舌倾，可呈反𬌗状态。患侧髁突、髁颈和升支增生速度较缓慢的患者，患侧上、下颌后牙为保持咬合功能，上颌牙列随之下垂，造成患侧𬌗平面低于健侧，表现为𬌗平面严重偏斜。当患侧髁突异常增生较快时，患侧上颌牙列下垂的速度低于下颌牙列下降的速度，患侧牙列可呈现开𬌗状态。

下颌骨曲面体层片可观察到半侧颌骨肥大畸形的典型表现：患侧下颌的髁突增生肥大明显，失去正常形态；患侧髁颈延长、增粗，下颌升支延长、增宽；患侧下颌骨垂直高度明显大于健侧，下颌角外形变得圆钝，下颌下缘呈弓形下垂，下颌体部长度较对侧增加，下颌管也呈弓形下垂，一些患者的下颌管可接近下颌下缘水平。下颌骨增生肥大畸形一般不越过下颌骨正中联合。患侧下颌骨可见清晰的骨纹理，骨小梁排列有序，但较对侧变粗。颌骨中未见骨小梁结构破坏、消失等占位性病变的表现。在头颅定位的正侧位X线片上可看到患侧下颌骨较对侧明显肥大、前突，患侧下颌下缘明显呈弓形下垂，患侧𬌗平面低于健侧，颏部向健侧偏斜。

对患者进行头颅CT检查，在CT片上重建患者头颅骨骼三维立体图像可更直观地显示上述半侧颌骨肥大畸形的表现。

[99]锝同位素扫描检查可见患侧髁突区较对侧出现明显的同位素浓聚，表明患侧髁突区域血运丰富，组织代谢旺盛。处于青春期的患者在其肥大侧的下颌体部同位素浓聚程度亦高于对侧。

根据患者的主诉、病史和临床检查所见，结合患者头颅X线片中的典型结构变化及[99]锝同位素扫描和头颅三维重建CT检查可做出明确的诊断。

【矫治方案设计】

1. 手术矫治时机的选择　大多数半侧颌骨肥大畸形患者就诊时已进入成年期，可施行较复杂手术，矫治患者严重的颌面部畸形。如果患者就诊时处于青春期的后期，其全身发育即将完成，有的学者认为此时机体的快速生长发育期已近结束，肥大畸形的发展也近乎停滞，可待其青春期结束、全身生长发育完成后再手术矫治颌面部畸形，以减轻复杂的颌面部正颌外科手术对健侧颌骨及软组织发育的影响。如果患者就诊时处于青春期之前或青春期开始阶段，机体正处于快速生长发育期，此时应观察畸形的发展情况。如果畸形发展较缓慢，没有累及多个面骨，畸形程度较轻，可暂不手术，进行连续追踪观察，待机体生长发育完成后再手术矫治颌面畸形。如果根据患者病史和临床检查发现，患者的畸形发展迅速，并且累及多个颅颌骨骼结构以及较为广泛的颌面部软组织，颌面畸形将非常严重且复杂，有学者认为此时应采用口外耳前入路，将肥大增生的髁突切除或高位切除，去除异常生长发育中心，可阻止畸形进一步发展，待全身发育完成后再矫治已经形成的畸形。另有学者认为对于青春期以前或青春期开始阶段就诊，可确诊为半侧颌骨肥大畸形的患者，均应将其病变侧增生肥大的髁突切除或高位切除，去除异常生长发育中心，使颌面部畸形停止发展。

2. 矫治方案设计和术前准备

（1）矫治方案设计：半侧颌骨肥大畸形可累及面部多处软硬组织，是三维方向的复杂畸形，手术矫治前需对患者的畸形程度、范围进行仔细检查，确定针对每个患者不同畸形特点的矫治方案。①切除增生肥大的髁突，去除异常的颌骨生长发育中心，降低患侧面部垂直高度。行患侧颞下颌关节假关节成形术，恢复关节功能。②上颌骨 Le Fort Ⅰ型截骨术矫正偏斜的𬌗平面及上颌中线，建立协调的唇齿关系及上、下颌牙齿的咬合关系，改善患者的咬合功能。③下颌升支截骨术、下颌骨去皮质术、水平截骨颏成形术和下颌区域内的植骨术组合应用，矫正偏斜的下颌中线，降低患侧下颌体部的高度，矫正下颌区域的不对称畸形。④患侧颧骨、颧弓成形术，使两侧颧骨、颧弓不对称畸形得以矫正。⑤应用各种颌周软组织成形术，矫正由软组织肥大造成的面部不对称畸形。

（2）术前准备

1）术前正畸：正颌外科术前适当调整患者倾斜牙齿的牙轴方向，排齐拥挤的牙列，调整上、下颌牙弓形态，使之相互协调，有利于术后建立良好的咬合关系,增加术后颌骨稳定性,减少术后畸形复发机会。

2)术前X线头影测量分析:准确判断畸形的程度和范围,确定矫治方案,进行术后面型预测分析。

3)模型外科:采用面弓转移将患者的咬合关系转移到𬌗架上,再通过模型外科分析确定上、下颌骨的终末位置和终末咬合关系,最后根据模型外科结果制作上、下颌唇弓及中间𬌗板与终末𬌗板。

目前随着数字外科技术的发展,可将患者的三维重建CT、面部三维照片、上下颌牙列三维扫描数据进行融合,创建虚拟头颅,在计算机上完成三维头影测量分析、术前手术方案虚拟设计、导航文件制作,数据导出后通过3D打印技术制作手术导板,术中在手术导板以及导航实时引导下精确完成手术并进行验证,可以大大提高手术操作的精确性及治疗效果。

【手术方法的选择】

1. 𬌗平面偏斜及上颌中线偏斜的矫治　行上颌骨Le Fort Ⅰ型截骨术抬高患侧𬌗平面,降低健侧𬌗平面,转动上颌骨块调整上颌中线,可达到矫正患者偏斜的𬌗平面、摆正上颌中线的目的。

2. 肥大髁突切除术与同期颞下颌关节假关节成形术　口外颌下入路行患侧升支垂直截骨,取出近心骨段后切除肥大髁突,再将剩余的近心骨段修整后植入同侧关节窝,行同期患侧的颞下颌关节假关节成形术,重建关节结构,利于患者术后关节功能的恢复。也有人报告经耳前切口入路完成髁突切除术并行断端修整,不另行假关节成形术。但此两种术式都有遗留面部瘢痕、存在损伤面神经风险的缺点。

为了避免面部瘢痕及面神经损伤风险,可采用口内入路髁突切除术,有两种手术方法。一种是口内入路升支垂直截骨术,操作步骤类似于口外入路,但需要特殊的手术器械如直角摆动锯和直角打孔钻及改锥,且因是游离植骨,远期存在髁突吸收、升支高度降低的风险。另一种是口内喙突切开入路髁突切除术,同期行SSRO上推下颌骨近心骨段入关节窝,重建颞下颌关节。这种方法具有手术创伤小、关节功能恢复快、骨段吸收少等优点,但因手术视野狭窄，常常需要在导航引导下才能精确完成术前设计，确定切除范围。

3. 下颌骨不对称畸形的矫正

（1）下颌升支截骨术矫正下颌中线：患侧下颌升支截骨术后，使下颌远心骨段转动而矫正偏移的下颌中线。健侧升支截骨多选用口内入路升支矢状劈开截骨术，便于远心骨段的旋转移位。

（2）患侧下颌体成形术：多采用口内入路切除患侧下颌下缘部分骨质，恢复两侧下颌下缘的对称性。

（3）健侧下颌骨成形术：由于患侧下颌骨对健侧下颌骨长时间持续的推挤作用，健侧下颌角及下颌骨下缘可继发性地向外侧翻起，需手术去除部分骨质矫治其外翻畸形，使双侧面部协调对称。

（4）颏部偏斜的矫治：在完成上颌骨和下颌体部及下颌角不对称畸形的矫治后，颏部仍可能存在一定程度偏斜，需行水平截骨颏成形术进行矫正。根据畸形特点，一般选用三角形骨段切除术去除患侧颏部的部分骨质，移动、旋转颏部骨段，必要时患侧颏部下降，间隙植骨；或者行颏部轮廓磨削修整术以矫正颏部的不对称畸形，使颏部两侧对称。

4. 颧骨、颧弓不对称畸形的矫正　半侧颌骨肥大畸形常累及颧骨、颧弓，患侧颧部较对侧丰满并向外侧突出，导致水平面上双侧面部的不对称。在完成上、下颌骨不对称畸形矫治术后，可利用上颌手术入路行颧骨、颧弓成形术，降低患侧颧部的侧方突度或适当增加健侧颧部的突度，使两侧颧部对称。

5. 局部植骨术　经上述各种骨组织成形术使面部骨骼结构基本对称后，配合上、下颌骨区域的局部植骨术，可使面部外形及丰满度更加对称协调。

6. 软组织成形术　半侧颌骨肥大畸形可伴有颌周软组织器官的肥大畸形，通过手术矫正使双侧骨结构基本对称后，可采取切除患侧多余的软组织等灵活多变的软组织成形术，进一步矫正双侧面部的软组织不对称畸形。

（王晓霞）

第八章

口腔颌面外科急症与急救

第一节　急症

一、拔牙后出血

【原因】

1. 牙龈及周围软组织损伤，包括切割伤、撕裂伤、穿刺伤等。

2. 牙槽骨骨折或颌骨骨折。

3. 下牙槽血管及其分支损伤，或者上牙槽后动脉及其分支损伤等。

4. 术区存在肉芽型或血管型牙龈瘤及颌骨血管瘤。

5. 牙槽窝内存在炎性肉芽组织，拔牙后未能彻底清除，术后渗血。

6. 存在造成出血的出血性疾病或全身状况，如血友病、血小板减少性紫癜、白血病、肝硬化等，或患有高血压，或女性患者处于月经期。

7. 拔牙后剧烈运动、过热饮食、饮酒、吸烟、吮吸拔牙创和过分漱口等。

【诊断要点】

1. 拔牙后咬纱卷半小时，创面仍见鲜红出血，或拔牙创虽已不出血，但有突起的血凝块，可认为是异常出血。

2. 拔牙24小时后，伤口出现异常出血。

【处理】

1. 迅速查明出血的部位、原因及程度。根据出血的部位和原因，从局部和全身两方面采用外科手段、药物或综合止血方法。

2. 若出血较多，应检查患者的脉搏、血压、呼吸及精神状态，确定其是否有虚脱和休克表现。

3. 缝合　如果是软组织出血，拉拢缝合手术切口、撕裂的牙龈及中隔龈乳头。

4. 搔刮　如果是牙槽窝内肉芽组织出血，应将残留炎性肉芽组织刮净，重新压迫或填塞止血。

5. 填塞　如果是拔牙窝骨创面少量出血，可用止血充填物填塞拔牙创止血，常用止血充填物有碘仿海绵、明胶海绵、止血粉、云南白药等。如果严重出血，应用碘仿纱条或凡士林油纱严密填塞牙槽窝，必要时缝合伤口。

6. 手术　因牙龈瘤、血管瘤或其他肿瘤引起的拔牙后出血，应做手术切除肿物并进行止血。

7. 对症治疗　针对恐惧、紧张和高血压患者，应给予安慰、镇静、降压等处理。有虚脱或休克者，应采取输液、升压等措施。

8. 会诊　如果整个创面普遍渗血，应怀疑有全身系统性问题，及时进行血常规、出血时间、凝血时间、血小板等实验室检查。对于证实有全身凝血机制障碍而出血者，除局部止血措施及全身应用止血药物外，应请血液病医生会诊处理。

二、拔牙后疼痛

【原因】

1. 术中创伤导致软组织和骨组织损伤过大，而出现拔牙创反应性疼痛。

2. 创口缝合过于严密，致使引流不通畅，导致肿胀严重，疼痛加剧。

3. 因拔牙窝空虚、感染、骨表面供氧障碍而出现干槽症。

4. 拔牙创局部或相邻颌面部间隙出现感染，造成明显的疼痛。

5. 拔牙过程中损伤了邻牙或颞下颌关节，引起邻牙疼痛或颞下颌关节区疼痛不适。

6. 其他疾病的漏诊和误诊，如三叉神经痛、上颌窦炎、颌骨恶性肿瘤，以及邻牙或对颌牙的牙髓炎、根尖炎。

【诊断要点】

拔牙当天，拔牙创有不适或轻度疼痛是正常反应。但 1 ~ 2 天后疼痛缓解不明显甚至加重，应视为拔牙后异常疼痛。

【处理】

1. 拔牙创伤过大和局部炎性反应造成的疼痛，可采用口服止痛药物、局部冷敷等处理，并嘱患者注意休息和观察，一般 2 ~ 3 天内疼痛减轻或消退。

2. 拔牙创口缝合过紧、引流不畅造成的疼痛，可以拆除 1 ~ 2 针缝线，建立引流通道，可配合抗菌药物预防感染。

3. 对于感染所致的疼痛，若为拔牙创局部感染，在局部麻醉下清除拔牙创内的碎骨片、碎牙片及感染组织，用生理盐水冲洗创腔，并配合使用止痛药和抗菌药物；如果是干槽症造成的疼痛，按照干槽症的处理常规进行治疗；如果发生了周围间隙感染，及时切开引流，并配合全身抗菌药物治疗和支持治疗。

4. 对于其他原因造成的疼痛，例如邻牙或对颌牙疼痛、颞下颌关节疼痛、三叉神经痛、上颌窦炎等，详细询问疼痛部位、特点，认真检查，必要时请相关科室会诊，给予处理。

三、口腔颌面部出血

【原因】

1. 创伤性出血，多见于软组织撕裂、牙槽突骨折等。

2. 感染继发性出血，多见于牙周炎、牙龈炎等。

3. 肿瘤及瘤样病变继发性出血，如血管畸形或血管瘤破溃等。

4. 手术后出血，临床最多见的是拔牙后出血，也有腭裂术后创缘出血、舌下腺切除术后口底出血、下颌下腺切除术后颌外动脉出血等。

5. 全身疾患，如凝血功能障碍性疾病、白血病等。

【诊断要点】

1. 颌面及口腔出血均为外出血，一般情况下出血源很容易发现。根据出血方式和血液状态，临床上可分为 3 类。

（1）动脉出血：血液从血管近心端喷射状流出，颜色鲜红，可见动脉出血端搏动。

（2）静脉出血：血液从血管远心端连续平稳外流，血色暗红，血管无明显搏动。

（3）毛细血管出血：出血呈渗出状，血液浸染创面，可混有小动脉或小静脉出血。

2. 隐蔽性外出血　常见于腭裂术后创面或舌根及口咽深部刺伤等。特别是当患者意识丧失或不完全清醒时，出血很容易被忽视。临床可表现为频繁性吞咽、恶心、呕吐血性胃内容物，严重者伴发脉搏细弱、血压持续性下降等。

3. 实验室检查　主要针对可疑有血液疾病的患者。一般应做血常规、出血时间、凝血时间、血小板计数检查，进一步可选择性做凝血酶原时间、血块收缩时间等相关检查。

【处理】

1. 确定出血原因和出血部位。

2. 外科止血

（1）包扎止血：用于毛细血管渗出和小动脉、小静脉出血。

（2）缝合止血：用于肌肉内止血，以及口腔颌面深部软组织出血。

（3）结扎止血：用于血管活性出血。

（4）填塞止血：用于软组织不能覆盖的骨创面出血，以及颌面窦腔出血等。

3. 药物止血　局部药物止血可依据不同情况选择性使用肾上腺素、麻黄碱喷涂，明胶海绵、碘仿海绵填压，止血粉、云南白药敷贴，也可用电凝、冷冻、局部硬化剂注射处理。对于感染继发的出血，除局部止血外，还应注意消除感染源。对于由凝血机制障碍导致的出血，除局部止血外，应针对全身疾病采取相应的救治措施。

四、口腔颌面部复合性损伤

1. 口腔颌面部血运丰富，抗感染能力强，软组织损伤后 24 ~ 48 小时内无明显感染者，在清创后均可初期缝合关闭伤口。

2. 口腔颌面部窦腔结构较多，内存污染及感染源，清创处理应先关闭窦腔伤口，以减少污染，防止口内外瘘。

3. 应尽量保留健康的牙齿、牙根。对于骨折线上的牙齿，应按拔牙一般原则处理。在急性创伤期，为减少继发损伤，只要牙齿不影响骨折复位，无明显感染，可暂时保守治疗，后期视情况处理。

4. 颌面骨骨折的处理应特别强调恢复咬合关系。此外还要恢复关节结构、下颌运动功能及面中 1/3 支架结构。

5. 颌面结构直接关系到颜面外形。对于眼睑、鼻、耳、唇、颊等标志结构的损伤，应力求早期处理、保存组织，对位并按整形美容外科原则缝合。

6. 对于舌、腮腺、腺体导管、面神经等结构的损伤，应根据各自的功能要求进行处理，如保存舌体长度缝合、导管吻合、面神经吻合或移植等。

7. 在处理口腔颌面部损伤的同时，应特别注意邻位结构的损伤，特别是颅脑损伤，以防漏诊，造成严重并发症。

8. 在处理口腔颌面部损伤的同时，应特别注意保持呼吸道通畅，并要充分考虑患者的营养维持和食物摄取。

五、血管神经性水肿

血管神经性水肿是急性过敏反应的局部表现，反复发作或持续超过 6 周者转为慢性。

【原因】

药物、食物、花粉、化学物品，以及昆虫、动物皮屑或真菌孢子，均可成为致敏原。物理刺激（如低温、日光、机械刺激）和特异抗原（如寄生虫感染，以及其他感染过程）可诱导发作。

【诊断要点】

1. 水肿呈突发性、自限性、坚实性，发作后数小时或 1~2 日后开始消退，消退后不留痕迹。可在同一部位反复发作。

2. 好发于颌面组织疏松区，以唇、眼睑、舌、口底、颌下等部位多见。一般为单侧发生，偶有双侧发生或数处同发。

3. 自觉水肿区局部瘙痒、灼热、发胀、麻木。一般无全身症状。

4. 少数情况下发生于喉头，可导致呼吸困难及喉头梗阻性窒息。发生于胃肠道者可引起腹部绞痛，伴有或不伴有恶心、呕吐。

5. 临床应与面部丹毒、接触性皮炎等相鉴别。

【处理】

1. 去除一切可能的诱发因素。

2. 常规抗过敏疗法 大剂量维生素 C、10% 葡萄糖酸钙 10 ml、氢化可的松 200 mg 或地塞米松 5~10 mg 静脉给药。马来酸氯苯那敏（扑尔敏）4 mg、盐酸异丙嗪（非那根）25 mg、地塞米松 0.75 mg 口服用药。

3. 急救处理 发生喉头水肿，出现呼吸困难或喉头梗阻性窒息时，应采取急救措施。如立即给予 1∶1 000 肾上腺素 0.5~1 ml 皮下注射；口含冰块或喉部放置冰袋；静脉注射地塞米松，或静脉滴注地塞米松、氢化可的松。必要时行紧急气管切开。

4. 中药治疗 以散风、清热、利湿为治疗原则。

（安金刚）

第二节　急救

一、窒息

窒息是指急性呼吸道梗阻。

【原因】

1. 异物梗阻，如外伤、口腔手术时血凝块、碎骨块、碎牙片误吸，拔牙时牙齿滑脱误入咽喉。

2. 组织移位，如下颌骨切除术后，下颌正中联合双线骨折或粉碎性骨折骨块移位，出现舌后坠，堵塞呼吸道。

3. 组织肿胀，多见于炎症、外伤、手术造成口底、舌根、颈部水肿压迫呼吸道。

4. 喉痉挛，多见于硫喷妥钠麻醉时。

5. 急性喉头水肿，见于全身麻醉插管损伤、过敏性喉头水肿、烧伤患者吸入火焰使上呼吸道黏膜灼伤。

【症状】

1. 前驱症状表现为烦躁不安、出汗、鼻翼扇动、喉鸣音。

2. 若窒息不能及时解除，呼吸将变得急促，胸骨上窝、锁骨上窝、剑突下吸气时出现凹陷，口唇青紫、发绀。

3. 随着症状迅速发展，脉搏变得弱而快，血压下降，瞳孔散大。若抢救不及时，可直接导致死亡。

【处理】

1. 首先明确呼吸道发生急性梗阻的原因，并积极采取措施消除原因。

（1）借助吸引器清除口腔内分泌物、血凝块，以及碎骨片、碎牙片等。

（2）复位移位组织，如牵舌向外、复位骨折并做暂时固定。

（3）消除水肿，可给地塞米松 5～10 mg 静脉或肌内注射，也可用氢化可的松 100～200 mg 静脉滴注。

（4）发生喉头、气管或支气管痉挛者，可用氨茶碱 0.25 mg 或麻黄碱做喉头喷雾。

（5）有效吸氧。

2. 采取紧急救治措施

（1）经口腔或鼻腔插入通气管，或直接做气管内插管。

（2）用 15 号以上粗针头行环甲膜穿刺。

（3）紧急气管切开。

二、急性大出血

急性大出血是指突然发生的短时间内大量失血，可引起严重的失血性休克，直接导致死亡。

【原因】

1. 锐性切割伤、机械性外伤损伤颌面颈部较大的血管。

2. 手术时损伤知名动静脉，或术后大血管结扎滑脱。

3. 肿瘤或严重感染侵蚀大血管，血管瘤感染或机械损伤性破裂，中枢性血管瘤肿瘤区域拔牙等。

【症状】

出血部位血液大量急剧外溢或喷射，血压迅速下降，患者由于失血出现休克症状。

【处理】

1. 紧急止血　一旦发生急性大出血，应迅速明确出血部位，局部紧急压迫。局部压迫效果不佳时，应同时辅助压迫供血动脉。常见的方法有：

（1）颞浅动脉压迫：用于额颞部血管出血。可在耳屏前指压颞浅动脉。

（2）颌外动脉压迫：用于面中下部血管出血。方法是在咬肌止端前缘压迫颌外动脉于下颌体上。

（3）颈总动脉压迫：用于十分严重的颌面部大出血。方法是在气管外侧与胸锁乳突肌前缘交界处触及颈总动脉搏动，在第五颈椎横突水平向后压迫颈总动脉于颈椎横突上。只能进行单侧压迫，每次持续压迫时间不得超过5分钟。

2. 结扎止血

（1）寻找出血点，直接结扎出血血管。

（2）紧急切除出血性病变组织，如血管瘤，达到止血目的。

（3）颈外动脉结扎止血。

3. 及时补充血容量，抢救休克患者。

（安金刚）

三、晕厥

晕厥也称迷走血管性虚脱，是人体对不良刺激的一种反应，由神经反射所致的一过性脑缺血、脑缺氧引起，可伴短暂的意识丧失过程。

【原因】

精神紧张、恐惧心理、空腹或低血糖、高热、身体虚弱、疲劳或睡眠不足、天气闷热、室内通风不良、剧烈疼痛刺激或出血等。

【症状】

多见于局部麻醉时注射麻醉药过程中或手术操作过程中。患者可诉说头晕、眼花、心慌、憋气、全身无力，出现面色及口唇苍白、出虚汗、冷汗，脉搏快而弱或先快后慢，血压可有暂时性下降，呼吸短促。严重者可意识丧失。

【处理】

1. 对精神紧张的患者，麻醉及手术前应做解释说服工作，使其消除对手术的恐惧心理，心情放松。

2. 出现晕厥后应立即停止注射麻醉药或手术操作，放平座椅，使患者处于平卧位，将头放低，下肢略抬高。松解患者颈部衣扣，给予安慰，嘱其放松、深呼吸，多数患者可自行缓解。

3. 密切注意患者的血压、脉搏、呼吸变化，给予吸氧。对于血压下降者，静脉快速补液，可给予麻黄碱 6 ~ 15 mg；对于心动过缓者，可静脉给予阿托品 0.3 ~ 0.5 mg。

4. 对于严重晕厥、意识丧失者，应注意保持呼吸道通畅。可使患者闻乙醇、氨水，或刺激人中穴帮助苏醒。

5. 对于有高血压、冠心病或心肌梗死病史的老年患者，应立即请有关科室协助抢救。

四、休克

休克是机体在各种病因作用下，有效循环血量不足，全身组织和重要脏器血流灌注不足、功能紊乱，细胞代谢障碍所致的危及生命的一系列症状和体征。

【病因及分类】

1. 低血容量性休克　由创伤、烧伤、出血、失液等原因引起，是休克最常见的类型。

2. 心源性休克　由心肌梗死、严重心律失常、心肌病等引起，表现为心脏泵功能的衰竭。

3. 阻塞性休克　由肺动脉栓塞、心脏压塞（心包填塞）、张力性气胸、严重肺动脉狭窄等原因引起，心脏内外流出道梗阻导致心排血量下降。

4. 分布性休克　包括感染性休克、过敏性休克和神经源性休克。特点是容量血管扩张导致循环血量相对不足。过敏性休克时血管通透性增加。感染性休克时内毒素起重要作用，按血流动力学分为低排高阻的冷休克和高排低阻的暖休克。

【诊断】

1. 早期　患者神志清楚、烦躁不安，面色、皮肤苍白，四肢冰冷、潮湿，口唇、甲床青紫，心率加快，收缩压略低或正常，舒张压升高，脉压小，尿量减少。

2. 中期　患者神志可清楚，表情淡漠，反应迟钝，四肢无力，脉搏快弱，收缩压 < 80 mmHg，脉压 < 20 mmHg，口渴，尿量 < 30 ml/h。严重时呼吸急促，可进入昏迷状态，收缩压 < 60 mmHg。

3. 晚期　发生弥散性血管内凝血及广泛的脏器损害，可见出血及多器官功能衰竭。

【处理】

1. 休克的治疗应尽早开始，对不同类型的休克应对症处理，积极治疗原发病。

2. 患者应平卧或半卧，立即经导管或面罩给予氧气，必要时行气管插管或气管切开后机械通气。开放静脉，行静脉穿刺或静脉切开。

3. 密切观察患者，注意重要脏器的功能变化，不但要监测血压，还应监测尿量、尿比重、尿钠、血清乳酸水平。可采用有创血流动力学监测，有条件时可放置心脏漂浮导管。重症超声检查可指导治疗。

4. 扩充血容量，根据休克的性质按需补充血液或液体。治疗低血容量性休克应以扩容为主，不宜早期使用血管收缩药。临床常用的胶体液为羟乙基淀粉溶液，晶体液可选择乳酸林格液等平衡液，可根据病情选用全血、血浆、人体白蛋白。

5. 应用血管活性药物。血管收缩药可选择多巴胺、多巴酚丁胺、去甲肾上腺素、去氧肾上腺素等。血管扩张药可选择硝酸甘油、酚妥拉明等。

6. 纠正酸中毒及电解质紊乱。主要是纠正代谢性酸中毒、高钾或低钾血症。可给予 5% 碳酸氢钠 100～200 ml 静脉滴注，或参照血气分析结果调整。

7. 预防肾衰竭，注意观察尿量。有心力衰竭者，给予呋塞米（速尿）20～40 mg 静脉注射利尿。

五、心脏骤停和心肺复苏

心脏骤停是心脏射血功能突然终止，患者濒临死亡的危急状况。若不及时进行心肺复苏，会造成脑和全身组织器官的不可逆性损害，最后导致死亡。心肺复苏应在发现心脏骤停后立即开始，同时尽快建立心电监测。引起心脏骤停最常见的原因是心室颤动，因此提倡早期除颤。

【原因】

1. 心脏骤停的常见原因有缺氧、低钾或高钾血症、低温、低血糖、酸中毒、低血容量、气胸、心包填塞、中毒、急性心肌梗死、肺动脉栓塞、创伤等。

2. 麻醉或手术中易发生的问题，如缺氧和二氧化碳蓄积、手术刺激迷走神经反射、严重低血容量、过敏反应等。

【诊断】

1. 意识丧失。

2. 呼吸停止或残喘，口唇颜色发灰、发绀。

3. 颈动脉或股动脉搏动消失。

4. 心电图可表现为：①心室颤动；②无脉性电活动；③心室

停搏。

【处理】

1. 基础生命支持（basic life support，BLS） 根据《2015 美国心脏协会心肺复苏及心血管急救指南更新》，患者发生心脏骤停后应立即启动应急预案，尽早实施心肺复苏。心肺复苏过程中强调胸外心脏按压（circulation，C），其次为保持气道通畅（airway，A）和施行人工呼吸（breathing，B），即 C → A → B 的顺序。

（1）胸外心脏按压：胸外按压位置为胸骨中下 1/3。将患者置于水平仰卧位，背部垫上硬板，操作者位于患者的一侧，两手掌放平重叠，双臂伸直，借身体重力用力按压，使胸骨下陷至少 5 cm。按压后应使胸廓充分回弹以利于血液回流。每 30 次胸外心脏按压后给 2 次人工呼吸。胸外心脏按压的频率应为 100 ~ 120 次 / 分。胸外心脏按压应保证高质量完成，最大限度地减少中断。

（2）保持气道通畅：首先应去除患者口内阻塞气道的异物，通过托下颌上提颏部等方法可以减轻舌后坠，在有条件时可以置入口咽通气道或鼻咽通气道解除上呼吸道梗阻。

（3）施行人工呼吸

1）口对口人工呼吸：方便易行。将患者的颈部伸直，使气道通畅，操作者一只手托起患者的下颌角使下颌向前，另一只手捏紧患者的鼻翼以防漏气，操作者的口对准患者的口进行吹气。操作者也可用口对患者的鼻吹气，此时应封闭患者的口腔。每一次呼吸时观察患者胸廓的起伏。

2）加压给氧人工呼吸：可用简易呼吸器或麻醉机通过麻醉面罩加压给氧，或气管内插管后人工呼吸。在有复苏条件的情况下，应以 100% 氧气吸入。人工呼吸时应注意防止多余的气体吹入胃内造成胃扩张，应避免过度通气。

2. 加强心脏生命支持（advanced cardiac life support，ACLS）是基础生命支持的延续，包括气管内插管、建立静脉通路、药物治疗及电除颤。

（1）气管内插管：可以控制呼吸，保证患者氧合充分。气管内

插管还可以作为经气管内给药的途径。

（2）建立静脉通路：是复苏成功的保证，可以保证液体的入量并维持给药的途径，药物可以进入中央循环。

（3）药物治疗：肾上腺素是心脏骤停的首选药物，1 mg 静脉注射，每 3 ~ 5 分钟可重复一次。利多卡因和胺碘酮可用于顽固性的室性心律失常，首次剂量为利多卡因 1.5 mg/kg，胺碘酮 300 mg 或 5 mg/kg。硫酸镁仅用于尖端扭转型室性心动过速。钙剂只有在高钾血症、高镁血症或钙通道阻滞剂中毒时用于治疗心脏骤停，可静脉给予葡萄糖酸钙或氯化钙 10 ml。碳酸氢钠并非常规使用，仅在原有代谢性酸中毒或高钾血症时使用，首次剂量 1 mmol/kg，静脉滴注，并根据血气分析结果随时调整。

（4）电除颤：用高能电脉冲直接或经胸壁作用于心脏，使之转复为窦性心律。早期除颤可以增加心肺复苏的成功率。可除颤的心律包括心室颤动和无脉性室性心动过速。除颤时电极板可分别置于胸骨右缘第二肋间和心尖部，涂导电糊或盐水使电极板与皮肤接触严密。除颤所需能量为单向波形除颤仪 360 J，双向波形除颤仪 200 J；儿童 2 ~ 4 J/kg，不超过 10 J/kg。除颤后应立刻开始高质量胸外心脏按压，5 组心肺复苏后再判断心律。

3. 心肺复苏后的处理原则

（1）维持有效的循环和呼吸，维持血压。

（2）防止脑水肿和脑缺氧。

（3）维持水和电解质平衡。

（4）防止肾衰竭。

（5）预防继发感染。

六、呼吸衰竭

呼吸衰竭是人体在呼吸空气时发生缺氧或二氧化碳蓄积，呼吸功能发生严重障碍的疾病状态。

【病因】

1. 呼吸道疾病，如上呼吸道梗阻、支气管炎、支气管痉挛等。

2. 肺实质病变，如肺炎、肺水肿、肺纤维化、成人呼吸窘迫综合征（ARDS）等。

3. 肺血管病变，如肺栓塞等。

4. 胸廓病变，如气胸、胸腔积液、外伤等。

5. 神经中枢及传导系统和呼吸肌疾患，如脑血管病变、脑炎、药物中毒、脊髓灰质炎、重症肌无力等。

【症状】

呼吸困难，呼吸节律、频率及幅度改变。患者发绀，神志淡漠，嗜睡。严重缺氧时可出现心律不齐、心力衰竭，甚至心搏骤停。二氧化碳蓄积早期可有搏动性头痛。呼吸衰竭时也可出现肝、肾损害。发生 ARDS 时，患者呼吸窘迫，双肺可闻及干性啰音或捻发音。

【诊断】

1. 根据病史、临床表现和血气分析诊断。

2. 血气分析可为呼吸衰竭的早期诊断提供标准。Ⅰ型呼吸衰竭：单纯 $PaO_2 < 60\ mmHg$，$PaCO_2 < 50\ mmHg$。Ⅱ型呼吸衰竭：$PaO_2 < 60\ mmHg$，伴 $PaCO_2 > 50\ mmHg$。氧合指数（PaO_2/FiO_2）$< 300\ mmHg$。

【处理】

呼吸衰竭是严重的呼吸功能障碍，直接危及患者的生命，一旦发现应立即积极治疗。

1. 积极治疗原发病，去除诱发因素。

2. 给予氧气吸入，纠正低氧血症。慢性呼吸衰竭失代偿时，缺氧伴有二氧化碳蓄积，可采用低浓度（吸入浓度 < 50%）持续吸氧，可经鼻导管给氧或面罩吸氧。急性呼吸衰竭时，应给予纯氧加压吸入，气管内插管后人工或机械通气。发生 ARDS 时，可给予呼气末正压通气（PEEP）。

3. 抗感染治疗。支气管及肺部的炎症使分泌物增加，造成慢性阻塞性肺疾病，导致呼吸衰竭，应积极进行抗感染治疗。

4. 注意纠正酸碱失衡，治疗心律失常、心力衰竭等并发症。

（杨旭东）

第九章

医院感染

一、医院感染的概念

医院感染是指医源性感染和医院获得性感染。

医院感染的对象包括医院职工、住院患者、就诊患者、探视者和陪护家属。其中医院职工和住院患者是医院感染的主要对象。

感染必须是发生在医院内的，包括在医院内感染而出院后发病的患者，以及在前一个医院感染而在转院后发病的患者，不包括在医院外感染而在住院期间发病的患者。下列情况同样属于医院感染：本次感染直接与上次住院相关；在原有感染基础上出现其他部位新的感染（排除脓毒血症迁徙灶），或在原感染病原体基础上分离出新感染的病原体；诊疗措施激活潜在性感染，如疱疹病毒等的感染。

医院感染一般有 3 个顺序阶段，即感染、潜伏和发病。其中，潜伏期是判定感染发生时间和地点的主要依据，超过平均潜伏期后发生的感染为医院感染；对于无明确潜伏期的感染，规定入院 48 小时后发生的感染为医院感染。

二、医院感染来源与分类

根据医院感染病原体来源，可将医院感染分为以下两类。

1. 外源性感染　引起医院感染的病原体来自于感染者身体以外，即交叉感染。系指从患者到患者、从患者到职工、从职工到患者的直接感染，或者通过接触污染物品使人体直接或间接接触感染，也包括通过吸入污染空气或飞沫发生呼吸道感染。通过执行医院感染的规章制度，大部分外源性感染能够得到有效预防与控制。

2. 内源性感染　即自身感染。引起感染的病原体来自于感染者自身，在一定条件下病原体发生移位或数量发生改变导致医院感染，例如恶性肿瘤晚期患者的感染。

我国卫生部于 2001 年颁布了《医院感染诊断标准（试行）》，为医院感染诊断和判断提供了依据。根据美国医院感染监测系统的报道，手术部位感染在常见的医院感染中位居第三。但口腔颌面外科最易发生的医院感染是手术部位感染，其次是呼吸道感染，这与其他临床学科有所不同。与口腔颌面外科手术密切相关的医院感染主要为以下几类：①手术部位感染；②呼吸系统感染（上呼吸道感染、下呼吸道感染）；③消化系统感染（感染性腹泻、胃肠道感染、抗菌药物相关性腹泻）；④血管相关性感染。

三、医院感染因素与途径

1. 临床导致医院感染的病原体可分为细菌、病毒、真菌和原虫。口腔、鼻咽腔的正常菌群包括葡萄球菌、甲型溶血性链球菌、卡他莫拉菌、流感嗜血杆菌、大肠埃希菌、铜绿假单胞菌、变形杆菌、类白喉杆菌、乳酸杆菌、梭杆菌、拟杆菌、消化球菌、消化链球菌和奈瑟菌。口腔中厌氧菌是优势菌群。口腔颌面部最容易造成感染的细菌是金黄色葡萄球菌、大肠埃希菌、甲型溶血性链球菌，病毒是 EB 病毒、柯萨奇病毒、疱疹病毒，真菌是念珠菌。

2. 机体发生感染与否一方面取决于宿主感染的微生物数量，另一方面取决于感染微生物的毒力和宿主的易感性。

3. 感染的发生除需要有感染源外，还需要有传播载体和传播途径。交叉感染一般是患者与患者之间、患者与医生之间的直接接触传播所致，或者是空气、液体、物品的间接接触传播所致。

4. 病原体通常来源于机体（感染期人体、感染潜伏期人体和病原体携带者）、被污染的医疗器械，以及医务人员的手。

5. 感染传播途径主要有直接接触感染者组织液、吸入有感染颗粒的气雾，以及被污染锐器损伤。

四、常见传染性疾病的特点

（一）病毒性肝炎

目前发现的病毒性肝炎主要有甲型肝炎、乙型肝炎、丙型肝炎、丁型肝炎和戊型肝炎 5 种。不同类型肝炎的感染特征见表 9-1。

表 9-1　常见病毒性肝炎的感染特征

	潜伏期（天）	发病	传播途径	病毒携带
甲肝	15～40	急性	粪 - 口	无
乙肝	50～180	隐匿性	体液	有
丙肝	30～150	隐匿性	体液	有
丁肝	21～90	急性	体液	有
戊肝	14～63	急性	粪 - 口	无

乙型肝炎是医疗机构常见传染病病种之一。乙型肝炎（简称乙肝）由乙型肝炎病毒（乙肝病毒，HBV）感染所致，主要通过体液传染。乙肝病毒含表面抗原（HBsAg）、核心抗原（HBcAg）和双链 DNA 染色体组。e- 抗原（HBeAg）为核心抗原的一部分。乙型肝炎血清学检测指标及临床意义见表 9-2。

表 9-2　乙型肝炎血清学检测指标及临床意义

HBsAg	HBeAg	抗 HBe	抗 HBc	抗 HBs	临床意义	传染性
+	+	－	－	－	潜伏期或急性乙肝早期	强
+	+	－	+	－	急性乙肝或病毒携带者	强
+	－	+	+	－	急性乙肝后期或慢性乙肝	弱
－	－	+	+	+	曾经患乙肝，现已痊愈	无
－	－	－	－	+	具有乙肝免疫力	无
－	－	－	+	+	曾经患乙肝，现已痊愈	无
－	－	－	+	－	曾经患乙肝或乙肝早期	可疑

（二）人类免疫缺陷病毒感染

人类免疫缺陷病毒（HIV）是一种逆转录病毒，主要通过体液（包括血液）、血制品和母婴（包括母乳）传播，感染人体免疫细胞和中枢神经系统，经不同时长的潜伏期后，临床发展为艾滋病（AIDS），即获得性免疫缺陷综合征。

主要临床表现：持续性淋巴结肿大、发热、腹泻、体重减轻、神经性疾患以及多种机会性感染，如肺孢子菌肺炎、巨细胞病毒感染或单纯疱疹病毒感染。口腔症状通常表现为毛状白斑、口腔念珠菌病、卡波西肉瘤。

（三）疱疹病毒感染

1. 单纯疱疹病毒感染　单纯疱疹病毒主要通过皮肤和黏膜直接接触传播。临床急性期一般表现为高热、淋巴结肿大、疱疹性口炎等。可以在唇及口腔黏膜形成簇状水疱，水疱破裂后黏膜发生糜烂。免疫力低下者，如大手术后的患者、接受肿瘤化疗的患者等易受感染，且病期较长。

2. 带状疱疹病毒感染　带状疱疹病毒主要通过飞沫传播，但直接接触破裂的水疱也可以感染，空气传染性很强。临床表现为带状疱疹，伴剧烈疼痛。感染后，可检测出血清带状疱疹病毒抗体阳性。带状疱疹病毒疫苗对防止其感染有一定作用。

3. EB 病毒感染　EB 病毒潜伏在口咽和唾液腺内，以唾液传播为主，也可经血液传播。感染后，临床可以无症状，也可造成传染性单核细胞增多症。感染过 EB 病毒者可获得终生免疫。

（四）柯萨奇病毒感染

柯萨奇病毒主要由粪便排出，也可由呼吸道排出，粪 - 口为主要传播途径，也可经呼吸道传播。临床可造成手足口病及疱疹性咽峡炎，形成黏膜疱疹和溃疡。

（五）结核病

结核病由结核分枝杆菌所致，主要通过吸入、食入和接种感染。临床常常引起结核性淋巴结炎和肺结核。对于患有活动性肺结核的患者，专科治疗原则上只做急症处理，同时配合有效的感染控制措施。

对于怀疑有结核病的患者，专科治疗也以急症处理为主，待结核病得到确诊后，再确定进一步治疗。对于曾经患有结核病的患者，必须详细调查病史，并确诊结核病已完全治愈后，方可进行专科治疗。

五、医院感染的监测和预防

（一）住院患者医院感染监测

临床上对住院患者进行监测的方法通常包括由医务人员直接观察，或翻阅病历搜集病历资料，与临床人员讨论后间接诊断。查阅的资料包括入院首次病程、手术记录、术后病程记录、血常规检查、微生物报告、医学影像报告等。当患者被诊断为医院感染时，填写"医院感染报告卡"。住院患者医院感染的具体调查内容有以下几方面：

1. 患者一般情况。

2. 住院一般情况。

3. 感染情况

（1）感染日期：术前感染和术后感染日期。

（2）感染部位：手术部位、呼吸系统、消化系统、导管相关性等。

4. 可能的感染因素

（1）术后是否在重症监护病房（ICU）监护及持续时间。

（2）是否有尿道插管。

（3）是否做动静脉插管。

（4）手术是否采用全身麻醉及麻醉时间。

（5）是否使用呼吸机。

（6）是否输血。

（7）手术切口类型（清洁、清洁-污染、污染、污秽伤口）。

5. 手术情况

（1）手术日期。

（2）手术术式。

（3）手术持续时间。

（4）是否为急诊手术。

（5）手术医生。

（6）有无人工材料植入。

（7）是否行气管切开。

6. 感染病原体检查

（1）标本种类：脓、痰、血、尿、便。

（2）检验方法：镜检、培养、血清学检查。

（3）送检日期和检验日期。

（4）感染病原体。

（5）病原菌耐药试验。

通过对手术切口的长期观察和研究发现，口腔颌面外科手术患者在院期间手术部位感染通常发生在术后第 5～7 日。医学研究证实影响伤口愈合的因素包括：①血供因素：外周血管疾病、手术技巧。②感染和异物。③营养不良：肥胖、维生素和微量元素缺乏、近期体重下降。④免疫抑制：肿瘤、类固醇类激素、HIV 感染等。⑤抗癌治疗：化疗、放疗。⑥代谢性因素：糖尿病、黄疸、尿毒症、肌肉骨骼疾病和年龄。

（二）医务人员的感染防护

医务人员医院感染防护的基本原则是标准预防，即：将所有患者的血液、体液、分泌物、排泄物均视为有传染性，需要隔离预防；实施医患双向防护，防止感染双向传播；降低医务人员与患者、患者与患者间交叉感染的危险性。

标准预防措施如下：

1. 应诊时应详细询问患者的既往史。

2. 检查治疗每一位患者前后均应认真洗手或行手消毒。

3. 检查治疗时应戴口罩，遇有喷溅操作时戴防护眼镜。

4. 定期更换工作服。

5. 医务人员在进行各项医疗操作时均应严格遵守各项操作规程。

6. 医务人员在接触患者血液、体液、分泌物、排泄物及其污染物品后，无论是否戴手套，都必须立即洗手。

7. 医务人员接触患者血液、体液、分泌物、排泄物及破损的黏膜和皮肤前均应戴手套；对同一患者既接触清洁部位又接触污染部位时，应由清洁部位到污染部位。

8. 有可能发生喷溅时除戴口罩、做好眼部防护外，应穿防护衣，防止医务人员皮肤、黏膜和衣服被污染。

9. 被上述物质污染的医疗用品和仪器设备应及时进行清洁消毒，防止病原体在医务人员、患者、探视者与环境间传播；需要重复使用的医疗器械设备必须"一人一用一消毒灭菌"。

10. 污染物品应及时处理，避免接触患者的皮肤与黏膜，防止污染其他物品，导致微生物传播。

11. 使用锐利器械时应注意防护，避免发生职业暴露伤。

12. 建议医务人员接种疫苗。

（三）职业暴露伤的处理

1. 了解暴露者的情况

（1）职业暴露情况，包括暴露地点、损伤类型、伤口深度、造成损伤的器械。

（2）暴露伤与临床操作的关系，即治疗操作过程中的暴露、治疗操作后整理器械和处理废弃物时的暴露。

（3）暴露伤发生情况，包括工作中自伤、工作中被他人误伤和被患者所伤。

（4）造成暴露伤的器械或物品的污染程度。

（5）暴露后局部伤口的处理。

（6）暴露发生时，保护屏障的破坏程度。

（7）暴露者健康状况和既往病史。

（8）暴露者免疫接种记录。

2. 了解病原体（患者或物品）的情况

（1）患者患乙肝状况，包括既往乙肝病史，是否为病毒携带者，乙肝是否痊愈。

（2）患者是否属于乙肝、丙肝和 HIV 感染高危人群，如静脉吸毒者，静脉接受血制品者，与乙肝、丙肝患者共同生活者等。

（3）造成误伤的物品的种类、用途、状态等。

（4）对于未知源患者或物品，要评估暴露者被乙肝病毒（HBV）、丙肝病毒（HCV）或 HIV 感染的风险。

3. 暴露后应急处理

（1）用流动水清洗被污染的皮肤，用生理盐水冲洗被污染的黏膜。

（2）应当由伤口近心端向远心端轻轻挤压，尽可能挤出损伤处的血液，在流动水下冲洗。

（3）冲洗后，用 75% 乙醇或 0.5% 聚维酮碘（碘伏）消毒伤口。

4. 暴露后的预防措施

（1）未知源患者或物品：对暴露人员建议常规检查抗 HBsAg、抗 HCV 和抗 HIV，并且 6 个月后复查。除暴露人员外，可在患者同意的情况下，检查患者的 HBsAg、抗 HCV 和抗 HIV。

（2）乙肝病毒：未接种疫苗者，应采取注射乙肝免疫球蛋白和接种乙肝疫苗的措施。以前接种过疫苗、已知有反应且抗体效价 ≥ 10 mIU/ml 者，不需要治疗；如果抗体效价 < 10 mIU/ml，则采取注射乙肝免疫球蛋白和接种乙肝疫苗的措施。

（3）丙肝病毒：没有推荐采用的接触后预防措施，免疫球蛋白无效。建议随诊暴露者的 HCV-RNA（1～3 周出现）和抗 HCV（90% 在 3 个月后出现）。监测早期感染，及时治疗可能会降低进展到慢性肝炎的风险。

（4）HIV：预防性用药应当在发生 HIV 职业暴露后 4 小时内实施，最迟不超过 24 小时。但即使超过 24 小时，也应实施预防性用药。

此外，医院职工若被狂犬病患者咬伤，或开放伤口遭到患者唾液或其他污染物污染，应进行全程狂犬病疫苗预防治疗。如果暴露的物品有锈迹，需咨询外科医生是否需要进行破伤风治疗。

（四）感染医务人员的工作限制

1. 急性腹泻伴有发热、腹痛和血粪等严重症状 24 小时以上的人员，应立即调离直接接触患者的岗位。非伤寒沙门菌肠道感染者

经治疗后，连续两次（间隔 24 小时）肠道病原体培养为阴性后，方可上岗。

2. 单纯疱疹病毒感染者和呼吸系统感染者，应佩戴外科口罩，严格执行手卫生，不应直接参与治疗和护理高危患者（如有全身基础疾病、有化疗史、免疫力低的患者）。

3. 因误伤暴露于水痘 - 带状疱疹病毒的人员，应予呼吸道隔离，直到潜伏期（21 天）后才能工作。感染并发病的人员必须在治愈后方可工作。

4. 患肺结核的人员，痰涂片有结核分枝杆菌者，应调离医疗和护理岗位。肺结核治疗全程为 6～8 个月，耐药肺结核治疗全程为 18～24 个月，直到治疗结束后，方可重新上岗。

5. 对已知乙肝表面抗原携带者，应要求执行预防措施，以降低传染风险。

（陈霄迟）

第十章

数字技术的应用

　　数字化外科学是一门典型的交叉学科，是数字医学的重要分支。数字医学是计算机信息技术与生命科学结合而产生的交叉学科，包括一切与医学领域医、教、研融合的促进生命科学发展的新的计算机信息技术。数字化外科学是数字医学的分支领域，主要涵盖外科学、计算机图形处理学、精密制造学等学科的内容。其核心内容是利用数字化手段为临床诊疗提供支持。20世纪末以来，数字化技术在口腔医学领域，尤其是外科领域发展迅速。1987年，Lorensen 和 Cline 报道了等值面提取算法（marching cubes），能够将二维影像数据转换为三维影像，开启了三维图像处理的新纪元。20世纪50年代，工业领域出现了计算机辅助设计（CAD）和计算机辅助制造（CAM）技术，为传统的制造工艺带来颠覆性的改变，也为医学图像学带来重大变革。20世纪80年代，在双目立体视觉成像的基础上发展了专门用于外科手术的图像引导技术，为手术的精确实施提供了解决方案。21世纪，以达·芬奇机器人获得美国食品药品监督管理局（FDA）批准为标志性事件，手术辅助机器人登上历史舞台。时至今日，以上技术均已在不同外科领域得到日益广泛的应用。

　　计算机辅助设计（computer aided design，CAD）是指利用计算机及其图形设备帮助设计人员进行设计工作。CAD技术源于工业设计，可以帮助设计人员承担计算、信息存储和制图等工作。在设计中通常要用计算机对不同方案进行大量的计算、分析和比较，以决定最优方案；各种设计信息，不论是数字的、文字的还是图形的，都能存放在计算机的内存或外存里，并能快速地检索；利用计算机

可以进行与图形编辑、放大、缩小、平移和旋转等有关的图形数据加工工作。这些功能为口腔颌面手术设计提供了很多便利条件。口腔颌面外科的 CAD 流程包括数据获取、数据处理和手术规划。

一、数据获取

口腔颌面外科手术设计常用的数据获取手段包括 CBCT、螺旋 CT、核磁、表面结构光扫，以及静态、动态三维照相。

1. CBCT　CBCT 的空间分辨率高，能获得最小 0.1 mm 的断层图像，线性测量误差小于 0.6 mm，角度误差在 1° 以内。对有金属冠、种植体的患者，CBCT 能避免或者减少颅颌面部 CT 扫描中金属带来的伪影。该技术缺陷包括内部的肌肉等数据成像效果不满意，数据冗余较多，对处理软件要求高等。

2. 螺旋 CT　扫描时间缩短，分辨率提高，减少了运动伪迹和漏扫，可以重建出高质量的三维图像，对不同层次的软组织区分度很高，还可以辅以造影剂进行增强扫描，重建血管和肿瘤边界。

3. 面部三维照相　基本原理是结构光成像，它是一种非接触式快速获得三维物体表面轮廓的方法。为了让照相结果生动逼真，大部分三维照相机还同时从 3 个角度记录患者皮肤的纹理数据，将这些纹理数据贴附在轮廓数据表面，最终得到可以任意旋转观测的具有皮肤、瞳孔等纹理数据的三维面相。三维照相机又分为固定和手持两种。前者占用空间较大，相机固定在设备的支架上，相对稳定。手持三维照相机移动方便，操作者需要手持相机进行多角度环形采集，需经过训练才能完成扫描。

4. 牙齿模型扫描　获取牙齿模型的设备包括模型扫描设备和口内扫描仪，均通过结构光扫描获取牙齿咬合面的三维形貌数据。该设备视野较小，精度高，满足了口腔医学精确重建牙齿尖窝和其他精细结构的要求。其扫描精度可达 10^{-6} m 的数量级。

二、数据处理

1. 三维重建技术（3D reconstruction）　是指利用二维影像恢复

物体三维信息（形状等）的数学过程和计算机技术。根据算法和重建效果，又分为体绘制三维重建、表面绘制三维重建和多表面显示3种。

2. 图像分割技术（segmentation） 根据目标与背景的先验知识，对图像中的目标和背景进行识别、标记，将目标从背景或其他伪目标中分离出来。根据算法和应用场景，分为基于边界分割和基于区域分割两种。

3. 图像融合技术（image fusion，IMF） 是将相同或不同成像设备采集的同一组织或器官的相关图像，经过适当的空间配准和叠加，加以必要的变换处理，使其在空间位置、空间坐标上达到匹配。融合后的图像可以信息互补，增加了信息量，形成一个综合解剖和功能信息的新图像。

4. 计算机辅助设计（CAD） 利用手术辅助设计软件对手术进行不同方案的模拟、比对、风险评估和效果预测，以决定最优方案。

5. 计算机辅助制造（CAM） 是指在机械制造业中，利用计算机通过各种数控机床和设备，自动完成离散产品的加工、装配、检测和包装等制造过程。

三、常用的计算机辅助设计技术

1. 镜像技术 是最常用的医学CAD技术。操作步骤包括：选取被镜像区域、镜像平面，通过镜像操作将被镜像区域翻转到镜像平面的对侧，调整镜像后数据的位置，使之与边界贴合。

2. 虚拟截骨操作 按照实际手术时截骨的部位及方向，构建截骨平面，将骨骼模分割成不同部分，进行边缘封闭，形成数个独立的三维体数据。

3. 骨块移动操作 虚拟截骨术后，完整的骨骼被分割为相互独立的数个部分，按照手术效果的需求，将每一个部分进行移动、就位的过程。真实手术操作也将按照模拟的骨块移动进行。医生能够从不同视角观察骨块移动后的边缘吻合度和轮廓效果。

4. 三维测量 这一技术是相对于传统的二维投影测量技术而言

的，其在三维轮廓数据或者二维断层数据上，精确识别解剖标志点（如前颅底点、鼻根点、上齿槽座点、下齿槽座点等），测量侧貌突度和对称性。

5. 自由曲面构建技术　用于大面积颅骨缺损、颌骨缺损等手术设计。软件自动构建曲面结构并生成控制点，操作者可以通过移动控制点改变曲面形态。

（郭传瑸　刘筱菁）

第十一章
口腔颌面外科患者的营养支持

营养指人体消化、吸收、利用食物或营养物质的过程，也是人类从外界获取食物满足自身生理需要的过程。营养不良是指营养物质摄入不足、过量或比例异常，与机体的营养需求不协调，从而对机体细胞、组织、形态、组成与功能造成不良影响的一种综合征，涉及摄入失衡、利用障碍和消耗增加3个环节。广义的营养不良包括营养缺乏和营养过度，狭义的营养不良则指营养缺乏。

口腔是人体摄食的重要器官，口腔颌面部疾病会影响患者营养状况，其中恶性肿瘤患者营养缺乏发生率为36%[①]。一方面，疾病本身及相应治疗方式极易引起进食障碍，进而导致营养缺乏；另一方面，口腔颌面部的感染、创伤、肿瘤等也易造成机体的分解代谢亢进，增加机体对营养素的需求，如果此时营养供给不足，则会加重机体的营养缺乏。

一、口腔颌面外科患者营养缺乏

（一）营养不良的原因

1. 疾病因素

（1）肿瘤局部因素：口腔溃疡、疼痛、牙齿松动、牙齿移位、张口受限、吞咽困难、厌食、心理异常改变等均可引起进食减少，常见于面颊部深区、口咽、舌根、口底等部位的恶性肿瘤患者。

---

① 郭传瑸，马大权，章魁华，等. 口腔颌面部恶性肿瘤患者营养状况调查分析 [J]. 中华口腔医学杂志，1994（29）：143-145.

（2）感染：感染可造成局部红、肿、热、痛的炎症反应。当感染波及咀嚼肌群、口底、口咽、咽旁时，可引起张口受限、吞咽困难等症状。

（3）创伤：口腔颌面部创伤患者极易因局部血肿和水肿、牙缺失、骨折移位、咬合紊乱、张口受限、疼痛等影响进食。如果同时伴有全身其他部位创伤，营养缺乏情况会进一步加重。

（4）颞下颌关节疾病：关节弹响、疼痛、运动障碍，以及张口受限、咬合紊乱、精神因素等，都会造成进食量减少。如果儿童发生关节强直，可因进食不足导致全身发育不良。

2. 治疗因素

（1）手术治疗：目前恶性肿瘤患者的手术方式主要为肿瘤扩大切除术＋游离组织瓣修复术，手术范围较大，影响咀嚼和吞咽功能。

（2）颌间结扎：颌间结扎患者每日经口进流食约 4 184～6 276 kJ（1 000～1 500 kcal），不能满足患者机体需求[①]。

（3）放射治疗：目前常用的放射治疗为调强放射治疗，射线会损伤黏膜、表皮、唾液腺等组织，造成腺体分泌受限、吞咽困难、厌食等症状。

（4）化学药物治疗：几乎所有的抗肿瘤药物都会引起口腔黏膜炎、胃炎、恶心、食欲减退等不良反应，联合放疗可进一步加重。

3. 创伤、感染的代谢反应

（1）基本代谢反应：①容量减少：严重创伤、感染多伴有休克、血容量减少，早期可由细胞外液弥补，机体分泌抗利尿激素，由远端肾小管对水和钠进行重吸收，造成钠潴留，排钾、排氮增加。②动用能量储备：严重的创伤导致肌肉组织蛋白分解，动员存脂以提高能量代谢，是内源性能量的主要来源。③组织缺氧：休克或低血容量可导致组织缺氧，乳酸增加，易发生酸中毒。

（2）应激状态的内分泌变化：受到创伤时，机体处于高分解状态，静息能量消耗增加，肾上腺髓质及神经末梢分泌的儿茶酚胺增

---

① 邱蔚六. 口腔颌面 - 头颈肿瘤学 [M]. 北京：人民卫生出版社，2011：68-69.

加；儿茶酚胺抑制胰腺分泌胰岛素，并降低周围血液中胰岛素活性，促使胰高血糖素分泌增加；皮质激素和胰高血糖素促进蛋白质分解和糖异生。

（二）营养不良的分类

1. 消瘦型营养不良　又称能量缺乏型营养不良，是口腔颌面外科患者常见的一种营养不良。因蛋白质与能量摄入不足而表现为皮下脂肪和骨骼肌显著消耗，以及内脏器官萎缩。特点是体重显著降低，肌酐身高指数和其他人体测量值较低，但血液蛋白可维持正常水平。

2. 水肿型营养不良　又称蛋白质缺乏型营养不良，由患者长期蛋白质摄入不足或分解代谢增加所致。水肿型营养不良患者血清白蛋白、运铁蛋白与总铁结合力下降，细胞免疫受损，总淋巴细胞计数减少。患者往往因外表及人体测量指标正常而被漏诊，只有通过内脏蛋白与免疫功能的测定才能被发现。

3. 混合型营养不良　能量与蛋白质均缺乏，即通常所称的营养不良。能量、蛋白质及其他营养素缺乏所致的需求与摄入不平衡，造成机体功能和（或）组织器官受损。患者内源性脂肪与蛋白质储备空虚，多种器官功能受损，感染与并发症的发生风险增加。

二、营养状况评价方法

评价患者的营养状况首先需进行营养风险筛查，根据筛查结果进行营养状况评定。营养风险筛查是临床医护人员借助工具，判断患者是否需要营养治疗的一种快速、简单的方法。对于已发生营养不良或存在营养风险的患者，专业人员需对患者的营养代谢、机体功能进行全面检查和评估，并制订营养治疗计划。营养不良评定标准众多，至今尚无统一、单一的可靠指标，常用的筛查及评价指标如下。

（一）营养风险筛查工具

1. 营养风险筛查 2002（Nutritional Risk Screening 2002，NRS 2002）　NRS 2002（表 11-1）是欧洲肠外肠内营养学会（ESPEN）推荐使用的住院患者营养风险筛查工具，是国际上第一个采用循证医学资料开发的营养风险筛查工具，旨在筛查现存的或潜在的营养风险。此量表简单易行，但不适用于卧床和并发水肿、腹水等影响体重的患者，以及意识不清的患者。

表 11-1 住院患者营养风险筛查表 NRS 2002

1. 患者资料					
性别		年龄		白蛋白（g/L）	
身高（cm）		体重（kg）		体质量指数（BMI）	
2. 疾病状态					分数
骨盆骨折或慢性病患者合并以下疾病：肝硬化、慢性阻塞性肺疾病、长期血液透析、糖尿病、肿瘤					1
腹部重大手术、脑卒中、重症肺炎、血液系统肿瘤					2
颅脑损伤、骨髓移植、APACHE Ⅱ ≥ 10 分的重症监护患者 *					3
3. 营养状态					分数
3 个月内体重下降＞ 5%，或最近 1 周进食量减少 25% ~ 50%					1
2 个月内体重下降＞ 5%，或 BMI 18.5 ~ 20.5，或最近 1 周进食量减少 50% ~ 75%					2
1 个月内体重下降＞ 5%，或 3 个月内下降＞ 15%，或 BMI ＜ 18.5，或最近 1 周进食量减少 75% ~ 100%					3
4. 年龄					
≥ 70 岁					1
＜ 70 岁					0
营养风险总评分					
5. 处理					
总分≥ 3 分：患者有营养不良风险，需营养支持治疗					
总分＜ 3 分：患者住院期间每周重新评估其营养状况					

* APACHE Ⅱ，急性生理与慢性健康状况评分。

2. 营养不良通用筛查工具（Malnutrition Universal Screening Tool，MUST） MUST（表 11-2）是由英国肠外肠内营养学会多学科营养不良咨询小组开发的营养风险筛查工具，主要应用于门诊及社区医院，筛查蛋白质热量营养不良及其发生风险。优点是信度与效度好，操作简单。

表 11-2　营养不良通用筛查工具

项目	标准	分数
体质量指数（BMI）	$> 20 \ kg/m^2$	0
	$18.5 \sim 20 \ kg/m^2$	1
	$< 18.5 \ kg/m^2$	2
体重减轻程度（过去 3 ~ 6 个月）	$< 5\%$	0
	$5\% \sim 10\%$	1
	$> 10\%$	2
进食减少	如果患者处于急性疾病状态和（或）> 5 天没有进食	2
营养不良整体风险	总分 0 分：低风险 总分 1 分：中风险 总分 $\geqslant 2$ 分：高风险	

3. 患者自评主观全面评定量表（Patient-Generated Subjective Global Assessment，PG-SGA） PG-SGA（表 11-3）是美国营养师协会推荐的应用于肿瘤患者营养风险筛查的首选工具。该量表可有效评估肿瘤患者特异性营养状况，并准确检测高风险患者的营养状况。量表包括四部分：第一部分有 4 个项目，分别是体重、膳食摄入、症状以及活动和功能；第二部分为疾病和年龄评分；第三部分为应激状态评分；第四部分为体格检查评分。第一部分由患者本人填写，第二、三、四部分由医生填写。四部分得分之和为该量表总分，分值越高表示营养状态越差：0 ~ 1 分为营养良好，2 ~ 8 分为可疑或中度营养不良，$\geqslant 9$ 分为重度营养不良。

表 11-3 患者自评主观全面评定量表

第一部分得分：_____

1. 体重（评分标准见工作表 1）	2. 膳食摄入（饭量）

1. 体重（评分标准见工作表 1）

我现在的体重是 _____ 千克

我的身高是 _____ 米

1 个月前我的体重是 _____ 千克

6 个月前我的体重是 _____ 千克

最近 2 周内我的体重：

□下降（1 分）　□无改变（0 分）

□增加（0 分）

2. 膳食摄入（饭量）

与我的正常饮食相比，上个月我的饭量：

□无改变（0 分）　□大于平常（0 分）

□小于平常（1 分）

我现在进食：

□普食但少于正常饭量（1 分）

□固体食物很少（2 分）　□流食（3 分）

□仅为营养添加剂（4 分）

□各种食物都很少（5 分）

□仅依赖管饲或静脉营养（6 分）

第 1 项 评分：_____　　第 2 项 评分：_____

3. 症状

最近 2 周我存在以下问题影响我的饭量：

□没有饮食问题（0 分）

□无食欲，不想吃饭（3 分）

□恶心（1 分）　　□呕吐（2 分）

□口腔疼痛（2 分）　□便秘（1 分）

□口腔干燥（1 分）　□腹泻（3 分）

□味觉异常或无（1 分）

□早饱（1 分）

□食物气味干扰（1 分）

□疼痛（3 分）

□吞咽障碍（2 分）

□其他，如情绪低落、金钱或牙齿问题（1 分）

4. 活动和功能

上个月我的总体运动情况是：

□正常，无限制（0 分）

□与平常相比稍差，但尚能正常活动（1 分）

□多数事情不能胜任，但卧床或坐着的时候不超过 12 小时（2 分）

□活动很少，一天多数时间卧床或坐着（3 分）

□卧床不起，很少下床（3 分）

第 3 项 评分：_____　　第 4 项 评分：_____

第二部分得分：_____（评分标准见工作表 2）

第三部分得分：_____（评分标准见工作表 3）

第四部分得分：_____（评分标准见工作表 4）

量表总分：_____

工作表 1　体重丢失评分

1 个月内体重丢失	分数	6 个月内体重丢失
10% 或更大	4	20% 或更大
5% ~ 9.9%	3	10% ~ 19.9%
3% ~ 4.9%	2	6% ~ 9.9%
2% ~ 2.9%	1	2% ~ 5.9%
0% ~ 1.9%	0	0 ~ 1.9%

工作表 2　疾病和年龄评分

分类	分数
肿瘤	1
AIDS	1
肺源性或心源性恶病质	1
压疮、开放性伤口或瘘	1
创伤	1
年龄 ≥ 65 岁	1

工作表 3　代谢应激状态评分

应激状态	无（0 分）	轻度（1 分）	中度（2 分）	高度（3 分）
发热	无	37.2 ~ 38.3 ℃	38.3 ~ 38.8 ℃	≥ 38.8 ℃
发热持续时间	无	< 72 小时	72 小时	> 72 小时
糖皮质激素用量（泼尼松，每天）	无	< 10 mg	10 ~ 30 mg	≥ 30 mg

工作表 4　体格检查评分

	无消耗：0	轻度消耗：1+	中度消耗：2+	重度消耗：3+
脂肪				
眼窝脂肪垫	0	1+	2+	3+
三头肌皮褶厚度	0	1+	2+	3+
肋下脂肪	0	1+	2+	3+
总体脂肪缺乏程度	0	1+	2+	3+

续表

	无消耗：0	轻度消耗：1+	中度消耗：2+	重度消耗：3+
肌肉				
颞肌	0	1+	2+	3+
锁骨部位	0	1+	2+	3+
肩部（三角肌）	0	1+	2+	3+
骨间肌肉	0	1+	2+	3+
肩胛部	0	1+	2+	3+
大腿（四头肌）	0	1+	2+	3+
总体肌肉缺乏程度	0	1+	2+	3+
体液				
踝部水肿	0	1+	2+	3+
骶部水肿	0	1+	2+	3+
腹水	0	1+	2+	3+
总体体液缺乏程度	0	1+	2+	3+

（二）营养评价指标

1. **体质量指数（body mass index，BMI）**　体质量指数（BMI）=体重（kg）/[身高（m）]^2。BMI 是国际上常用于衡量体重与身高比例的指标，适用于 18～65 岁患者，正常值是 18.5～23.9 kg/m^2。儿童、发育中的青少年、孕妇、哺乳期女性及 65 岁以上老年人不适用。

2. **体重丢失率**　体重丢失率（%）=[（通常体重 – 实测体重）/ 通常体重]×100%。需将体重改变程度和时间结合起来分析。该指标可在一定程度上反映能量与蛋白质代谢情况，提示是否存在营养不良，其评价见表 11-4。

表 11-4　体重丢失率的结果评价

时间	中度体重丢失率	重度体重丢失率
1 周	1%～2%	＞2%
1 个月	5%	＞5%
3 个月	7.5%	＞7.5%
6 个月	10%	＞10%

3. **炎症指标** C 反应蛋白（C-reactive protein，CRP）是机体受到感染或组织损伤时血浆中一种急剧增多的蛋白质，可以激活补体和加强吞噬细胞的吞噬作用，从而清除入侵机体的病原微生物。Soeters 教授认为营养缺乏与感染或炎症的结合是营养不良的病理生理学基础，美国肠外肠内营养学会也认为 CRP 在评定营养缺乏方面有重要价值。CRP < 8 mg/L 为正常，反复的炎症刺激可致 CRP 持续上升。

4. **肌肉质量改变** 美国肠外肠内营养学会在其 2012 年之后的所有营养不良评定标准中，均将人体成分改变作为重要指标，但是最终使用哪一个指标反映人体成分改变尚未统一。目前国内通常采用肱三头肌皮褶厚度（TSF）、上臂围（AC）和上臂肌围（AMC），营养不良评定标准为：TSF 男性 < 9.9 cm，女性 < 11.9 cm；AC 男性和女性均为 < 23 cm；AMC 男性 < 20 cm，女性 < 18 cm。

5. **血清白蛋白** 理想的生化指标可稳定地反映机体营养摄入，又不受疾病过程的影响，此外临床可方便检测。血清白蛋白就是这样的生化指标。它在肝内合成，半衰期为 18 ~ 20 天。肝强大的代偿功能使其浓度变化滞后，故血清白蛋白反映机体慢性的蛋白质缺乏。其正常值为 35 ~ 50 g/L，< 34 g/L 被视为营养不良。

三、口腔颌面外科患者营养支持

在充分评估患者的营养状况后，对已发生营养不良或存在营养风险的患者需要进行营养支持，使其达到或维持正常的营养状态。营养支持分为肠内营养支持和肠外营养支持。

（一）营养支持

1. **机体营养需要量** 正常情况下机体所需的能量来自体内能源物质的氧化，能源物质一方面来自机体储备，另一方面来自摄入的营养物质。每人每日基础能量消耗量（basal energy expenditure，BEE）由 Harris-Benedict 方程式计算。

男性：BEE（kcal/d）=66.743+13.751W+5.003H−6.775A

女性：BEE（kcal/d）=655.096+9.563W+1.850H−4.676A

婴儿：BEE（kcal/d）=22.1+31.1W+1.2H

其中 W 为体重（kg），H 为身高（cm），A 为年龄（岁）。人体摄入的营养物质以热量计算，正常人每日热量需要量（kJ）在肠内营养者为 BEE 的 1.6 倍，肠外营养者为 BEE 的 1.8 倍。

蛋白质是组成人体细胞、组织的重要成分，是生命活动的主要承担者。人体每日蛋白质需要量计算公式为：

蛋白质（g）=6.25 × 每日热量需要量（kJ）÷ 150

2. 营养供给时机

（1）术前营养支持：患者一旦确诊为营养不良，应立即给予营养支持。术前给予营养支持与术后给予营养支持相比，患者体重丢失程度更小，并发症更少。

（2）术后营养支持：术后营养支持目的在于满足术后应激阶段的营养需要，防止饥饿状态引起的进一步营养消耗，治疗已存在的营养缺乏，以及使患者耐受进一步的抗肿瘤治疗。

（二）肠内营养支持

手术治疗是应激损伤，会使机体处于负氮平衡状态，患者易出现营养缺乏。口腔颌面部手术患者胃肠道功能良好，术后更适合采用肠内营养支持。肠内营养（enteral nutrition，EN）是经胃肠道提供营养物质，其优势包括营养物质经门静脉系统吸收输送至肝，有利于肝的蛋白质合成及代谢调节；维持肠道黏膜的功能，维持正常的肠道菌群；应用肠内营养的患者体重增长、氮潴留及人体组成的改善均优于全肠外营养患者；肠内营养价格较为低廉，对技术和设备的要求较低，使用简单。

1. 肠内营养支持途径

（1）口服营养补充（oral nutritional supplement，ONS）：可以加强食物中蛋白质、糖类、脂肪、矿物质和维生素等营养素含量，提供均衡的营养素以满足机体对营养物质的需求。ONS 对于加速伤口愈合、恢复机体组成、减少体重丢失、降低术后并发症发生率、缩短住院时间、改善生活质量均有积极作用。

（2）经口/鼻胃途径：留置胃管（图 11-1）是外科常见的操作

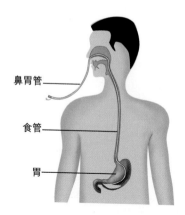

鼻胃管

食管

胃

图 11-1　经鼻留置胃管示意图

技术，主要用于短期营养支持患者（一般短于 4 周），尤其适用于口腔颌面部手术患者。优点是通过胃管注入食物、药物，起到补充营养的作用，操作简便。缺点是长期留置胃管可致鼻咽部溃疡、鼻窦炎、声音嘶哑、声带麻痹，并且有反流与误吸的风险。

1）胃管留置长度：传统胃管留置长度为前额发际至剑突的长度，为 45～55 cm；改良后的留置长度为前额发际至脐部的长度，为 55～65 cm。改良后的长度可使胃管末端处于胃体部，保证胃管侧孔全部在胃内，减少盘曲、打折等现象，可明显减少胃内容物反流及误吸等并发症。

2）胃管的定位：X 线检查是胃管定位的金标准，但由于费用高、操作不方便等缺点，临床应用受限。常用来验证胃管是否在胃内的方法包括以下 3 种：胃液 pH 为 1.5～3.0，抽吸胃内容物，其 pH ≤ 3 时验证胃管处于胃内的真实性较高；操作者向胃管内注入 10 ml 空气，用听诊器在左上腹部听到气过水声；将胃管末端置于水中，嘱患者呼吸，观察有无气泡溢出，若随呼气有气泡连续溢出，胃管可能误入气管。

（3）胃造瘘（经皮胃镜下胃造瘘术；percutaneous endoscopic gastrostomy，PEG）：PEG（图 11-2）是通过胃镜放置胃造瘘管，

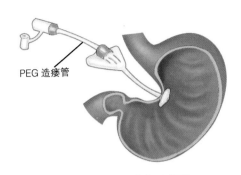

图 11-2　胃造瘘示意图

PEG，经皮胃镜下胃造瘘术。

无须外科手术及全身麻醉，适用于长期吞咽或进食困难而胃肠功能正常者。可置管数月至数年，给予长期营养支持。与鼻胃管相比，PEG 不损伤食管，无肺和咽喉部并发症，不增加发生鼻窦炎的风险，管径大使营养输注更方便。PEG 常见并发症有造瘘口周围组织感染和脓肿、造瘘管滑脱、胃肠道出血等。

2. 肠内营养常见种类及配方　可供临床选用的肠内营养配方很多，成分与营养差异较大，选择配方时主要考虑其蛋白质、糖类与脂肪的来源及比例。如果患者消化功能良好，应选择整蛋白配方；如果患者消化功能受损或有吸收功能障碍，应选择简单、易吸收的配方（如水解蛋白、多肽或氨基酸、单糖、低脂）。

（1）膳食的种类、特点及适用人群见表 11-5。由于疾病本身导致的问题（如张口、咀嚼和吞咽困难）及手术创伤，需根据患者病情选择合适的膳食类型。

（2）鼻饲饮食：鼻饲饮食要求食物细腻均匀，呈流质状态，稀稠适于通过导管注入。临床上常用匀浆、混合奶以及成品复方营养制剂等。

1）匀浆：多种食物经捣碎、搅拌后制成的流质状态的浆液，内含丰富的蛋白质、维生素和热能。每 500 g 匀浆约含能量 1 890 kJ，蛋白质 10.6 g，脂肪 17 g，糖类 24.2 g，膳食纤维 2.9 g。匀浆配方举例见表 11-6。

表 11-5　膳食的种类、特点及适用人群

种类	特点	适用范围	举例
普食	与健康人相同的饮食，易于保持各类营养素平衡	无咀嚼和吞咽困难、术后经口进食对创口愈合无碍、消化吸收功能正常的患者	米饭、馒头、水饺、各类炒菜等
软食	食物切碎、煮烂，容易咀嚼、消化	消化吸收功能减退、张口受限较轻、咀嚼和吞咽不便但仍具有一定咀嚼和吞咽功能的患者	软饭、稠粥、蛋糕、菜泥、豆腐等
半流食	半流质状或糊状、羹状的食物，较易咀嚼、吞咽和消化吸收	咀嚼和吞咽困难、张口受限、消化吸收功能明显减退的患者	面条、稀粥、馄饨、蛋羹等
流食	液体状或在口腔中易于化为液体的无颗粒膳食，易消化吸收	咀嚼和吞咽极度困难、颌间结扎、张口严重受限、鼻饲饮食的患者	匀浆、混合奶、豆浆、肉汤、果汁等

表 11-6　匀浆配方举例

例 1	例 2
米饭 30 g	荞麦粉 20 g
鸡蛋泥 60 g	猪肝泥 50 g
蔬菜 150 g	蔬菜 150 g
植物油 10 g	植物油 10 g
鸡汤 200 g	鱼汤 200 g
米汤 200 g	菜汤 220 g
合计 650 g	合计 650 g

2）混合奶：混合奶是以牛奶为主，搭配适量蔬菜、蛋类等多种食物混合而成的流质饮食，保持了营养素的合理配置。每 500 g 混合奶配方中约含能量 1 760 kJ，蛋白质 16.2 g，脂肪 24 g，糖类 40.8 g。混合奶配方举例见表 11-7。

表 11-7　混合奶配方举例

例 1	例 2
纯牛奶 350 g	全脂奶或酸奶 350 g
蛋黄 1 个（15g）	鸡蛋 1 个（50g）
糖 15 g	糖 15 g
植物油 10 g	维生素片 0.05 g
藕粉 25 g	米粉 25 g
果汁 50 g	蔬菜汁 50 g
合计 465 g	合计 490 g

3）整蛋白型肠内营养剂：为成品肠内营养制剂，含人体必需的氨基酸、脂肪酸、糖类以及各种维生素、电解质。每 100 ml 整蛋白型肠内营养剂中含有蛋白质 4.0 g，脂肪 3.9 g，糖类 12.1 g，矿物质 0.5 g，维生素 30 mg。

（三）肠外营养支持

肠外营养（parenteral nutrition，PN）是指经静脉途径供给机体所需的营养要素，包括热量、必需和非必需氨基酸、维生素、电解质和微量元素。肠外营养分为完全肠外营养和部分补充肠外营养，目的是使患者在无法正常进食的情况下仍能维持营养状况。

1. 肠外营养的适应证

（1）胃肠功能不健全，如肠梗阻、广泛小肠切除、弥漫性腹膜炎、胃肠局部缺血、严重胰腺炎、严重腹泻或顽固性呕吐＞7 天。

（2）严重营养不良，如口腔颌面部肿瘤术后患者全身状况差，创伤或烧伤导致患者不能经口进食且无法留置胃管的患者。

（3）器官衰竭，如肝、肾或呼吸器官衰竭。

（4）患者尝试肠内营养失败。

2. 肠外营养支持途径　取决于患者的血管条件、预期使用肠外营养支持的时间、护理环境以及原发疾病等因素。合适的静脉通路是肠外营养支持的重要保障，包括外周静脉和中心静脉两种途径。中心静脉导管主要分为经皮穿刺中心静脉置管、经外周静脉穿刺的中心静脉导管和静脉输液港 3 种形式。

（1）外周静脉肠外营养支持（peripheral parenteral nutrition，PNN）

1）置管途径：上肢远端静脉。

2）适应证：短期肠外营养、营养液渗透压低于 900 mOsm/L H_2O 者，中心静脉置管禁忌或不可行者，导管感染或脓血症患者。

3）优缺点：该方法简便易行，能较快建立静脉通路，执业护士即可完成；输注及穿刺部位护理方便、简洁，所需费用较低；可避免中心静脉置管相关并发症。但静脉管径小、管壁薄、血流缓慢，营养液渗透压不能过高，需反复穿刺，易发生静脉炎，不宜长期使用。

（2）经皮穿刺中心静脉导管（central venous catheter，CVC）置管

1）置管途径：颈内静脉、锁骨下静脉（图 11-3）或股静脉。

2）适应证：长期接受肠外营养的患者，需输注高渗透压营养液和非血管相容性药物。

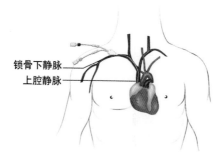

锁骨下静脉
上腔静脉

图 11-3　经皮穿刺中心静脉导管置管示意图

3）优缺点：优点是可避免多次静脉穿刺带来的痛苦和不适；保护外周静脉，防止静脉炎和静脉血栓。但锁骨下静脉穿刺可能导致动脉损伤和血气胸等并发症，颈部活动可增加导管相关并发症。

（3）经外周静脉穿刺的中心静脉导管（peripherally inserted central venous catheter，PICC）置管

1）置管途径：首选贵要静脉，其次为肘正中静脉、头静脉（图11-4）。

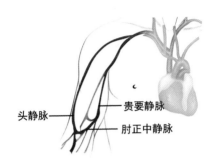

图 11-4　经外周静脉穿刺的中心静脉导管置管常用静脉

2）适应证：老年患者或接受家庭肠外营养的患者，肠外营养时间较长（可留置 12 个月）。

3）优缺点：操作简单，风险小，以专科护士操作为主（视频11-1）；患者可自由活动，且并发症少。

视频 11-1　经外周静脉穿刺的中心静脉导管置管流程

（4）完全植入式静脉输液港（totally implantable venous access port，TIVAP）：也称静脉输液港（port），是完全植入人体内的闭合性中心静脉输液装置（图 11-5）。

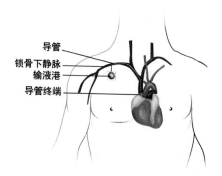

图 11-5　完全植入式静脉输液港示意图

1）置管途径：经锁骨下静脉或颈内静脉穿刺置管，输液港与导管经皮下隧道连接，采用无创式蝶形针经皮穿刺输液港开通静脉输液通路。

2）适应证：反复化疗、长期肠外营养支持的患者。

3）优缺点：静脉输液港可使用数周甚至数年，患者日常生活自由度较大，且无须换药，可沐浴，显著提高患者生活质量；可减少中心静脉置管的相关并发症和刺激性药物对外周静脉的损伤。TIVAP 主要用于长期化疗患者的营养支持。

3. 肠外营养的常用配方　根据患者营养需求及代谢能力，确定营养制剂的组成（表 11-8）。

表 11-8　肠外营养制剂的组成及每日推荐量

类别	成分	推荐量
能量	—	20 ~ 30 kcal/（kg·d）
葡萄糖	—	2 ~ 4 g/（kg·d）
脂肪	—	1 ~ 1.5 g/（kg·d）
氮量	—	0.1 ~ 0.25 g/（kg·d）
氨基酸	—	0.6 ~ 1.5 g/（kg·d）

续表

类别	成分	推荐量
电解质	钠	80 ~ 100 mmol
	钾	60 ~ 150 mmol
	氯	80 ~ 100 mmol
	钙	5 ~ 10 mmol
	镁	8 ~ 12 mmol
	磷	10 ~ 30 mmol
脂溶性维生素	维生素 A	2 500 IU
	维生素 D	100 IU
	维生素 E	10 mg
	维生素 K_1	10 mg
水溶性维生素	维生素 B_1	3 mg
	维生素 B_2	3.6 mg
	维生素 B_6	4 mg
	维生素 B_{12}	5 μg
	泛酸	15 mg
	烟酰胺	40 mg
	叶酸	400 μg
	维生素 C	100 mg
微量元素	铜	0.3 mg
	碘	131 μg
	锌	3.2 mg
	硒	30 ~ 60 μg
	钼	19 μg

续表

类别	成分	推荐量
微量元素	锰	0.2 ~ 0.3 mg
	铬	10 ~ 20 μg
	铁	1.2 mg

4. 肠外营养液的配制及输入　全营养混合液（total nutrient admixture，TNA）是利用无菌技术将所有肠外营养每日所需成分（葡萄糖、脂肪乳剂、氨基酸、电解质、维生素及微量元素）混合在一个输液袋（通常容量为 3L，故也称为 3L 袋）内，然后输注。TNA 的稳定性是临床上最为关注的问题，需要关注药物配伍禁忌、现配现用，并严格执行无菌操作。

TNA 的输注：①使用中心静脉导管输注；②以 125 ml/h 的速度持续输注，有利于营养成分的吸收和利用，可使用输液泵控制速度；③当计划停止 TNA 治疗时，输注速度应在 48 小时内逐渐减慢。

相较于 TNA 的现配现用和对配制的严格要求，近年来隔膜袋（主要成分为聚乙烯丙烯聚合物）已用于肠外营养液成品袋的生产。成品可在常温下保存 24 个月，目前已广泛应用于临床。

（杨悦　郭传瑸）

索 引